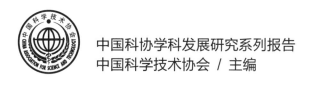

中国科协学科发展研究系列报告

中国科学技术协会 / 主编

U0325283

REPORT ON ADVANCES IN BIOMEDICAL
ENGINEERING

2020—2021

生物医学工程
学科发展报告

中国生物医学工程学会　编著

中国科学技术出版社
·北　京·

图书在版编目（CIP）数据

2020—2021生物医学工程学科发展报告 / 中国生物医
学工程学会编著；中国科学技术协会主编 . –– 北京：中
国科学技术出版社，2022.7

（中国科协学科发展研究系列报告）

ISBN 978–7–5046–9655–7

Ⅰ. ① 2… Ⅱ. ①中… ②中… Ⅲ. ①生物医学工程 –
学科发展 – 研究报告 – 中国 – 2020–2021 Ⅳ.

① R318–12

中国版本图书馆 CIP 数据核字（2022）第 114681 号

策　　划	秦德继
责任编辑	冯建刚
封面设计	中科星河
正文设计	中文天地
责任校对	张晓莉
责任印制	李晓霖

出　　版	中国科学技术出版社
发　　行	中国科学技术出版社有限公司发行部
地　　址	北京市海淀区中关村南大街16号
邮　　编	100081
发行电话	010–62173865
传　　真	010–62173081
网　　址	http://www.cspbooks.com.cn

开　　本	787mm×1092mm　1/16
字　　数	385千字
印　　张	24
版　　次	2022年7月第1版
印　　次	2022年7月第1次印刷
印　　刷	河北鑫兆源印刷有限公司
书　　号	ISBN 978–7–5046–9655–7 / R·2938
定　　价	98.00元

2020—2021
生物医学工程学科发展报告

首席科学家 曹雪涛 王广志

专题负责人（按姓氏汉语拼音排序）

常 津 樊瑜波 欧阳宏伟 欧阳昭连

万遂人 王 磊 杨华元 尧德中 张 玢

张送根 郑海荣

专 家 组（按姓氏汉语拼音排序）

陈 娟 陈 科 陈 磊 陈 晓 池 慧

杜 慧 伏云发 高小榕 顾汉卿 郜东瑞

葛永帅 姜琛昱 柯余峰 李 飞 李 楠

李 烨 李慧慧 李劲松 李少雄 李远清

李增勇 李宗金 梁 栋 刘 健 刘澄玉

刘堂义 刘文勇 刘亚军 龙锦益 骆清铭

明 东 欧阳高翔 彭 屹 蒲 放

邱维宝　沈定刚　孙俊峰　王　刚　王　豫

王宝慧　王丛知　王汉杰　王守岩　吴成铁

席建忠　肖宇锋　徐　刚　徐　进　徐　鹏

徐　瑞　许海燕　严　舒　杨永峰　俞祝良

张　明　张　婷　张韶岷　张维军　张勇杰

张智勇　郑　炜　朱燕杰　邹　超

学术秘书　杜海艳　聂　铭　任韦燕　姚　勇　张　琪

序

　　学科是科研机构开展研究活动、教育机构传承知识培养人才、科技工作者开展学术交流等活动的重要基础。学科的创立、成长和发展，是科学知识体系化的象征，是创新型国家建设的重要内容。当前，新一轮科技革命和产业变革突飞猛进，全球科技创新进入密集活跃期，物理、信息、生命、能源、空间等领域原始创新和引领性技术不断突破，科学研究范式发生深刻变革，学科深度交叉融合势不可挡，新的学科分支和学科方向持续涌现。

　　党的十八大以来，党中央作出建设世界一流大学和一流学科的战略部署，推动中国特色、世界一流的大学和优势学科创新发展，全面提高人才自主培养质量。习近平总书记强调，要努力构建中国特色、中国风格、中国气派的学科体系、学术体系、话语体系，为培养更多杰出人才作出贡献。加强学科建设，促进学科创新和可持续发展，是科技社团的基本职责。深入开展学科研究，总结学科发展规律，明晰学科发展方向，对促进学科交叉融合和新兴学科成长，进而提升原始创新能力、推进创新驱动发展具有重要意义。

　　中国科协章程明确把"促进学科发展"作为中国科协的重要任务之一。2006年以来，充分发挥全国学会、学会联合体学术权威性和组织优势，持续开展学科发展研究，聚集高质量学术资源和高水平学科领域专家，编制学科发展报告，总结学科发展成果，研究学科发展规律，预测学科发展趋势，着力促进学科创新发展与交叉融合。截至2019年，累计出版283卷学科发展报告（含综合卷），构建了学科发展研究成果矩阵和具有重要学术价值、史料价值的科技创新成果资料库。这些报告全面系统地反映了近20年来中国的学科建设发展、科技创新重要成果、科研体制机制改革、人才队伍建设等方面的巨大变化和显著成效，成为中国科技创新发展趋势的观察站和风向标。经过16年的持续打造，学科发展研究已经成为中国科协及所属全国学会具有广泛社会影响的学术引领品牌，受到国内外科技界的普遍关注，也受到政府决策部门的高度重视，为社会各界准确了解学科发展态势提供了重要窗口，为科研管理、教学科研、企业研发提供了重要参考，为建设高质量教育体系、培养高层次科技人才、推动高水平科技创新提供了决策依据，为科教兴国、人才强国战略实施做出了积极贡献。

2020年，中国科协组织中国生物化学与分子生物学学会、中国岩石力学与工程学会、中国工程热物理学会、中国电子学会、中国人工智能学会、中国航空学会、中国兵工学会、中国土木工程学会、中国风景园林学会、中华中医药学会、中国生物医学工程学会、中国城市科学研究会等12个全国学会，围绕相关学科领域的学科建设等进行了深入研究分析，编纂了12部学科发展报告和1卷综合报告。这些报告紧盯学科发展国际前沿，发挥首席科学家的战略指导作用和教育、科研、产业各领域专家力量，突出系统性、权威性和引领性，总结和科学评价了相关学科的最新进展、重要成果、创新方法、技术进步等，研究分析了学科的发展现状、动态趋势，并进行国际比较，展望学科发展前景。

在这些报告付梓之际，衷心感谢参与学科发展研究和编纂学科发展报告的所有全国学会以及有关科研、教学单位，感谢所有参与项目研究与编写出版的专家学者。同时，也真诚地希望有更多的科技工作者关注学科发展研究，为中国科协优化学科发展研究方式、不断提升研究质量和推动成果充分利用建言献策。

中国科协党组书记、分管日常工作副主席、书记处第一书记
中国科协学科发展引领工程学术指导委员会主任委员
张玉卓

前言

　　生物医学工程在生物学和医学领域融合数学、物理、化学、材料、信息和计算机技术，运用工程学原理和方法获取新知识和新方法，推动生命科学和医学科学的发展进程。作为一个开放的、多学科大跨度交叉和融合的领域，生物医学工程贯穿于人类对于生命科学的探索、健康的维护、疾病的诊疗，乃至器官和生命的复制。伴随高新技术的发展，生物医学工程学科无论在深度还是广度上都取得了重大的进展，不仅极大地推动了生命科学和医学的进步，而且深刻改变了学科和医疗器械产业的结构和面貌，成为发展最快、成果极丰的学科之一。继《2014—2015 生物医学工程学科发展报告》之后，在中国科协的大力支持下，中国生物医学工程学会组织众多专家，编撰《2020—2021 生物医学工程学科发展报告》，也是自 2006 年以来，第 5 次编著本学科的发展报告。

　　本学科发展报告以总报告的形式展现生物医学工程学科的发展全貌。基于文献检索和发明专利检索的结果分析，就生物医学工程国内外研究进展进行比较；以医疗器械为落点展望生物医学工程的学科发展趋势；从关键技术布局、临床试验与产品注册等视角，阐述医疗器械发展的全链条流程。与此同时，聚焦于医学人工智能、医学影像、神经工程、医用机器人、康复工程、纳米诊疗、组织工程与再生医学、主动健康与可穿戴技术、中医药工程 9 个分支领域，以分报告的形式阐述其研究进展与发展趋势。

　　近年来，人工智能的医学应用激增。基于医疗健康数据发展的医学人工智能技术主要体现在医学影像、药物研发、疾病预测和健康管理等方面。数据、算法、算力等是关键技术，与此同时决策逻辑的透明度和结果的可解释性，是人工智能在医学领域广泛应用所面临的挑战。

　　医学影像不断朝着快速、精准、多模、智能的方向发展，从二维面成像到三维体成像、从静止成像到动态成像、从简单结构成像到复杂功能成像、从慢速低空间分辨成像到快速高精度成像、从人工手动识别图像到自动化智能识别图像等，为越来越多的患者享受到更加优质的医学服务奠定物质基础。

医学神经工程运用神经科学和工程学的方法，致力于理解、修复、替代、增强、拓展或补充神经系统功能，同时基于神经科学开发新的仿生工程技术。脑－机接口、神经康复、神经调控、神经成像、类脑智能等是当前医学神经工程的热点。

医用机器人技术已在诊断、手术治疗、术后康复及家庭护理等领域显现出巨大的优势与先进性。典型的方法和技术进展包括手术机器人的路径自主规划、基于多元多模术区信息的感知与安全监控等；康复机器人的仿生柔性外骨骼技术、穿戴式智能传感器硬件等；微型机器人的微观尺度机构、仿生材料与微纳驱动器、结合 3D/4D 打印的制备方法等。

康复工程的研究领域在不断延拓，一方面更加深入地与医学各专科结合，针对特定功能障碍开展系统研究；另一方面更加密切地与主动健康连接，通过对个体全生命周期行为连续动态跟踪、主动调控，实现人体机能增强、慢病逆转和功能恢复。

纳米诊疗通过纳米材料和纳米技术，发展更加灵敏和快速的医学诊断技术和更加有效的治疗方法。通过对待检物标记、示踪、探测，信号增强或转化，实现对核酸、氨基酸、蛋白质、细胞的高灵敏和高特异性检测；利用纳米材料的结构和功能特性，开发纳米药物／基因靶向给药系统，并通过内／外源控制技术，达到纳米靶向给药系统的智能化控释，以期实现对重大疾病的高效治疗。

组织工程和再生医学的研究热点领域涉及医学，遗传与分子生物学，工程和材料科学等，集中在干细胞、生物材料（包括成分组成和构建方式）；而在组织工程应用领域，生物打印具备很高的关注度和良好的发展势头，是领域内十分值得关注的研究热点。

主动健康干预技术研发作为临床医学与健康的科技前沿，将可穿戴设备和人工智能关键算法列入数字化应用场景，充分体现了智能－生物－技术的融合。其发展主要包括两个方面：一是可穿戴传感相关技术，包含了可穿戴设备采集上的相关的传感器、传输上的人体传感器网络、数据的预处理方法；二是医疗数据智能挖掘方法及用户健康状态的评估。

国内外对于中医诊疗装备的关注度越来越高。国外开发生产的中医治疗和康复设备已有产品进入国际市场。国内对中医理论指导下的磁、超声、激光、力学等物理作用方式开展仪器化研究，同时对舌诊、脉诊及其他健康信息采集的关键技术开展研究；老年与慢病中医智能康复设备研发、便携式中医健康数据采集设备研究等专项的设立，有力提升了对中医健康服务能力的支撑。

愿以此报告使读者了解生物医学工程学科的进步以及所面临的挑战，也真诚希望同行专家不吝赐教，促使我们今后可以做得更好。

最后，感谢所有为此学科发展报告的形成付出心血和辛劳的人们！

中国生物医学工程学会

序 / 张玉卓

前言 / 中国生物医学工程学会

综合报告

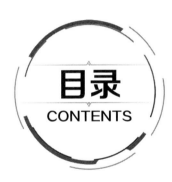

专题报告

ABSTRACTS

Comprehensive Report

Report on Special Topics

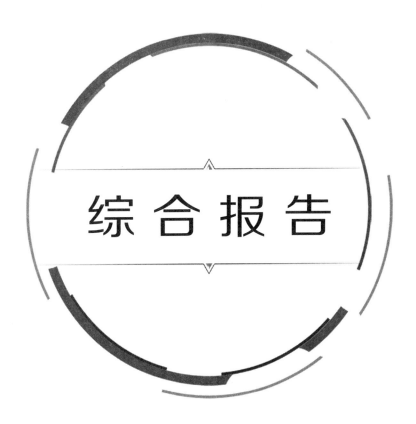

综合报告

生物医学工程学科发展报告

1. 引言

生物医学工程在生物学和医学领域融合数学、物理、化学、材料、信息和计算机技术，运用工程学原理和方法获取新知识和新方法，推动生命科学和医学科学的发展进程。自20世纪50年代兴起，生物医学工程迅速成为现代医学发展和人类健康的重要推进力量。从诞生之日起，生物医学工程就是一个开放的、多学科大跨度交叉和融合的领域。人类对于生命科学的探索，在于健康的维护、疾病的诊断、疾病的治疗，乃至器官和生命的复制，生物医学工程贯穿其中。生物医学工程学科的进步伴随着医学研究和诊疗经历了由宏观至微观、由表及里、由有创到微创或无创的发展历程。

1.1 生物医学工程概论

生物医学工程本身是十分庞大的学科体系，各个方向有其自身的发展规律和态势。例如，生物医学电子学与医学仪器的特点是技术综合性高、学科交叉性强，其研究既受限于对人体生命发展规律的认识水平，也严重依赖相关学科技术和手段的进步。因此，不断经历从发现现象、认识规律、工程设计、工程实现、应用验证的循环上升过程。又如，生物医用材料、再生医学与纳米医学是新兴的学科方向，交融贯通促使其不断发展，已成为生物医学领域至关重要的组成部分。这些学科方向虽然起步较晚，但发展迅速，并展现出良好的发展前景，是当今生物医学工程领域研究的热点。

经过近一个世纪的快速发展，尤其是近30年来随着生物学相关知识和数据的快速积累，工程学和物理学已深入到生物医学领域的各个方面。几乎每一个工程学的分支学科都可以在生物医学领域找到其感兴趣且可发挥其所长的研究内容，因而也不断催生新的交叉研究领域，如生物医学图像与光学、医用机器人学、心血管工程学、细胞与分子工程学、计算生物学、生物信息和系统生物学、神经工程学、康复工程学、组织工程与生物材料学、生物微机电系统等。

1.2 学科研究范畴

目前，生物医学工程学科的研究领域主要包括生物材料学、神经工程、组织工程与再生医学、医学信息技术与信息工程、生物医学影像学、生物医学传感、生物力学等分支[①]。

1.2.1 生物材料学

生物材料（生物医学材料）（Biomedical Materials 或 Biomaterials）是一类用于诊断、治疗、修复或替换人体组织、器官或增进其功能的新型高技术材料，是生物医学工程学科与产业的重要组成部分。生物医学材料涉及医用高分子、医用金属（合金）、生物陶瓷、复合材料、纳米材料、生物衍生材料等，主要用于制造基础医疗器械及技术含量高、附加值高的直接植入人体或与生理系统结合使用的材料及其终端产品（人造血管、血管支架、人工心瓣膜、心脏起搏器、人工骨、骨修复与替代材料、人工关节、人工器官、牙科材料、药物控制释放材料），还包括临床疾病诊断材料。

1.2.2 神经工程

神经工程（Neural Engineering 或 Neuro Engineering）是随着细胞生物学、试验及临床神经科学、生物科技与生物医学工程技术的紧密结合与发展而逐渐形成的一门新兴学科领域，以计算神经科学、实验神经科学、临床神经病学和活体神经组织的信号处理等领域的成果为基础，结合工程学、计算机科学、物理学、化学、数学等学科的知识与技术，进行生物神经系统的研究。神经工程的研究目标是通过神经系统和人造设备间的信息交互来修复和增强人体的功能。当前的研究主要着眼于探明感觉系统和运动系统编码与处理信息的机制，定量研究这些机制在病理状态下发生的变化，研究如何通过脑-机接口、神经修复等途径来理解和操纵这些内在机制。

1.2.3 组织工程与再生医学

组织工程（Tissue Engineering）是指应用生命科学与工程学的原理与技术，在正确认识哺乳动物正常与病理状态下组织结构与功能关系的基础上，研究和开发适用于修复、维护、促进人体各种组织或器官损伤后的形态与功能的生物替代物。再生医学（Regenerative Medicine）是通过研究机体的正常组织特征与功能、创伤修复和再生机制及干细胞分化机制，寻找有效的生物治疗方法，促进机体自我修复与再生，或构建新的组织与器官，以改善或恢复损伤组织和器官功能的科学。主要研究方向包括：干细胞自我更新及分化的微环境和调控网络；力学、化学及空间等非生物因素对干细胞特性的影响；多种细胞因子及诱导因素对干细胞分化的协同作用机制；生殖细胞的生物学基础及胚胎发育的调控机制；干

---

① 谢德明. 生物医学工程学进展. 北京：科学出版社，2015.

细胞定向诱导分化、体细胞去分化及再分化的机制及新技术；人体器官退行性病变的内在机制；干细胞及相关技术的安全与伦理问题。

1.2.4　生物医学影像学

生物医学影像（Biomedical Imaging）是现代图像科学技术领域的一个重要分支，包含图像的形成、获取、传输、存储、处理、分析与识别等多项技术领域。生物医学影像技术可划分为两个研究方向：医学成像系统（Medical Imaging System）与医学图像处理（Medical Image Processing）。生物医学影像学以物理学、数学为理论基础，以工程学、信息技术为支撑，与生命科学与医学密切结合，推动该学科深入发展。近年来，生物医学影像学的新兴领域不断涌现，神经影像学、分子影像学、功能性磁共振成像、电阻抗成像、医学光子学成像等相继成为研究热点。

1.2.5　医学信息技术与信息工程

医学信息工程（Medical Information Engineering）是一门以信息科学和生命科学为主的多学科交叉、融合的新兴综合性学科，是电子、计算机、通信、智能仪器、传感检测、医学仪器及生物学等在现代医学和生命科学中的应用与融合。信息技术在医学领域的应用有两个方面：一方面是利用多种医疗设备，如 CT、MRI、监护仪等，通过传感器采集人体图像和生物电信号，经过信息融合提高诊断效果；另一方面是根据患者状况变化的各种基本信息决定更有效的护理、诊断、治疗方案。目前人工智能、远程医疗、可穿戴医疗设备以及数字化医院都具有良好的发展前景。

1.2.6　生物医学传感

生物医学传感是生物医学工程中的先导、核心和共性技术，与生物力学、生物材料、人体生理、生物医学电子与医疗仪器、信号与图像处理等其他生物医学工程技术直接相关，是各种生物医学信号检测的基础。生物医学检测与诊断、床边监护、在体监测等临床应用对传感技术的需求；生命科学深层次的研究，分子识别、基因探针、神经递质与神经调质监控等的开创与发展，均依赖于高新传感技术的进步。微电子技术与光电子技术、分子生物学、生化技术等新学科、新技术的发展为生物医学传感技术的进步奠定了技术基础。

1.2.7　生物力学

生物力学（Biomechanics）是运用力学原理、理论和方法深化对生物学和医学问题的定量认识，从而理解生命体的运动与变化规律，量化生命介质的结构与功能关系。大体上可划分为几个领域：生物固体力学、生物流体力学、运动生物力学、细胞与分子生物力学。生物力学研究是力学学科的前沿领域，是一个充满挑战和机遇的交叉学科领域。

生物医学工程作为一个交叉学科，近年来已经成为信息技术、生物技术、纳米技术等多种新兴学科的汇聚中心，其学科交叉的趋势愈发明显。但是，交叉学科的发展依然有着非常明显的主线，即主体学科的发展与牵引。也正是主体学科的发展与牵引，才使得生物医学工程学科近年来在多个研究领域的重大原创成果、重大战略性技术与产品、重大研究平台以及重大示范转化工程层出不穷，也使得该领域的人才培养有了更好的进展。

2. 生物医学工程国内外研究进展比较

针对生物医学工程领域近五年发表的论文、专利和科技政策等进行分析，包括各国发表研究论文数量、基金资助机构、主要学科布局、研究机构以及热点领域等。

2.1 基于文献分析的研究热点对比和解析

文献数据以 Web of Science 数据库为主要来源，以生物医学工程范畴内相关概念检索词为主编写检索式（见本章附录）。论文检索时间限定为入库年至 2021 年 9 月，文献类型限定为 Article。专利数据以 Incopat 数据库为数据来源，根据标题和摘要主题词编写检索式，检索时间限定为入库年至 2021 年 6 月 30 日。数据下载后，将数据导入文本分析工具 DDA（Derwent Data Analyzer）中进行数据清洗，再利用 EXCEL、VOSviewer 等可视化分析工具进行时间趋势等分析，在 Web of Science 数据库中下载生物医学工程研究文献 ESI TOP1% 高被引论文，利用 VOSviewer 软件对国内外不同生物医学工程研究热点进行分析，根据专家判读结果分别对每个聚类簇进行命名，并分析研究热点与前沿。

2.1.1 发展趋势

截至 2021 年 6 月 30 日，2016—2021 年生物医学工程领域全球共发表了 347405 篇 SCI 论文。其中发表论文数量最多的国家是美国，共有 94437 篇，中国排在第二位，其次是德国、英国和日本。全球论文量，美国、中国、德国、英国及日本论文量的年代变化趋势如图 1 所示。可见 2016—2020 年生物医学工程领域全球以及各国 SCI 论文总量呈增长

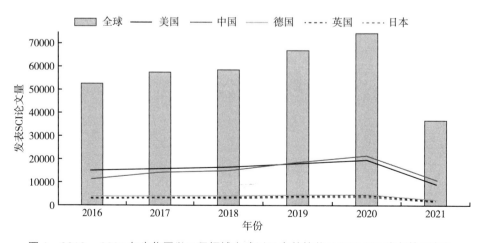

图 1　2016—2021 年生物医学工程领域全球以及中美德英日五国 SCI 论文数量变化

趋势，中国每年 SCI 论文数量增长最快，到 2019 年已经超过美国，到目前为止，2020 年和 2021 年发表 SCI 论文数量已超过美国，位居全球第一。

2.1.2　基金资助分析

2016—2021 年生物医学工程领域 SCI 论文主要基金资助来源情况见图 2。主要基金资助来源为中国国家自然科学基金（NSFC），其次为美国卫生及公共服务部、美国国立卫生研究院（NIH）、欧盟委员会、美国国家科学基金会（NSF）、日本文部科学省、中国中央高校基本科研业务费、美国国立癌症研究所（NCI）、日本学术振兴会（JSPS）、英国国家科研与创新署、日本科学研究资助基金（Kakenhi）和德国研究基金（DFG）等。由此可见，中国、美国、欧盟、日本、英国和德国都很重视生物医学工程领域的基金资助。

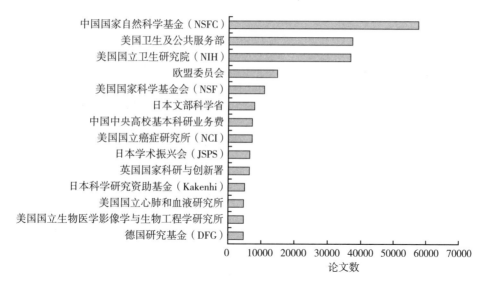

图 2　2016—2021 年生物医学工程领域 SCI 论文主要基金资助来源分析

2.1.3　论文学科布局

利用 SCI 数据库提供的论文所属的 Web of Science 学科类别信息，得出 2016—2021 年生物医学工程领域 SCI 论文主要学科分布情况见图 3。从图中可看出 2016—2021 年生物医学工程领域 SCI 论文不仅发表在生物医学工程学科的综合类期刊上，生物材料科学、放射学、核医学、医学影像、医学信息学、纳米科学与纳米技术、生物物理学等学科期刊上也发表了大量的生物医学工程的论文，一方面反映了生物医学工程学科交叉的属性，另一方面也能看出近年来生物材料科学、医学影像、医学信息学、纳米科学、生物物理学是生物医学工程学科重要的领域方向。

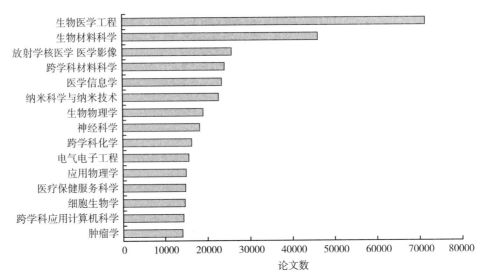

图3 2016—2021年生物医学工程领域SCI论文主要学科类别分析

2.1.4 主要研究机构

2016—2021年生物医学工程领域SCI论文主要研究机构分布情况见图4。发表SCI论文最多的机构为中国科学院，其次为美国加州大学、美国哈佛大学、英国伦敦大学、美国得克萨斯大学系统、法国国家科学研究中心、中国上海交通大学、法国国家健康与医学研究院、加拿大多伦多大学、美国宾夕法尼亚州高等教育系统（PCSHE）、中国浙江大学、英国伦敦大学学院、美国斯坦福大学、中国中山大学等。中国科研团队在生物医学工程领域发挥重要作用。

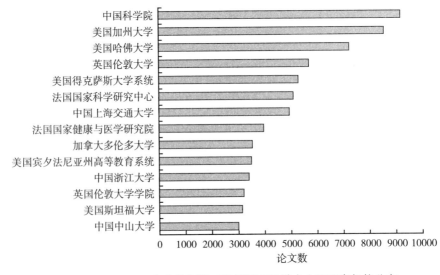

图4 2016—2021年生物医学工程领域SCI论文主要研究机构分布

2.1.5 研究热点领域分析

图 5 为 2016—2021 年生物医学工程研究文献 ESI 全球 TOP 1% 高被引论文聚类分析结果。由图 5 可见,生物医学工程领域主要热点可分为五大聚类:一是基于人工智能、大数据、影像的疾病诊断,特别是在脑疾病、新冠肺炎疫情等方面的应用;二是以深度学习为主的分类和识别研究,主要包括算法和模型的建立和优化;三是纳米材料相关研究,其中包括石墨烯、纳米薄片等的结构设计、材料组装和性能测试;四是药物递送系统及其用于肿瘤治疗的体内试验,还有新兴的光热疗法和光动力疗法;五是组织工程与再生医学,多为体外试验,主要涉及血管和骨组织。

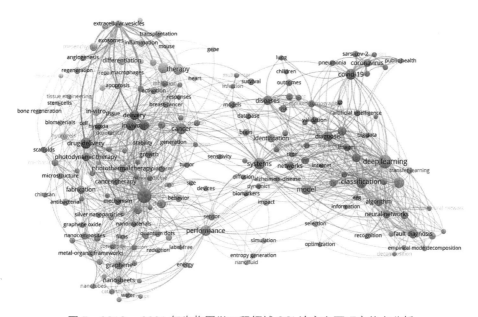

图 5 2016—2021 年生物医学工程领域 SCI 论文主要研究热点分析

2.2 基于专利分析的技术热点对比和解析

针对生物医学工程领域近五年的全球专利授权状况进行分析[①],包括各国获授权情况、主要机构和热点技术领域等。

2.2.1 授权趋势

图 6 为 2015—2020 年各技术来源国的发明专利获授权情况。由图 6 可知,美国获授权的发明专利数量位居第一,达到 35385 件,占比 38%;中国获授权发明专利数量位居第二,达到 13705 件,占比 15%,中美数量总和占比已超过 50%,占据了"半壁江山";其

---

① 数据来源:Incopat 统计口径:发明授权。

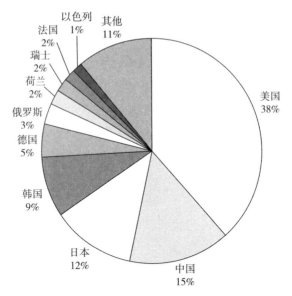

图6　全球发明专利授权主要技术来源国

次是日本、韩国、德国等，获授权发明专利数量前十位的国家共占比89%。

图7详细展示了2015—2020年以来各主要国家生物医学工程领域发明专利授权趋势。由图可见，美国明显位于第一集团，中国位于第二集团，其他三国位于第三集团；但来自美国申请人的专利年授权量有缓慢下降的趋势，由2015年的8000余件已下降到2020年的不到7000件；而来自中国申请人的专利年授权量则在逐渐上升中，2015年还不足4000件，而2020年已达到5300余件，说明近年来中国对生物医学工程领域的研究越来越重视；处于第三集团的日本、韩国和德国的年授权量比较稳定，升降幅度都不大。

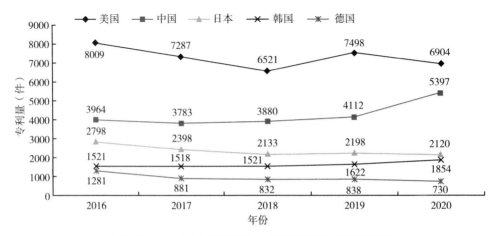

图7　2015—2020年主要技术来源国发明专利授权趋势

2.2.2 主要技术来源机构

国内外 TOP20 技术来源机构如表 1 所示。国外主要的申请人有 Koninklijke Philips Electronics N.V.（飞利浦公司）、Medtronic Inc（美敦力公司）、Covidien Lp（科维丁有限公司）和 Boston Scientific Scimed Inc（波士顿科学公司）等，其中日本的公司有 6 家。

飞利浦公司专利主要内容涉及超声成像、磁共振成像、呼吸监测装置、呼吸引导装置；美敦力公司专利主要内容涉及人工心脏瓣膜、植入式医疗设备、电刺激装置、磁共振装置；科维丁有限公司专利主要内容涉及腔内支架植入物、柔性导管、外科机器人；波士顿科学公司专利主要内容涉及植入手术递送系统、人工心脏瓣膜、盆底植入物、消融电极、光电压力传感器等。

国内获得发明授权最多的申请人有清华大学、上海联影医疗科技有限公司、浙江大学、西安交通大学、上海交通大学等。清华大学的获授权数量是 172 件，仅是国外申请人第一位飞利浦公司的十分之一强。国内 TOP20 的申请人中，大多是高校和研究院所，仅有 3 家企业，分别是上海联影医疗科技有限公司、深圳迈瑞生物医疗电子股份有限公司与广州赛莱拉干细胞科技股份有限公司。

清华大学专利主要内容涉及外骨骼康复机器人、起搏器、植入式电脉冲刺激系统、成像设备；联影医疗专利主要内容涉及磁共振成像系统、PET（正电子发射断层显像）成像系统、X 射线体层摄影装置；浙江大学专利主要内容涉及外骨骼康复机器人、3D 打印（三维打印）装置、脑 – 机接口系统、干细胞等。

表 1　国内外主要申请人

国外申请人	中文名称	专利数量	中国申请人	专利数量
Koninklijke Philips Electronics N.V.	飞利浦公司	1437	清华大学	172
Medtronic Inc	美敦力公司	1007	上海联影医疗科技有限公司	143
Covidien Lp	科维丁有限公司	669	浙江大学	141
Boston Scientific Scimed Inc	波士顿科学公司	623	西安交通大学	115
Boston Scientific Neuromodulation Corporation	波士顿科学神经调节公司	604	上海交通大学	112
オリンパス株式会社	奥林巴斯株式会社	597	中国科学院深圳先进技术研究院	107
キヤノンメディカルシステムズ株式会社	佳能医疗系统有限公司	543	青岛大学附属医院	95
Cardiac Pacemakers Inc	心脏起搏器公司	539	北京航空航天大学	86
Samsung Electronics Co Ltd	三星电子有限公司	402	华中科技大学	82

续表

国外申请人	中文名称	专利数量	中国申请人	专利数量
Depuy Synthes Products Inc	德普合成产品公司	399	吉林大学	82
東芝メディカルシステムズ株式会社	东芝医疗系统株式会社	399	华南理工大学	81
Cook Medical Technologies Llc	库克医疗技术有限公司	398	深圳迈瑞生物医疗电子股份有限公司	77
キヤノン株式会社	佳能株式会社	392	天津大学	69
Globus Medical Inc	环球医疗公司	387	哈尔滨工业大学	68
Siemens Healthcare Gmbh	西门子医疗保健有限公司	387	山东大学	64
株式会社日立製作所	日立株式会社制作所	380	电子科技大学	61
Edwards Lifesciences Corporation	爱德华兹生命科学公司	369	中国人民解放军第四军医大学	58
富士フイルム株式会社	富士胶卷株式会社	366	北京理工大学	55
General Electric Company	通用电气公司	279	广州赛莱拉干细胞科技股份有限公司	55
Warsaw Orthopedic Inc	华沙骨科公司	261		

2.2.3 热点技术领域

从 IPC 分类号（大组）来看，TOP20 的分类号如表 2 所示。主要分为以下几类：①放射、超声、磁共振的诊断、生物传感器、生物信号测量等；②包含血管支架、心脏瓣膜等的假体及材料；③手术器械，包括手术机器人、机械手臂等；④电疗法，含电刺激等；⑤组织、细胞系等。

表 2　TOP20 IPC 分类号

IPC 分类号（大组）	专利数量
A61B5［用于诊断目的的测量（放射诊断入 A61B6/00；超声波、声波或次声波诊断入 A61B8/00）；人的辨识］	22408
A61F2［可植入血管中的滤器；假体，即用于人体各部分的人造代用品或取代物；用于假体与人体相连的器械；对人体管状结构提供开口或防止塌陷的装置，例如支架（stents）（作为化妆品见相关小类，如假发、发件入 A41G3/00，A41G5/00；人造指甲入 A45D31/00；假牙入 A61C13/00；用于假体的材料入 A61L27/00；人工肾入 A61M1/14；人工心脏入 A61M60/10）（2006.01）］	14868
A61B17［外科器械、装置或方法，例如止血带（A61B18/00 优先；避孕装置、子宫托或其附件入 A61F6/00；眼外科入 A61F9/007；耳外科入 A61F11/00）（3，7）］	13229
A61N1［电疗法；其所用的线路（A61N2/00 优先；用于治疗或体内测试的导电药剂入 A61K50/00）〔5〕（2006.01）］	8513

IPC 分类号（大组）	专利数量
A61B8〔用超声波、声波或次声波的诊断〔4〕（2006.01）〕	5949
A61B6〔用于放射诊断的仪器，如与放射治疗设备相结合的（应用在核医疗学方面的测量辐射强度的仪器，如在体内计数的入 G01T1/161；用于 X 射线摄影的设备入 G03B42/02）（2006.01）〕	4819
A61B90〔在 A61B1/00–A61B50/00 各组中都不包括的专用于外科或诊断的器械、工具或附件，例如：用于脱位治疗或用于创口边缘的保护（护脸面具 A41D13/11；外科医生或病人的长袍或服装 A41D13/12；取得、处理或贮存体液的装置 A61M1/00）2016.01）〕	3939
A61B34〔计算机辅助外科学；专门适用于外科的操纵器或机器人（2016.01）〕	3647
A61B1〔用目视或照相检查人体的腔或管的仪器，例如内窥镜（用超声波、声波或次声波检查体腔或体内管道入 A61B 8/12；用于活组织切片检查或细胞取样的内窥镜器械入 A61B 10/04；用于外科目的的入 A61B 17/00；内窥镜手术器械入 A61B17/94；采用沿着或穿过柔性管道传送的激光束的外科仪器入 A61B 18/22）；其照明装置（用于眼睛的入 A61B 3/00）（2006.01）〕	3547
C12N5〔未分化的人类、动物或植物细胞，如细胞系；组织；它们的培养或维持；其培养基（用组织培养技术再生植物入 A01H4/00）〔3，5〕（2006.01）〕	3127
A61M5〔以皮下注射、静脉注射或肌内注射的方式将介质引入体内的器械；其附件，例如充填或清洁器、靠手（专门适用于医用的联接管、耦合器、阀或分流元件入 A61M39/00；专门适用于医用或药用的容器入 A61J1/00）〔5〕（2006.01）〕	3099
A61B18〔向人体或从人体传递非机械形式的能量的外科器械、装置或方法（眼外科入 A61F9/007；耳外科入 A61F11/00）〔7〕（2006.01）〕	2816
A61L27〔假体材料或假体被覆材料（假牙入 A61C13/00；假体的形状或结构入 A61F2/00；假牙配制品的应用入 A61K6/80；人工肾脏入 A61M1/14）〔4〕〕	2657
A61M25〔导管；空心探针（用于测量或检测的入 A61B）（2006.01）〕	2496
A61M1〔医用吸引或汲器械；抽取、处理或转移体液的器械；引流系统（导管入 A61M25/00；专门适用于医用的连接管、耦合管、阀或分流元件入 A61M39/00；血液取样器械入 A61B5/15；牙医用除唾液器械入 A61C17/06；可植入血管内的滤器入 A61F2/01）〔5〕（2006.01）〕	2328
A61C8〔装到颌骨上用以压实天然牙或将假牙装在其上的器具；植牙；植牙工具（在腔中紧固小楔牙入 A61C13/30）〔2〕（2006.01）〕	2177
A61N5〔放射疗（治疗及诊断两用的器械或设备入 A61B6/00；把放射性材料运用到体内的入 A61M36/00）〔5，6〕（2006.01）〕	1800
A61B3〔测试眼睛的设备；检查眼睛的仪器（用超声波、声波或次声波检查眼睛入 A61B8/10）（2006.01）〕	1795
G06T7〔图像分析（2017.01）〕	1751
G01R33〔测量磁变量的装置或仪器（2006.01）〕	1665

如图 8，从各国公开的专利 IPC 分布来看，美国、中国、欧盟的前三个 IPC 技术均为 A61B5（用于诊断目的的测量）、A61F2（可植入血管中的滤器；假体，即用于人体各部分的人造代用品或取代物；用于假体与人体相连的器械；对人体管状结构提供开口或防止塌陷的装置，例如支架）、A61B17（外科器械、装置或方法），而日本的 A61B8（用超声波、

声波或次声波的诊断）的专利在该国申请量仅次于 A61B5（用于诊断目的的测量），这可能与日本在该领域的相关主要企业如奥林巴斯、佳能、东芝、日立、富士等都是影像诊断设备的申请人有关。

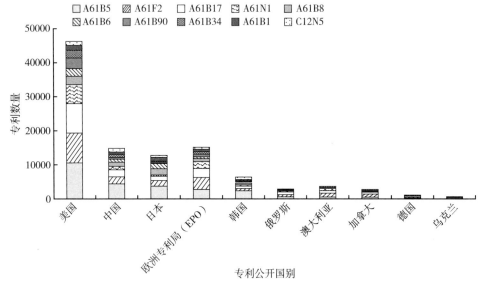

图 8　各国公开专利的主 IPC 对比

分别对 2016—2020 年国内外授权的相关专利进行聚类，形成国内外研究热点图，见图 9 和图 10。从图中可以看出，国内外在多个重点领域都有布局，如人工心脏瓣膜、多

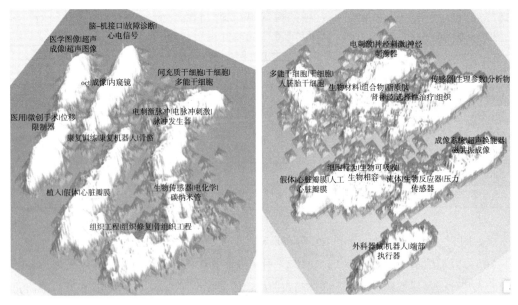

图 9　中国专利相关研究热点　　　　　图 10　国外专利相关研究热点

能干细胞、康复机器人、成像系统、超声成像、电刺激、生物传感器等；不同点是，外科机器人、生物相容性、肾神经治疗是近五年国外的研究热点，而脑－机接口、心电信号、康复外骨骼机器人是国内的研究热点。

2.3 科技资助政策的对比和解析

2.3.1 中国

（1）"十四五"期间核心技术攻关

国家"十四五"规划中强调，"十四五"期间，要打好关键核心技术攻坚战，并列出了开展攻关的具体领域：人工智能、量子信息、集成电路、生命健康、脑科学、生物育种、空天科技、深地深海等前沿领域，新发突发传染病和生物安全风险防控、医药和医疗设备、关键元器件零部件和基础材料、油气勘探开发等领域关键核心技术。政府工作报告指出，发展疾病防治攻关等民生科技，包括脑重大疾病机理与干预研究、癌症、重大传染病、慢性病等临床医学与健康等[①]。

（2）人工智能医疗政策"自上而下"持续传导发酵，重点发展诊断辅助和疾病预防

我国人工智能医疗政策的发展呈现出"由上到下"的特点，即从国家宏观层面出台指导性文件和发展规划，从2015年开始先后颁布了《中国制造2025》《国务院关于积极推进"互联网＋"行动的指导意见》《新一代人工智能发展规划》等重要国家级战略规划，为人工智能研发和应用提出指导路线，各地方政府也积极出台政策支持人工智能发展。工信部印发的《促进新一代人工智能产业发展三年行动计划（2018—2020年）》中提出在医疗影像、智能服务机器人等细分行业的发展目标，明确发展方向。2018年5月，国务院办公厅发布《关于促进"互联网＋医疗健康"发展的意见》，提出推进"互联网＋"人工智能应用服务，研发基于人工智能的临床诊疗决策支持系统，开展智能医学影像识别、病理分型和多学科会诊以及多种医疗健康场景下的智能语音技术应用，提高医疗服务效率；加强临床、科研数据整合共享和应用，支持研发医疗健康相关的人工智能技术、医用机器人、大型医疗设备、应急救援医疗设备、生物三维打印技术和可穿戴设备等[②]。2020年2月，工信部发布了《充分发挥人工智能赋能效用协力抗击新型冠状病毒感染的肺炎疫情倡议书》，提出在疫情管控、诊疗、办公、教育、疫苗研发等多方面充分利用人工智能技术[③]。

（3）我国医疗机器人产业正进入飞速发展阶段

自2015年以来，我国相继发布一系列重要政策文件以推动中国制造的转型升级，医

---

① http://med.china.com.cn/content/pid/257584/tid/1026

② http://www.gov.cn/zhengce/content/2018-04/28/content_5286645.htm

③ https://tech.sina.com.cn/roll/2020-09-09/doc-iivhvpwy5788274.shtml

疗领域作为重要的民生领域，对医疗机器人研发生产的支持也一直是各大政策文件关注的重点。国务院在《中国制造 2025》及"十三五"规划纲要等规划性指导文件中明确提出，要重点发展医用机器人等高性能诊疗设备，积极鼓励国内医疗器械的创新。国家部委及各地政府分别就建立医疗机器人测试和应用平台、工业 4.0 重点项目部署、建立机器人行业示范基地和标准等方面给予了政策指导，政策风向明确。"十四五"规划在"专栏 4，制造业核心竞争力提升"中提到要突破腔镜手术机器人、体外膜肺氧合机等核心技术，研制高端影像、放射治疗等大型医疗设备及关键零部件。发展脑起搏器、全降解血管支架等植入产品，推动康复辅助器具提质升级[①]。2021 年 2 月，工信部发布《医疗装备产业发展规划》，提出攻关智能手术机器人，提升治疗过程视觉实时导航、力感应随动等智能控制功能，推进手术机器人在重大疾病治疗中的规范应用；研发临床逻辑、传感测控技术、人工智能算法融合的保健康复装备，发展基于机器人、智能视觉与语音交互、脑 - 机接口、人 - 机 - 电融合与智能控制技术的新型护理装备和康复装备[②]。

（4）纳米前沿"十四五"国家重点研发计划首批重点专项

中国制订纳米技术发展计划较早。2001 年科技部、国家纪委、教育部、中科院、国家自然科学基金委联合发布了《国家纳米科技发展纲要》。2006 年初，国务院在发布的《国家中长期科学和技术发展规划纲要（2006—2020 年）》中，将纳米科学列为四项重点发展的基础研究领域之一。2021 年 5 月 10 日，科技部发布《国家重点研发计划"数学和应用研究"等"十四五"重点专项 2021 年度项目申报指南》。在率先推出的"十四五"国家重点研发计划首批重点专项中，科技部研究制定了"揭榜挂帅"榜单模板，作为单独附件随指南发布。这是我国深化科研项目管理改革迈出的重要一步。科技部最新发布申报指南的重点专项包括"数学和应用研究""干细胞研究与器官修复""纳米前沿""生物大分子与微生物组""物态调控""催化科学""工程科学与综合交叉""大科学装置前沿研究"[③]。

（5）中国脑计划："一体两翼"

为加快我国脑科学研究，2014 年 3 月召开的香山科学会议专门探讨了中国脑科学研究计划的目标、任务和可行性，经多次论证，2016 年 3 月发布的"十三五"规划纲要将"脑科学与类脑研究"列为"科技创新 2030—重大项目"，也被称为"中国脑计划"[④]。"中国脑计划"以"一体两翼"为结构，即以研究脑认知的神经原理为基础，用以研发重大脑疾病的治疗方法和推动新一代人工智能的发展。"十三五"期间，成立了北京脑科学与类脑研究中心、上海脑科学与类脑研究中心，各高校也纷纷成立类脑智能研究中心。根据

① https://www.cn-healthcare.com/articlewm/20210316/content-1199701.html

② https://www.163.com/dy/article/GBJT44LV051481OF.html

③ http：//www.edu.cn/rd/gao_xiao_cheng_guo/ssgx/202105/t20210511_2107654.shtml

④ http：//www.xinhuanet.com/politics/2016-08/18/c_129238381.htm

《"十四五"规划纲要和 2035 年远景目标纲要》，"十四五"期间，我国脑科学与类脑研究将围绕脑认知原理解析、脑介观神经联接图谱绘制、脑重大疾病机理与干预研究等重点。2020 年 11 月初，科技部召开了"中国脑计划"第一次中心专家会议，会议透露：未来国家将拿出 540 亿元，正式推进"中国脑计划"的发展[①]。

2.3.2 美国

（1）加大人工智能领域投入和布局维持人工智能全球领导地位

2019 年 2 月，美国总统特朗普签署了"维持美国在人工智能领域的领导地位"的第 13859 号行政命令。2019 年 6 月，美国发布更新版的《国家人工智能研究与发展战略规划》，新增一条战略，扩大公私合作以加速人工智能发展，为联邦政府在人工智能研发上的投资确定了优先领域。在人工智能研发策略规划中，将医学医疗作为重点领域。2020 年 2 月，美国白宫科技政策办公室（OSTP）发布《美国人工智能行动：第一年度报告》，从投资 AI（人工智能）研发、释放 AI 资源、消除 AI 创新障碍、培训 AI 人才、打造支持美国 AI 创新的国际环境、致力在政府服务和任务中打造可信的 AI 等方面，总结了在特朗普签署"维护美国 AI 领导力的行政命令"一年后，在实施"美国人工智能行动"方面取得的重大进展[②]。2022 财年预算中，美国共确定了 5 大研发预算优先事项，以确保美国在科技创新方面保持全球领先地位。人工智能、量子信息科学、先进通信网络（5G）、先进制造、生物科技仍然是美国的研发优先方向[③]。

（2）美国国家纳米技术计划

美国 2001 年开始实施美国国家纳米技术计划（National Nanotechnology Initiative，NNI），在二十年的发展中，不断更新其发展目标和资助重点，致力于在纳米尺度上理解物质。美国国家标准与技术研究院、国防部、国家自然科学基金、国家卫生研究院、能源部、美国国家航空航天局、农业部等 20 多个部门和独立机构参与其中。2020 年 6 月 9 日，美国"国家纳米技术计划"（NNI）网站举行在线研讨会，发布最新版国家科学院对 NNI 的评估报告，报告建议 NNI 重塑发展愿景，并建议：创新成果转移转化机制，加快纳米技术商业化速度，实现变革性社会效益；通过积极、战略性的纳米技术基础研发投资，改善研发基础设施，扩大教育和培训，重新建立科学领导能力[④]。2020 年 10 月 27 日，美国国家纳米技术计划（NNI）公布了 2021 财年预算，向国会申请 17.23 亿美元，其中五大联邦机构（HHS/NIH、NSF、DOE、DOD、DOC/NIST）投资数额占比 96%，HHS/NIH（健康与社会服务部/国家卫生研究院）聚焦于生命科学与物理科学交叉领域的生物医学纳米技术的研究，以 6.47

---

① https://www.qianzhan.com/analyst/detail/220/210414-327eaa43.html

② https://www.sohu.com/a/436452422_468720

③ https://zhuanlan.51cto.com/art/202105/664283.htm

④ http://www.casisd.cn/zkcg/ydkb/kjqykb/2020/kjqykb_202008/202009/t20200924_5704684.html

亿美元位列五大联邦机构投资数额之首[①]。

（3）机器人作为关键经济促进者的使能作用

在美国计算机社区联盟（CCC）的支持下，2009 年工业界和学术界联合制定了首份《机器人路线图：从互联网到机器人》，促成了美国国家机器人计划（NRI）的设立。2013、2016 年在美国国家科学基金会（NSF）和 CCC 的支持下，路线图进行了修订。2020 年 9 月美国计算机社区联盟（CCC）发布第四版《机器人路线图：从互联网到机器人》，探讨了机器人在未来 5 年、10 年和 15 年作为关键经济促进者的使能作用，尤其是在制造、医疗和服务行业[②]。

（4）美国脑科学计划 2.0

2013 年美国宣布启动了"通过推动创新型神经技术开展大脑研究（Brain Research through Advancing Innovative Neurotechnologies）"计划，简称为脑科学研究计划（BRAIN）。2014 年 6 月 5 日，NIH 的 BRAIN 小组发布了《BRAIN 计划 2025：科学愿景》报告，详细规划了 NIH 脑科学计划的研究内容和阶段性目标；2014 年 6 月 20 日，加利福尼亚州提出了本州脑科学计划——Cal-BRAIN 计划，明确寻求产业参与，其他各州也开始着手商议建立类似计划；2018 年 11 月 2 日，NIH 宣布将进一步加大对"脑计划"研究项目的投资，将为超过 200 个新项目投资 2.2 亿美元，这使得 2018 年对该计划的支持总额超过 4 亿美元，比 2017 年支出高 50%，新项目包括各类脑部疾病检测和治疗的"无线光学层析成像帽""无创脑机接口"和"无创脑刺激装置"等，以及帮助解决疼痛和阿片类药物依赖的创新研究等；2019 年 10 月 21 日，美国 BRAIN 2.0 工作组发布《大脑计划与神经伦理学：促进和增强社会中神经科学的进步》报告，对其 5 年前提出的《BRAIN 计划 2025：科学愿景》实施情况和未来发展进行了梳理和展望[③]。

2.3.3 欧盟

（1）"欧洲地平线"聚焦三大领域

2018 年，欧盟委员会发布"地平线欧洲"（Horizon Europe）计划（第九框架计划）提案。该计划是欧盟接替"地平线 2020"，在 2021—2027 年预算期的新一轮研发与创新框架计划。预计投资 1000 亿欧元，旨在促进欧盟站在全球研究与创新的前沿，发现和掌握新的、更多的知识和技术，强化卓越科学，促进经济增长、贸易和投资，积极应对重大社会和环境挑战[④]。2020 年 12 月，欧盟就"地平线欧洲"达成了一项协议，该协议有待欧洲议会和欧盟理事会的正式批准。计划提案包括 3 个核心部分——开放科学研究、全球挑战与产业竞争力、开放创新，以及一个附加部分——加强欧洲研究区。其中，全球挑战与产业竞

---

① https://www.nano.gov/2021budgetsupplement

② https://rcussd.nwpu.edu.cn/info/1096/1821.htm

③ https://www.sohu.com/a/424588807_468720

④ https://ec.europa.eu/info/horizon-europe_en

争力部分下设 5 个主题，即健康；包容性和安全社会；数字化和产业；气候、能源和运输；食品和自然资源。数字化和产业主题中强调在整个价值链中使用不同的使能技术（如融合技术、人工智能、数据分析、工业机器人、生物制造、先进电池技术）实现突破性创新[1]。

（2）欧盟更加重视人工智能的道德和伦理研究

2018 年 4 月，欧盟发布《欧盟人工智能》报告，描述了欧盟在国际人工智能竞争中的地位，并制订了"欧盟人工智能行动计划"，提出三大目标：重视技术研发和应用、应对人工智能带来的社会经济变革、制定伦理和法律框架。2019 年 4 月，欧盟人工智能高级别专家组正式发布了"可信赖的人工智能伦理准则"。同时欧盟委员会还发布了政策文件——《建立以人为本的可信人工智能》。根据准则，可信赖的人工智能应该是合法的、合乎伦理的、稳健的。该指南提出了未来 AI 系统应满足的 7 大原则。2020 年 2 月，欧盟委员会在布鲁塞尔发布《人工智能白皮书》，旨在促进欧洲在人工智能领域的创新能力，推动道德和可信赖人工智能的发展。白皮书提出一系列人工智能研发和监管的政策措施，并提出构建"卓越生态系统"和"信任生态系统"，医疗设备等在数据方面"高风险"行业的人工智能企业被列为重点审核和监管对象[2]。

（3）欧盟持续制定纳米医学发展战略

欧盟纳米医学技术平台（European Nanomedicine Technology Platform，ETPN）旨在加强欧洲在纳米医学创新领域竞争力。自 2005 年以来，ETPN 发布了多个战略文件，概述了欧洲纳米医学研究的需求及其路线图。2013 年，ETPN 发布了一份白皮书 *Contribution of Nanomedicine to Horizon 2020*，为纳米技术从关键使能技术（KET）有效转化为新的创新医疗产品奠定了基础。2016 年，ETPN 与 EuroNanomed 共同发布了 "Strategic Research & Innovation Agenda for Nanomedicine（2016—2030）"（SRIA）。SRIA 旨在为纳米医学创性发展提供框架，它对目标疾病的选择提供了精确建议，包括心血管疾病、癌症、糖尿病、神经退行性疾病、感染疾病、骨关节病等[3]。

（4）Robotics4EU 计划推动机器人发展

由"地平线 2020"计划资助的为期三年的欧盟项目 Robotics4EU，旨在为欧洲机器人产业发展方向提供指导路线。Robotics4EU 主要覆盖医疗保健、基础设施检查维护、农业食品和快速生产四个主要领域，将四大领域与机器人融合，再配合由公司和学术界的机器人创新者组成的机器人圈层，并赋予圈层以权力，全面推动欧盟机器人领域的发展，提高大众对机器人非技术方面的认知，包括伦理、法律、社会经济、数据、隐私和性别问题，最后通过机器人圈层举办各类组织活动，以推动多方协作创新[4]。

---

① http://www.bpf.cas.cn/zypz/201811/t20181112_4670005.html

② https://tech.sina.com.cn/roll/2020-09-09/doc-iivhvpwy5788274.shtml

③ https://etp-nanomedicine.eu/about-etpn/european-funding/

④ https://new.qq.com/omn/20210401/20210401A01Z7U00.html

2.3.4 日本

（1）人工智能战略2019改善公民生活

日本是全球第二个制定国家层面AI战略的国家。2016年1月，日本政府提出要在世界上率先建立高度融合网络空间和物理空间的"超智能社会"（Society 5.0），并在世界范围内产生重大影响[①]。2017年3月，日本发布《人工智能技术战略》，指出AI技术与其他相关技术的融合，为解决各种社会问题提供了可能性。作为重点发展的三大领域之一，战略规划中给出了健康、医疗、福利领域的详细产业化发展路线图，旨在建立一个享有健康生活和长寿的社会，推进疾病的预防，使日本成为健康和长寿行业的领导者[②]。2019年6月，日本政府出台《人工智能战略2019》，旨在建成人工智能强国，并引领人工智能技术研发和产业发展。为了推动人工智能社会应用，《人工智能战略2019》提出构建数据基础，率先在全世界实现人工智能在社会领域的应用，首先是在医疗与健康、农业、国土资源、交通基础设施与物流、地区发展（智慧城市）五大重点领域的应用。在医疗与健康领域，日本将收集各类医疗数据，构建人工智能数据基础；研究人工智能在新药研发、疾病早期发现及诊断方面的应用前景；加强企业与公立医院、大学、国立研究开发法人等公立机构在人工智能领域的合作研究；培养能够开发和应用人工智能技术的医疗从业人员[③]。

（2）机器人革命缓解劳动力短缺

日本在2014年《再兴战略》中提出"通过机器人实现新的产业革命"（以下简称"机器人革命"），并成立了"机器人革命推进委员会"。2015年1月，该委员会总结历次研讨结果，形成了《机器人新战略》。随着近年来日本社会出生率下降、人口老龄化加重、育龄人口减缩等社会问题的日益严峻，日本依托在智能机器人领域的全球领先地位，积极推动人工智能的快速发展。通过开发、推广更加智能的机器人技术，能有效缓解劳动力短缺的问题，并提高制造业、医疗服务、农业、建筑业等行业的生产效率。《机器人新战略》提出未来五年的五大领域的行动方案，其中，医疗服务领域中包括在看护人类的移动、步行、排泄、认知、入浴等方面，研发并普及实用化机器人技术；研发并普及手术机器人；对新医疗器械实现快速审查[④]。

3. 生物医学工程最新研究进展

生物医学工程学科是一个大跨度、多学科、深入交叉融合的新兴学科领域。作为一门独立的学科，其方法学特征是工程科学的原理与方法和生命科学的原理与方法有机结

---

① http://www.casted.org.cn/channel/newsinfo/7993

② https://www.engineering.org.cn/ch/10.15302/J-SSCAE-2019.10.003

③ https://www.zzaff.com/zhanchuangshijie/152481490355.html

④ http://www.casisd.cn/zkcg/ydkb/kjzcyzxkb/2015/201503/201703/t20170330_4768657.html

合；研究对象是各层次（从生物大分子、分子器件、细胞、亚细胞结构到个体整体，乃至群体）生命运动与变化的规律；目的在于定量阐明生命活动和生物学过程，发展先进的概念、方法、技术乃至装备，用以维持、促进人的健康，开发人的潜能。近半个世纪以来，生物医学工程学科无论在深度还是广度上都取得了重大的进展，不仅极大地推动了生命科学和医学的进步，而且深刻地改变了生物医学工程和医疗器械产业的结构和面貌，是近50年来发展最快、成果极丰的一个学科领域。自20世纪90年代以来，生物医学工程已成为现代医疗卫生体系和医疗器械生产技术创新和进步的主要原动力，并将继续推动转化医学的发展。生物医学工程作为生命科学和医学不可或缺的组成部分，以上交叉研究方向的迅速融合和研究内容的日益深入，使得生物医学工程成为近年来发展最快的学科之一。

干细胞是当前生命科学的重点研究领域，干细胞治疗为组织再生修复、重建功能器官提供了巨大应用前景。近两年的国外研究亮点包括：①应用基因编辑技术修饰造血干细胞"首次成功治愈两种遗传性血液病"，该技术同时入选《科学》杂志2020年度世界十大科学突破，并获得2020年诺贝尔化学奖；② 2020年，马萨诸塞总医院和哈佛大学医学院在《新英格兰医学杂志》发表文章，利用患者自身的皮肤细胞在体外培养产生了诱导性多能干细胞（iPSC），随后将诱导多能干细胞分化成多巴胺能前体细胞，治疗帕金森病综合征，取得较好疗效；③ 2019年干细胞移植治疗了一名被称为"伦敦病人"的艾滋病患者，18个月未检测到艾滋病病毒，达到治愈效果。

国内干细胞相关基础研究也处在国际领先水平，近年来在干细胞命运调控、器官形成、损伤修复、衰老、基因编辑、人类干细胞疾病模型等方面取得了一系列进展。同时，国内在干细胞治疗脊髓损伤、帕金森病综合征也取得了较好的进展。2019、2020年度"中国生命科学十大进展"干细胞相关领域入选6项，包括基因编辑的脱靶研究、胚胎细胞的命运选择、全胚层时空转录组及三胚层细胞谱系分析、单细胞多组学技术解析人类胚胎着床过程、解析灵长类动物重要器官衰老机制及调控、人脑发育关键细胞与调控网络等。

2021年9月，科技部发布了科技创新2030—"脑科学与类脑研究"重大项目申报指南，标志着"中国脑计划"项目正式启动。"中国脑计划"围绕脑认知原理解析、认知障碍相关重大脑疾病发病机理与干预技术、类脑计算与脑机智能技术及应用、儿童青少年脑智发育、技术平台建设5个方面开展研究。新技术新方法受到了高度重视，特别是脑图谱绘制技术、神经活动记录与调控技术、高分辨多模态成像技术等。近年来，我国科学家在全脑介观神经联接图谱绘制、单细胞测序脑细胞普查、荧光蛋白/病毒标记特定类型神经元、光遗传技术调控神经元活动等技术革新中取得了重要成果。2021年3月，骆清铭团队在 *Nature Methods* 发表的长文，介绍了所研发的线照明调制显微术及高清成像的实现，为全脑介观神经联接图谱绘制提供了划时代性的新技术。*Nature* 期刊在2021年10月以"大脑普查"为封面，出版了17篇长文，全部来自美国"脑计划"细胞普查网络（BICCN）专项第一阶段四年的研究成果，其中有4篇论文涉及单神经元分辨的特定类型神经元形态及其全脑神经投射的获取，相关工作是由骆清铭团队完成的。

医学信息领域的关注热点已从过去的医院信息系统建设，转向互联网、云计算、大数据、物联网、移动通信、人工智能等新技术的医学应用。据 Definitive Healthcare 统计，2020 年美国医院电子病历系统覆盖率超过 89%；我国 2019 年电子病历应用水平分级评价的三级公立医院参评率达 99.36%，平均分达到 3.11，较 2018 年提升 20%。医院信息系统功能日益完善，诊疗流程日益便利，以互联网医院为代表的诊疗新模式不断涌现。

本次学科发展报告主要聚焦于医学人工智能、医学影像、神经工程、康复工程、纳米诊疗、组织工程与再生医学、可穿戴技术、中医药工程等研究方向，分别阐述近年来这些领域的创新性发现与突破，以及未来发展方向。

3.1 医学人工智能

近年来，人工智能（Artificial Intelligence，AI）的医学应用激增。我国基于医疗健康数据发展的 AI 技术主要体现在医学影像、药物研发、疾病预测和健康管理等方面，并与国际发展同步。

深度学习技术已融入从扫描、成像、筛查、诊断、治疗和随访的临床诊疗全流程。AI算法主要包括映射模型、检测模型、分割模型和分类模型。AI 映射模型主要应用在 CT、MR 和 PET 等影像设备的高速度和高质量成像方面。①低剂量 CT 成像：利用 AI 映射模型构建最新的复杂重建算法，结合并行计算技术，实现了传统成像技术难以达到的高画质、低辐射剂量和高重建速度。②快速 MR 成像：AI 映射模型预先从现有数据集中学习图像重建过程，同时将先验知识与网络参数融合，实现对新数据的快速和高效重建。③低剂量 PET 成像：基于自动上下文策略应用 CNN 模型，从低剂量 PET 图像上直接估算出正常剂量的 PET 图像。AI 模型直接对输入的影像进行疾病的识别和诊断。检测算法有 X-Ray 图像骨折检测、钼靶图像乳腺癌检测、CT 图像肺结节检测、MR 图像肿瘤检测。医学图像分割是支持疾病诊断、手术计划、预后评估和随访的关键步骤。主要的应用有 X-Ray 肺部分割、MR 脑区分割、CT 肝肿瘤分割、CTA 冠脉分割等。分类模型的应用包括 CT 肺结节分类、CT 肋骨骨折分类、CT 肺炎分类等。此外，AI 在新冠肺炎疫情中在无接触数据采集、工作流程重塑和定量医学影像分析等方面发挥了重要作用。

大数据和人工智能技术为药物研发开辟了一条新路径。利用 NLP、CV、ML、DL、知识图谱等算法，重构药物研发可贯穿药物发现、临床前研究、临床研究及审批上市全流程。首先，AI 从文献、专利、临床试验结果等信息中提取药物有效靶点和小分子化合物的结构特征，自主学习二者的相互作用机制；其次，根据所学到的特征模拟小分子化合物的药物特性并进行设计与合成，结合药理学、药物代谢动力学等指标，采用高通量筛选的方法挑选出药效高、活性好、安全低毒的化合物；再次，对筛选出的化合物进行性能评估及迭代优化，最终确定可用于临床试验的候选药物，并指导开展相关临床试验；最后，可采用 AI 自动化技术对经过临床试验验证的药物进行批量生产。AI 技术提高了研发效率、降低了临床试验的成本和风险。

AI 技术在疾病筛查和预测方向的应用主要基于临床大数据，包括电子病历数据、多时间点影像数据、生化检测数据和基因数据。异常基因可能导致癌症或者遗传病和罕见病的出现，是人工智能在基因检测与识别上的主要应用方向，利用 AI 提供用于识别剪接异常基因的开源工具，可以发现以前被忽视的非编码突变。

健康管理以预防和控制疾病发生和发展、提高治疗后的康复水平为目的，医疗健康大数据平台将深度学习、大数据处理、语义理解、医疗交互式对话等最新的 AI 技术与医学相融合，致力于构建"主动式医疗 AI"，用技术手段扩大优质医疗资源的供给。

3.2　医学影像

医学成像是目前临床诊断技术中最重要的手段，包含多种模态的成像方法，如磁共振成像（MRI）、超声成像、电子计算机断层扫描（CT）和正电子发射断层扫描（PET）等。随着医学成像技术的进步，医学成像已经从解剖成像发展到功能成像再到分子影像，不同成像方式得到的医学图像不仅可以显示疾病解剖结构的形态变化，而且可以提供机体器官的功能及相关的生理、生化信息，并能够检测到其生化活动的异常，从而为疾病诊断提供了重要的信息，推动了医学的进步与发展。近年来，随着重大疾病早期诊疗需求的增加，医院用于临床检查的现有影像设备已经不能有效满足对重大疾病进行超早期诊断的需求，医学影像设备向着大幅度提升其成像速度、精度及诊断信息综合度的方向不断发展，呈现出了多功能、高分辨、跨尺度融合的特点，其新技术、新装备的发展，为临床上解决重大疾病早期诊疗中的复杂问题提供有力工具，也是全球各大科研机构和跨国公司角逐的热点。

医学影像是现代生物医学工程学科的重要组成部分之一，主要包括先进的医学成像技术、图像处理与分析两个主要方面。近几年，伴随着新物理现象的发现、新材料的发明、制造工艺的改进、计算机和人工智能技术的普及，为医学影像的前沿学术研究带来巨大的推动力，带动新型成像物理与方法、部件与器件、装备与系统的快速发展，引发一系列重大技术突破和产品创新，开创医学影像学术研究和产业转化实现颠覆性和变革性发展的新局面，为新时代服务人民生命健康提供重要的技术支持和物质保障。

概括而言，当前医学影像的前沿发展呈现出如下典型特征，包括：从二维面成像到三维体成像、从静止成像到动态成像、从简单结构成像到复杂功能成像、从慢速低空间分辨成像到快速高精度成像、从人工手动识别图像到自动化智能识别图像等。最新的研究进展包括：超声成像领域出现了超高频和分子成像的发展动向，利用超声波的机械力实现声操控和神经调控也是国际研究热点；超高场（5 T、7 T）磁共振成像系统因其优异的图像分辨成为新一轮磁共振技术研究的重点，并由此引发功能和代谢成像的变革；受新型 X

射线源、探测器和成像技术发展的影响，定量 CT 成像和超高时间分辨的静态 CT 成像迎来新的发展机遇；在核医学成像方面，全景低剂量 PET 成像颠覆了人们对全身 PET 成像的认知，同时具有超高空间分辨率的脑和动物专用 PET 成像系统的发展也正在成为可能；新的技术也为古老的光学成像带来新的生机，包括新的快速超分辨成像技术、深度软组织三维成像、光声双模成像等；除了依赖生物体自身的成像因素，从外界加入新的生物标记物也已成为医学影像研究和发展的重要方向，包括核医学分子影像、荧光分子影像、磁共振分子影像等；人工智能技术在医学图像数据采集、图像重建和图像分析方面获得巨大成功，实现了更加快捷的成像、获取更精准的医学图像、在一定程度上减少了放射科医生读片的工作量等。

在超声的研究方面，以超声剪切波成像为代表的成果，为肝硬化和乳腺癌等重大疾病的临床早期诊断提供关键依据，对创制高端医疗设备和提高我国疾病防治水平具有重大意义。超声剪切波弹性成像利用超声波独特的力学效应实现对人体组织生物力学参数的无创定量测量，是超声影像技术的重大革新，被国际上誉为"第四代超声成像新技术"。

可见，医学影像的发展正焕发出新的生命力，不断朝着"快速、精准、多模、智能"的方向发展，为医生及早发现患者的病变、提供精准的治疗方案、实现个性化智能诊疗提供全方位的成像技术，为越来越多的病人享受到更加优质的医学服务奠定物质基础，保障全体人民的生命健康。

3.3 医学神经工程

医学神经工程运用神经科学和工程学的方法，致力于理解、修复、替代、增强、拓展或补充神经系统功能，同时基于神经科学开发新的仿生工程技术。脑－机接口、神经康复、神经调控、神经成像、类脑智能等是当前医学神经工程的热点。

在脑－机接口方面，包括 P300、SSVEP、运动想象等在内的传统脑－机接口取得了极大的发展。相较过去十年，信息传输速率（ITR）实现了翻倍提升，但是，指令集的扩展研究并不集中，仍旧是一个突破点；基于视觉的 BCI 系统进展巨大，ITR 一般最高，但摆脱眼动依赖、实现更低脑电控制信号还需进一步研究；基于运动意图的 BCI 系统是自然人－机交互的最优选择和运动康复的重要方面，其研究主要聚焦其系统识别效率的提升；简单、方便、安全的脑电信号是广泛用于 BCI 研究的生理信号，但其非线性、非平稳性制约着 BCI 系统发展，动态停止策略（Dynamic Stopping，DS）等方法应运而生。新型脑－机接口方面，侧重情感交互的情感脑－机接口越来越引起关注，多模融合和脑网络研究是其发展的关键。安全、便捷的便携式、穿戴式脑－机接口受到热烈欢迎，清华大学等高校与 BrainCo 等公司同步发力，其在安全、精度、速度等方面进步明显，脑科学、芯片技术、计算机技术和基础理论研究是其突破点。智能人机交互方面，国际上"意念"无人机飞行等已经取得一定成果，国内在猴子视觉信息解码控制、音乐和游戏新型交互、解码集成芯片等方面也持续推进，空间站在轨 BCI 等新兴应用居世界前列，放大电路、模数转换芯片等技术进步是关键。在临床和商业应用上，Graz 的运动辅助系统、"脑语者"解码芯片等为残障人士带来曙光；以康复器械、专注度训练等在内的 BCI 系统逐渐惠及医疗、教育、军事、娱乐、智能家居等领域。

在运动康复神经机制研究方面，当前研究主要聚焦于脑卒中、植物人和帕金森病等疾病研究。脑卒中疾病康复临床研究主要集中在任务导向（Task-oriented）运动训练、心智训练、镜像治疗及脑部电/磁刺激技术等方面，已有研究表明上述康复干预手段的有效性，但其神经元康复机制仍不清楚。此外，触觉、听觉、视觉等外周刺激对于运动康复的重要作用也逐渐被证明。在植物人方面，主要关注疾病诊断、预后指标发现、神经调控等方面，机器学习被认为是有效的疾病诊断方法，运动分离被认为是重要的预后指标，深部脑刺激等电生理技术和感官刺激被认为有助于患者康复。多巴胺能神经元具有的保护作用被认为是帕金森病康复可能的神经作用机制，脑源性神经营养因子（BDNF）等生理因子被认为是帕金森病康复的关键，运动训练导致的大脑可塑性变化也将促进患者康复。

神经调控技术主要有脑深部电刺激（Deep Brain Stimulation，DBS）、经颅刺激技术（TMS & tDCS）、光遗传调控技术和超声调控技术等。DBS 经历了从高频、低频到变频刺激，从开环到闭环的发展，已被证明适用于特发性震颤、帕金森病等多种疾病，但其精确调控还任重道远。经颅刺激调控脑功能疾病主要是阈下疗法，目前在神经元兴奋性等生理指标调控，视觉记忆加工，抑郁、焦虑等疾病治疗等领域有较多探索性研究。

光遗传学技术具有速度极快、定位精准的特性，目前在癫痫、卒中、成瘾等疾病调节以及厌恶和奖赏研究等领域有广泛研究。在癫痫研究方面，利用光遗传技术，人们在动物模型中发现了新的癫痫发生机制、认识到了海马兴奋性神经元在癫痫发展中的作用、并在不同的癫痫模型中探索了控制癫痫的关键环路和细胞。在卒中研究方面，利用光遗传技术研究卒中后的损伤修复，尤其是神经再生和神经可塑性等方面取得了一定进展。利用光遗传技术激活或抑制纹状体神经元的活性，证明其可影响脑缺血后侧脑室边缘区的神经干细胞的增殖和迁移。此外，利用光遗传技术在全脑缺血或极小范围缺血模型中的研究提示，尽管在缺血损伤区域的部分神经元完整性得以保留，但其功能依然受到了缺血的影响。这些研究结果对于发展卒中治疗策略具有积极意义。在治疗成瘾的研究方面，动物实验表明，利用光遗传技术低频刺激投射到伏隔核的兴奋性神经元可以有效逆转成瘾行为的产生。这一研究结果被用来优化深脑电刺激的方案，从而能够更精准地治疗成瘾行为。

超声刺激比经颅磁、电流刺激具有更高的空间分辨率和更深的刺激深度；其利用的机械波可与脑电等脑影像工具兼容，对抑郁等多种疾病有效。超声研究仍处于起步阶段，其神经调控机制、可靠性、安全性等数据尚不明确。

当前，神经电生理采集技术主要分为非侵入式和侵入式两大类。非侵入式脑电采集上，国际上以 EGI、Neuro Scan 等为代表的放大器技术已经相对成熟，国内也已经发展了多个优势特色公司和单位。在电极技术方面，湿电极技术趋于成熟，临床上主要使用金属盘状电极，科研中大多使用抗干扰强、噪声低的银－氯化银电极。更便捷舒适的干电极技术是脑电采集的研究热点，应用更多的是有源主动式干电极，而侵入式干电极由于成本较高和且存在安全风险，应用较少。兼具湿电极的低阻抗优势与干电极使用的方便特点的半干电极技术也是近几年的研究热点，通常将电解液设计集成在电极本体内，基于高分子材料合成技术的新型离子导电复合电极也是值得期待的突破点。对于侵入式采集，我国在柔性材料、高并行且低功耗的系统研究等方面取得了较大的进步，进一步的侵入式脑－机接口也已经实现了复杂而有效的运动控制。

3.4 医用机器人

医用机器人能够从视觉、触觉和听觉方面为医生决策和操作提供充分的支持，扩展医生的操作技能，提高疾病的诊断与治疗质量。医用机器人技术的应用使临床医学进入一个全新的时代，大量的临床研究已证实其在诊断、手术治疗、术后康复及家庭护理等领域具有巨大的优势与先进性。近年来，医用机器人的前沿热点主要集中在四个方面。

（1）"人－机－环"自然协作性能已成为开发医用机器人系统和评估其性能的必然考量

无论是手术机器人还是康复、护理等其他医用机器人，一方面，只有发挥机器人操作者/使用者的主观能动性，才能最大程度发挥医用机器人的应用效能；这就需要建立最佳的自然协作模式和方法。另一方面，医用机器人的应用环境大都具有动态性和非结构化等特点；这就需要对环境进行充分的感知（多源多模）和识别。因此，医用机器人的环境适应性人机协作新型机构、多源多模环境信息感知与状态识别及预警，是"人－机－环"自然协作（共融）的研究重点和前沿热点，也已成为医用机器人领域的两项广受关注的共性关键技术。

（2）机器人辅助远程医疗重新成为关注点

新一代通信技术的快速发展，客观上推动了机器人辅助远程诊疗的落地应用和示范性推广。以华为公司为代表的5G提供商为开展远程诊疗提供了必要的通信条件。在远程手术指导方面，2019年2月，西班牙巴塞罗那完成了一例肠道肿瘤切除手术的5G远程指导，被认为是世界首例使用了5G通信的临床手术；3月，我国在海南和北京（中国人民解放军总医院）之间也实施了一例基于5G通信的帕金森病"脑起搏器"植入手术。在机器人辅助远程手术方面，2019年6月至8月，北京积水潭医院开展了多次"一站对多地"（One to Many）5G远程脊柱机器人临床手术，是我国骨科机器人远程手术实用化的标志性成果；9月，威高"妙手"机器人在山东省青岛市和贵州省安顺市之间、康多机器人在苏州和北京之间，开展了活体动物肾脏远程切除试验，其中：威高"妙手"机器人更是在2020年9月完成了一例膀胱根治性切除手术的临床预试验。这表明：5G通信已经为机器人辅助远程手术操作提供了充分保障。

（3）以外骨骼辅具为代表的康复与护理机器人发展迅速

残障辅助和老龄照护需求与可用医疗资源之间的不平衡，加速了以外骨骼辅具为典型代表的康复与护理机器人的发展。相对而言，康复机器人在现阶段备受关注，但护理机器人具有广阔的潜在应用（依托大健康概念）。具体到康复机器人产品，仍然是以下肢外骨骼机器人为主：国际上，有以色列 Rewalk Robotics 公司的 Rewalk 机器人、美国 Ekso Bionics 公司的 Ekso 和日本 Cyberdyne 公司的 HAL 医疗版；在国内，北京大艾公司"下肢步行机器辅助训练装置"在 2018 年 6 月获得医疗器械注册证，是我国首个通过产品认证的下肢外骨骼机器人；目前，我国的下肢外骨骼机器人已经从研发阶段开始进入产业发展阶段。此外，以机器人技术为基础的智能假肢、智能矫形器等创新型产品也持续涌现，整体上推动了康复与护理机器人的研发与应用。

（4）新冠肺炎疫情等突发公共卫生事件加速了消杀防疫机器人的研发及应用

消杀防疫机器人技术主要用于突发公共卫生事件中的环境消杀与污染物处理、病房监护与指导、远程诊断与治疗等。2020 年 3 月，杨广中等 13 位国际知名医疗机器人专家在 *Science Robotics* 上联名发表文章，总结了针对传染病管理的机器人技术的基本要求，概述了如何在不同场景下使用机器人，并提出新一代机器人应面向应用且做到可靠、安全，在需要时能快速部署，有效应对未来突发传染病事件。在中国，依托既有的移动机器人研发优势，上海钛米、苏州思必驰等公司先后推出了多款防疫机器人，并在新冠肺炎疫情防护和诊疗过程中发挥了重要作用。

随着共融机器人、虚拟现实、医学传感器、新一代通信、医疗大数据与人工智能等技术的快速融入，医用机器人领域的方法和技术研究进展迅速。典型的方法和技术进展包括：①手术机器人的路径自主规划、基于多元多模术区信息的状态感知与安全监控等；②康复机器人的仿生柔性外骨骼技术、穿戴式智能传感器硬件等；③微型机器人的微观尺度机构、仿生材料与微纳驱动器、结合 3D/4D 打印的制备方法等；④医用机器人的标准化和规范化进展，如医用机器人的 6 个自动化程度级别（第 0 ~ 5 级，2017，杨广中，Science Robotics）；国际上的 IEC 80601-2-77：2019（手术机器人）和 IEC 80601-2-78：2019（康复机器人）；我国的《采用机器人技术的医用电气设备分类》（YY/T 1686—2020）。

3.5 康复工程

近年来，康复工程领域发展迅速。多层次、多系统耦合作用，以及多学科的整合研究，越来越成为康复工程理论研究的重要特征；增材制造、虚拟现实、人工智能、先进传感、脑 - 机接口、可穿戴技术、机器人等前沿技术不断融入康复工程的研究；人体行为能力、功能障碍和康复效果评测的定量化、客观化、精准化愈来愈成为趋势；通用设计理念、参与式行动设计方法、参数化设计工具的应用日益广泛。同时，康复工程研究的领域也大大延拓，一方面更加深入地与医学各专科结合，针对特定功能障碍开展系统研究；另一方面更加密切地与主动健康连接，通过对个体全生命周期行为连续动态跟踪、主动调控，实现人体机能增强、慢病逆转和功能恢复。

生物力学评价在康复评价、辅具优化设计中的重要性已经众所周知，建模仿真是应用广泛的生物力学评价方法之一，然而由于建模过程复杂、时间长，难以在真实场景下广泛应用。近年来，针对特定的应用需求来构建特殊建模方法，已经取得了重要进展，人工智能等新方法与传统建模技术的结合，有力推动了生物力学评价与优化设计过程的整合，以及与增材技术的结合，显著提高了辅具设计和制造的效率。目前已经成功开发和应用的，包括假肢接受腔生物力学评价与优化设计系统、脊柱矫形器生物力学评价与设计系统等。

神经生理研究一直是康复工程的热点和前沿之一。近红外脑功能成像（fNIRS）系统作为一种无创、高效的功能神经影像学技术，在脑功能疾病诊断和疗效评估方面得到越来越多的临床应用，特别是 fNIRS 设备的国产化近年来也取得了重要进展，实现了世界上首个通过 NMPA 注册认证的高通道（大于 100 通道）近红外脑功能成像产品，使得全头同步成像成为可能。在脑 - 机接口方面，涌现了一批突出的技术成果，实现了目前世界上最快的视觉诱发 BCI 技术，创造了平均超 300 bit/min 的最高信息传输速率记录；实现了国际最大指令集的复合运动想象 BCI 技术并率先应用于脑卒中病人的临床康复；研制了适用于全肢体脑卒中康复的"纯意念控制"人工神经机器人系统等。

康复机器人在过去几年中取得了重要进展，多个外骨骼康复机器人取得了医疗器械注册证，2019 年 7 月国际标准化组织发布了第一个有关康复机器人的国际标准。本体结构的仿生性、柔顺性和轻量化设计是康复机器人的重要趋势，哈佛大学为促进脑卒中患者恢复正常步态模式研发了一款柔性可穿戴外骨骼服，采用了轻型化、顺应人体特征的设计，可最大程度上贴近人体日常穿戴衣物的生活场景。气动肌肉等高功率重量比的柔性驱动器逐渐在康复机器人中应用，而新型传感器和多模态控制为康复机器人提供了更有效的传感、通信和控制方式。

虚拟现实技术可突破常规康复需要在现实场景中进行的模式，对于提升康复效率、缓解医疗资源短缺、改善医患交互环境有显著而独特的优势，已经在运动功能障碍、认知功能障碍、精神障碍的康复和诊疗效果评估中应用，涉及脑卒中、帕金森病、脊髓损伤、多发性硬化、阿尔兹海默病、PTSD、精神分裂等多种疾病的康复。传统虚拟现实康复系统主要通过交互和游戏提高康复趣味性和依从性，未来虚拟现实康复系统要解决的前沿问题是如何通过各感觉通道的分离与整合刺激，在神经重塑和运动模式重建过程中发挥不可替代的作用，而虚拟场景的自动演化，与脑 - 机接口技术、生理信号检测、运动分析进行集成和整合也是它的发展趋势。

3.6 纳米诊疗

纳米诊疗通过纳米材料和纳米技术，将疾病诊断和治疗有机结合，发展更加灵敏和快速的医学诊断技术和更加有效的治疗方法。其前沿热点主要包括 4 个方面。

（1）纳米检测医学

纳米检测医学是指利用纳米材料功能特殊性及生物相容性好的特点，通过对待检物标记、示踪、探测，信号增强或转化，实现对核酸、氨基酸、蛋白质、细胞的高灵敏和高特异性检测。主要包括微纳米芯片、纳米试纸、纳米传感器、纳米影像学探针 4 个方面。

（2）纳米治疗医学

纳米治疗医学是指利用纳米材料的结构和功能特性，开发纳米药物 / 基因靶向给药系统，并通过内 / 外源控制技术，达到纳米靶向给药系统的智能化控释，实现对重大疾病的高效治疗。主要包括纳米靶向系统、纳米控释系统、纳米再生系统三个方面。

（3）纳米再生医学

纳米再生医学是指利用纳米材料与技术模仿人体或动物组织或器官的微观结构，研究开发用于替代、修复、重建或再生各种组织器官的理论和技术的新型学科和前沿交叉领域。

（4）纳米生物医学

纳米生物医学是指将纳米材料所展现出的优异功能应用于生物医学的新兴学科，具有非常鲜明的多学科交叉特点。主要包括：纳米生物效应与安全性、纳米毒理学、组织工程、医学成像等。

相应的研究进展体现在以下几个方面。

（1）突破血脑屏障，纳米颗粒开启向大脑递药新征程

脑部疾病在治疗过程中通常需要口服或静脉注射药物，然而药物穿过血脑屏障的效果不甚理想导致脑部疾病相关药物的临床进展十分缓慢。天津大学常津教授团队另辟蹊径，利用人血清白蛋白药物递送纳米系统可显著提高治疗药物的入脑效率和脑内滞留能力的特性，将其做成纳米颗粒携带药物从鼻腔滴入，绕开血脑屏障"抄近路"进入大脑，为药物治疗大脑疾病找到了一条"捷径"。

（2）癌细胞类型诊断和个性化药物生产的"未雨绸缪"之路：针对癌症干细胞的研究

癌症干细胞（CSC）具有自我更新的潜力，并且还会在肿瘤块中引起分化的非 CSC。由于 CSC 的增长速度很慢，因此它们会表现出休眠状态并且具有治疗耐受性。日本北海道大学 Shinya Tanaka、龚剑萍等在《自然·生物医学工程》（*Nature Biomedical Engineering*）上报道了一种创新的水凝胶 – 双网络（DN）凝胶，可以将分化的癌细胞快速重编程为癌症干细胞。这一成果为研究针对癌症干细胞的药物铺平了道路，有望增强癌细胞类型诊断和生产个性化药物，从而改善癌症患者的预后。

（3）"简约不简单"：聚两性离子 – 药物结合物助力临床转化抗癌纳米药物的设计

纳米药物表面的设计通常会遵循从"隐形"到"黏性"的转变即通过用一些聚合物（例如，PEG 和聚两性离子）或仿生白细胞膜覆盖其表面，使纳米药物在血液循环中隐身，然后用靶向或结合配体进行功能化以恢复其细胞结合能力。因此，纳米药物需要与发挥不同功能的成分结合在一起。但是，这种结合使得纳米药物的各成分在体内的药动学和药效学难以控制和监测，严重制约了复杂纳米药物的商业化生产。浙江大学申有青教授课题组在《自然·生物医学工程》（*Nature biomedical Engineering*）报道了一种不结合蛋白质的磷脂结合型两性离子，能够有效地进行癌症药物输送，具有很高的治疗效果，这种简化结构但保留功能的独特设计策略有助于设计临床转化的抗癌纳米药物。

（4）新冠病毒纳米捕获器：捕获、清除，双管齐下

芝加哥大学 Jun Huang（黄俊）教授课题组从肿瘤细胞分泌 PD–L1 外泌体来抑制 T 细胞杀伤中获得启发，开发了纳米病毒捕获器（Nanotraps）用于阻断新型冠状病毒以对新冠肺炎进行治疗。通过模拟新冠病毒靶细胞，作者设计了一种称为 "Nanotrap" 的纳米药物，它可以完全捕获和清除新型冠状病毒（SARS–CoV–2）病毒。这种 Nanotraps 治疗新冠肺炎的新策略对治疗和控制新冠肺炎以及其他病毒引起的重大传染病具有一定的指导的意义和临床应用前景。

3.7 组织工程与再生医学

组织工程技术通过体外或体内构建组织或器官，最终实现体内组织修复及器官再造。这一过程包含三个基本要素，即种子细胞、支架材料和组织生长信号分子。近年来，领域内中国发文量占世界总发文量的比例基本稳定在 30% 左右，体现出良好的发展趋势，说明在全球组织工程学领域研究中，中国承担着非常重要的角色。随着组织工程学的发展，研究热点领域已涉及医学，遗传与分子生物学，工程和材料科学等，研究热点集中在干细胞、生物材料（包括成分组成和构建方式）；而在组织工程应用领域，生物打印具备很高的关注度和较好的发展势头，是领域内十分值得关注的研究热点主题。

截至 2020 年 12 月 1 日，已在 clinicaltrials.gov 网站注册且处于有效状态的全球应用干细胞开展的临床试验总计 4809 项，其中中国 330 项。干细胞治疗目前仍主要处在临床试验阶段，利用组织工程技术提供充足数量和保持生物学活性的外源性干细胞。可植入生物材料的设计和功能化取得了重大进展，可植入生物材料数量每年都在增加。生物材料需要具有很好的耐受性，促进细胞黏附和组织形成，以促进原位整合，同时其生物降解性有利于组织重塑。而功能化生物支架不仅可以控制生物活性因子释放速度，而且可以搭载细胞，调控细胞行为，代替受损组织，促进组织再生修复。天然生物体内存在多种生物活性因子参与调控多种生理学过程，促进细胞黏附、迁移和分化，从而提高组织损伤修复效果。在受损部位添加外源性信号分子，模拟生理状态下组织修复与再生的微环境，是促进

组织再生修复的另一有效手段。目前尚无法实现复杂组织结构的重建，人工组织器官结构的复杂性和体外培养构建过程中缺乏与人体组织相应的生理和应力微环境，而生理和应力环境对组织器官的结构发育和功能成熟起着至关重要的作用。因此，基于复杂组织解剖结构和生化组成，研制多相复合支架仿生模拟复杂组织和重要器官的特异微环境将是未来组织工程主要发展方向，联合生物反应器、3D/4D 打印及发育关键信号分子，调控多细胞相互作用、定向组织再生、有序组装及界面整合。

3.8 主动健康与可穿戴技术

主动健康是相对于被动医疗而言，其定义为主动获得持续的健康能力、拥有健康完美的生活品质和良好的社会适应能力。

2021 年国务院发布国家"十四五"规划和 2035 目标纲要，将主动健康干预技术研发作为临床医学与健康的科技前沿领域攻关，将新型穿戴设备列入数字化应用场景，将人工智能关键算法列为应加强的关键数字技术创新应用。主动健康是新的理念，通过生物医学工程的分支穿戴技术、人工智能技术以及大数据技术有望推动主动健康目标的实现。

目前，按照组成部分分类，医学穿戴设备最前沿热点包括穿戴生物传感器（汗液、血糖、尼古丁传感器）、新型导电织物传感器（基于纳米棒结构织物传感器、镀银导电纱线柔性传感器等）、电子皮肤、穿戴柔性 IC 芯片（在柔性基板上制备的非晶态铟镓氧化锌薄膜晶体管）、柔性可拉伸天线设计（柔性金属材料与柔性衬底结合、多频天线）、穿戴设备的自动能量收集（人体运动发电、太阳能电池发电、自由式摩擦纳米发电等）。按照穿戴设备的应用分类，用于人体日常活动的监测，包括体能监测、饮食监测、生活协助、远程健康监测、体育活动、睡眠时间监测、工人起重负荷安全监测等。按生理信号分类，穿戴设备用于脑电图、心电、肌电图等为研究热点，基于纺织物的 ECG 监测，包含石墨烯功能的布料嵌入到传感器中。按照生化应用分类，包括汗液、眼泪、唾液、间质液等。研究热点包括多路复用生物传感、微流控采样和传输系统的结合已经被集成、小型化、与柔性材料相结合，以提高耐磨性和易于操作。

作为生物医学工程的研究热点，可穿戴智能设备给人类带来的变化随处可见，充分体现了智能 – 生物 – 技术（Intelligent Bio-Technology，IBT）的融合。从其发展来看，主要包括两个方面：其一，可穿戴传感相关技术，包含了可穿戴设备采集上的相关的传感器、传输上的人体传感器网络、数据的基本处理方法；其二，基于智能数据处理技术的医学或健康应用，包括医疗数据智能挖掘方法及用户健康状态的评估机制。可穿戴设备的感知与运用两个维度的变化，为其在医疗健康领域的研究与应用的拓展提供了各种可能性。随着相关技术的日趋成熟，各种产品的广泛应用，将会极大扩展人类对健康和疾病的认识。可穿戴医学智能的研究，一方面，可穿戴技术是利用新技术实现了传统方法难以采集到的个体信息，从而得到了对个体更为全面的认识，进一步推动医学研究的发展；另一方面，一些医学难题的研究，需要对人体有更全面的认识，从而推动了采集技术、传输技术的进一步发展，进一步的对材料、电子、通信等学科提出了新的挑战。

在传感器技术方面，随着近几年来随着移动互联网的广泛应用，数据采集结合无线传输成为有力搭档，大大提高了人们对数据变化监测的力度，传感器带来的价值被进一步放大了。结合新材料、纳米技术、生物技术催生了一批创新传感器技术，为医疗健康新兴产品与服务模式提供了新的技术基础。新型的医疗传感器具有更灵敏、微型化、便捷、成本低、无创或者微创、互联性等优点。

在联网及传输技术方面，近几年的人体传感器网络等研究中提出，可穿戴应用中的传感器都存在于人体近端的传感器网络之中（BSN），每一个传感器都可以视为人体传感器网络的一个节点。传感器作为人体信息与数据的入口，必须将数据快速、高质量的传输到终端设备或者处理核心之中，为进一步的智能分析及应用提供原料。这就需要无线传输技术在高速度、高传输质量、低功耗、自主组网、抗干扰、高保密性等方面达到平衡，面向不同的应用提供最优的解决方案。

数据处理与智能挖掘方面，通过统计学的方法来提取可穿戴数据集中隐藏的因果关系和关联关系，或者通过设计相关的医学实验实现更好的健康评估和疾病模型分析，以及通过引入医学理论来解释从数据中观察到的现象等。随着计算技术及智能数据挖掘相关研究的深入，理论基础的不断完善，将为可穿戴医学智能分析提供更为有力的工具。另外，随着前述数据采集手段对数据采集维度的提升，应用中"大数据"的趋势越来越明显，数据的多维特性、冗余特性的智能化处理技术，在可穿戴医学智能中的合适的运用中扮演着极其关键的角色。

使用穿戴式传感器设备的数据在改善患者参与度方面具有巨大潜力，对老年健康、女性中医健康领域等成为关注热点，包括智能孕妇装、采用中医热灸的智能首饰等。穿戴设备面临的挑战包括个人校准、错位带来的测量准确性等、老年人的接受程度等。人工智能算法和穿戴设备结合，用于人类活动识别的应用具有巨大的潜力，研究热点包括机器学习算法、深度学习算法、混合模型等。开发轻量级的深度模型以及在线实现成为研究热点。大数据将人体健康的各种指标合理的、有效的整合，可以更加自动，智能的管理人体健康。未来的发展方向为穿戴设备、人工智能算法、大数据融合，为将临床实验室从自动化过渡到 AI 的一个很好的解决方案。从生物传感、穿戴生物传感到人工智能传感等未来穿戴和植入技术的进展，必将影响主动健康领域。

3.9 中医药工程

在科技引领和需求驱动下，我国中医诊疗装备产业近年来呈现迅速发展的态势，研发了一批科技含量高、中医特色显著的中医诊疗装备，形成国家及行业标准 20 个，主导制定 ISO/TC 249 国际标准 5 个。国家科技部等部门从"六五"期间开始启动中医诊疗装备的创新工作，先后在科技攻关、国家科技支撑计划等项目中支持中医脉诊仪和舌诊仪的研发；从"十二五"开始，科技部设立"中医诊疗与康复设备示范研究"，对中医理论指导下的磁、超声、激光、力学等物理作用方式开展仪器化研究，同时对舌诊、脉诊及其他健康信息采集的关键技术开展研究；"十三五"期间通过重点研发计划继续加大对中医装备的支持力度，先后设立老年与慢性中医智能康复设备研发、便携式中医健康数据采集设备研究等专项，通过产学研结合，有力推动了一批标志性产品的推广与应用，并在国际科技领域崭露头角，各种新型中医器具和中医诊疗装备的应用范围不断扩大，对中医健康服务能力的支撑作用正在凸显。2019 年《中共中央国务院关于促进中医药传承创新发展的意见》中明确指出"在中央财政科技计划（专项、基金等）框架下，研究设立国家中医药科技研发专项、关键技术装备重大专项和国际大科学计划，深化基础理论、诊疗规律、作用机理研究和诠释。加快推进活态传承，完善学术传承制度，加强名老中医学术经验、老药工传统技艺传承，实现数字化、影像化记录"。这些研究项目涉及针灸作用机制和临床评价等，可望为中医关键技术装备的突破提供新的科学依据。

此外，现代制造技术、新一代信息技术、现代材料技术的革命性进展及其交叉融合，造就了中医诊疗装备领域创新突破加速演进的蓬勃发展局面，颠覆性变革不断涌现。机器人、增材制造（3D 打印）、微纳制造等新一代制造技术驱动医疗装备向智能化、自动化、个性化方向发展；大数据、云计算、人工智能等新一代信息技术驱动医疗装备向远程化、移动化、智慧化方向发展。围绕中医诊疗装备创新发展的需求，生物、医学、电子、物理等多学科力量交叉汇聚，以医工结合为代表形式的新型创新创业联合体正在形成，中医诊疗装备创新创业高度活跃，新产品、新业态不断涌现。

从全球范围来看，中医诊疗装备国际关注度越来越高，已成为美国等西方国家的研发热点。目前全美开展针灸器械研究的机构多达 30 多个，已设立针灸研究项目 200 多项；英国、美国、韩国、澳大利亚等国纷纷设计开发各种脉波、脉象记录仪。国外开发生产的中医治疗和康复设备已有产品进入国际市场。传统的医疗卫生服务模式已不能适应时代需求，以人为本，以健康为中心，成为新一轮中医装备科技革命的重要方向，新型的互联网医疗、远程移动医疗、智慧医疗等医疗服务模式呈现蓬勃发展趋势。

因此，采用现代科学技术对中医诊疗关键技术和器具创制经验加以发掘和融合，可以激发我国中医医疗装备开展原始创新，引领转变当前我国医疗装备跟踪仿制、引进消化吸收再创新、集成创新的跟跑并跑局面。同时，随着广大民众对中医医疗健康服务的需求正在迅速增长，中医诊疗装备市场潜力巨大，面向患者全方位、全生命周期的中医诊疗装备创新和技术转化体系构建成为热点。由此可见，融合红外、激光、超声、中医人工智能、可穿戴、大数据等新技术和新方法以提升中医传统器具和装备科技品质，有效推动中医诊疗装备的定量化、规范化、标准化发展，对于保持发挥中医特色优势，丰富中医临床诊疗康复手段，提高中医防病治病水平和临床疗效，体现与保护中医自主知识产权具有重要价值，是推动中医药现代化的必要途径。

4. 生物医学工程发展趋势及展望

近半个世纪以来，生物医学工程学科无论在深度还是广度上都取得了重大的进展，不仅极大地推动了生命科学和医学的进步，而且深刻地改变了生物医学工程和医疗器械产业的结构和面貌。如果说 50 余年前，医学进步的迫切需求（主要是诸如心脑血管疾病、癌症等非传染性慢性疾病的早期诊断技术和新型诊疗方法）和医疗器械产业发展的需求，促成了生物医学工程学科的兴起，那么，以疾病的预防、诊断和治疗，以及患者的康复、增进人类健康为目的，生物医学工程发展了基本概念，实现了从分子到器官的知识发现，提出了生物技术、材料、过程、植入体、人工器官、器械和信息技术领域的创新方法。自 20 世纪 90 年代以来，生物医学工程已成为现代医疗器械生产技术创新和进步的主要原动力并将推动医学的发展，而创新能力则成为发达国家生物医学工程产业技术竞争力的标志。生物医学工程不仅推动了与健康相关的医疗器械产业的发展，而且使它发生了质的变化，最根本的是把人（使用对象和使用者）和医疗器械看成一个系统整体，强调两者间的相互协调与依存作用，进而采用系统工程的观念、强调临床解决方案的系统性以研究发展所需要的医疗器械，实现预定的医疗目的。

著名科学家王大珩先生说过，"机器是改造世界的工具，仪器是认识世界的工具"。纵观近代科技的发展，大量的前沿研究离不开先进科学仪器的支撑，同时大量的科研成果又以先进科学仪器的形式表现出来。尤其在生命科学与医学科学领域，不但许多重要的发现都得益于先进的科学仪器，而且生命科学与医学科学领域自然现象和规律的发现，又对技术手段提出了新的更高的要求，从而成为推动科学仪器深入研究的强劲动力。

4.1 生命科学与医学科学仪器领域的特点

20 世纪前，科学研究与科学仪器是相互促进、相互发展一体的科学研究活动，科学家往往就是科学仪器的制造者，需求牵引非常明显，最典型的莫过于光学显微镜的发明。进入 20 世纪后，随着工业的高速发展，科学研究出现了明显分工，在科研环节中，科学仪器研制工作逐步从科学研究中脱离出来，成为独立于科学研究之外同时又和科学研究有着密切联系的行业。尤其在生命科学与医学科学领域，仪器已经成为一个覆盖基础研究、技术科学及产业化的生态圈，其发展呈现出以下特点。

4.1.1 科学需求牵引和技术科学创新驱动是仪器发展的动力

需求牵引火车头和创新驱动助推器是科学仪器发展的两个重要动力。对生命科学和医学科学领域而言，正是"科学家不断深入探求生命活动规律和生命本质，通过科学技术手段处理人体的各种疾病与病变"的长期需求，才使得先进的科学仪器层出不穷。细数历年的诺贝尔奖，从 CT 技术到磁共振谱仪，从超分辨显微镜到冷冻电镜，每一个方法学和技术手段的创新，都推动甚至引领了生命科学与医学科学前沿的发展。而技术科学所带来的仪器升级换代，使得生命科学和医学科学的研究得以不断深入。更重要的是，生物医学领域自然现象和规律的发现，又对技术手段提出了新的更高的要求，从而推动技术科学的深入研究。新的方法与新的仪器，往往就是在这样一个再创造、再研究和在特定条件下再认识的过程中产生并发展的。在技术中讲科学，在科学中讲技术，已经成为现在生物医学领域发展的重要趋势。这其中最典型的莫过于光学显微镜的发展。从 1655 年的第一台能够放大 140 倍的光学显微镜到 20 世纪 80 年代中期的激光扫描共聚焦显微镜，再到 2014 年的超分辨显微镜，在光学显微成像技术 400 多年的发展史中，有数十个诺贝尔奖与之相关。生命科学与医学科学领域发展过程中科学问题的技术需求，不断推动光学显微成像技术的进步，而数个关键技术的突破又实现了光学显微技术的创新发展，实现了如今纳米尺度分辨率的观察，两者相辅相成，相得益彰。

4.1.2　多学科交叉是科学仪器发展的支撑

在生命科学与医学科学的发展长河中，学科交叉已经成为仪器发展的一个重要突破点。这从磁共振相关研究被授予五次诺贝尔奖中可以看出一条清晰的脉络。1944 年和 1952 年，磁共振在原子分子物理领域的应用两次获得了诺贝尔物理学奖。之后，磁共振相关技术与方法得到了全面发展，迅速成为极为重要的活体无损谱学和影像学研究手段。可以说，磁共振研究的五次获奖，代表着其在物理学、化学、生命科学与医学科学等领域三个里程碑式的发展历程，是多学科交叉融合的一个典范。特别是近几年，学科交叉得到了越来越多国外仪器公司的重视，他们用自身基础在生命科学与医学科学领域中取得了明显优势。

4.1.3　核心器件是科学仪器发展的保障

作为一个从研制到应用需要漫长过程的系统工程，科学仪器需要有良好的技术积累，而一些核心器件的研制甚至需要更长的时间。国外诸多仪器研制公司就是由于在核心器件的技术优势，支撑了其仪器研发。例如目前在生命科学与医学科学仪器中应用最多的探测器——光电倍增管（PMT），日本滨松占据了绝大部分的市场份额。据统计，目前市场上销售的每一台激光共聚焦显微镜，都使用了日本滨松公司的 PMT。由此可见，核心器件对于科学仪器发展的重要意义。

4.2　发展趋势及展望

医疗器械的发展与基础科学、前沿技术、产业定位，以及对经济和社会的作用等方面均有紧密联系，是生物医学工程发展的集中体现。结合本次发展报告的重点，生物医学工程的发展主要包括以下几个方面。

4.2.1 智能化医疗设备

当前智能医疗设备包括可穿戴的各种人体信号采集设备、大型的诊断和治疗设备中的智能化处理和控制，还包括智能诊断机器人、手术机器人等新型智能化器械。在小型设备领域，包括对运动数据、血氧血压血糖、睡眠记录数据等个人健康进行检测的设备，也包括对心脏、精神、糖尿病、肾病等诊疗中的智能设备。对于大型设备，通过使用智能诊断机器人等对现有系统进行智能化赋能，从而实现设备的智能化。

4.2.2 健康监测

可穿戴智能设备给人类带来的变化随处可见，充分体现了智能 – 生物 – 技术（Intelligent Bio-Technology，IBT）的融合。从其发展来看，主要包括两个方面：一是可穿戴传感相关技术，包含了可穿戴设备采集上的相关的传感器、传输上的人体传感器网络、数据的基本处理方法；二是基于智能数据处理技术的医学或健康应用，包括医疗数据智能挖掘方法及用户健康状态的评估机制。可穿戴设备技术正在由单一的生理、运动参数监测向电子、化学、光学等多传感器监测发展。随着柔性电子技术、自供能能源供给技术和多参数集成微电子芯片的发展，老年健康监测产品日趋微型化和微负荷，可穿戴设备逐渐代替传统的台式设备。更加适宜居家、社区老年人群的使用。信息化技术的发展，无线传输更为可靠稳定，传输数据量更加巨大，将以老人为核心、以居家环境为依托，结合可穿戴传感、移动医疗和智能家居技术，形成"隐形""全天候"老人健康监测、智能服务的网络，以分布式方式实现信息在"个体 – 家庭 – 社区 – 医疗机构"之间的互联。

认知功能评估方法已由传统的量表评估向计算机自适应评估转变，早期诊断与筛查技术已将功能障碍预防的关口前移，国外针对老年痴呆的社区综合干预管理方法已被证实能够有效推迟发病年龄。国内外已经出现了多款跌倒预警、跌倒防护的产品。功能障碍康复方面，大量研究集中于重大障碍性、退行性神经疾病康复（如：脑卒中、阿尔茨海默病、帕金森病等），融合了神经重塑理论与光 / 声 / 电 / 磁神经调控技术、运动动力学技术与行为、生理监测技术，形成了实时闭环智能脑调节、干预策略系统解决方案。

4.2.3 医疗信息化

突如其来的新冠肺炎疫情使医疗信息化建设愈发迫切。人工智能读片助力新冠肺炎快速诊断，远程医疗技术打破时空界限，在疫情中发挥了重要作用。另外，医院信息化的普及和大量新技术应用所产生的海量健康医疗数据已成为国家战略资源。健康医疗大数据，特别是跨机构、多中心临床数据的深度利用，逐渐成为新的研究热点。《中华人民共和国数据安全法》《个人信息保护法》的出台，加速了联邦学习、隐私计算、同态加密、区块链等技术的医学应用。知识图谱、强化学习、群体智能等技术，为重大疾病早期诊断及个性化干预开辟崭新途径。

4.2.4　生物医学传感技术

近几年来随着移动互联网的广泛应用，数据采集结合无线传输成为有利搭档，大大提高了人们对数据变化监测的力度，传感器带来的价值被进一步放大。结合新材料、纳米技术、生物技术催生了一批创新传感器技术，为医疗健康新兴产品与服务模式提供了新的技术基础。新型的医疗传感器具有更灵敏、微型化、便捷、成本低、无创或者微创、互联性等优点。在联网及传输技术方面，近几年的人体传感器网络等领域中提出，可穿戴应用中的传感器都存在于人体近端的传感器网络之中（BSN），每一个传感器都可以视为人体传感器网络的一个节点。传感器作为人体信息与数据的入口，需要无线传输技术在高速度、高传输质量、低功耗、自主组网、抗干扰、高保密性等方面达到平衡，面向不同应用提供最优的解决方案。

4.2.5　新型成像技术

构建多模式的光学显微镜是目前光学显微成像技术研究发展的一个重要方向，多种成像技术相互补充，使得研究人员得到的结果更加精确可信。多模态成像提供的信息量远远超过单模态成像方法，准确识别、提取和整合组织的多重互补信息，将多种成像方法组合以充分发挥各自的优势，是未来成像领域的重要发展方向。

多模态成像方法利用不同技术的互补成像机制，可以从多个角度探测生物组织的光/声学特性，进而获得更为全面的形态和功能信息。例如对于肿瘤微环境这一复杂的生物学体系，结合双光子激发荧光和二次谐波产生的双模态成像技术，被广泛用于在体研究肿瘤微环境的细胞和细胞外基质。该技术揭示了瘤体内癌细胞沿胶原纤维向血管快速迁移，颠覆了以往认为癌细胞先扩散至瘤体周围基质，而后进入血管转移的观点。

PET-CT\PET-MRI 等大型医学成像设备。正电子发射断层扫描成像（PET）能够定量和无创地测量由正电子发射核素标记的生物分子在生物体内随着时间的代谢变化，由于PET 具有功能分子成像的能力，可以在疾病产生被其他成像仪器测量的解剖结构变化之前对疾病做出诊断，PET 被广泛用于肿瘤、心血管疾病和神经疾病等的早期诊断、治疗方案的制定和治疗效果的早期评估。与此同时小动物 PET 可以用于疾病的动物模型研究、新的分子影像探针的研发、新药物研发和新治疗方法研究，也用于基础生物学研究如基因的表达和细胞的追踪等。PET 分子影像的优点是无创、定量、高灵敏度和高度可转化，从动物实验得到的有价值结果可以推广到临床应用。PET 通常和 CT 或 MRI 联合使用，优势互补，更具开发应用潜力。

4.2.6　神经调控

无创经颅电/磁刺激是神经反馈调控中常用的一种技术，它能对脑中枢神经起调节作用，具有低成本、安全、非侵入式的特点。经颅电/磁刺激可以改善健全人的数学计算能力和学习记忆能力，提高帕金森病、阿尔兹海默病病人在行为学测试中的成绩，对精神疾病也有疗效，甚至美国空军基地用该技术来提高飞行员或地控人员的工作效率。超声刺激比经颅磁、电流刺激具有更高的空间分辨率和更深的刺激深度，所利用的机械波可与脑电等脑影像工具兼容，对抑郁等多种疾病有效。需要对神经调控的机制、可靠性、安全性等进一步探讨。

脑－机接口技术作为人机融合的基础性技术，目前主要应用脑电、脑磁、功能 MRI、功能性近红外光谱等无创技术和皮层脑电、神经元群体记录等手段。脑－机接口在医疗领域除了开展对人脑结构、功能、认知过程的研究外，在功能替代性诊疗与康复等领域已经进入实用阶段，例如脑卒中康复、精神疾病治疗等，但是整体上处于发展瓶颈期，稳定性和准确性还需要提升，信号特征的选取和传输等问题还有待解决。

4.2.7 康复工程

以外骨骼为代表的功能障碍康复器械将呈现高速发展的态势；融合神经重塑理论与光／声／电／磁神经调控技术、运动动力学技术与行为、生理监测技术，形成了实时闭环智能脑调节、干预策略系统解决方案。传统虚拟现实康复系统主要通过交互和游戏提高康复趣味性和依从性，未来虚拟现实康复系统要解决的前沿问题是如何通过各感觉通道的分离与整合刺激，在神经重塑和运动模式重建过程中发挥不可替代的作用，而虚拟场景的自动演化，与脑－机接口技术、生理信号检测、运动分析进行集成和整合也是它的发展趋势。

在康复辅具的个性化设计方面，一些发达国家已经常性使用三维重建和三维打印技术进行个性化辅具的设计和制造，个性化适配技术也已广泛用于轮椅、拐杖、矫形鞋垫、坐垫、助听器等辅具。国内也正在开展这方面的研究工作。提高老年人健康水平、预防功能障碍的发生发展、避免失能，成为减少养老护理需求、减轻护理负担的根本途径。

4.2.8 组织工程与再生医学

目前尚无法实现复杂组织结构的重建，人工组织器官结构的复杂性和体外培养构建过程中缺乏与人体组织相应的生理和应力微环境，而生理和应力环境对组织器官的结构发育和功能成熟起着至关重要的作用。因此，基于复杂组织解剖结构和生化组成，研制多相复合支架仿生模拟复杂组织和重要器官的特异微环境将是未来组织工程主要发展方向，联合生物反应器、3D/4D 打印及发育关键信号分子，调控多细胞相互作用、定向组织再生、有序组装及界面整合。相关的干细胞研究包括 3D 干细胞打印、器官培养、干细胞胚胎模型、单细胞组学、单细胞成像等。

4.2.9 心脑血管植入器械

研发可促进血管组织再生的新一代可降解生物活性小口径人工血管支架，突破支架设计和制备的工程化技术，实现对血管内皮和中层平滑肌细胞表型调控；研发符合中国老年性主动脉瓣膜狭窄和关闭不全的介入治疗生物瓣膜，包括预装式介入瓣膜，突破防止瓣膜周漏的设计和技术，开发血管内成像系统、灵巧的手术器械输送系统、配套的测量与置入器械等都有很大发展潜力。

4.2.10　高值骨科材料及骨修复替代器械与设备

突破人工关节表面生物活性涂层与其基体高强度界面结合的制备技术、新型人工关节摩擦副材料的耐磨表面制备技术、表面抗菌技术等关键技术；研发可诱导脊柱组织再生的新型脊柱融合器和节段骨缺损修复器械，包括兼具骨再生及治疗功能的替代材料，可降解高分子及金属材料等。同时，为达到精准微创的手术置入修复，智能化器械和手术机器人都有很大的创新空间。

4.2.11　中医诊疗客观化

通过系统生物学、大数据、人工智能等多学科前沿技术与中医药的深度交叉融合，重点研发便携式中医健康数据采集设备（脉诊、面诊、舌诊、问诊、经络诊断、腹诊仪设备等）、建立基于中医诊疗技术的疾病诊断技术平台、建立单个病种的（≥5万例）的中医诊断信息与其相应的病例资料数据库、建立老年病与慢性病的中医康复评定与干预平台、研制适用于老年病康复监测和可穿戴式辅助康复终端设备。通过建立基于中医诊疗技术的疾病诊断技术平台和形成中医诊疗数据分析挖掘平台，将建立更加协同、高效、开放的中医诊疗技术创新体系。围绕慢性病、老年人的康复需求，开发了有中医特色的康复功能评定与康复治疗设备；利用深度学习方法进行智能化分析，建立典型疾病或重大疾病的中医诊断模式；为大众健康带来终端解决方案。老年疾病康复设备将逐步由以"防治"为中心向以"健康"为中心转变，促进人体全生命周期的健康。

传统中医理论与方法也正在与可穿戴、大数据、光/声/电/磁/热神经干预等现代科技手段结合，形成了客观诊察、可控应用的方法手段。

5. 生物医学工程与医疗器械的全链条发展

生物医学工程学科的跨度大、涉及专业领域十分广泛，这种高度交叉融合是其他学科所不具备的特征。生物医学工程科技创新能力在很大程度上决定了医疗器械技术水平乃至医疗技术水平，同时也决定了医疗器械与设备产业的创新能力和发展水平。

5.1　医疗器械发展的形势与需求

随着我国经济的发展，民众对医疗卫生的需求与健康的意识也在不断提升，加之我国社会老龄化程度逐渐加深，我国对医疗器械在疾病诊、防、治和健康促进方面的需求呈现快速增长态势。党的十八大提出实施创新驱动发展战略以来，随着国家对生物医药领域科技创新重视程度的提升和科研投入的增加，我国在医疗器械领域已积累大量研究基础，创新发展正在进入由量的增长向质的提升的跃升期，科研体系日益完备，人才队伍不断壮大，产业正在逐步实现转型升级。然而在看到成果的同时，也需要清楚认识到我国医疗器械科技创新能力和核心竞争力仍有待提高，高端医疗设备以仿为主、以进口为主的局面仍未改变，推高了医疗器械与医用耗材费用。在这种形势下，加快自主生物医药创新研发，促进产业转型升级和高质量发展，提高高端药械国产化替代，增加产品供给已成为国家医疗卫生领域重点任务之一，在推动健康中国建设中意义重大。

2021年3月，我国发布《国民经济和社会发展第十四个五年规划和2035年远景目标纲要》①，提出为全面推进健康中国建设，要从机制出发推动医药卫生体制改革，发展高端医疗设备，加快创新药品的审评审批，促进临床急需境外已上市新药和医疗器械尽快在境内上市，继续开展医用耗材的带量采购，严格监管，推进医疗器械唯一标识制度。从需求出发，发展康复辅具、公共卫生检验检测、慢性病早期筛查、互联网医院等技术与产业，满足新时期卫生与健康需求。

近年来，我国持续改革完善医疗器械管理体系，监管制度与监管水平持续提升。2021年6月，新版《医疗器械监督管理条例》②（以下简称《条例》）正式实施，在加大对违法行为打击力度，进一步明确监管责任的同时，为创新医疗器械和临床急需医疗器械的注册上市与管理提供更多发展空间。

新版《条例》继续强化医疗器械全生命周期管理的理念。对于委托生产，《条例》再次明晰委托与被委托双方责任，医疗器械注册人、备案人应当对所委托生产的医疗器械质量负责，受托生产企业应当依照法律法规、医疗器械生产质量管理规范、强制性标准、产品技术要求和委托协议组织生产，对生产行为负责，并接受委托方的监督。此外，《条例》对不良反应监测和上市后再评价的主体责任与监管检查机制也做出更细致的规定。《条例》还对医疗器械网上交易服务做出了规范要求。

在促进创新方面和应急使用方面，《条例》首先明确了将继续实行优先审评审批制度，对应对公共卫生事件急需的医疗器械，以及出现特别重大突发公共卫生事件或者其他严重威胁公众健康的紧急事件中需要的医疗器械，实行附条件审批和紧急使用制度。此外，对医疗机构开展医疗器械临床试验进行鼓励，提出要将临床试验条件和能力评价纳入医疗机构等级评审。

5.2 医疗器械关键技术发展布局

《中华人民共和国国民经济和社会发展第十四个五年规划和2035年远景目标纲要》提出要集中优势资源开展医疗设备等领域关键核心技术攻关，详见表3，其中包括体外诊断、合成生物学、基因组学的研究与应用、脑科学与类脑研究、生物材料、再生医学等。

---

① 《中华人民共和国国民经济和社会发展第十四个五年规划和2035年远景目标纲要》，中国政府网，2021年3月13日，http://www.gov.cn/xinwen/2021-03/13/content_5592681.htm。

② 《医疗器械监督管理条例》，国家药品监督管理局，2021年3月19日，https://www.nmpa.gov.cn/xxgk/fgwj/flxzhfg/20210319202057136.html。

表 3 "十四五"重点研发计划支持的医疗器械研究方向与技术

专项名称	相关方向	涉及医疗器械理论与技术
诊疗装备与生物医用材料	前沿技术研究及样机研制、重大产品研发等	光学内镜医学成像技术、有源植入器械的磁共振兼容技术、创新放射源系统、牙骨牙周再生材料、抑制肿瘤复发的生物材料、可降解硬植入器械、神经移植调控材料、核酸分析系统等
常见多发病防治研究	常见多发疾病的前沿基础、常见多发病早期筛查与干预技术策略、常见多发疾病临床诊疗关键技术及策略、常见多发疾病防控技术应用示范及推广等	影像组学与影像学新技术、生物标志物检测新技术、新型智能诊疗技术、预测模型软件、临床决策软件、检测芯片与试剂盒等
工程科学与综合交叉	医工交叉领域的共性和基础科学问题	实时原位超分辨光学成像关键问题、重大心脏病心肌纤维化演变规律与精准诊断方法、基于学习模型的超高场磁共振成像关键问题、面向运动和感觉功能障碍的神经肌肉接口及功能康复的重大基础问题等
生物与信息融合（BT 与 IT 融合）	基于 DNA 原理的信息存储系统开发、面向生命—非生命融合的智能生物系统构建与开发、BT 与 IT 融合技术的健康医学场景应用示范等	单分子测序关键技术、精准预测模型和人工智能学习模型、非侵入神经电生理解码计算芯片体系、植入式电极、组织工程类脑智能复合体、智慧病理辅助诊断技术等
干细胞研究与器官修复	器官组织原位再生、复杂器官制造与功能重塑等	干细胞作用机制、细胞治疗技术等
合成生物学	人工元器件与基因回路、人工基因组合成与高版本底盘细胞构建等	细胞合成技术、人工细胞、生物传感器等
病原学与防疫技术体系研究	重大传染病病原体的发现、溯源及预警预测等	可穿戴式智能检测设备、非接触式体征监测系统等综合性体征监测系统、全自动一体化检测设备、新一代测序技术等
生育健康及妇女儿童健康保障	开展生育健康维护与促进研究、开展出生缺陷防控研究	辅助生殖医疗产品的自主研发与生产、生殖器官重建等、儿童重症感染性疾病精准诊断试剂盒、近视防控产品等
主动健康和老龄化科技应对	主动健康关键技术和产品研发、老年与残疾人友好型智能人居环境集成研究与应用示范等	运动监测技术、慢病管理与健康智能设备、智能康复辅助设备等

我国医疗器械发展一方面需要加快核心技术、关键零部件与材料攻关，扶持龙头企业与创新型企业，促进先进诊疗装备研发上市和高端医疗器械的国产化。另一方面，要结合临床诊疗需求，发展基因检测设备、移动医疗产品、远程诊疗设备、康复辅助设备等战略性新兴产业技术，助力"人工智能 +""互联网 +""基因"等新产业、新模式的发展。

针对这两方面任务，我国已开始"十四五"科技布局。2021 年，我国启动新一批国家重点研发计划[①]，其中"诊疗装备与生物医用材料""常见多发病防治研究""工程科学与综合交叉""生物与信息融合（BT 与 IT 融合）""干细胞研究与器官修复"等多个专项都将支持医疗器械领域与相关技术研究，"病原学与防疫技术体系研究""生育健康及妇女儿童健康保障""主动健康和老龄化科技应对"等专项则从需求出发，支持用于不同人群疾病诊、防、治相关医疗器械技术。此外，"十四五"时期我国还启动了多个仪器设备和材料相关专项，对包含医疗设备核心技术与关键材料在内的前沿、重点方向进行资助（表 5–1）。

5.3 医疗器械临床试验与产品注册

5.3.1 医疗器械临床试验

临床试验是评价申请注册的医疗器械是否具有安全性和有效性的重要环节，可在一定程度上体现临床转化的活跃程度。ClinicalTrials.gov 是美国国立医学图书馆（National Library of Medicine，NLM）与美国食品药品监督管理局（Food and Drug Administration，FDA）共同开发，由 NLM 进行日常维护的临床试验注册平台（https://clinicaltrials.gov/，于 1997 年开发，2000 年 2 月向公众开放）。目前，该注册平台已涵盖美国 50 个州及其他 220 个国家（地区）的临床试验数据，注册、查询均免费且更新及时，因此该平台被称为国际化及公开化的典范，是国际上使用最普遍的临床试验注册平台。

基于 2016—2020 年（检索时间为 2021 年 7 月 13 日）在 Clinical Trials.gov 注册的医疗器械临床试验数据，从临床试验注册数量、申办者、医疗机构、研究类型和临床试验分期等角度，展示我国近五年医疗器械领域的临床转化情况。

5.3.1.1 临床试验注册数量

2016—2020 年，我国境内（不包括港澳台地区）在 Clinical Trials.gov 共注册医疗器械领域临床试验 1198 项，详见图 11。每年临床试验平均注册数量约为 240 项。

如表 4 所示，医疗器械领域临床试验注册数量排名前 15 位的城市中，北京和上海分别有 362 项、316 项，远超过 15 个城市的平均水平（107.13 项），临床试验注册数量占全国之比均超过 25%。广州有 209 项，约为 15 个城市平均水平的 2 倍，临床试验注册数量占全国之比超过 15%。杭州有 125 项，略高于 15 个城市的平均水平，临床试验注册数量占全国之比约为 10%。其余城市的临床试验注册数量在 29～100 项。

---

① 国家科技管理信息系统公共服务平台 https://service.most.gov.cn/sbjhyl2021zy/?menuType=%3C%=encMenuType%20%%3E。

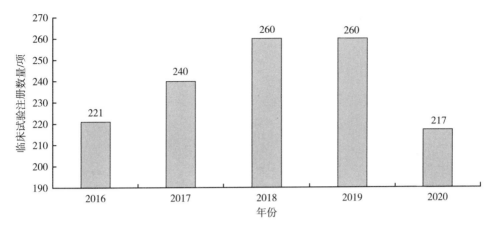

图 11　2016—2020 年我国医疗器械临床试验注册数量分布

（数据来源：https://clinicaltrials.gov/）

表 4　2016—2020 年我国医疗器械临床试验注册数量排名前 15 位城市

序号	城市名称	临床试验注册数量 / 项	参与临床试验医疗机构数量 / 个
1	北京	362	50
2	上海	316	48
3	广州	209	23
4	杭州	125	13
5	南京	97	16
6	西安	96	11
7	武汉	58	14
8	成都	55	7
9	郑州	53	7
10	天津	52	17
11	长沙	47	7
12	济南	38	9
13	重庆	38	8
14	沈阳	32	5
15	石家庄	29	7

注：依据临床试验注册数量对城市进行排序。

5.3.1.2　临床试验申办者

我国医疗器械领域临床试验的申办者共 370 个。其中，医疗机构有 152 个，临床试验注册总数为 701 项；企业有 95 个，临床试验注册总数为 195 项；个人有 65 个，临床试验注册总数为 85 项；高校及科研院所有 51 个，临床试验注册总数为 207 项；其他有 7 个，临床试验注册总数为 10 项，详见图 12。

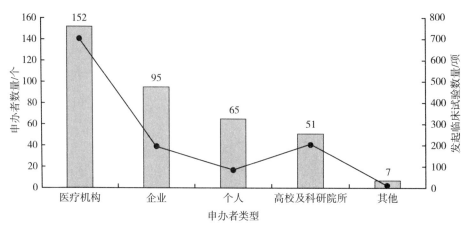

图 12　2016—2020 年我国医疗器械临床试验申办者类型及发起临床试验数量

（数据来源：https://clinicaltrials.gov/）

　　医疗器械领域临床试验发起数量排名前 15 位的申办者均为医疗机构、高校及科研院所。其中，浙江大学医学院附属第二医院发起临床试验数量最多，有 45 项；中山大学有 38 项，上海市精神卫生中心有 31 项；其余申办者发起的临床试验数量在 14～25，详见表 5。

表 5　2016—2020 年我国发起医疗器械临床试验数量排名前 15 位的申办者

序号	申办者名称	类别	发起临床试验数量／项
1	浙江大学医学院附属第二医院	医疗机构	45
2	中山大学	高校及科研院所	38
3	上海市精神卫生中心	医疗机构	31
4	上海长海医院	医疗机构	24
5	首都医科大学	高校及科研院所	24
6	复旦大学附属肿瘤医院	医疗机构	23
7	空军军医大学西京医院（第四军医大学第一附属医院）	医疗机构	20
8	南京医科大学第一附属医院	医疗机构	19
9	西安交通大学第一附属医院	医疗机构	19
10	北京大学第三医院	医疗机构	18
11	北京协和医学院	医疗机构	18
12	首都医科大学宣武医院	医疗机构	17
13	上海交通大学医学院附属仁济医院	医疗机构	16
14	复旦大学	高校及科研院所	14
15	上海交通大学医学院附属瑞金医院	医疗机构	14

注：依据发起的临床试验数量对城市申办者排序。

5.3.1.3 临床试验医疗机构

我国开展医疗器械领域临床试验的医疗机构共 424 个，主要分布在北京（50 个）、上海（48 个）、广州（23 个）、天津（17 个）和南京（16 个）等城市。所有医疗机构中，浙江大学医学院附属第二医院开展临床试验数量最多，有 59 项；复旦大学附属中山医院、首都医科大学宣武医院、四川大学华西医院和中国人民解放军总医院（301 医院）开展临床试验数量均超过 40 项。详见表 6。

表 6 2016—2020 年我国开展医疗器械临床试验数量排名前 15 位的医疗机构

序号	医院名称	所在城市	开展临床试验数量 / 项
1	浙江大学医学院附属第二医院	杭州	59
2	复旦大学附属中山医院	上海	48
3	首都医科大学宣武医院	北京	44
4	四川大学华西医院	成都	43
5	中国人民解放军总医院（301 医院）	北京	41
6	上海长海医院	上海	39
7	中国医学科学院阜外医院	北京	39
8	空军军医大学西京医院（第四军医大学第一附属医院）	西安	36
9	郑州大学第一附属医院	郑州	35
10	中山大学中山眼科中心	广州	35
11	北京协和医院	北京	32
12	西安交通大学第一附属医院	西安	31
13	上海交通大学医学院附属第九人民医院	上海	30
14	北京大学第三医院	北京	29
15	上海交通大学医学院附属瑞金医院	上海	29

数据来源：https://clinicaltrials.gov/

5.3.1.4 临床试验研究类型

我国医疗器械领域临床试验中，实验性研究有 1011 项，占比达 84.39%，观察性研究有 187 项。其中，医学研究证据级别较高的随机对照试验有 738 项（占比 61.60%）；其次为队列研究、病例对照研究，分别有 113 项和 27 项，详见图 13。

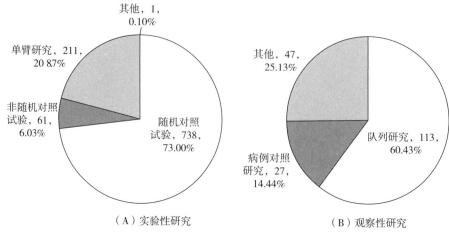

（A）实验性研究　　　　　　　　　　（B）观察性研究

图 13　我国医疗器械领域临床试验研究类型构成

（数据来源：https://clinicaltrials.gov/）

5.3.1.5　临床试验分期

实验性研究根据研究目标、参与者数量及其他特征的不同划分为 0 期、Ⅰ期、Ⅱ期、Ⅲ期和Ⅳ期。我国 1011 项医疗器械领域实验性研究中，864 项是以临床探索为目的的研究（无分期），剩余 147 项是以注册上市为目的的研究，其中，处于Ⅲ期的临床试验注册数量最多，有 34 项。详见图 14。

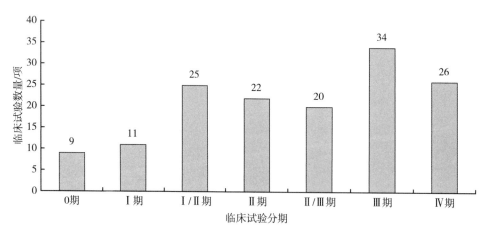

图 14　我国医疗器械领域临床试验分期情况

（数据来源：https://clinicaltrials.gov/）

5.3.2　医疗器械注册

5.3.2.1　医疗器械产品注册

2020 年我国上市医疗器械 5 万个，其中国产第一类医疗器械备案 31828 个，进口（含港澳台地区）医疗器械 758 个，国产第二类医疗器械注册 15553 个，进口第二类医疗器械注册 295 个，国产第三类医疗器械注册 1020 个，进口第三类医疗器械注册 552 个。详见图 15。

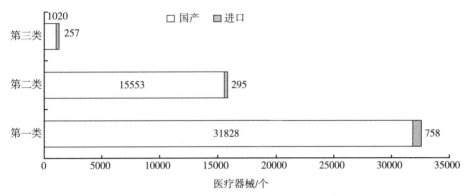

图 15　2020 年我国上市医疗器械类型与数量

（数据来源：医疗器械技术审评中心、GBI 数据库）

受疫情影响，2020 年国产第二类医疗器械注册数量大幅增加，其中口罩、防护服、红外测温设备等第二类医疗器械注册数量超过 7000 个，约占到该类别产品数量一半。

从第三类医疗器械产品来看，2020 年注册上市第三类医疗器械 1277 个，国产与进口产品比例约为 4∶1。江苏、广东、北京、浙江和上海是 2020 年国产第三类医疗器械产品企业较多的省市，详见图 16。

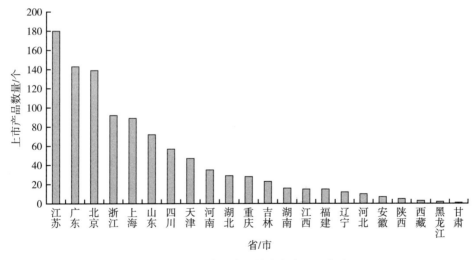

图 16　国产第三类医疗器械生产企业所在地区

（数据来源：国家药品监督管理局、GBI 数据库）

2020 年在我国注册上市的进口医疗器械主要来自美国、德国、日本、韩国和荷兰的企业，其中来自美国企业的产品远多于其他国家。详见图 17。

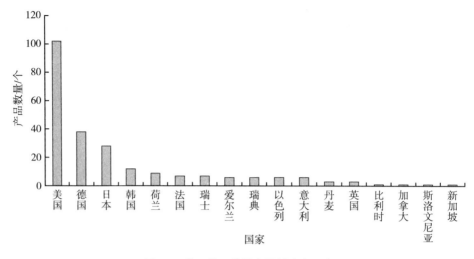

图 17　进口第三类医疗器械生产国家

（数据来源：国家药品监督管理局、GBI 数据库）

5.3.2.2　创新医疗器械产品注册

为了鼓励医疗器械的研究与创新，发挥市场机制的作用，促进医疗器械新技术的推广和应用，推动医疗器械产业的发展，食品药品监管局于 2014 年 2 月 7 日发布了《创新医疗器械特别审批程序（试行）》，对创新医疗器械设置了特别审批通道，在确保上市产品安全、有效的前提下加快创新医疗器械的审批上市。

自 2014 年《创新医疗器械特别审批程序（试行）》实施以来，部分国产及进口创新医疗器械获批进入该途径，加速通过医疗器械审批程序进入市场。从具体数字来看，截至 2021 年 5 月，已有 323 个医疗器械纳入创新审批通道，109 个医疗器械通过创新审批程序获批上市。详见图 18。

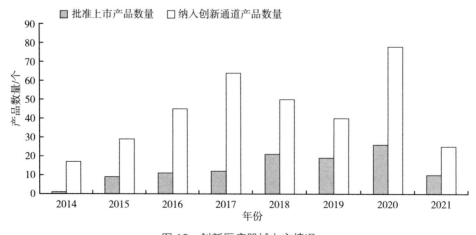

图 18　创新医疗器械上市情况

（数据来源：医疗器械技术审评中心、国家药品监督管理局）

5.4 医疗器械产业发展

5.4.1 医疗器械产业规模

5.4.1.1 国内外产业规模

从医疗器械领域来看，全球医疗器械产业长期以来保持着稳步增长态势，World Preview 2018、Outlook to 2024 报告数据显示[①]，2018 年全球医疗器械市场规模为 4278 亿美元，预期 2022 年可达 5328 亿美元，2018—2022 年复合年均增长率为 5.6%。详见图 19。

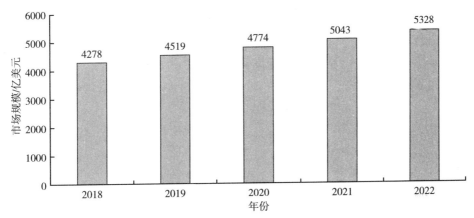

图 19　全球医疗器械市场规模及预测值

（数据来源：Evaluate）

随着我国居民生活水平的提高和医疗保健意识的增强，医疗器械产品需求持续增长。受国家医疗器械行业支持政策的影响，国内医疗器械行业整体步入高速增长阶段。2020 年，我国医疗器械行业市场规模已达达 7341 亿元，同比增长 18.3%，2015—2020 年复合增速（CAGR）达到 19.0%。预计未来 2 年，器械领域市场规模年均复合增长率约为 14%，2023 年将首次突破万亿。详见图 20。

我国人均医疗器械费用支出远低于发达国家。发达国家人均医疗器械费用大于 100 美元，德国约 221 美元，瑞士高达 513 美元，而我国人均医疗器械费用仅为 6 美元。随着人口老龄化的进展、人均可支配收入增长和政策的大力支持，未来医疗器械行业仍有广阔的成长空间。详见图 21。

---

① https://www.evaluate.com/thought-leadership/pharma/evaluatepharma-world-preview-2018-outlook-2024#: ~: text=The%20latest%20annual%20World%20Preview%202018%2C%20Outlook%20to, 20%25%20of%20the%20total%20 %241.2trn%20market%20in%202024.

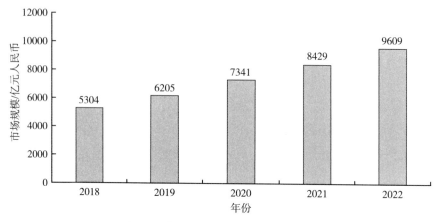

图 20　中国医疗器械市场规模及趋势

（数据来源：国家药品监督管理局、火石创造）

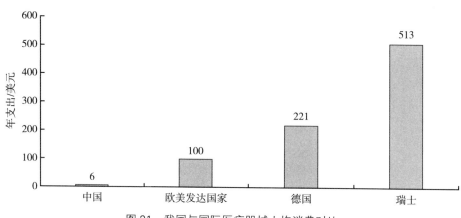

图 21　我国与国际医疗器械人均消费对比

（数据来源：医疗器械蓝皮书、首创证券）

5.4.1.2　规模以上企业营业额

《高技术统计年鉴》对我国规模以上医疗器械（医疗仪器设备及仪器仪表制造业）企业的主营业务收入进行统计可以看出，2012—2019 年，医疗器械企业主营业务收入呈现上升趋势，年复合增长率为 16.9%。详见图 22。

5.4.2　我国医疗器械企业

5.4.2.1　我国医疗器械生产企业

截至 2021 年 6 月，我国持有 II/III 类器械生产许可证的医疗器械企业达到 16615 家，备案 I 类器械生产的企业达到 16360 家。2016—2020 年，除 2020 年因为新冠肺炎疫情出现的生产企业激增情况外，每年获得 II/III 类器械生产许可的企业为 1200 余家，获得备案 I 类器械生产的企业约为 1600 家。详见图 23。

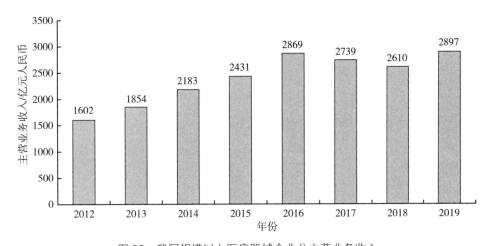

图 22　我国规模以上医疗器械企业分主营业务收入

（数据来源：中国高新技术产业统计年鉴，2017 年数据缺失，取 2016、2018 年平均值）

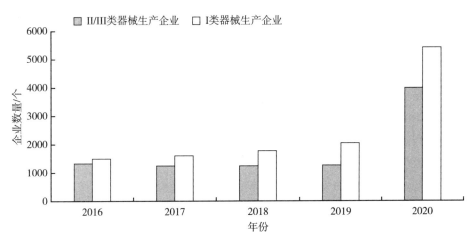

图 23　2016—2020 年获得生产许可 / 备案的医疗器械企业数量

（数据来源：国家药品监督管理局、GBI 数据库）

5.4.2.2　我国医疗器械经营企业

医疗器械经营企业数量要远多于生产企业数量。截至 2021 年 6 月，我国持有 II/III 类器械经营许可证的医疗器械经营企 323612 家，备案 I 类器械经营的企业达到 878842 家。2016—2020 年间，平均每年新增 II/III 类器械经营企业 5 万余个，新增 I 类器械经营企业14 万余个，可以看出每年经营企业变动较大。详见图 24。

5.4.2.3　我国医疗器械规模以上企业

根据《中国高新技术产业统计年鉴 2020》所提供的数据，医疗仪器设备及仪器仪表制造业全国共有 6322 家规模以上企业。我国医疗仪器设备及仪器仪表制造业规模以上企业主要集中在东部地区的江苏、广东、浙江等省。其中，江苏省规模以上企业数量最多，

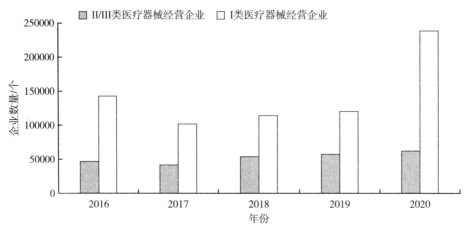

图 24　2016—2020 年获得经营许可 / 备案的医疗器械企业数量

（数据来源：国家药品监督管理局、GBI 数据库）

达 1294 家，实现营业收入 2145 亿元，利润 221 亿元，排全国首位，且明显领先于其他省份；广东省规模以上企业数量为 1039 家，实现营业收入和利润分别为 1719 亿元和 187 亿元；浙江省规模以上企业数量为 805 家，营业收入和利润略低于广东省，分别为 1234 亿元和 181 亿元。

5.4.2.4　我国医疗器械上市企业

全国沪深 A 股市场共有医疗器械上市公司近百家，主要分布在广东、上海、浙江、江苏、北京、山东等地。2020 年，收入最高的医疗器械企业迈瑞医疗营业收入达 210.26 亿元，利润达 53.79 亿元，研发费用为 18.69 亿元，远高于其他医疗器械企业。此外，迪安诊断（106.49 亿元）、新华医疗（91.51 亿元）、华大基因（83.97 亿元）和乐普医疗（80.39 亿元）也是营业收入较高的医疗器械上市企业，而受到疫情影响，生产手套、口罩等防护用品的几家医疗器械企业在过去一年中营业收入显著提高，例如英科医疗（138.37 亿元）、振德医疗（103.99 亿元）等。

撰稿人：严　舒　欧阳昭连　杨潇逸　陈　娟　张　婷　卢　岩　池　慧

附录　生物医学工程 SCI 论文检索策略

序号	检索策略
#1	AD=（Biomed* engin* OR Biomed* engn* OR med engn* OR Med* engin* OR tiss* engin* OR tiss* engn* OR regen* med* OR Biomed* Mate* OR med* biomech* OR med* biosens* OR med* appara* OR med* instrum* OR med* devic* OR med* equipment*）AND PY=（2016–2021）AND DT=article
#2	WC=（MEDICAL INFORMATICS OR ENGINEERING, BIOMEDICAL OR MATERIALS SCIENCE, BIOMATERIALS OR BIOINFORMATICS）AND PY=（2016–2021）AND DT=article
#3	（TI=（"active health" OR biochip* OR "biocompatible material" OR biodegrade* OR biomaterial* OR biomechanic* OR "Biomedical engineering" OR Biomicrofluid OR "Biomedical simulation" OR bioprinting OR Bioreactor* OR biorheology OR biosens* OR "Brain–computer interface" OR "Computed tomography" OR "computer assisted surgery" OR "diagnosis equipment" OR "dialysis machine" OR "drug delivery devices" OR "electronic capsule" OR "Electronic health record" OR "healthcare monitoring" OR "heart–lung machine" OR "interventional therap*" OR "Medical apparatu*" OR "Medical device*" OR "medical equipment" OR "Medical instrument*" OR "Motor imagination" OR MRI OR "Multimodal imaging" OR nanomedicin* OR "Neural Engineering" OR Neuromodulation OR pacemak* OR "PET imaging" OR "regenerative medicine" OR "rehabilitation aid" OR "rehabilitation engineering" OR scaffold* OR "stem cell*" OR "surgical navigation" OR telemedicine OR "tissue engineering" OR "tissue regeneration" OR "tissue repair" OR "treatment equipment" OR bioinformatic* OR "medical informatic*" OR "ultrasound imaging" OR "wearable tech*" OR "medical image processing" OR "Biomedical signal processing"））AND PY=（2016–2021）AND DT=article
#4	（WC=（AUDIOLOGY & SPEECH–LANGUAGE PATHOLOGY OR BIOPHYSICS OR CARDIAC & CARDIOVASCULAR SYSTEMS OR CELL & TISSUE ENGINEERING OR CRITICAL CARE MEDICINE OR EMERGENCY MEDICINE OR GERIATRICS & GERONTOLOGY OR HEALTH CARE SCIENCES & SERVICES OR MEDICAL LABORATORY TECHNOLOGY OR NEUROSCIENCES OR ONCOLOGY OR OPHTHALMOLOGY OR ORTHOPEDICS OR OTORHINOLARYNGOLOGY OR PATHOLOGY OR PHYSIOLOGY OR PSYCHIATRY OR PSYCHOLOGY OR PUBLIC, ENVIRONMENTAL & OCCUPATIONAL HEALTH OR REHABILITATION OR RESPIRATORY SYSTEM OR TRANSPLANTATION））AND PY=（2016–2021）AND DT=article
#5	PY=（2016–2021）AND DT=article AND TI=（"3D printing" OR "4D flow" OR "Additive manufacturing" OR "Adversarial Network" OR "Affective computing" OR "Artificial Intelligence" OR "Big Data" OR "Computational fluid dynamics" OR "controlled release" OR "Data annotation" OR "decision support system" OR "Deep learning" OR "Diffusion tensor imaging" OR "Electrical stimulation" OR "Energy Spectrum CT" OR "Finite element" OR "freezing technology" OR "High resolution imaging" OR "Image processing" OR "Image segmentation" OR "Intelligent man–machine" OR "Machine learning" OR "magnetic resonance" OR "Molecular imaging" OR "Motion analysis" OR "Nano sensor*" OR "neural network" OR "Optical imaging" OR "Targeting System" OR "Vascular remodeling" OR "Virtual Reality" OR "wearable device" OR "Wearable energy harvesting" OR artificial OR Biomimetic OR chip* OR EEG OR electroporation OR implant* OR Kinematics OR Micronano OR Nano* OR nanotube OR Neurophysiology OR Robot* OR sensor* OR transduc* OR Ultrasound）

续表

序号	检索策略
#6	WC=（AUTOMATION & CONTROL SYSTEMS OR COMPUTER SCIENCE, ARTIFICIAL INTELLIGENCE OR COMPUTER SCIENCE, INFORMATION SYSTEMS OR COMPUTER SCIENCE, INTERDISCIPLINARY APPLICATIONS OR COMPUTER SCIENCE, SOFTWARE ENGINEERING OR CRYSTALLOGRAPHY OR ENGINEERING, AEROSPACE OR ENGINEERING, ELECTRICAL & ELECTRONIC OR ENGINEERING, MECHANICAL OR ENGINEERING, MULTIDISCIPLINARY OR IMAGING SCIENCE & PHOTOGRAPHIC TECHNOLOGY OR INSTRUMENTS & INSTRUMENTATION OR MATERIALS SCIENCE, CERAMICS OR MATERIALS SCIENCE, CHARACTERIZATION & TESTING OR MATERIALS SCIENCE, COATINGS & FILMS OR MATERIALS SCIENCE, COMPOSITES OR MATERIALS SCIENCE, MULTIDISCIPLINARY OR MATERIALS SCIENCE, TEXTILES OR MATHEMATICAL & COMPUTATIONAL BIOLOGY OR MATHEMATICS, INTERDISCIPLINARY APPLICATIONS OR NANOSCIENCE & NANOTECHNOLOGY OR NUCLEAR SCIENCE & TECHNOLOGY OR PHYSICS, APPLIED OR POLYMER SCIENCE OR ROBOTICS OR SPECTROSCOPY OR TELECOMMUNICATIONS）AND PY=（2016–2021）AND DT=article
#7	PY=（2016–2021）AND DT=article AND TI=（Biomedical OR Cardiac* OR Cardio* OR Cerebr* OR Clinical OR diagnosis OR Disease* OR Geronto* OR Health* OR Medicin* OR Oncolo* OR Ophthalmo* OR Orthope* OR Otorhino* OR Patholog* OR Physio* OR pneumon* OR Prognosis OR Psychiatry OR Rehabilitat* OR Respiratory OR surgery OR surgical* OR therapy OR transplant* OR vascular ）
#8	#4 AND #5
#9	#6 AND #7
#10	#1 AND（#2 OR #3 OR #5 OR #6）
#11	#2 OR #3 OR #8 OR #9 OR #10

撰稿人：张　玢　肖宇锋　杜　慧

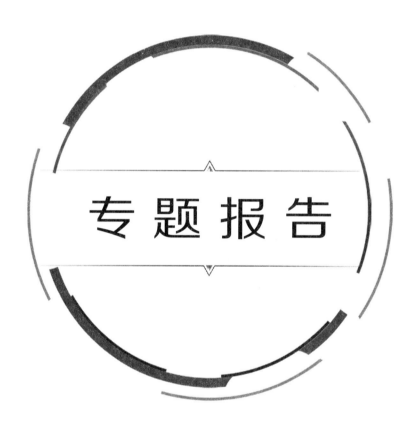

专题报告

医学人工智能技术

随着我国社会经济的快速发展，人民群众对医疗健康的需求不断被释放，另外，医疗健康信息化建设的迭代升级，积累了大量医疗和健康数据，从而推动了我国医疗人工智能技术的高速发展。医疗健康数据包括电子病历、医学影像、病理图像和健康档案等，基于医疗健康数据发展的人工智能技术主要体现在医学影像、药物研发、疾病预测和健康管理等方面。

1 人工智能与医学影像分析

1.1 医学影像人工智能的临床需求

随着先进医学影像设备的不断应用，影像学检查可以及时发现器官的微小变化，通过定性观察和定量监护指导临床，已成为疾病筛查、诊断和治疗的有力手段。影像学检查包括影像扫描和阅片两个环节，扫描由专业的影像技师在综合医院的影像科或者独立的影像中心进行；然后由专业的影像医师对扫描获得的图像进行鉴别诊断。然而，我国优质医疗资源相对短缺，特别是人口老龄化更进一步加剧了医疗资源紧张局势。在医学影像领域的具体表现是影像科和病理科医生相对短缺，由于阅片工作量的持续增加会不可避免地增加误诊漏诊的发生。同时，快速累积的标准化影像数据也为深度学习模型的训练提供了数据基础。深度学习技术在医学影像领域里的快速融合，加快了医学影像向智能化、精准化发展的步伐，提升了诊断效率和准确率。

1.1.1 人工智能医学影像扫描与成像

医学影像设备主要包括超声、X-Ray、钼靶、CT、MRI 和 PET 等，基本原理是用不同的灰度图像可视化器官和病变，由影像科医生根据自身经验对影像进行鉴别诊断。临床扫描是医学图像的源头，对成像质量有着重要意义。随着深度学习技术的发展，人工智能已逐渐融入医学图像的临床扫描环节，主要集中在 CT 和磁共振成像中。搭载智能算法的

CT 可实现智能定位、精准识别。其自动监控系统可通过人体姿态识别技术，确认患者胸部的扫描范围，实现自动摆位，做到放射科技师与患者的零接触。同时，它可以通过分割技术自动提取定位像中感兴趣区域的位置，以此精准确定扫描范围，从而减少扫描过程中不必要的辐射量。在磁共振智能扫描领域，现有研究主要涉及脉冲序列设计、采样轨迹设计、扫描定位等方面，如图 1 所示。

传统的磁共振脉冲序列设计依赖于 Bloch 方程描述的磁共振宏观运动模型，但是数十年来，人们对在长时间的非稳态时间演化或非共振状态激发时磁共振的非线性动力学理解有限，这极大地阻碍了利用磁共振脉冲序列控制的巨大参数空间来优化成像协议，以及开发新的对比度机制。信息博弈技术被应用到优化协议中，它将脉冲序列开发建模为一个完美信息博弈问题，并采用一种在磁共振物理仿真环境中利用强化学习优化博弈决策的方法来生成磁共振脉冲序列。

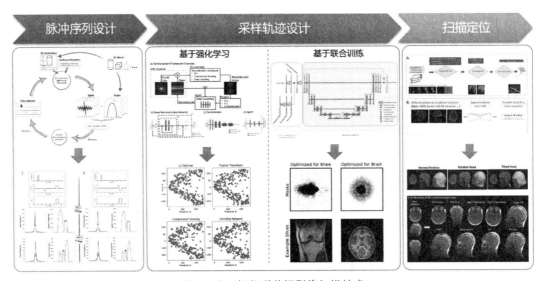

图 1   人工智能磁共振影像扫描技术

1.1.2   人工智能医学影像处理与分析

深度学习技术通过对大量病例影像数据进行学习，挖掘到更深层次的信息，实现对图像的精准分析，从而为医生诊断提供可靠的建议。2017 年 *JAMA* 发表利用深度学习技术阅读患者的病理图片[1]，判读乳腺癌是否存在淋巴结转移。虽然目前的人工智能技术还不能替代病理学家，但能够大幅提高诊断速度、缓解病理医生的工作负担。赵一鸣等[2]将人工智能与 PACS（影像归档和通信系统）紧密结合，进行了 CT 肺癌及肺结节的 AI 诊断试点实验，与近 500 例的医生诊断结果对比，AI 提示的准确率达到 90% 以上，对辅助医生减少漏诊起到良好效果。目前，人工智能已经在肺部疾病、乳腺疾病、神经系统疾病、心血管系统疾病和骨科疾病等方面应用成功。

据 Global Market Insight 的数据报告显示，人工智能医学影像市场是人工智能医疗应用领域的第二大细分市场，并将以超过 40% 的增速发展，预计 2024 年将达到 25 亿美元的规模，市场占比为 25%。目前，在中国人工智能医疗应用领域中，医学影像是最热门的领域，投资金额最高、投资轮次最多、赛道公司最多、应用最为成熟。因此，本章重点从医学影像人工智能技术到其应用场景，包括医学成像、辅助诊断、治疗规划和预后预测等方面来阐述人工智能在医学影像分析领域的现状和发展趋势。

1.2　医学影像人工智能算法与模型

在医疗影像领域，深度学习技术已融入从扫描、成像、筛查、诊断、治疗和随访的临床诊疗全流程。深度神经网络算法主要包括映射模型、检测模型、分割模型和分类模型。

1.2.1　AI 映射模型

AI 映射模型主要应用在 CT、MR 和 PET 等影像设备的高速度和高质量成像方面。

1.2.1.1　基于人工智能的 CT 图像重建

CT 检查由于其扫描速度快，可用于全身多部位的检查，已成为现代医学中常用的影像检查。因此，降低和控制 CT 对患者的扫描剂量具有重要价值。低剂量 CT 可以有效减少 X 射线照射，但是会不可避免地降低图像质量。利用 AI 映射模型构建最新的复杂重建算法，结合并行计算技术，实现了传统成像技术难以达到的高画质、低辐射剂量和高重建速度：例如降低 CT 图像噪声，降低图像伪影，提高 CT 图像空间分辨率，改善重建后 CT 图像的噪声功率谱形状，减少 CT 图像重建时间等[3-5]。基于卷积神经网络强大的深度特征提取能力，已实现从投影域到 CT 图像域的端到端网络模型来重建低剂量 CT 图像，提高低剂量 CT 的成像质量，可以在降低患者接受更少辐射剂量的同时更有效的辅助医生进行诊断治疗[6, 7]（图 2）。目前，基于卷积神经网络技术发展了两种类型的 CT 图像重建算法。一种是基于图像域的 CT 图像后处理网络，例如 RED-CNN[8] 等具有代表性的网络算法。另一种是从投影数据开始的端到端网络，能够从投影数据获取最原始的信息，较为典型的网络有 AUTOMAP[9]、iCT-CNN[10] 等。

截至 2021 年 5 月，美国 FDA 已批准两种 AI 重建算法：佳能医疗的高级智能 Clear-IQ 引擎（AICE）实现比常规 CT 高约两倍的分辨率，能让临床医生发现此前难以发现的病变[11]。GE 医疗的 CT 系统——APEX CT，利用 True Fidelity DLR 技术可以获得更为高清和真实的影像，为医生精准诊治提供更有效的影像信息。国内 AI 企业联影智能利用图像映射模型开发了 uAI Deep Recon CT 扫描降噪技术[12]，在相同图像质量下，可减少 85% 的辐射剂量，而在相同剂量下，可以提高 160% 的低对比度可检测性。在降低噪声的同时，最大程度保留细节信息，生成高清晰、高保真的图像，进而助力医生完成临床诊断。

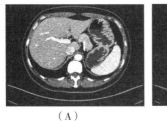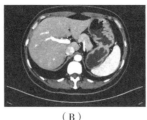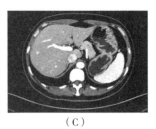

（A） （B） （C）

图2 基于人工智能降噪技术（DELTA）的低剂量CT成像[12]

（A）低剂量腹部CT图像；（B）应用DELTA技术的结果图像；（C）正常剂量腹部CT图像

当前基于深度学习技术的端到端型CT图像重建算法大多消耗非常多的计算资源，例如AUTOMAP网络重建临床尺寸（512×512）的CT图像，需要超过几百GB的GPU显存资源。解决这一困难的一种有效的方法在于把已知的解析反投影域变换知识融合到卷积神经网络框架内，节省从投影域到CT图像域的端到端CT重建网络的计算资源，在单一GPU上完成CT图像重建[13]。未来，基于人工智能技术的CT图像重建还将探索融合新的数学方法的可能性，例如最优传输理论等，进一步提高网络的数学可解释性，提升网络处理的效率和性能。

1.2.1.2 基于人工智能的MR图像重建

MR成像具有较高的时间和空间分辨率，是头部等重要器官的无创影像检查工具。相对CT成像，MR信号采集时间长，在扫描中容易受到心脏和呼吸运动的影响。因此，提高MR信号的采集速度和灵敏度一直是技术热点。传统的并行成像和压缩感知重建算法是将此过程定义为确定性优化问题并求解，而深度学习技术是利用大数据样本来学习映射此逆问题的关键模型参数。AI映射模型预先从现有数据集中学习图像重建过程，超大规模的网络用于存储映射不同形状、不同强度的采集信号到影像数据的逆映射参数，同时将先验知识与网络参数融合，实现对新数据的快速和高效重建。

通过对k空间进行欠采样来实现快速重建，经典的成像算法包括并行成像（Parallel Imaging，PI）[14]、压缩感知（Compressed Sensing，CS）[15]等方法取得了重大进展，但是稀疏变换需要人为选定、超参数的调节烦琐冗长、迭代求解时间长等问题限制了其在临床上的应用[16]。深度学习（Deep Learning，DL）方法在加速MRI成像方面突破传统迭代方法的局限性。DL方法利用大量全采样数据训练神经网络，学习从欠采样图像到全采样图像的映射关系。在测试阶段，将欠采样图像输入到训练好的神经网络中，神经网络便可以输出重建图像[9]。

目前DL方法应用于磁共振快速重建大致可以分为数据驱动和模型驱动两类，如图3所示。数据驱动方法直接采用高效的神经网络（如U-Net、GAN、RNN等）来学习输入和输出之间的映射关系[17-19]。这类方法对数据的数量及质量要求较高，发展趋势主要为采用更为先进的网络结构［如可变形（Deformable）卷积[20]、压缩膨胀（Squeeze-and-

Excitation）网络[21]等］来提高深度模型的学习能力。但是，数据驱动的 DL 方法是一个"黑匣子"，难以对其内部变化进行解释。模型驱动的 DL 方法基于传统成像模型，它首先将欠采重建任务建模为特定的优化模型，利用合适的求解算法（如 ADMM、ISTA、PD 等）对优化模型进行求解，获得求解模型的迭代步骤。然后，将求解模型的迭代步骤展开成网络，通过网络训练来学习算法中的参数和变换[6, 22, 23]。与传统成像方法相比，模型驱动的 DL 方法避免了手工提取特征、烦琐的调参及长时间的迭代。与数据驱动的 DL 方法相比，模型驱动的 DL 方法的可解释性较强，对数据量的要求低。未来 AI 加速 MR 成像的发展趋势主要为针对不同的重建任务，设计更为合适的优化模型，使用更为高效的求解算法，利用更先进的网络模块去学习算法中的参数和变换。

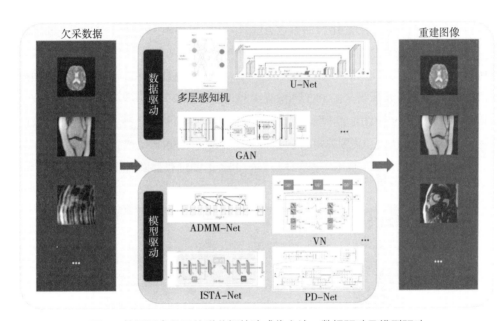

图 3　基于深度学习的磁共振快速成像方法：数据驱动及模型驱动

　　国内 AI 企业联影智能的 ACS 智能光梭成像技术[24]是国际首个获美国 FDA 510k 认证的 AI 辅助 MR 加速技术，在快速扫描的同时呈现高保真图像质量。可减少近 70% 的磁共振扫描时间，实现百秒级优质成像。一家美国公司深透医疗（Subtle Medical）也获得了 FDA 510k 认证，该公司研发了基于深度学习的 SubtleMR 成像技术[12]，可以降低 60% 的扫描时间，并已应用在多家美国医院的临床工作流之中。

1.2.1.3　基于人工智能的 PET 图像重建

　　PET 配合示踪剂 FDG（氟代脱氧葡萄糖）可以反映人体中不同组织的代谢状态，可视化物质在高代谢的恶性肿瘤组织中聚集的情况，常用于临床对肿瘤的诊断、分期和治疗监测。但是，示踪剂的辐射有导致遗传损伤和癌症疾病的潜在风险，因此，AI 映射模型学习低剂量 PET 图像与高质量的全剂量 PET 图像的映射关系，基于低剂量信号重建出高质量的图像，实现在保持图像质量的同时减少辐射照射。PET 图像重建方法主要分为两大类：解析计算[25, 26]和迭代重建[27, 28]。解析计算方法提供一种直接的数学解析解实现图像重建，例如经典的滤波反投影方法。迭代重建方法将观察到的噪声模式信息加入实现模型中，通过多次迭代生成图像，因此提升了成像质量，例如最大似然期望最大化方法（ML-EM）和有序子集期望最大化方法（OSEM）。

然而，基于传统机器学习的 PET 成像方法需要复杂的特征工程，极大限制了方法的实用性和图像质量提升。利用深度学习技术可以突破这类限制，基于自动上下文策略应用卷积神经网络模型，从低剂量 PET 和对应的 MR 图像上直接估算出正常剂量的 PET 图像[29]。受此启发，自 2017 年起出现了一系列的基于深度学习技术的 PET 重建方法[30, 31]、将传统迭代重建技术与深度学习相结合的重建方法[32, 33]。层出不穷的新技术持续不断地提升PET 成像质量和效率，例如基于深度学习的生成对抗网络（GAN）[34]。联影智能基于自主知识产权的深度神经网络映射模型，开发了 Hyper DLR 重建技术，可有效去除因缩短扫描时间或降低扫描剂量所带来的 PET 图像噪声和伪影，获得等同甚至高于目前 PET-CT 标准扫描时间所获得的图像质量（图 4），同时大幅降低扫描时间（减少约 70%），该产品已经获得 FDA 510k 认证。美国公司 Subtle Medical 开发的 SubtlePET 产品也获得了 FDA 510k 认证，该产品基于深度学习技术实现在原扫描的 20% 时间内获得低剂量的滤波图像[12]。

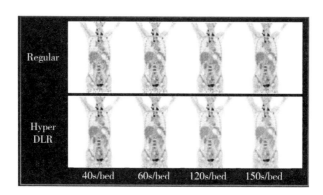

图 4　采用深度学习 Hyper DLR 重建技术（联影）的 PET 图像重建效果对比图[12]

1.2.2　AI 检测模型

影像科医生每日大量的重复性和机械性的工作之一就是从影像中找到可疑的病变，即目标检测问题。病灶检测算法追求尽可能高的敏感度（召回率 100%），不漏检。目前基于深度学习技术的检测算法有 R-CNN 算法、Fast-RCNN 算法和 Mask-RCNN 算法等，其基本思想是通过 CNN 对图像进行深度特征提取，利用检测框建立候选区域集合，然后构建分类网络对候选区域进行分类和检测框的回归，实现较高的目标检测精度和速度。

从影像模态类型来看，检测算法有针对 X-Ray 图像骨折检测、钼靶图像的乳腺癌检测；基于 CT 图像的肺结节检测、新冠肺炎检测；基于 MR 图像的肿瘤检测。以 CT 图像肋骨骨折检测为例，肋骨骨折是临床常见的钝性胸部外伤之一，鉴于目前临床治疗及法医学的需要，及时准确的诊断肋骨骨折至关重要。

当前基于医学影像 AI 技术的辅助诊断方法主要是通过一种端到端的识别方案，即借助深度学习模型直接对输入的影像进行疾病的识别和诊断。近年来随着多模态医学影像数据的日益丰富，基于深度学习的多模态医学影像融合分析也成为研究热点。Li 等[35]针对乳腺肿块检测临床问题，提出了一种基于多流 CNN 的多层特征融合学习网络，用于对多模态的 MRI 图像进行融合分析。对于乳腺磁共振图像，T1C 模态在检测乳腺肿块方面具有较高的灵敏度和相对较低的特异性，而 T_2W 模态则有助于获取增强区域的肿块位置信息，因此所采用的多层特征融合学习网络分别提取两种模态特征信息，利用一个相互监督学习的机制达到提升肿块检测精度的目的。Jue 等[36]则提出了一种基于缺失多模态影像生成的交叉模态导出深度学习算法（Cross-Modality Educed Deep Learning，CEDL），实现 CT 图像与 MRI 影像的特征级融合，并用于肺肿瘤的检测。除此之外，基于深度学习的超声多模态影像融合分析也取得了重要临床的应用成果。Han[37]在利用剪切波弹性超声成像和灰度阶超声成像两种超声模态影像进行乳腺癌诊断时，提出了一种双监督迁移学习框架（Deep Doubly Supervised Transfer Network，DDSTN），即分别构建两个独立深度网络对经过配准和未经配准的两种模态的超声影像分别进行学习训练，并从每个模态中所学到的"知识"迁移到对方的网络中，从而使得乳腺癌诊断模型的准确度、灵敏度和特异度均有明显提升。

联影智能基于级联式特征金字塔检测网络和分类网络模型研发了肺结节[38]和肋骨骨折检测软件[39]（图 5），并于 2021 年获得 NMPA 三类证。其中肋骨骨折检测软件在 2020 年先后获得 FDA 和 CE 认证，该 AI 应用基于胸部 CT 影像快速检测多发急性肋骨骨折的阳性患者，并自动标示、显示患者骨折预览图，对严重外伤患者向医生发出优先紧急处理预警，提高患者救治率（图 6）。在急诊场景下，该产品可以帮助医生迅速定位骨折位置，减少漏诊；在体检或门诊场景中，AI 骨折产品也可以在那些无明显疼痛症状的病人 CT 中找到偶发病灶，通过对这些潜在病灶进一步分析，减少未来病情恶化的可能性。

1.2.3　AI 分割模型

医学影像数据达到了临床数据的 90% 以上，医学图像分割是支持疾病诊断、手术计划、预后评估和随访的关键步骤。分割的感兴趣区域包括人体主要器官、重要的解剖结构、肿瘤等病变组织。从分割的目标类型来看，分割模型主要的应用有 X-Ray 肺部分割、CT 肺结节分割、MR 脑区分割、CT 肝肿瘤分割、CTA 冠脉分割、CTA 头颈血管分割。以 MR 脑区和脑子区分割为例，大脑结构复杂，有众多子结构，人工勾画工作量非常大，而且不同人员进行脑结构勾画存在不同差异性。

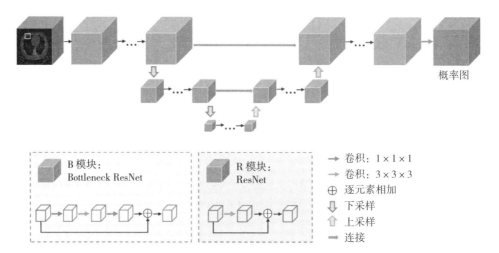

图5 级联式特征金字塔肋骨骨折检测神经网络模型 RB-V-Net[6] 框架示意图

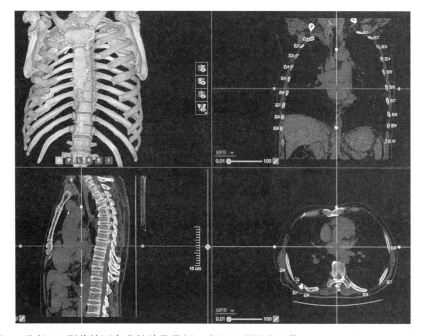

图6 胸部 CT 影像检测多发性肋骨骨折示意图（联影产品获 FDA、CE 和 NMPA 认证）

　　基于监督学习的医学图像分割算法准确度已经超过了传统的分割算法，典型监督学习框架中，用于图像分割的卷积神经网络（CNN）要求必须有像素级标签，对输入医学图像的标注信息要求很高，这与实际临床现实存在一定差距。2015 年，全卷积神经网络（Fully Convolutional Neural Network，FCN）大幅提升了图像分割算法的性能。尤其是 U-Net 网络模型非常适用于医学图像分割任务，U-Net 网络结构分为下采样和上采样两个阶段，使用 skip connection（跨层连接）结构连接下采样和上采样层，浅层网络的高分辨率层支持像素定位，深层网络解决像素分类问题，从而实现图像语义级别的分割。Dai 等[40]提出了一种新颖的半监督学习网络实现脑组织的磁共振影像分割。这个网络架构一共包含两个训练阶段，第一阶段是利用大量自动生成的部分注释预训练分割网络，第二阶段则是联合部分具有完整标注的 MRI 图像进行迁移学习，通过将迁移学习和多任务学习相结合的办法虽然巧妙地利用纠错训练降低了对标注样本的数据需求。除此之外，基于域自适应的半监督学习技术（Adaptive Semi-Supervised Learning，ASSL）取得了比较好的分割效果，该方法基于源域和目标域分布差异的度量准则，将从源域训练得到的模型或特征表示迁移到目标域，其中的难点是解决域偏移问题[41]。此外，混合半监督和弱监督的深度学习方法虽然近年来受到了越来越广泛地关注[42]，混合监督学习只需要部分粗粒度的监督信息，使用深度网络模拟传统方法中的梯度下降的过程，从而学习图像间的形变场。通过引入了变分贝叶斯理论和微分同胚理论，修改单一的 NCC 损失函数，用无监督的配准神经网络生成形变场，可以使得精度更高耗时更短。

联影智能利用自主知识产权的分割引擎，实现大脑 106 个子结构的精准分割[43]，计算每个子结构的形状、体积等特征，建立正常大脑和疾病状况下的各个子结构的特征集合，从而进行统计分析获得疾病状况下不正常子结构的特征。同时，也可以对 MR 影像的灰质、白质和 CSF 进行分割，计算各组织结构的体积和形状特征，从而能够有效辅助医生对大脑 MR 影像进行分析（图 7）。对比大数据人群脑区体积分布可以推断认知相关的大脑子结构的变化、萎缩情况[44]。进而将大脑子结构体积与受疾病影响指标进行相关性分析，对神经退行性疾病、心 – 脑关联疾病的精准评估和治疗方式进行探索。

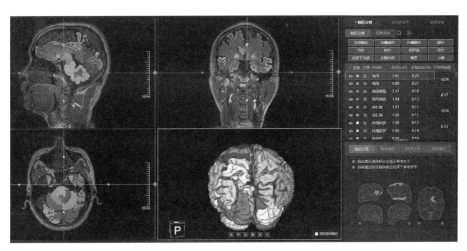

图 7　MR 影像脑灰质、脑白质和 CSF 等 106 个脑区分割示意图

1.2.4　AI 分类模型

在医学影像数据量和计算能力快速增长的驱动下，基于人工智能的辅助诊断算法日趋

成熟，通过推广基于 AI 的辅助诊断技术不仅可以大幅提高医生的工作效率，降低误诊可能性，而且还有助于提高基层医院影像诊疗的质量，提升整体医疗水平。针对特定疾病，利用深度学习技术构建起基于影像的疾病诊断模型，开发智能诊断软件工具，实现对疾病的识别、定位与良恶性判断以及其他方面的诊断，为医生的最终诊断提供参考，不仅可以提高诊断准确率，还可以降低诊断结果的假阴性概率。从分类算法的应用方向看，基于 CT 图像的肺结节类型分类（实性结节、钙化结节、磨玻璃结节和半实性结节）、基于 CT 图像的肋骨骨折类型分类（错位性骨折、非错位性骨折、骨痂和骨皮质扭曲）、基于 CT 图像的肺炎类型分类（新冠肺炎、社区获得性肺炎等）等已融入疾病诊断的应用产品之中。

在计算机视觉领域图像分类一直是研究的热点，大多数的图像分类算法都是基于 ImageNet 数据集开展研究的。经典的神经网络分类算法有 LeNet，AlexNet，VGGNet，GoogleNet，ResNet，DenseNet。图像分类模型的实现需首先建立一组有分类标签的训练数据集，然后训练分类器去学习每个类别的特征，最后基于金标准测试集评估分类器的性能。当前基于医学影像 AI 技术的辅助诊断方法主要是通过一种端到端的识别方案，即借助深度学习模型直接对输入的影像进行疾病的识别和诊断。

近年来随着多模态医学影像数据的日益丰富，基于深度学习的多模态医学影像融合分析也成了研究热点。Li 等[35]针对乳腺肿块检测临床问题，提出了一种基于多流 CNN 的多层特征融合学习网络，用于对多模态的 MRI 图像进行融合分析。对于乳腺磁共振图像，T1C 模态在检测乳腺肿块方面具有较高的灵敏度和相对较低的特异性，而 T_2W 模态则有助于获取增强区域的肿块位置信息，因此所采用的多层特征融合学习网络分别提取两种模态特征信息，利用一个相互监督学习的机制达到提升肿块检测精度的目的。Jue 等[36]则提出了一种基于缺失多模态影像生成的交叉模态导出深度学习算法（Cross-Modality Educed Deep Learning，CEDL），实现 CT 图像与 MRI 影像的特征级融合，并用于肺肿瘤的检测。除此之外，基于深度学习的超声多模态影像融合分析也取得了重要临床的应用成果。Han[37]在利用剪切波弹性超声成像和灰度阶超声成像两种超声模态影像进行乳腺癌诊断时，提出了一种双监督迁移学习框架（Deep Doubly Supervised Transfer Network，DDSTN），即分别构建两个独立深度网络对经过配准和未经配准的两种模态的超声影像分别进行学习训练，并从每个模态中所学到的"知识"迁移到对方的网络中，从而使得乳腺癌诊断模型的准确度、灵敏度和特异度均有明显提升。沈定刚教授团队[45]在 *Neuro-Oncology* 上发表了关于脑胶质瘤分子分型智能诊断新方法的文章，他们提出了将病理图像与分子标志物结合起来共同构建深度学习模型，实现对胶质瘤的分子分型的准确预测，这一思路为人工智能辅助诊断研究指明了新方向。

预后评估是评价治疗效果的重要手段，尤其是像肿瘤这种恶性疾病，由于肿瘤异质性带来的预后差异是临床中常见现象，人工智能技术结合医学影像可以在术前有效预测患者的预后情况，从而为医生的临床决策提供重要的参考。基于人工智能的预后预测技术通常采用机器学习方法构建患者预后情况与影像学特征的关性模型，进而通过客观量化获取预后的影像学标志物，从而实现对患者预后风险的判断和评估。

目前人工智能技术在预后预测，疗效评估上开展了广泛研究。*Nature* 报道了 Barthel 等[46]对脑胶质瘤患者耐药性的研究发现，肿瘤耐药性具有随机性并且会随着时间而发生变化，而这种耐药性改变与患者生存率显著相关性。基于这一重大发现，*Cell* 在 2019 年至 2020 年连续发表重要文章[47-49]，系统报道了一种称为"纵向预后分析（Longitudinal Prognostication）"的新方法，将治疗前和治疗中的测序数据和临床信息进行时间序列分析，最终建立癌症患者的风险预测模型。这种纵向预测分析方法充分利用患者整个治疗周期中各个时间节点的分子病理资料，对于每个患者而言，随着通过分子病理信息的不断更新，可以计算并动态更新其个体的预后风险指数。沈定刚教授团队[50]在一项关于肺癌预测的研究中，针对病理证实的肺结节数据有限的瓶颈问题，采用迁移学习方法利用大量无病理标签的肺结节数据对肺结节假阳性分类网络进行预训练（图 8），同时利用特征匹配的迭代半监督方法，在高维在特征空间中对无病理证实的肺结节大数据集进行赋标签，逐步加入训练集中以缓解因病理证实样本规模较小、类别不平衡的问题。

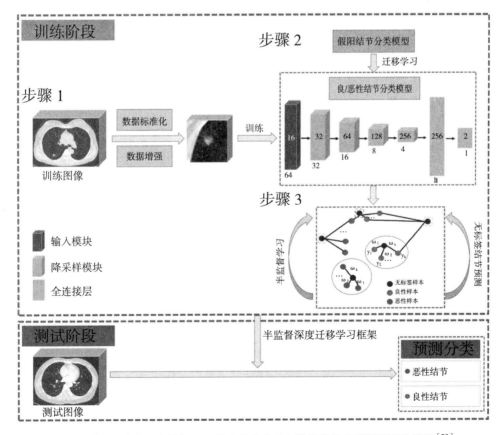

图 8　利用迁移学习和特征匹配的迭代半监督方法提升肺癌预测模型的性能[50]

1.3 医学影像人工智能应用场景

AI 技术已经深入到成像、筛查、诊断、治疗和随访等临床诊疗路径中的各个环节，以 AI 在新冠肺炎中的应用为例，AI 在疫情中在无接触数据采集、工作流程重塑和定量医学影像分析等方面发挥了重要作用。

1.3.1 具备环境感知的无接触医学影像扫描

AI 赋能无接触医学影像诊断流程[51]，基于 AI 技术的非接触式自动成像工作流程可以将医患间的接触和感染风险降低到最小。传统的影像检查过程中，患者需要在医务人员的帮助下调整身体、摆好姿势，医患在密切接触过程中暴露在病毒下的风险很高。CT 设备结合 AI 技术，扫描室和控制室完全独立，避免了医务人员与患者的不必要接触，患者则在工作人员视觉监测和声音指导下调整姿势。同时，利用扫描室和 CT 设备搭配的摄像头结合 3D 位姿估算和 AI 计算的网格模型，估计患者身体部位、扫描范围和中心线，转换为控制信号的扫描参数。在参数经过技师复核后，CT 将患者对准设备 ISO 中心并移入 CT 龙门进行扫描。

目前很多品牌的 X-Ray 和 CT 设备都配备了用于监护患者的摄像头[52]，为非接触式的医学影像采集提供了硬件基础。医务人员可以利用摄像头实时观察和指导患者摆位。但仅凭摄像头的 2D 视角，技师无法获取准确的扫描参数和适当的扫描范围。基于 AI 算法可以实现扫描流程自动化[53, 54]，利用三原色（Red Green Blue，RGB）传感器、飞时（Time-of-Flight，TOF）压力成像[55]和远红外（Far Infrared Ray，FIR）热成像设备等提供患者信息，AI 自动识别出患者的身体和姿态，并进一步估算最佳扫描参数（例如，扫描起止点、等深点等）。基于 AI 赋能的视觉传感器，人体的解剖结构结合点可以利用二维[56, 57]和三维点[58-60]检测算法从视频图像中提取出来。这些身体结合点或关键点包括颈部、肩膀、肘部、脚踝、手腕和膝盖等。人体三维模型和关键点可由一个 3D 网格技术进行描述和定义[61]，基于该方法 AI 可以对齐患者与扫描中心、减小放射剂量、提高成像质量[62]。

在疫情期间无接触扫描被应用到紧张繁忙的 CT 检查中[61-63]，基于参数化人体模型的方法可有效解决遮挡问题，保证关键点精度并有效推断出患者的 3D 姿态。更准确的人体定位和参数化测量支持了对佩戴口罩患者的无接触的医学影像检查。如图 9 所示，患者进入到扫描间后由语音引导在扫描床上摆好体位，技师可通过扫描间窗口、房顶放置的和 CT 设备内置的摄像头进行实时监控，AI 算法即自动执行 3D 体位检测和人体 3D 网格重建，基于关键点等信息计算扫描范围、扫描中线等扫描参数，辅助医生完成影像扫描和采集。在获取 CT 影像之后 AI 检测和分析算法将辅助放射科医生进行鉴别诊断。

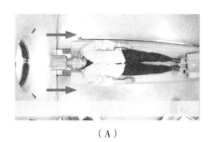

（A）

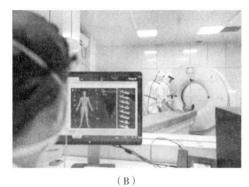

（B）

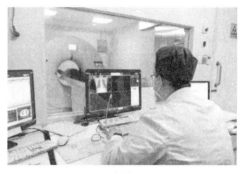

（C）

图 9　具备环境感知的智能无接触扫描系统[63]

基于移动 CT 平台在 AI 的帮助下实现自动化、无接触影像采集，基于 3D 位姿估算和 AI 得到的网格模型，计算患者身体部位、扫描范围和中心线，并转换为控制信号的扫描参数。（A）动态跟踪检测移动的（戴口罩）患者；（B）（C）扫描间和控制室完全独立，避免了医务人员与患者的不必要接触。

1.3.2　AI 赋能影像鉴别与诊断

AI 赋能成像设备辅助技师实现无接触扫描，在成功采集 CT 图像后，并进一步赋能放射科医生实现智能阅片，减轻医生阅片工作负担。AI 算法对肺部区域进行处理和分析，首先利用 U-Net 及其变体模型进行目标区域分割（包括肺部、肺叶、支气管等位置和感染、病变区域的定位等），然后对感染区域进行准确的量化分析，让医生能更全面地了解有关患者病情严重程度的信息。同时，提取肺部感染区域的特征也可对患者的住院时间和诊疗方案进行一定的辅助预测。

疫情暴发期间大量疑似患者急需快速的诊断和适当的治疗。由于 X-Ray 和 CT 被广泛应用到疫情一线，导致短期内影像诊断人员相对紧缺。同时，因为 COVID-19 与其他肺炎的相似表现需要医生具有丰富的经验和诊断能力。而 AI 则可以辅助医生对病人病情进行判断，实现更高效、更准确的诊断，减少患者的重复检查次数。AI 系统能够秒级完成肺、肺叶、肺段以及病灶的分割，自动标记病灶，并计算每一肺段病灶区的感染比例，为医生提供详尽的患者肺部感染指标，可将 5~10 分钟的 CT 阅片过程缩短至 1 分钟以内，阅片效率提升近 10 倍。

1.3.2.1　新冠肺炎与非新冠肺炎的分类算法

X 射线和 CT 影像都能为 AI 辅助诊断提供有效信息，其中包括 X-Ray 胸片中的异样、基于 CT 影像的 COVID-19 分类以及与其他类似肺炎的区分，同时还包括病情严重性评估的辅助手段。一项研究[64]显示基于 542 个病例（313 个阳性和 229 个阴性）训练的 U-Net+3D CNN 网络框架，敏感度和特异度分别达到了 90.7% 和 91.1%。Chen 等[65]基于 51 个新冠阳性病例和 55 个阴性病例的数据集训练一个 UNet++ 的分割模型，验证结果显示分类准确率达到了 95.2%。Jin 等[65]利用 1136 个病例数据（723 个阳性和 413 个阴性）训练一个 UNet++ 和 ResNet50 的分类网络框架，敏感度和特异度已分别达到 97.4% 和 92.2%。

1.3.2.2　新冠肺炎与其他类型肺炎的分类算法

普通肺炎特别是病毒性肺炎的影像学表现与新冠肺炎相似，如果 AI 算法可以区分新冠肺炎和其他病毒性肺炎，将具有更大的临床价值。Song 等[66]研发了一个基于深度学习的辅助诊断系统（Deep Pneumonia），ResNet50 模型在一个 275 个病例（88 个新冠阳性，101 个细菌性肺炎和 86 个健康人）组成的数据集上取得了较好的效果：区分新冠肺炎和细菌性肺炎的准确率为 86.0%；区分新冠肺炎与健康人的准确率达到 94.0%。一项研究[67]利用了 99 个肺炎患者数据（44 个新冠肺炎和 55 典型病毒性肺炎），训练一个 3D 的 CNN 神经网络分类模型，在测试集上的准确率为 73.1%。

1.3.2.3　新冠肺炎严重程度分级评估

对于新冠患者的严重程度分级评估对诊疗计划的制定具有重要指导意义。Tang 等[68]提出了一个基于随机森林算法（RF）的严重程度评估模型，利用 VB-Net[69]分割模型提取病灶、肺叶和肺段等区域，然后基于分割结果提取的量化特征训练 RF 模型，在 176 个阳性患者的病例数据上达到了 87.5% 的准确率。

1.3.3　AI 辅助患者的随访评估

利用 AI 技术自动匹配患者接受治疗前后的肺炎病灶，量化比较治疗前后炎症占比和炎症成分变化（图 10），辅助评估病情进展与治疗效果。AI 辅助诊断系统还具有病情严重程度分级和重症危重症预测功能，可对胸部 CT 图像每一层面的小结节、磨玻璃影和实变进行自动识别、标注及定量分析，可通过患者的吸氧频率、血氧饱和度、酸碱平衡、肝功能、凝血功能等，综合预测患者发展为重症、危重症的概率和时间，有利于医生及时干预，降低患者死亡率。

1.3.4　新冠肺炎 AI 辅助诊断系统在国内外临床应用概况

1.3.4.1　国内临床应用情况

AI 辅助诊断系统在国内临床得到应用。多家 AI 公司包括联影智能、深睿医疗、依图医疗、商汤科技、平安科技、腾讯等基于原有技术积累，在第一时间研发辅助诊断系统并迅速覆盖各医疗机构，辅助医生阅片、分型和辅助诊断等，大幅提高了新冠肺炎的诊断效率。随着数据的不断累积，AI 算法和软件流程不断升级，系统的稳定性和检出率不断提高。人工智能赋能新冠肺炎诊断，主要应用在 CT 图像的精准定量和定性的分析。通过智能阅片，减轻人工阅片工作量从而降低漏诊率；客观准确的定量分析，辅助医生准确判断

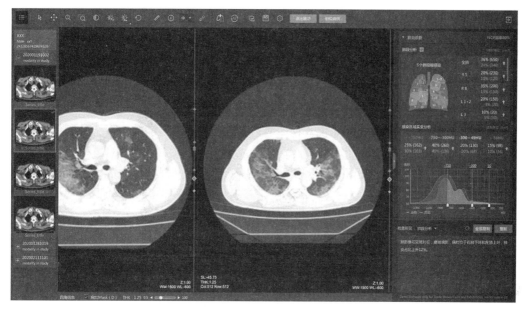

图 10　基于精准量化评估的新冠肺炎随访评估

自动匹配治疗前后影像检查的肺炎病灶。量化评估指标包括病灶的体积、密度、分布等，便于医生同步查看和
比较，辅助医生评估病人的病程和恢复情况。

病情，助力随访评估；建立分类与预测模型，智能识别新冠肺炎、病毒性肺炎和其他肺部
疾病；配合操作指南智能辅助人员培训，为医护工作者提供了强大助力。多家公司开发的
新冠肺炎 AI 辅助诊断系统已在武汉同济医院、武汉协和医院、武汉中南医院、火神山医
院、雷神山医院等抗"疫"第一线医院部署。除此之外，AI辅助诊断系统还在上海、北京、
浙江、江苏、辽宁、山东、陕西、四川、重庆、天津、吉林等省市的医院部署。AI 辅助
诊断系统在临床使用过程中，展现了高灵敏度的病灶检测和高精确性的病灶分割，系统有
效地辅助了放射科医生对病人病灶的诊断和评估，并提升了医生的阅片效率。

1.3.4.2　国外临床应用情况

欧洲医学影像信息学会（European Society of Medical Imaging Informatics，EuSoMII）提
出了"新冠肺炎影像 AI 倡议（Imaging COVID-19 AI Initiative）"计划，该计划旨在联合欧
洲新冠肺炎感染国家的多中心医院和机构收集并共享数据，开发自动的新冠肺炎诊断、检
测以及量化工具。AI辅助诊断系统部署在参与的合作医院和机构。目前已经与来自多个
欧洲国家（包括学术医院和非学术医院）的 20 多个合作伙伴达成协议。参与的医院有来
自意大利和西班牙受新冠肺炎影响最严重的地区，以及德国、比利时、荷兰和英国等国
家。北美放射学会（Radiological Society of North American，RSNA）也宣布参与该计划，合
作开发 AI 辅助诊断系统。

2 人工智能与药物研发

传统的新药研发模式存在三大固有瓶颈，一是投入费用大（约 26 亿美元 / 例），二是研发周期长（约 10 年 / 例），三是创新成功率低（< 10%），已成为整个医药领域亟须解决的重大科学问题[70]。其难点有：发现疾病相关的有效靶点、筛选有潜力的药物分子（约 10^{60} 个候选分子）、优化先导化合物性能，使之顺利通过三期临床试验关于有效性和安全性的评估。大数据和人工智能技术为药物研发开辟了一条新路径。

药物研发大数据主要基于高通量筛选、药物基因组学等技术的发展，可采用"十个 V"描述，即：速度（Velocity）、数量（Volume）、场合（Venue）、词汇（Vocabulary）、品种（Variety）、可视化（Visualization）、准确性（Veracity）、有效性（Validity）、波动性（Volatility）及价值（Value）[71]。药物发现相关数据库可概括为：①化学分子库，如 PubChem、Enamine 等；②药物化合物库，如 eDrug3D、DrugBank 等；③基因组学和蛋白组学数据库以收集药物靶标，如 Supertarget、BindingDB 等；④生物学性能数据库反映代谢、功效，如 WOMBAT、TTD 等；⑤药物毒性数据库，如 SIDER、DrugMatrix 等；⑥临床数据库，如 PharmaGKB、ClinicalTrials.gov 等。AI 可整合上述数据库及高通量组学数据、网络药理学数据、图像等高维表型数据，进行药物靶点预测、虚拟筛选、结构设计、性能评估等药物发现过程，将大大节省研发成本，缩短研发时间，且提高研发成功率。基于此，"人工智能辅助药物设计"入选 2020 年度"全球十大突破性技术"。

新药研发流程可概括为：①药物发现阶段，包括药物作用靶点的发现和确证、先导化合物的发现、化合物的分子生成及结构设计等；②临床前研究阶段：以研究构效关系和优化先导物为主，涵盖了药代动力学指标分析及安全性评价等；③临床研究阶段：以药物重定向研究、患者招募和临床试验优化为核心；④审批与上市阶段：包括政府药品监督管理机构检验审批、制药企业批量生产等。AI 作为一种高效准确的革命性技术，涵盖自然语言处理（Natural Language Processing，NLP）、计算机视觉、机器学习（Machine Learning，ML）、深度学习（Deep Learning）、知识图谱等算法，其重构药物研发可贯穿药物发现、临床前研究、临床研究及审批上市全流程。首先，AI 可基于机器学习、深度学习和大数据分析，从文献、专利、临床试验结果等信息中提取药物有效靶点和小分子化合物的结构特征，自主学习二者的相互作用机制；其次，根据所学到的特征模拟小分子化合物的药物特性并进行设计与合成，结合药理学、药物代谢动力学等指标，采用高通量筛选的方法挑选出药效高、活性好、安全低毒的化合物；再次，对筛选出的化合物进行性能评估及迭代优化，最终确定可用于临床试验的候选药物，并指导开展相关临床试验；最后，可采用 AI 自动化技术对经过临床试验验证的药物进行批量生产[72]。值得注意的是，AI 技术在药物靶点预测、虚拟筛选、小分子化合物的设计、合成和优化、定量构效关系、药物有效性及安全性预测、临床试验设计、药物重定位等环节中发挥着极其重要的作用（见图 11），极大提高了研发效率，同时降低了临床试验相关的成本和风险[73, 74]。

2.1 药物靶点的选择与确认

药物发现过程主要包括药物靶标发现、苗头化合物筛选、先导化合物的设计与合成、成药性优化至候选药物确定等步骤。药物靶标发现是新药研发模式中的第一步，也是决定药物研发成功与否的关键步骤。临床试验失败主要源于候选药物缺乏有效性，即药物分子与靶标不匹配。因此，如何高效精准地发现药物有效靶标为亟待解决的首要难题。

AI 可利用自然语言处理技术完成海量文献和多源高通量数据集的信息汇总，可提取其中的靶点信息，对比不同靶点的应用潜力；系统训练机器学习模型，驱动大型数据集的预测属性，也可帮助研发人员充分理解疾病机制，加速定位候选药物靶点，从而大幅缩短药物研发周期。例如，研究者可基于一个大而稀疏的数据矩阵构建二元贝叶斯定量构效关系（Quantitative Structure–Activity Relationship，QSAR）分析模型，该矩阵包含 92 种不同激酶的 14 万个化合物数据，使用新数据迭代改进模型可发现新的激酶抑制剂[75]。此外，决策树、随机森林、支持向量机等机器学习算法也被广泛用于预测疾病相关基因以及预测药物靶点等。目前已报道的药物靶标发现的计算方法可分为两类：①基于反向分子对接，如 IdTarget、TarFishDock 等，此类方法计算量较大，受限于候选药物靶点结构的准确性，难以对结构未知的体系进行准确预测；②基于化合物与靶点之间的关联网络，如 PharmMapper、ChemMapper 等，但该类方法依赖于训练集小分子靶点信息，在化学结构新颖的小分子上效果较差。

深度学习算法一定程度上可缓解上述计算方法的弊端。深度学习架构是包含多隐层的多层感知器结构，其可通过多层特征提取将低维特征转化为抽象的高维特征，具有强大的泛化和特征提取能力。深度学习网络模型包括：卷积神经网络（Convolutional Neural Network，CNN）、深层神经网络（Deep Neural Network，DNN）、循环神经网络（Recurrent Neural Network，RNN）、图形神经网络（Graph Neural Network，GNN）、深层置信网络、深层玻尔兹曼机等。深度学习算法可有效综合多源数据集信息，在药物靶标发现领域能够给出更加准确的预测结果。Zeng 开发了 deepDTnet 算法对药物 – 基因 – 疾病异构网络进行图表示学习以识别靶标[76]。通过该方法，研究者预测并验证了 Topotecan 是 ROR– γ t 的抑制剂。Zong 采用 DeepWalk 算法基于异构拓扑结构计算靶点 – 靶点和药物 – 药物的相似性，基于"牵连犯罪"原则推测药物靶点关联[77]。深度学习的方法可发现对象之间的隐形联系，可用于复杂药物与多靶点的作用问题。

组学（如基因组学、蛋白质组学）结合深度学习可针对一些疾病找到新的作用靶标。Gu 曾使用相似性集成法确定了 197 种最常用的中草药作用靶点，之后访问 DisGeNET 数据库将靶标与疾病建立关联，从而将草药与疾病联系起来[78]。此外，针对癌症基因图谱的 Pan–cancer 分析采用了类似的概念，其整合了大量高通量组学数据分析技术和 AI 相关

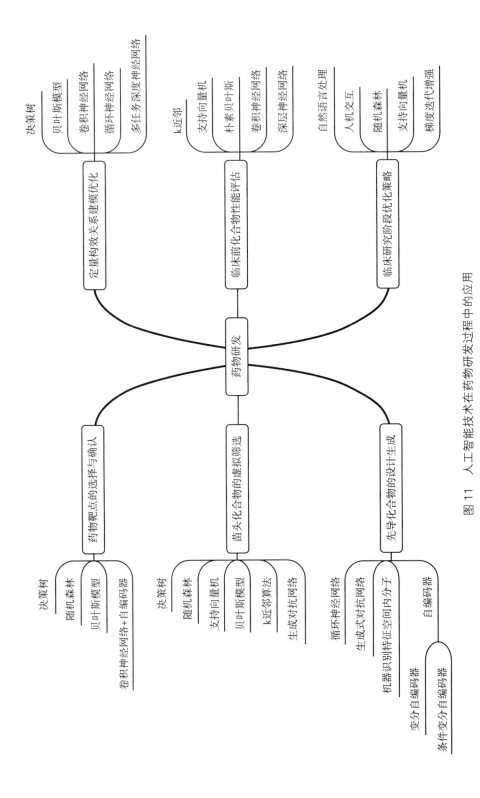

图 11　人工智能技术在药物研发过程中的应用

建模方法，用以挖掘和分析肿瘤相关的突变位点，这表明 AI 技术已融合至复杂疾病的靶标分析中[79]。

蛋白质 – 蛋白质相互作用（Protein–Protein Interaction，PPI）也是一类重要的药物靶点，使用深度学习算法学习蛋白质 – 蛋白质作用对的序列氨基酸顺序、组成及互作结构域序列等特征，可发展仅依赖于氨基酸序列预测蛋白质互作的计算模型。研究人员曾提出分子表面相互作用指纹 MaSIF，即采用几何神经网络建立蛋白质表面的化学特征、几何特征与生物大分子间互作关系之间的关联，用于预测蛋白质互作及小分子 – 蛋白质互作位点[80]。Tsubaki 曾集成化合物 GNN 和蛋白质 CNN，开发了新型复合蛋白相互作用的预测技术，即使在不平衡数据集上依然具有较好性能[81]。这表明，此由端到端 GNN 和 CNN 获得的化合物和蛋白质的数据驱动表示相比于从数据库获得的传统化学和生物学特征更为稳健。此外，机器学习同样可用于预测 PPI，如贝叶斯网络，其本质是利用基因本体、基因共表达和其他生物过程的相似性集成数据集产生精确的 PPI 网络。研究者曾使用酵母菌数据集提出层次模型 PCA 集成极限学习机（PCA–EELM），同样可实现仅依赖于氨基酸序列信息预测蛋白质互作。此外，基于 PPI 网络可预测蛋白功能[82]。如 DeepGO 对蛋白序列编码后采用 CNN 获得潜在编码，并通过 STRING 数据库中的 PPI 网络为每个蛋白生成图嵌入编码，之后将这两种编码一起送入分类层，从而预测蛋白功能[83]。

综上，机器学习及深度学习算法在直接进行靶点预测及间接通过 PPI 预测靶点方面都取得了良好的进展，这无疑加速了药物靶点发现与评价进程。

2.2　苗头化合物的虚拟筛选

在药物靶标确定后，筛选具有优异靶结合性能的苗头化合物至关重要。AI 技术在识别新的和挖掘潜在的苗头化合物方面表现出独特的优势。化学空间中大约存在 1.06 亿个化学结构，包括临床和临床前研究、基因组研究、微阵列分析和体内分析等。利用机器学习及深度学习模型，可根据结构、活性位点、靶结合能力等性质筛选并优化出适合的化学结构。

目前主要采用虚拟筛选（Virtual Screening，VS），即利用计算机进行预筛选以降低二次筛选的药物分子数，提高苗头化合物的发现效率；虚拟筛选还可预测药物分子活性，最终构建性质合理的化合物集合。现有的 VS 方法为"高通量筛选"，即通过 AI 技术对现有化合物数据库信息进行整合、提取、机器学习，以获得该化合物相关的有效性、毒性等关键信息，从而提高筛选的效率和成功率。然而，药物高通量筛选技术极易受错误发现率的影响，也面临成本高、准确率的问题。

机器学习用于虚拟筛选，能够加快模型构建和参数拟合的速度，减少其误报率，从而获得更为理想的潜在药物分子或苗头化合物。若将机器学习应用于虚拟筛选，需具备一个由已知活性化合物和非活性化合物组成的过滤训练集，以监督模型训练；之后对模型进行验证，并在新的数据集上筛选目标化合物。一些机器学习算法被开发用于 VS 中的分子动态模拟分析，以及预测其蛋白质、配体的亲和力，如决策树、贝叶斯模型、随机森林、支持向量机等。k– 近邻算法也可与其他机器学习算法结合，以提升模型性能。Weidlich 曾采用 k– 近邻算法结合模拟退火方法、随机森林算法，从 679 个药物小分子中筛选抗病毒药物，其模型性能优于纯随机森林算法模型[84]。深度学习算法同样可用于开发虚拟筛选技术，以优化或取代传统的高通量筛选，且显著提高筛选的成功率和效率。

虚拟筛选包括基于结构的虚拟筛选（Structural–Based Virtual Screening，SBVS）和基于配体的虚拟筛选（Ligand–Based Virtual Screening，LBVS）。

2.2.1 AI 在 SBVS 中的应用

一般用于新位点识别及小分子与蛋白质的结合亲和力计算。①改善分子对接算法：AI可改良分子对接方法的评分函数，常用的模型主要有随机森林模型和 CNN。Torng 曾使用无监督深度学习算法寻找蛋白质活性结合口袋的最佳表示方法；并使用 GNN 分别提取蛋白口袋和 2D 配体图中的特征以捕捉药 – 靶相互作用。SBVS 目前已开发的基于 AI 的评分算法，如 CScore、SVR–SCORE、NNScore 等，其准确性这些评分工具的准确率优于传统评分算法（如 Surflex–Dock 等）。②蛋白质结构预测：可使用 AI 从一级序列直接预测蛋白质三维结构，代表性研究有 AlphaFold，较传统计算方法具有较高的准确率和计算速度。AlphaFold 可利用 DNN 从主序列中预测蛋白质性质，通过 DNN 预测氨基酸对间的距离以及相邻肽键之间的 φ-ψ 角，将这两个概率组合成评分函数以探索蛋白质的微观结构，已成功预测 43 种蛋白质中的 25 种 3D 蛋白质结构[85]。AlphaFold2 实现了蛋白质结构领域的极大突破，可快速预测 SARS-CoV–2 的 3D 结构，并在 CASP14 中有非常卓越的表现[86]。此外，还可使用 AI 预测靶点的可成药性，或基于蛋白质的三维结构发现活性口袋。例如，Madhukar 曾提出的 BANDIT 策略可准确预测药物与靶标的相互作用，既可识别多样的小分子特定靶标，又可区分同一靶标上的不同作用模式[87]。

2.2.2 AI 在 LBVS 中的应用

基本工作流程为：首先，从数据库中收集活性化合物信息作为训练数据，依据分子结构选择合适的表示方法；其次，建立分子表示和生物活性之间的关系模型；最后，应用模型预测新化合物的生物特性。①训练数据和分子表示：训练数据可来源于开放数据库，如 ChEMBL 和 PubChemBioassay 等，其中收录了许多化合物的药效数据；分子表示方法有分子描述符、简化分子线性输入规范（Simplified Molecular Input Line Entry Specification，SMILES）、分子指纹等，均可取得良好的效果。②预测化合物的生物学效应：其基础在于靶标蛋白质与配体小分子之间的相互作用，可采用回归模型及深度学习技术（基于 CNN 的 DeepDTA、BiteNet、OnionNet，基于递归神经网络的 DeepAffinity，基于 GNN 的 PADME）进行预测，以氨基酸序列等形式输入靶点蛋白信息，以 SMILES 表示化合物[88-92]。DeepDTA 使用靶点蛋白质残基序列，配体小分子结构 SMILES 编码，采用 CNN

训练蛋白质、小分子与结合亲和力相关性的深度学习模型[88]。LBVS 也开发了不同的评分算法和工具，如 METADOCK、SwissSimilarity、PK-Rank、AutoDock Bias 等。Ragoza曾利用 CNN 对蛋白质 – 配体复合物构建打分函数用以评价蛋白质 – 配体相互作用[93]。Majumdar 曾以 S 糖蛋白为靶点，以激酶抑制剂数据集为训练数据，靶点和配体分别以氨基酸序列和 SMILES 输入以训练一个 CNN 模型，成功预测了多个潜在的 S 糖蛋白抑制剂[94]。

瑞士苏黎世联邦理工学院的研究人员曾借助 AI 开发基于自然示例的新药并验证了其功能[95]。通过机器学习模型，对比来源于海洋链霉菌的双吡咯化合物 Marinopyrrole A 在药理学上有意义的部分与其对应的活性成分，以分析其可能的目标蛋白。模式匹配结果分析得到 Marinopyrrole A 可附着的 8 种受体和酶，细菌分子与预测蛋白质之间具有相互作用。这一研究表明，AI 可缩小天然物质的蛋白质靶标范围，从而简化活性药物成分的搜索。

2.3 先导化合物的设计生成

药物的化学合成是制约药物研发的关键步骤。药物可归为两大类：生物药和化学药，分别对应肽合成和分子生成。目前，已有许多基于人工智能技术发展的类药性分子生成和有机分子逆合成分析方法，其基本思路是将已知的活性分子作为训练集，利用 AI 总结其特征并生成相似的新分子[96]。

2.3.1 肽合成

多肽是由 2 ~ 50 个氨基酸组成，可跨越细胞屏障并到达所需靶点，故可用于治疗。Yan 曾开发了基于 CNN 的短抗菌肽鉴定平台 Deep-AmPEP30，可根据 DNA 序列进行预测[97]。基于此，研究人员从光滑梭菌的基因组序列中鉴定出新的短抗菌肽。此外，Zhavoronkov 设计了一种基于生成性强化学习的小分子从头设计工具 GENTRL，并利用它发现了一种新的酶抑制剂，即 DDR1 激酶[98]。

2.3.2 分子生成

常用的模型包括生成式对抗网络（Generative Adversarial Network，GAN）、RNN、变分自编码器（Variational Auto-Encoder，VAE）以及与强化学习（Stack-RNN）技术相结合的方法。其中，GAN 和 RNN 主要用于生成具有期望生物活性的化合物分子；VAE 不仅可以生成化合物，还可针对期望性质优化其结构。Segler 等使用 RNN 设计了分子生成模型，其运用大量 SMILES 字符串训练 RNN 模型并基于此模型生成了 85 万个具有多样性的新分子，结果发现生成分子的性质与训练集分子间具有良好的相关性[99]。Yuan 发展了一种新的分子生成方法 MIMICS，同样使用 RNN 学习 SMILES 字符串中字符的概率分布，最终生成了具有类药性的血管内皮生长因子抑制剂。以上结果均证明基于 RNN 生成的分子与训练分子性质相似且结构新颖，这为药物从头设计提供了强有力的支持。

Gomez-Bombarelli 曾创新性地提出使用 VAE 生成分子结构[100]。与自编码器不同的是，

VAE 将输入数据编码到隐含空间是不连续的，其中，编码器（encoder）将输入分子的离散表示转换为隐含空间的连续向量，随后解码器（decoder）可将这些连续向量还原为分子离散表示。值得注意的是，隐含空间的分子表示是连续的，因此可通过随机解码、插入等方法生成新的分子，并且可通过优化算法产生具备期望性质的分子。Lim 曾使用条件变分自编码器（Conditional VAE，CVAE）设计了一种分子生成方法。与 VAE 不同之处在于，其可在编码和解码过程中施加约束条件。该方法被证实可生成特定属性的类药分子，包括脂水分配系数、分子量、拓扑极性表面积、氢键受体和供体等，误差低于 10%，并可对其中某一性质进行调控。Skalic 等基于 VAE、RNN、CNN 及分子 3D 表现、药理特性产生了具有类药性的分子。

此外，Méndez–Lucio 等使用 GAN 对 SMILES 进行编码时，使用了基于 GRU 的编码器和解码器，其依赖于 L1000 数据库中小分子结构和小分子诱导基因表达谱，基于此，构建了化合物与其基因表达谱之间的深度学习模型[101]。该模型可根据特定的基因表达谱生成对应的新的活性分子。ReLeaSE 使用了强化学习算法生成具有特定性质的分子。基于分子的图结构信息也可建立分子生成方法，如 DeepGraphMolGen 采用基于图卷积神经网络（Graph Convolutional Network，GCN）的强化学习算法，生成具有类药性的小分子[102]。基于分子片段信息同样可建立 AI 分子设计新算法，如基于带约束的 Transformer 神经网络架构 SyntaLinker，可快速生成满足特定约束条件的高通量新颖分子结构[103]。

对于有机分子的逆合成分析，可使用具有注意力机制的 RNN，输入既有目标分子的 SMILES 及特定的化学反应类型以建立可预测反应产物的深度学习模型[104]。此外，G2Gs 以一种图到图的架构，同样以上述信息作为学习数据，建立了预测模型来预测合成反应产物。上海大学 Mark Waller 教授曾运用 DNN 和 AI 算法成功规划了新的化学合成路线，其结果可与权威药物化学家相媲美[105]。AI 技术结合自动化合成设备有望实现自动化合成。

虽然 AI 在分子生成领域取得了较好的研究成果，但仍然面临以下挑战：①如何提高模型对真实数据的推断能力；②如何提高生成新分子的能力，目前模型未能兼顾化合物的药代动力学性质和毒性特征等；③如何提高模型的泛化能力；④如何建立标准以量化模型性能。

2.4　定量构效关系建模优化

先导化合物优化，即对先导物的构效关系进行优化，以保证后期临床前研究及临床研究的良好性能及疗效。此阶段需要对先导化合物的分子缺陷进行全面改进，可能需要同时优化几十个指标。鉴于先导物优化的高通量及高效需求，AI 可在这一阶段发挥重要作用。一方面，AI 可直观定性推测活性物质结构与活性的关系，进而推测靶标活性位点的结构并设计新的活性物质；另一方面，AI 可进一步提升先导物的构效关系分析速度，并快速挑选最具安全性和有效性的化合物。

定量构效关系，旨在反映化合物化学结构和理化性质与生物活性之间的关系。定量构效关系（QSAR）建模是一种计算方法，以配体化合物分子的化学结构标识符各活性为输入，通过偏小二乘法回归、小波核偏最小二乘回归、多元线性回归、分类等方式建立配体化学结构与其活性之间的定量数学模型。传统 QSAR 模型可概括为两类：分类模型和回归模型。机器学习和深度学习在 QSAR 和定量结构性质关系（Quantitative Structure–Property Relationship，QSPR）建模方面发挥着重要作用，尤其是深度学习算法能够显著提高 QSAR 方法的准确性和鲁棒性。

AI 赋能先导化合物优化阶段主要包括以下几个方面。

2.4.1　理化性质预测

化合物的理化性质，包括溶解度、电离度、熔点分配系数、渗透系数等，会影响其靶向结合效率、药代动力学性质、生物利用度等。目前，已开发了不同的 AI 药物设计算法来预测这些性质，包括 SMILES 字符串、库伦矩阵、化学键、3D 中的原子坐标、分子指纹、受体与配体结合势能测算、分子周围电子密度等。这些分子表征输入用于 DNN 训练阶段，并可由生成和预测阶段的不同 DNN 处理，促进 AI 的强化学习。

2.4.2　生物活性预测

匹配分子对（Matched Molecular Pair，MMP）分析可用于研究化合物的单一局部变化对其分子性质和生物活性的影响。基于结构活性关系（Structure–Activity Relation，SAR）分析的公共数据库（如 Pubchem、ChEMBL）的建立，机器学习和深度学习算法集成的 MMP 已被用于生物活性预测，如药物的体内作用方式等。Tristan 等将离散的化学物质编码为连续的潜在载体空间（LVS）并使用 GNN 提取药物靶位点的特征。其中，LVS 允许在分子空间中进行梯度优化，从而可基于结合亲和力的可区分模型进行预测。Wallach 等以蛋白 – 配体复合物结合位点的三维格点作为输入，设计了基于深度 CNN 的 AtomNet 网络，该网络可用于预测小分子药物的生物活性，即使在没有活性化合物对照的情况下仍可预测新的活性分子[106]。Wu 等集成深度学习和随机森林的方法设计了 WDL–RF，可用于测定靶向配体的 G 蛋白偶联受体的生物活性[107]。此外，药物分子的治疗活性依赖于其与受体或靶标的结合效率，故预测药物分子与治疗靶标的结合亲和力至关重要。AI 算法使用相似性特征开发了 ChemMapper 和相似集合方法（SEA）等[108]。此外，还构建了基于机器学习和深度学习的药物靶标亲和力识别模型，如 KronRLS、SimBoost、DeepDTA 等[88, 109, 110]。

Ma 等曾使用全连接的 DNN 用以构建 QSAR 模型，后续又改进为多任务深度神经网络，综合性能有所提升。Goh 等同样基于 DNN 设计了 Chemception 以构建 QSAR 模型，以分子二维图像为输入，可用于预测分子的理化性质（溶解度）和生物活性（毒性）[111]。将此网络与多层感知机深度神经网络（Multilayer Perceptron DNN，MLPDNN）相比，Chemception 在溶解度与活性预测方面表现更为优秀。此外，还有一些其他的基于网络的算法和工具，如 QSAR–Co、FL–QSAR、Transformer–CNN、Vega 平台等，均为 QSAR 建模提供了一条新的途径[112-114]。

综上，基于先导化合物的训练数据，应用 AI 技术进行结构优化设计，模拟化合物配体与靶标受体之间的定量构效关系，对化合物的理化性质和生物活性进行预测分析，从而实现对先导化合物的筛选优化，极大缩短候选药物分子的挖掘时间并提高其临床试验成功率。

2.5 临床前化合物性能评估

在确定了候选药物后便进入临床前研究阶段，其主要包括药物的药代动力学和药效动力学性能评估、毒理研究及制剂开发等过程。人工智能技术可在其中的每个环节发挥其功能，实现药物性质精准预测[115]。

2.5.1 药代动力学和耐受毒性评估

候选药物的吸收（Absorption）、分布（Distribution）、代谢（Metabolism）、排泄（Excretion）和毒性（Toxicity）性质，合称 ADMET 性质，决定了其在临床研究中的有效性和安全性。候选药物的早期 ADMET 性质评估主要以人或人源化组织的功能蛋白作为药物靶点，利用计算机模拟技术研究候选药物与体内生物物理和生化屏障因子之间的相互作用。AI 技术的引入，极大提高了候选药物 ADMET 性质预测的准确性，可正向反馈指导先导化合物的优化[116]。

常用于 ADMET 特性预测的机器学习方法包括 k 近邻、随机森林、支持向量机等，其与深度学习神经网络相比具有复杂度低、可解释性高。而基于深度学习的 AI 模型则具备更优异的预测准确性。目前，一些基于 AI 的 ADMET 性质预测工具包括：CypReact，预测 CYP450 反应物[117]；FAF-Drugs4，预测药代动力学性质[118]；MetStabOn，预测化合物代谢稳定性[119]；SwissADME、HitDexter 可用于预测理化性质和药代性质[120, 121]；ADMETlab 可预测 ADMET 性质；TOP、DeepTox 可预测化合物毒性[122, 123]；hERG-Att，预测 hERG 阻断能力等[124]。2012 年，唐赟团队报道了基于 ML 技术发展的 ADMET 性质预测方法 admetSAR，后通过丰富数据库及加入网络算法升级至 admetSAR2.0[125]。Chemi-net 将药物分子转为图结构，并使用图卷积预测 ADMET 性质。

药物毒性是指化学分子由于作用方式或新陈代谢方式对生物体产生的不利影响，其对机体造成的药物不良反应（Adverse Drug Reaction，ADR）是新药研发失败的关键因素，因此，药物毒性评价为临床前研究中必不可少的环节。机器学习算法，如朴素贝叶斯、随机森林、支持向量机等，均可进行毒性预测及体内安全性分析，但效果劣于深度学习。原因在于，深度学习可实现多任务学习，即能够在一个神经网络中学习得到所有的有毒效应，从而学习到高信息量的化学特征。Mayr 等利用多任务 DNN 建立了 DeepTox 毒性评估模型，成功预测了 12 种药物和环境化学品的毒性作用[123]。由此可见，深度学习算法在预测化合物的毒理学方面表现出良好的准确性。

2.5.2 其他性能评价

晶型预测。AI 可有效地动态配置小分子药物晶型，且能够预测所有可能晶型，避免了重要晶型的缺失。基于 AI 的晶型预测技术大大缩短了晶体发展周期，可高效选择合适的药物晶型，缩短开发周期且降低成本。

分子通路鉴定。AI 和最大似然算法可预测疾病网络、药物 – 药物相互作用、药物 – 靶点关系的总体拓扑和动力学。其中涉及的数据库包括：DisGeNET 确定基因 – 疾病关联、STRTCH 确定药物 – 靶标关联、STRING 确定分子途径。但需要注意的是，数据库中包含的为已知信息，大多数信息仍然隐藏在海量文献中。深度学习技术（如 CNN、RNN 等）可实现从生物医学文本中自动提取相关信息（如药物 – 药物相互作用），从而加快整个药物研发进程。例如，Jari 等使用 CNN 同时提取事件及其关系，与不同的向量空间嵌入用于文本分类任务。Zhang 等基于候选句子的依赖图生成最短依赖路径（Shortest Dependent Path，SDP），将其划分为依赖词序列和关系序列；之后使用 RNN 和 CNN 分别学习句子序列和依赖序列的特征；最后，将两种网络输出特征相结合以检测和提取生物医学关系。上述示例表明，深度学习算法可有效提取数据库及文献中的生物医学关系，以实现其辅助预测药物动力学性质等。

此外，AI 还可参与制剂研发过程，优化药物工艺。综上，在临床前开发阶段，可利用人工智能技术定量构效关系，高效筛选最优的药物晶型，结合制剂工艺的优化，为临床研究提供兼具有效性及安全性的候选药物分子。

2.6 临床研究阶段优化策略

人工智能技术在临床研究阶段主要参与以下三个环节：药物重定向、临床试验设计优化、患者招募等过程，可多方位提高临床试验成功率。

2.6.1 药物重定向

药物重定向，即老药新用，指的是调查某种疾病开发的药物并评估其能否用于其他的疾病治疗，这种药物重利用策略将大大降低新药研发成本[126, 127]。近年来，基于 AI 的工具和算法为该领域研究提供了平台，如 DrugNet、DPDR–CPI 等[128, 129]。例如，采用相似性集成方法对大数据库进行分析，筛选与靶标已知配体结构相似性较高的化合物并进行后续深入研究。此模型可用于药物重定向，为既有药物识别新的作用靶标。

若单个药物分子在疾病 – 靶标 – 药物网络中能够与多个靶标相互作用，即说明该药物分子具有多重药理学，可作为多种疾病的治疗剂。因此，药物重定向，即挖掘药物的多重药理学性质。AI 依靠其强大的挖掘和数据分析能力，可用于分析牵连分子网络，将提高发现药物多靶配体的概率，确定其多重药理学性质。Hooshmand 等利用神经网络进行药物重新定位，确证了 16 种有前景的抗 HCovV 可再利用药物，并为新冠肺炎确证了 12 个潜在药物靶点[130]。

此外，表型筛选也可用于药物重定向领域[131]。在不明确疾病作用靶点和相关作用机制的情况下，可基于疾病的表型数据进行药物筛选和设计。若某种药物分子可改变疾病的表型，则代表该分子具有潜在成药性，需进行后续验证；同时，药物分子的确定也有助于疾病靶标的筛选，如通过网络药理学和反向对接技术预测药物分子的结合靶点。因此，在药物研发领域，可基于细胞细转录组表型进行药物重定向，应用该方法已成功筛选出西咪替丁（抗消化性溃疡药）用于治疗非小细胞肺癌。这表明，疾病的靶标发现并非药物研发的唯一起点，药物重定向可为疾病治疗另辟蹊径。

2.6.2 优化临床试验设计

临床试验成功的关键在于兼顾药物的有效性和安全性。因此，能否以最小的毒副作用达到最佳的治疗效果，即寻找最佳药物剂量，是一个挑战。Shen 曾基于深度学习神经网络开发了 AI-PRS 平台，用于确定通过抗逆转录病毒疗法治疗艾滋病病毒的最佳剂量和药物组合[132]。研究结果表明，在 10 名 HIV 患者联合使用替诺福韦、拉米夫定、法韦伦的条件下，替诺福韦的剂量可较起始剂量减少 33%，且不会导致病毒复发。这表明，AI 技术可优化给药方式和剂量，以确保有效性和安全新之间的平衡。此外，IBM Waston 公司开发了一个临床试验配对系统，该系统详细记录患者的医疗记录及过去的临床试验数据。AI 模型可通过分析毒性、副作用和其他相关参数来提高临床试验成功率，降低成本。

2.6.3 患者招募

找到合适的临床患者是顺利开展临床试验的必要前提。依靠深度学习能力，AI 技术能够从海量病例中自动匹配符合条件的患者，提高精准匹配效率，从而快速实现患者招募。Biogen 于 2016 年进行了一项研究，使用 Fitbit 追踪多发性硬化患者的活动，在 24 小时内便成功招募了 248 名患者，且其中 77% 完成了后续研究。AI 技术结合可穿戴设备可完成患者数据收集，保证数据质量。此外，还能通过 AI 面部识别技术判断患者是否按时服药，对患者的服药依从性做出精准管理。综上，AI 技术可优化临床研究阶段的各个环节，包括试验方案设计、流程管理、数据统计分析等，有望全面提升临床试验的效率。

总的来说，人工智能技术贯穿于整个药物研发流程，一定程度上可解决传统药物研发存在的成本高、周期长、成功率低的问题，是药物研发的强大加速器。自然语言处理、知识图谱、机器学习、深度学习等人工智能关键技术可加速药物靶点发现过程；降低苗头化合物筛选、先导化合物设计、候选药物分子确定、临床前药理作用评估的时间和资金投入成本；同时，增加晶型预测的准确度以保证药品的稳定性和药效；在临床试验中，可快速精准招募患者并进行临床试验设计优化，提高临床试验的成功率。

面对这种全新范式的新药研发，全球多家制药企业已与人工智能企业开启深度合作模式，以期开发有竞争力且"降本增效"的创新药物。AI 公司利用自主设计的智能平台助力药企已涵盖整条研发管线，面向肿瘤、神经退行性疾病、糖尿病、新型冠状病毒肺炎等多种疾病开展药物研发。国际上，Atomwise 公司与药企（默克、豪森、辉瑞等）合作研究创新药物，包括：抗肿瘤、糖尿病治疗、神经退行性疾病治疗药物，利用自有的深度学习平台 AtomNet® 专注于药物研发过程中的靶点确定和设计环节。IBM Watson 与辉瑞联合研究免疫肿瘤学中的新药物识别联合疗法和患者选择策略，其机器学习平台 Watson for Drug Discovery 覆盖了药物研发的靶点确定、设计、重定向及作用机制环节。在国内，晶泰科技与辉瑞、华东医药等联合研制抗肿瘤、内分泌疾病和自身免疫疾病领域药物，其开发的量子物理模型和 AI 算法小分子药物模拟算法平台覆盖了药物研发的靶点确定、设计及作用机制环节。深度智耀与拜耳、默沙东和中国药科大学合作研制小分子苗头化合物、先导化合物和大分子药物，研发了多个机器学习和深度学习平台：De novo、Di-GraPhMed™、Di-DrugGOES™、ChemSynther，覆盖五个药物研发的环节，包括靶点确定、设计、重定向、作用机制环节和临床试验。

应用 AI 技术结合大数据设计的药物靶向 nM 起效的概率为 10% ~ 30%，远高于传统的计算机辅助药物设计（0.1%~1%）。Atomwise 公司基于 AtomNet® 在 24 小时内筛选出两种候选药物，研发成本仅为数千美元，还可解锁多个无成药性靶点。Insilico Medicine 基于所建立的深度学习的物筛选模型，已虚拟筛选出 3 万个具有预期活性的新型化学分子，对其 6 个候选分子进行药理学实验验证，结果有 1 个候选药物分子在动物实验中显示出极高的药效活性，其筛选出的小分子抑制剂预计于 2022 年开展临床试验。Insilico Medicine 公司发现用于治疗特发性肺纤维化的临床候选新药仅历时 18 个月，耗资 260 万美元。BerHealth 公司建立了庞大的生物标记库，利用 AI 建模分析，找到了癌症代谢的关键作用分子，并开展了新药研发，其主要抗癌物 –BPM31510 正处于针对胰腺癌患者治疗的 Ⅱ 期临床试验过程中。此外，中国研究者陆涛教授发现的 FLT3（FMS 样酪氨酸激酶）小分子抑制剂正进行 I 期临床试验，该抑制剂从苗头化合物的发现到后续的优化评估均是在计算机辅助药物设计的指导下完成[133]。

AI 助力新药研发尚处于验证阶段，若要实现 AI 驱动整个药物研发过程，仍面临许多挑战。①政策瓶颈：人工智能技术的引进改变了传统的药物研发模式，但现在尚无相应政策的标准指导；②人才匮乏：拥有交叉学科背景的人才缺失较为严重，将限制创新发展；③技术壁垒：知识图谱、语义搜索等算法性能仍需进一步提升，更为重要的是，深度学习方法内部机制尚不清楚，"算法黑箱"导致深度学习模型缺乏可解释性；④数据数量和质量挑战性：a. 某些实验数据具有稀疏性和保密性，影响 AI 的决策能力；b. AI 基于大数据进行学习过程中，会因数据的噪声、偏差而引起结果的不确定性，新药研发系统加 AI 系统的双重不确定性会进而导致药物研发结果的不确定性[134]。因此，如何获得高通量和高质量的数据库是人工智能助力药物研发亟须解决的关键问题；如何学习训练数据得到泛化能力强的模型也是人工智能优化药物设计方法的一大难点。

面对人工智能重构药物研发过程中出现的难题，我们需以积极的心态面对。① AI 技术将渐渐跳出以靶点为核心的传统研发模式，面对海量、多源、异质性的数据，其在药物研发中的应用是以数据为核心进行驱动；②通过多源数据整合建立高质量的数据库，以弥补小样本问题。此外，可发展基于迁移学习、多任务学习等小样本学习方法及"元学习"等新的学习范式以助力药物研发；③发展可解释性的深度神经网络以促进深度学习技术的落地[135]；④目前，AI 在药物研发过程中主要扮演"辅助"角色，仍需专家对 AI 进行决策。随着深度学习和自动化技术的发展，AI 在未来将慢慢"自主"和"自动化"参与药物研发；⑤坚持开发首创新药（first-in-class），可从老药新用逐步过渡到从头设计，研发具有强创新性又能个性化精准治疗的药物。相信在药物研发、算法开发等研究者们的齐心协力下，人工智能技术将重构药物研发全流程，提高创新药物发现的概率，造福人类。

3 人工智能与健康管理

随着经济的发展、生活水平逐步的提高，人们对医疗的需求也逐步提升，更加注重疾病的预测和预防，以及治疗后的康复管理。另外，各种监测和检测技术的发展，如可穿戴设备、基因检测技术的迅速发展，个人健康数据持续高速积累，包括基因数据、生理指标数据、就诊数据和环境数据等。利用人工智能技术对个人健康数据进行分析，可以对潜在疾病做出风险预测、对健康状况进行持续追踪，实现对个人健康的前瞻性管理。

3.1 AI 技术与疾病预测和预防

AI 技术在疾病筛查和预测方向的应用主要基于临床大数据，包括电子病历数据、多时间点影像数据、生化检测数据和基因数据，通过对历史数据的分析实现患病风险预测。以骨关节炎的疾病预测为例，卡内基 – 梅隆大学对一个 MR 软骨 10 年随访队列数据的分析，建立了骨关节炎预测模型，可以提供个人在未来 3 年内患上骨关节炎的概率。随着医疗健康大数据的收集与汇聚，对疾病预测的种类、覆盖的器官和部位会越来越多，预测的准确性也会逐步提高。

3.1.1 基因检测技术进展

随着基因数据的不断积累、基因检测技术的迅速发展，基因检测向大众化普及。基因组测序可以测定一个人完整 DNA/RNA 序列中几乎所有的核苷酸，包括非编码序列。所获得的序列提供了特定 DNA/RNA 片段中所携带的遗传信息的种类。这些信息的提取与解读可借助人工智能技术来实现，医师可以根据基因的分析结果指导治疗、提供精准的健康管理。在基因测序采用的技术角度来看，第一代和第二代测序方法利用机器学习中的聚类算法对相似 DNA 片段分组并按重复片段重建。第三代测序方法利用深度学习中的神经网络模型学习 DNA 单分子的电信号或者其他表现特征，构建模型来重建核酸序列。以谷歌的深度学习技术 DeepVariant 为例，从多种不同的高通量（HTS）测序获得的数据重建基因组序列。该测序技术结果的准确性明显高于传统方法。

基因预测是利用分子遗传学技术在 DNA 或 RNA 水平上对某一基因进行突变分析，从而对特定疾病进行风险评估[136]。主要的基因检测技术有核酸分子杂交，聚合酶链反应及相关技术，DNA 序列测定，DNA 芯片，连锁分析等生物技术。另外，基因型与表型数据库是遗传变异精准解读的重要依据[137]。例如细胞游离 DNA（cfDNA）甲基化检测技术可以用于产前检测，器官移植状态的监控，预测心肌梗死和无影像学结果的脑卒中患者患病情况，特别是其可以实现无创条件下研究肿瘤 DNA[138]。与此检测技术相关的超低含量的 cfDNA 建库技术、减噪数据库和独特的生物表征物设计，是目前癌症早检行业的关键技术储备[139]。在国际范围，在各国科学家的共同努力下，已有数十个公共数据库来存储、检索和管理各种基因型和疾病表型数据，例如基因组变异数据库 HGMD，遗传疾病生物模型数据库 MGD，环境暴露与疾病表型数据库 CTD 和靶向药物数据库 TTD 等[140]。尽管这些数据库可以共享访问，但是人种的差异导致国际现有数据库无法代表我国人群的基因变异或表型。因此，我国基因表型数据库的建立仍需临床和实验专家和管理组织者的努力。基于大量的基因数据，我们可以利用机器学习算法进行特征提取和疾病预测。特征选择方法是机器学习分类算法的基础数学步骤，在基因预测中有更重要的意义。因为肿瘤发生发展过程中只有很少的基因会发生差异性表达，筛选出这些基因将有助于实现更精准的诊断[141]。对于疾病预测，生物统计学领域的算法可以对基因数据进行分类，从而对可能发生的疾病给出风险评估[142]。疾病预测算法在最近十多年内经历了从机器学习到深度学习的发展和演变。机器学习算法如支持向量机，逻辑回归等需要的样本量较少且具备可解释性。深度学习的分类算法使用深度神经网络，支持大数据的优化学习，模型更稳定，疾病检出的敏感性和特异性更高[143]。

3.1.2　基因测序技术的临床应用

异常基因可能导致癌症或者遗传病和罕见病的出现，因此，异常基因发现是人工智能在基因检测与识别上的主要应用方向。Illumina 推出了基于 AI 的异常基因发现平台 SpliceAI，该平台利用 32 层的深层神经网络提供用于识别剪接异常基因的开源工具。SpliceAI 分析 RNA 测序数据，可以发现以前被忽视的非编码突变，目前在自闭症和智力残疾患者的基因中发现了以前被忽视的非编码突变。

目前基因测序技术的临床应用主要为无创产前基因检测、遗传病诊断、植入前胚胎遗传学诊断和肿瘤诊断四个专业方向。随着测序成本的下降，精准诊断的发展瓶颈已不再是基因测序，而是测序后的临床级基因数据分析。难点在于如何在海量突变数据中精准筛选到患者的致病突变。攻克基因数据解读这一世界性难题的终极途径是构建基因 – 表型大数据。2021 年智因东方将医学外显子、全外显子（WES）、全基因组测序（WGS），以及 AI、大数据解读等技术应用于遗传病诊断，构建十万人级 WES/WGS 基因 – 表型数据库，建立了基因大数据诊断技术体系。在肿瘤诊疗领域，智因东方开创了全景基因测序，通过对肿瘤组织、ctDNA 以及免疫细胞等进行全外显子 / 全基因组、全转录组、全免疫组以及单细胞测序，并开展多时点监测，同下游的细胞治疗公司联手打造肿瘤新抗原免疫治疗技术，以及颠覆性创新疗法，实现肿瘤精准免疫诊疗一体化。在此基础之上，智因东方建立了基于大数据的全自动 AI 辅助诊断数千种遗传病的诊断云平台，并为医院提供大数据解决方案。

佰美基因专注于药物基因组的代谢研究，已积累并建立了全球最大的药物代谢酶（细胞色素 P450，CYP450）酶库和数据库，并在此基础上为临床提供个体化用药基因检测服务。在技术不断发展的基因数据服务大健康领域，人工智能是否能落地，还有待于检测和治疗规划的可靠性。具体来说，检测时的误诊率和漏诊率都必须过医疗的"红线"。例如微小残留病灶监测（MRD）是最近基因检测新场景中绝对的热点。在临床，明确肺癌MRD 指的是经过治疗后，传统影像学（包括 PET/CT）或实验室方法不能发现，但通过液体活检可以发现的癌来源分子异常，例如外周血可稳定检出丰度不小于 0.02% 的 ctDNA，包括肺癌驱动基因或其他的 I/II 类基因变异，代表着肺癌的持续存在和临床进展可能。2021 年以来，许多国内的初创公司纷纷发布了自己的 MRD 监测产品，有些甚至获得了欧盟的 CE 准入资质，闯入海外市场。MRD 是否真的能落地，现在判断或许还为时尚早，MRD 的临床价值完全被验证还需约 5 年。不能否认，任何一种人工智能医疗产品落地的背后，都伴随着技术细节的标准化和临床价值的反复确认。

3.2 AI 技术与健康监测与评估

健康管理以预防和控制疾病发生和发展、提高治疗后的康复水平为目的，通过健康信息收集、健康状况评估，潜在疾病风险预测、个性化慢病监测管理、健康生活方式干预等手段，实现对个体和群体健康危险因素的科学管理，提高生命质量。健康数据包括多维度的信息类型：电子病历、血气分析、生化指标、影像数据、心电监护、呼吸机参数、用药信息等。针对文字和语音类型的健康信息，可利用自然语言处理和对话技术分析随访数据，跟踪健康的变化并自动预警或建议。同时，与患者进行语音交互的问答机器人也已在研发之中。针对 2D 和 3D 的医学影像，可利用深度学习的神经网络卷积模型分析随访影像，实现生理结构的无创可视化诊断，对重大疾病和常见病进行筛查和治疗监控。针对可穿戴设备的日常健康数据，利用物联网和大数据分析技术，通过对日常行为的检测管理，实现对慢病患者、独居老人等群体的智能监测、用药管理等。

智慧医疗、互联网医院等概念在政策推动下高速发展，这个趋势中，作为重要技术支撑的人工智能更彰显价值。医疗健康大数据平台将深度学习、大数据处理、语义理解、医疗交互式对话等最新的 AI 技术与医学相融合，致力于构建"主动式医疗 AI"，用技术手段扩大优质医疗资源的供给，缓解优质医疗资源过度集中与患者需求过度分散的矛盾。平台覆盖主要科室和几千种常见疾病，通过将底层引擎与不同应用场景结合，提供听译机器人、智能在线问诊、智能诊后管理、智能药事管理、人工智能互联网医院等多种解决方案。在底层技术方面，实现由"被动式 AI"向"主动式 AI"的跨越，跟随头部医院的专家，动态学习诊疗逻辑。AI 可充分利用健康大数据从而提高医疗决策的质量和安全，其中医学领域中的临床决策支持系统（Clinical Decision Support System，CDSS）成为 AI 在卫生健康领域应用最密集和最受关注的研究。

3.2.1 AI 辅助问诊与治疗平台

基于人工智能技术，机器可以通过资深医生的监督学习和标注，学习大量的病历数据与海量医学文献，结合互联网技术，提供智能在线预问诊和辅诊功能。诊后疾病管理建设及服务运营包括智能互动、专病随访、复诊提醒，通过结合大数据处理、深度学习等技术大幅减轻医护工作量。临床决策支持系统是基于人机交互的医疗信息技术应用系统，通过数据、模型等方式，辅助医护人员完成临床决策。这套系统最早开始于 20 世纪 70 年代的美国，比如 IBM Watson Health。随着 AI 技术的发展，国内 CDSS 市场也开始出现优秀的创业公司。CDSS 就像是一个 AI 医生助手，通过先进的分析能力和临床数据，促进医院、医生和患者之间的协调配合，提升临床诊疗的质量，降低医院成本。奕诊智能的人工智能诊疗平台基于人工智能科技成果，分析和学习大量的病历数据与海量医学文献，并由顶级医生监督学习及标注，覆盖了 12 大内科的常见疾病和非常见疾病，覆盖病种多达 40000种。除了主打辅诊服务，奕诊智能还推出了急诊机器人和 AI 医疗教育平台。急诊机器人的难度在于急诊病人可能患有各种科室的疾病，涉及抢救、留观、转诊等复杂动作，对准确度和速度的要求非常高。AI 医疗教育平台给学员医生搭建"虚拟实习医院"，帮助培训基层医生，提高医疗水平的广度和深度。

但是，大多数公司都以标准的机器学习算法为架构，围绕少数或单一病种作辅助决策，有限的市场及商务模式阻碍了这类软件的广泛应用。人工智能医疗多年来一直难有重大突破，归根结底有两大主要原因：其一，境内医疗系统的数据非常敏感，虽然有创业团队通过各类渠道资源找到一些数据，但是在数据标准化程度上均有巨大缺陷。其二，在算法中，因为数据量大，在知识图谱里需要结合医学和算法的专家，并且花上数年的时间才有可能打造成功。

3.2.2 医疗健康信息管理

美国的多家公司，如 Nuance Dragon Medical，Dolby，Entrada 等在研发利用语音识别等智能处理技术的医疗健康大数据系统，将患者就诊过程中数据收集并转化为智能病历，支持后续的智能分析与应用。电子病历（Electronic Medical Record，EMR）是基于一个特定系统的电子化病人记录，该系统提供用户访问完整准确的数据、警示、提示和临床决策支持系统的能力。美国医院非常注重电子病历，利用语音识别技术实现对语音的智能化理解、提取电子病历种的结构化和关键信息、通过语音与院内信息化系统进行交互，更便捷和高效的采集患者病例信息。

在医疗系统中除患者信息以外，与医疗业务相关信息的智能分析与处理也是大数据与人工智能应用的重要领域。智能医疗业务管理包括医院精益运营信息技术与数据（Hospital Resource Planning，HRP）、医院成本一体化、DRG 智能审核与支付、智慧财务、智慧物联、全景人力、活力绩效、医疗卫生资源监管等领域。智能医疗业务管理为医院提供智能化、软银一体化的整体解决方案，包括医疗信息的智能收集、风险评估和预警、医疗保险推荐等。医疗保险推荐是基于病人临床数据，对其结构化，利用统计推荐算法帮助客户找到最佳的医疗保险计划。机器学习技术根据用户行为数据和真实的成单反馈，不断优化模型去贴近用户需求。东软望海把云计算、互联网、物联网和大数据技术，整合于医疗的智能分析、评估、调动、监测中，实现数据驱动管理，科技赋能医疗。

此外，基于物联网技术的智能医疗健康大数据，包括可穿戴设备、家居智能监测等慢病管理设备，也是 AI 技术应用的重要领域。随着无线通信技术、传感器、柔性电子、生物遥测、体域网等技术的发展，可穿戴式设备如智能手环能够获取血压、血氧、心率和心电图等生命体征的监测[144]。穿戴式设备获取的生命体征数据经过智能化处理后可以用于健康监测、疾病治疗和远程康复。健康数据通过网络与医生和护士共享，在远程得到医生的治疗意见，降低医疗成本。

诊后疾病管理建设及服务运营包括智能互动、专病随访、复诊提醒，通过结合大数据处理、深度学习等技术大幅减轻医护工作量。智能慢病管理是通过智能软硬件的技术支持，结合远程监测与居家康复，解决在亚健康、"三高"、运动损伤及预防等领域的健康问题。个体化用药是指通过基因检测为例如肿瘤、心脑血管疾病、精神神经系统疾病等疾病患者和医生提供个性化的临床药物指导方案[145]。在肿瘤治疗领域，机器学习算法可用于病人临床数据和病理生物标志物结合的输入数据，训练药物类型预测模型、放疗规划模型、疗效评估模型[146]。在心血管疾病领域，人工智能的统计模型可以用于心电信号预测，结合病历数据的疾病亚型预测、药物剂量预测[147]。在精神疾病方面，机器学习方法可以通过精神障碍诊疗量表数据的挖掘与分析，得到精神障碍亚型分类或精神抑制药物推荐[148]。满足社区、企业、家庭等场景下的多样化医疗健康需求，实现全场景、持续化的健康监测。

参考文献

［1］ Ehteshami Bejnordi B, Veta M, Johannes van Diest P, et al. Diagnostic Assessment of Deep Learning Algorithms for Detection of Lymph Node Metastases in Women with Breast Cancer［J］. JAMA: The Journal of the American Medical Association, 2017, 318（22）: 2199-2210.

［2］ 赵一鸣，左秀然. PACS 与人工智能辅助诊断的集成应用［J］. 中国数字医学，2018，13（4）：3.

［3］ Wang G，Ye J C，Man B D. Deep learning for tomographic image reconstruction［J］. Nature Machine Intelligence，2020，2（12）：737–748.

［4］ Yu L，Zhang Z，X Li，et al. Deep Sinogram Completion with Image Prior for Metal Artifact Reduction in CT Images［J］. IEEE Transactions on Medical Imaging，（2020）：228–238.

［5］ Han，Yoseob，and Jong Chul Ye. Framing U–Net via deep convolutional framelets：Application to sparse–view CT［J］. IEEE transactions on medical imaging 37.6（2018）：1418–1429.

［6］ Adler J，Oktem O. Learned Primal–Dual Reconstruction［J］. IEEE Transactions on Medical Imaging，2017：1322–1332.

［7］ Zhang Chengzhu，Yinsheng Li，and Guang–Hong Chen. Accurate and robust sparse–view angle CT image reconstruction using deep learning and prior image constrained compressed sensing（DL–PICCS）［J］. Medical Physics，2021，48（10）：5765–5781.

［8］ Hu C，Yi Z，Kalra M K，et al. Low–Dose CT with a Residual Encoder–Decoder Convolutional Neural Network（RED–CNN）［J］. IEEE Transactions on Medical Imaging，2017，36（99）：2524–2535.

［9］ Zhu B，Liu J Z，Cauley S F，et al. Image reconstruction by domain–transform manifold learning［J］. Nature，2018，555（7697）：487–492.

［10］ Li Y，Li K，Zhang C，et al. Learning to Reconstruct Computed Tomography（CT）Images Directly from Sinogram Data under A Variety of Data Acquisition Conditions［J］. IEEE Transactions on Medical Imaging，2019：2469–2481.

［11］ Stephens，Keri. Canon Medical's Digital PET/CT System Receives FDA Clearance for AI–Based Image Reconstruction Technology. AXIS Imaging News（2021）.

［12］ Wang Shanshan，Cao Guohua，Shen Dinggang，et al. Review and Prospect：Artificial Intelligence in Advanced Medical Imaging Frontiers in Radiology 1（2001）：15.

［13］ Ge Y，Su T，Zhu J，et al. ADAPTIVE–NET：deep computed tomography reconstruction network with analytical domain transformation knowledge［J］. Quantitative Imaging in Medicine and Surgery，2020，10（2）.

［14］ Deshmane A，Gulani V，Griswold M A，et al. Parallel MR imaging［J］. Journal of Magnetic Resonance Imaging，2012，36（1）：55–72.

［15］ Lustig M，Donoho D，Pauly J M. Sparse MRI：The application of compressed sensing for rapid MR imaging. Magnetic Resonance in Medicine：An Official Journal of the International Society for Magnetic Resonance in Medicine，2007，58（6）：1182–1195.

［16］ Liang D，Cheng J，Ke Z，et al. Deep magnetic resonance image reconstruction：Inverse problems meet neural networks［J］. IEEE Signal Processing Magazine，2020，37（1）：141–151.

［17］ Han Y，Sunwoo L，Ye J C. k–Space Deep Learning for Accelerated MRI［J］. IEEE transactions on medical imaging，2019，39（2）：377–386.

［18］ Oh G，Sim B，Chung H J，et al. Unpaired deep learning for accelerated MRI using optimal transport driven cycleGAN［J］. IEEE Transactions on Computational Imaging，2020，6：1285–1296.

［19］ Wang P，Chen E Z，Chen T，et al. Pyramid convolutional RNN for MRI reconstruction. arXiv preprint arXiv：1912.00543，2019.

［20］ Dai J，Qi H，Xiong Y，et al. Deformable convolutional networks. In the Proceedings of the IEEE International Conference on Computer Vision，2017：764–773.

［21］ Hu J，Shen L，Sun G. Squeeze–and–excitation networks. In the Proceedings of the IEEE Conference on Computer Vision and Pattern Recognition，2018：7132–7141.

［22］ Yang Y，Sun J，Li H，et al. Deep ADMM–Net for compressive sensing MRI. In the Proceedings of the International

Conference on Neural Information Processing Systems, 2016: 10–18.

［23］ Zhang J, Ghanem B. ISTA–Net: Interpretable optimization–inspired deep network for image compressive sensing. In the Proceedings of the IEEE Conference on Computer Vision and Pattern Recognition, 2018: 1828–1837.

［24］ Sheng R F, Zheng L Y, Jin K P, et al. Single–breath–hold T2WI liver MRI with deep learning–based reconstruction: A clinical feasibility study in comparison to conventional multi–breath–hold T2WI liver MRI ［J］. Magnetic Resonance Imaging, 2021 Sep; 81: 75–81.

［25］ Matej S, Daube–Witherspoon M E, Karp J S. Analytic TOF PET reconstruction algorithm within DIRECT data partitioning framework［J］. Physics in Medicine & Biology, 2016, 61（9）: 3365–3386.

［26］ Defrise M, Kinahan P. Data Acquisition and Image Reconstruction for 3D PET［M］. Springer Netherlands, 1998: 11–53.

［27］ Shepp L A, Vardi Y. Maximum Likelihood Reconstruction for Emission Tomography［J］. IEEE Transactions on Medical Imaging, 1982, 1（2）: 113–122.

［28］ Hudson H M, Larkin R S. Accelerated image reconstruction using ordered subsets of projection data［J］. IEEE Transactions on Medical Imaging, 2002, 13（4）: 601–609.

［29］ Xiang L, Qiao Y, Nie D, et al. Deep Auto–context Convolutional Neural Networks for Standard–Dose PET Image Estimation from Low–Dose PET/MRI［J］. Neurocomputing, 2017, 267（dec.6）: 406–416.

［30］ Xu J, Gong E, Pauly J, et al. 200x Low–dose PET Reconstruction using Deep Learning［J］. 2017. arXiv: 1712.04119.

［31］ Wang Y, Zhou L, Yu B, et al. 3D Auto–Context–Based Locality Adaptive Multi–Modality GANs for PET Synthesis［J］. IEEE transactions on medical imaging, 2019, 38（6）: 1328–1339.

［32］ Kim K, D Wu, Gong K, et al. Penalized PET reconstruction using deep learning prior and local linear fitting［J］. IEEE TransMed Imaging, 2018, 37（6）: 1478–1487.

［33］ Gong K, Catana C, Qi J, et al. PET Image Reconstruction Using Deep Image Prior［J］. IEEE Transactions on Medical Imaging, 2018: 1–1.

［34］ Feng Q, Liu H. Rethinking PET image reconstruction: ultra–lowdose, sinogram and deep learning.［M］. 2020.

［35］ Li C, Sun H, Wang M, et al. Learning Cross–Modal Deep Representations for Multi–Modal MR Image Segmentation. Medical Image Computing and Computer Assisted Intervention（MICCAI）, 2019: 57–65.

［36］ Jue J, Jason H, Neelam T, et al. Integrating Cross–modality Hallucinated MRI with CT to Aid Mediastinal Lung Tumor Segmentation. Medical Image Computing and Computer Assisted Intervention（MICCAI）, 2019: 221–229.

［37］ Han X, Wang J, Zhou W, et al. Deep Doubly Supervised Transfer Network for Diagnosis of Breast Cancer with Imbalanced Ultrasound Imaging Modalities. Medical Image Computing and Computer Assisted Intervention（MICCAI）, 2020: 114–149.

［38］ Xiao Y, Wang X, Li Q, et al. A Cascade and Heterogeneous Neural Network for CT Pulmonary Nodule Detection and Its Evaluation on both Phantom and Patient Data［J］. Computerized Medical Imaging and Graphics, 2021, 90（3）: 101889.

［39］ Meng X H, Wu D J, Wang Z, et al. A fully automated rib fracture detection system on chest CT images and its impact on radiologist performance［J］. Skeletal Radiology, 2021（1）: 1–8.

［40］ Dai C, Mo Y, Angelini E, et al. Transfer Learning from Partial Annotations for Whole Brain Segmentation［J］. IEEE Image and Video Processing, 2019, 10851.

［41］ Li Y, Zhang J, Huang K, et al. Mixed Supervised Object Detection with Robust Objectness Transfer［J］. IEEE Transactions on Pattern Analysis and Machine Intelligence, 2019, 41（4）: 639–653.

［42］ Lee J, Kim E, Lee S, et al. Ficklenet: Weakly and semi–supervised semantic image segmentation using stochastic inference［J］. IEEE International Conference on Computer Vision（CVPR）, 2019: 5267–5276.

［43］ Xiao B, Cheng X, She F, et al. Weakly Supervised Confidence Learning for Brain MR Image Dense Parcellation［M］// Suk HI, Liu M, Yan P, et al. Machine Learning in Medical Imaging. MLMI 2019. Lecture Notes in Computer Science, Vol 11861. Springer, Cham.

［44］ Wei J, Shi F, Shen D. Consistent Segmentation of Longitudinal Brain MR Images with Spatio-Temporal Constrained Networks［M］// Bruijne M. et al. Medical Image Computing and Computer Assisted Intervention – MICCAI 2021. MICCAI 2021. Lecture Notes in Computer Science, Vol 12901. Springer, Cham.

［45］ Jin L, Shi F, Chun Q, et al. Artificial intelligence neuropathologist for glioma classification using deep learning on hematoxylin and eosin stained slide images and molecular markers［J］. Neuro-Oncology, 2021, 23（1）：44-52.

［46］ Barthel F P, Johnson K C, Varn F S, et al. Longitudinal molecular trajectories of diffuse glioma in adults［J］. Nature, 2019, 576：112-120.

［47］ Kurtz D M, Esfahani M S, Scherer F, et al. Dynamic Risk Profiling Using Serial Tumor Biomarkers for Presonalized Outcome Prediction［J］. Cell, 2019, 178, 699-713.

［48］ Jonathan, C. M, Wan, et al. "Hey CIRI, What's My Prognosis?" – ScienceDirect［J］. Cell, 2019, 178（3）：518-520.

［49］ Narayanan A, Turcan S. The Magnifying GLASS：Longitudinal Analysis of Adult Diffuse Gliomas［J］. Cell, 2020, 180：407-409.

［50］ Shi F, Chen B, Shen D, et al. Semi-Supervised Deep Transfer Learning for Benign-Malignant Diagnosis of Pulmonary Nodules in Chest CT Images. IEEE Transactions on. Medical Imaging（2021）.

［51］ Bullock J, Luccioni A, Pham K H, et al. Mapping the Landscape of Artificial Intelligence Applications against COVID-19［J］. arXiv：2003.11336, 2020.

［52］ J.-H. Lee, D.-i. Kim, and M.-k. Cho, et al. Computed tomography apparatus and method of controlling X-ray by using the same, ed：Google Patents, 2017.

［53］ Singh V, Kai M, Tamersoy B, et al. DARWIN：Deformable Patient Avatar Representation With Deep Image Network［C］// International Conference on Medical Image Computing & Computer-assisted Intervention. Springer, Cham, 2017：497-504.

［54］ Achilles F, Ichim A E, Coskun H, et al. Patient MoCap：Human Pose Estimation Under Blanket Occlusion for Hospital Monitoring Applications［C］// International Conference on Medical Image Computing and Computer-Assisted Intervention. Springer International Publishing, 2016：491-499.

［55］ Casas L, Navab N, Demirci S. Patient 3D body pose estimation from pressure imaging［J］. International Journal of Computer Assisted Radiology and Surgery, 2019（14）：517-524.

［56］ Wei T, Pei Y, Ying W. Deeply Learned Compositional Models for Human Pose Estimation［C］// European Conference on Computer Vision. Springer, Cham, 2018：190-206.

［57］ Sun K, Xiao B, Liu D, et al. Deep high-resolution representation learning for human pose estimation, in Proceedings of the IEEE Conference on Computer Vision and Pattern Recognition, 2019：5693-5703.

［58］ Varol G, D Ceylan, Russell B, et al. BodyNet：Volumetric Inference of 3D Human Body Shapes［C］// European Conference on Computer Vision. Springer, Cham, 2018：20-36.

［59］ Rhodin H, Salzmann M, Fua P. Unsupervised Geometry-Aware Representation for 3D Human Pose Estimation［C］// European Conference on Computer Vision. Springer, Cham, 2018：750-767.

［60］ G Pavlakos G, Zhu L, Zhou X, et al. Learning to Estimate 3D Human Pose and Shape from a Single Color Image［J］. IEEE, 2018：459-468.

［61］ Ronald, Booij, Ricardo P J, et al. Accuracy of automated patient positioning in CT using a 3D camera for body contour detection［J］. European radiology, 2019（29）：2079-2088.

［62］ Wang Y, Lu X, Zhang Y, et al. Precise pulmonary scanning and reducing medical radiation exposure by developing a clinically applicable intelligent CT system: Toward improving patient care［J］. EBioMedicine, 2020, 54.

［63］ United imaging's emergency radiology departments support mobile cabin hospitals, facilitate 5G remote diagnosis. Available: https://www.prnewswire.com/news-releases/united-imagings-emergency-radiology-departments-support-mobile-cabin-hospitals-facilitate-5g-remote-diagnosis-301010528.html.

［64］ Zheng C, Deng X, Fu Q, et al. Deep Learning-based Detection for COVID-19 from Chest CT using Weak Label［J］. IEEE Transactions on Medical Imaging, 2020.

［65］ Chen J, Wu L, Zhang J, et al. Deep learning-based model for detecting 2019 novel coronavirus pneumonia on high-resolution computed tomography［J］. Scientific Reports, 2020, 10（1）.

［66］ Song Y, Zheng S, Li L, et al. Deep learning Enables Accurate Diagnosis of Novel Coronavirus（COVID-19）with CT images［J］. IEEE/ACM Transactions on Computational Biology and Bioinformatics, 2021, 18（6）: 2775-2780.

［67］ Wang S, Kang B, Ma J, et al. A deep learning algorithm using CT images to screen for Corona virus disease （COVID-19）［J］. European Radiology, 2021（1）, 31（8）: 6096-6104.

［68］ Tang Z, Zhao W, Xie X, et al. Severity assessment of COVID-19 using CT image features and laboratory indices［J］. Physics in Medicine & Biology, 2021, 66（3）: 035015（13pp）.

［69］ Shi F, Xia L, Shan F, et al. Large-Scale Screening of COVID-19 from Community Acquired Pneumonia using Infection Size-Aware Classification［J］. arXiv, 2020.

［70］ Chan H C S, Shan H, Dahoun T, et al. Advancing drug discovery via artificial intelligence［J］. Trends Pharmacol Sci, 2019, Vol.40（8）: 592-604.

［71］ Zhao L, Ciallella H L, Aleksunes L M, et al. Advancing computer-aided drug discovery（CADD）by big data and data-driven machine learning modeling［J］. Drug Discov Today, 2020, Vol.25（9）: 1624-1638.

［72］ Ekins S, Puhl A C, Zorn K M, et al. Exploiting machine learning for end-to-end drug discovery and development［J］. Nat Mater, 2019, Vol.18（5）: 435-441.

［73］ Vamathevan J, Clark D, Czodrowski P, et al. Applications of machine learning in drug discovery and development［J］. Nat Rev Drug Discov, 2019, Vol.18（6）: 463-477.

［74］ Yang X, Wang Y, Byrne R, et al. Concepts of artificial intelligence for computer-assisted drug discovery［J］. Chem Rev, 2019, Vol.119（18）: 10520-10594.

［75］ Martin E, Mukherjee P, Sullivan D, et al. Profile-QSAR: A novel meta-QSAR method that combines activities across the kinase family to accurately predict affinity, selectivity, and cellular activity［J］. J Chem Inf Model, 2011, Vol.51（8）: 1942-1956.

［76］ Zeng X, Zhu S, Lu W, et al. Target identification among known drugs by deep learning from heterogeneous networks［J］. Chem Sci, 2020, Vol.11（7）: 1775-1797.

［77］ Zong N, Kim H, Ngo V, et al. Deep mining heterogeneous networks of biomedical linked data to predict novel drug-target associations［J］. Bioinformatics, 2017, Vol.33（15）: 2337-2344.

［78］ Gu S, Lai L H. Associating 197 Chinese herbal medicine with drug targets and diseases using the similarity ensemble approach［J］. Acta Pharmacol Sin, 2020, Vol.41（3）: 432-438.

［79］ ICGC/TCGA Pan-Cancer Analysis of Whole Genomes Consortium. Pan-cancer analysis of whole genomes［J］. Nature, 2020, Vol.578（7793）: 82-93.

［80］ Gainza P, Sverrisson F, Monti F, et al. Deciphering interaction fingerprints from protein molecular surfaces using geometric deep learning［J］. Nat Methods, 2020, Vol.17（2）: 184-192.

［81］ Tsubaki M, Tomii K, and Sese J. Compound-protein interaction prediction with end-to-end learning of neural networks for graphs and sequences［J］. Bioinformatics, 2019, Vol.35（2）: 309-318.

［82］ You Z-H，Lei Y-K，Zhu L，et al. Prediction of protein-protein interactions from amino acid sequences with ensemble extreme learning machines and principal component analysis［J］. BMC Bioinformatics，2013，Vol.14（Suppl 8）：S10.

［83］ Zhang F. A personalized time-sequence-based book recommendation algorithm for digital libraries［J］. IEEE Access，2016，Vol.4：2714-2720.

［84］ Weidlich I E，Filippov I V，Brown J，et al. Inhibitors for the hepatitis C virus RNA polymerase explored by SAR with advanced machine learning methods［J］. Bioorg Med Chem，2013，Vol.21（11）：3127-3137.

［85］ Senior A W，Evans R，Jumper J，et al. Improved protein structure prediction using potentials from deep learning［J］. Nature，2020，Vol.577（7792）：706-710.

［86］ Robertson A J，Courtney J M，Shen Y，et al. Concordance of X-ray and AlphaFold2 models of SARS-COV-2 main protease with residual dipolar couplings measured in solution［J］. J Am Chem Soc，2021，Vol.143（46）：19306-19310.

［87］ Madhukar N S，Khade P K，Huang L，et al. A Bayesian machine learning approach for drug target identification using diverse data types［J］. Nat Commun，2019，Vol.10（1）：5221.

［88］ Ozturk H，Ozgur A，Ozkirimli E. DeepDTA：Deep drug-target binding affinity prediction［J］. Bioinformatics，2018，Vol.34（17）：i821-i829.

［89］ Kozlovskii I，Popov P. Protein-peptide binding site detection using 3D convolutional neural networks［J］. J Chem Inf Model，2021，Vol.61（8）：3814-3823.

［90］ Zheng L，Fan J，Mu Y. OnionNet：A multiple-layer intermolecular-contact-based convolutional neural network for protein-ligand binding affinity prediction［J］. ACS Omega，2019，Vol.4（14）：15956-15965.

［91］ Karimi M，Wu D，Wang Z，et al. DeepAffinity：Interpretable deep learning of compound-protein affinity through unified recurrent and convolutional neural networks［J］. Bioinformatics，2019，Vol.35（18）：3329-3338.

［92］ Jiang M，Li Z，Zhang S，et al. Drug-target affinity prediction using graph neural network and contact maps［J］. RSC Advances，2020，Vol.10（35）：20701-20712.

［93］ Ragoza M，Hochuli J，Idrobo E，et al. Protein-ligand scoring with convolutional neural networks［J］. J Chem Inf Model，2017，Vol.57（4）：942-957.

［94］ Majumdar S，Nandi S K，Ghosal S，et al. Deep learning-based potential ligand prediction framework for COVID-19 with drug-target interaction model［J］. Cognit Comput，2021：1-13.

［95］ Friedrich L，Cingolani G，Ko Y H，et al. Learning from nature：From a marine natural product to synthetic cyclooxygenase-1 inhibitors by automated de novo design［J］. Adv Sci，2021，Vol.8（16）：e2100832.

［96］ Joshi R P，Kumar N. Artificial intelligence for autonomous molecular design：A perspective［J］. Molecules，2021，Vol.26（22）.

［97］ Yan J，Bhadra P，Li A，et al. Deep-AmPEP30：Improve short antimicrobial peptides prediction with deep learning［J］. Mol Ther Nucleic Acids，2020，Vol.20：882-894.

［98］ Zhavoronkov A，Ivanenkov Y A，Aliper A，et al. Deep learning enables rapid identification of potent DDR1 kinase inhibitors［J］. Nat Biotechnol，2019，Vol.37（9）：1038-1040.

［99］ Segler M H S，Kogej T，Tyrchan C，et al. Generating focused molecule libraries for drug discovery with recurrent neural networks［J］. ACS Cent Sci，2018，Vol.4（1）：120-131.

［100］ Gomez-Bombarelli R，Wei J N，Duvenaud D，et al. Automatic chemical design using a data-driven continuous representation of molecules［J］. ACS Cent Sci，2018，Vol.4（2）：268-276.

［101］ Mendez-Lucio O，Baillif B，Clevert D A，et al. De novo generation of hit-like molecules from gene expression signatures using artificial intelligence［J］. Nat Commun，2020，Vol.11（1）：10.

［102］ Khemchandani Y，O'Hagan S，Samanta S，et al. DeepGraphMolGen，a multi-objective，computational strategy for generating molecules with desirable properties：A graph convolution and reinforcement learning approach［J］. J Cheminform，2020，Vol.12（1）：53.

［103］ Yang Y，Zheng S，Su S，et al. Syntalinker：Automatic fragment linking with deep conditional transformer neural networks［J］. Chem Sci，2020，Vol.11（31）：8312–8322.

［104］ Blakemore D C，Castro L，Churcher I，et al. Organic synthesis provides opportunities to transform drug discovery ［J］. Nat Chem，2018，Vol.10（4）：383–394.

［105］ Segler M H S，Preuss M，and Waller M P. Planning chemical syntheses with deep neural networks and symbolic AI［J］. Nature，2018，Vol.555（7698）：604–610.

［106］ Wallach I，Dzamba M，Heifets A. AtomNet：A Deep Convolutional Neural Network for Bioactivity Prediction in Structure-based Drug Discovery［J］. Mathematische Zeitschrift，2015，47（1）：34–46.

［107］ Wu J，Zhang Q，Wu W，et al. WDL–RF：Predicting bioactivities of ligand molecules acting with G protein-coupled receptors by combining weighted deep learning and random forest［J］. Bioinformatics，2018，Vol.34（13）：2271–2282.

［108］ Gong J，Cai C，Liu X，et al. ChemMapper：A versatile web server for exploring pharmacology and chemical structure association based on molecular 3D similarity method［J］. Bioinformatics，2013，Vol.29（14）：1827–1829.

［109］ Nascimento A C，Prudencio R B，and Costa I G. A multiple kernel learning algorithm for drug-target interaction prediction［J］. BMC Bioinformatics，2016，Vol.17：46.

［110］ He T，Heidemeyer M，Ban F，et al. SimBoost：A read-across approach for predicting drug-target binding affinities using gradient boosting machines［J］. J Cheminform，2017，Vol.9（1）：24.

［111］ Goh G B，Siegel C，Vishnu A，et al. Chemception：A deep neural network with minimal chemistry knowledge matches the performance of expert-developed QSAR/QSPR Models. 2017，arXiv：1706.06689.

［112］ Ambure P，Halder A K，Gonzalez Diaz H，et al. QSAR-Co：An open source software for developing robust multitasking or multitarget classification-based QSAR models［J］. J Chem Inf Model，2019，Vol.59（6）：2538–2544.

［113］ Chen S，Xue D，Chuai G，et al. FL-QSAR：A federated learning-based QSAR prototype for collaborative drug discovery［J］. Bioinformatics，2021，Vol.36（22–23）：5492–5498.

［114］ Karpov P，Godin G，and Tetko I V. Transformer-CNN：Swiss knife for QSAR modeling and interpretation［J］. J Cheminform，2020，Vol.12（1）：17.

［115］ Vijayan R S K，Kihlberg J，Cross J B，et al. Enhancing preclinical drug discovery with artificial intelligence ［J］. Drug Discov Today，2021 Nov 25：S1359–6446（21）00504–3.

［116］ Jia C Y，Li J Y，Hao G F，et al. A drug-likeness toolbox facilitates ADMET study in drug discovery［J］. Drug Discov Today，2020，Vol.25（1）：248–258.

［117］ Tian S，Djoumbou-Feunang Y，Greiner R，et al. CypReact：A software tool for in silico reactant prediction for human cytochrome P450 enzymes［J］. J Chem Inf Model，2018，Vol.58（6）：1282–1291.

［118］ Lagorce D，Bouslama L，Becot J，et al. FAF-Drugs4：Free ADME-tox filtering computations for chemical biology and early stages drug discovery［J］. Bioinformatics，2017，Vol.33（22）：3658–3660.

［119］ Podlewska S & Kafel R. Metstabon-online platform for metabolic stability predictions［J］. Int J Mol Sci，2018，Vol.19（4）：1040．

［120］ Daina A，Michielin O & Zoete V. SwissADME：A free web tool to evaluate pharmacokinetics，drug-likeness and medicinal chemistry friendliness of small molecules［J］. Sci Rep，2017，Vol.7：42717.

［121］ Stork C，Wagner J，Friedrich N O，et al. Hit Dexter：A machine-learning model for the prediction of frequent hitters［J］. ChemMedChem，2018，Vol.13（6）：564–571.

［122］ Peng Y, Zhang Z, Jiang Q, et al. Top: A deep mixture representation learning method for boosting molecular toxicity prediction［J］. Methods, 2020, Vol.179: 55–64.

［123］ Mayr A, Klambauer G, Unterthiner T, et al. DeepTox: Toxicity prediction using deep learning［J］. Frontiers in Environmental Science, 2016, Vol.3.

［124］ Kim H, Nam H. hERG–Att: Self–attention–based deep neural network for predicting hERG blockers［J］. Comput Biol Chem, 2020, Vol.87: 107286.

［125］ Liu K, Sun X, Jia L, et al. Chemi–Net: A molecular graph convolutional network for accurate drug property prediction［J］. Int J Mol Sci, 2019, Vol.20（14）.

［126］ Dotolo S, Marabotti A, Facchiano A, et al. A review on drug repurposing applicable to COVID–19［J］. Brief Bioinform, 2021, Vol.22（2）: 726–741.

［127］ Zhou Y, Wang F, Tang J, et al. Artificial intelligence in COVID–19 drug repurposing［J］. The Lancet Digital Health, 2020, Vol.2（12）: e667–e676.

［128］ Martinez V, Navarro C, Cano C, et al. DrugNet: Network–based drug–disease prioritization by integrating heterogeneous data［J］. Artif Intell Med, 2015, Vol.63（1）: 41–49.

［129］ Luo H, Zhang P, Cao X H, et al. DPDR–CPI, a server that predicts drug positioning and drug repositioning via chemical–protein interactome［J］. Sci Rep, 2016, Vol.6: 35996.

［130］ Hooshmand S A, Zarei Ghobadi M, Hooshmand S E, et al. A multimodal deep learning–based drug repurposing approach for treatment of COVID–19［J］. Mol Divers, 2021, Vol.25（3）: 1717–1730.

［131］ Moffat J G, Rudolph J, Bailey D. Phenotypic screening in cancer drug discovery – past, present and future［J］. Nat Rev Drug Discov, 2014, Vol.13（8）: 588–602.

［132］ Shen Y, Liu T, Chen J, et al. Harnessing artificial intelligence to optimize long – term maintenance dosing for antiretroviral – naive adults with HIV–1 infection［J］. Adv Therap, 2019, Vol.3（4）.

［133］ Wang Z, Cai J, Ren J, et al. Discovery of a potent FLT3 inhibitor（LT–850–166）with the capacity of overcoming a variety of FLT3 mutations［J］. J Med Chem, 2021, Vol.64（19）: 14664–14701.

［134］ Schneider P, Walters W P, Plowright A T, et al. Rethinking drug design in the artificial intelligence era［J］. Nat Rev Drug Discov, 2020, Vol.19（5）: 353–364.

［135］ Xiong Z, Wang D, Liu X, et al. Pushing the boundaries of molecular representation for drug discovery with the graph attention mechanism［J］. J Med Chem, 2020, Vol.63（16）: 8749–8760.

［136］ 常虹. 基因诊断方法的研究与进展［J］. 中国组织工程研究与临床康复, 2008, 12（037）: 7355–7358.

［137］ 张括, 李金明. 中国人群遗传病基因型与表型数据库的建立对遗传病精准诊断的重要性［J］. 中华医学杂志, 2020, 100（39）: 4.

［138］ Snyder M W, Kircher M, Hill A J, et al. Cell–free DNA comprises an in vivo nucleosome footprint that informs its tissues–of–origin［J］. Cell, 2016, 164（1–2）: 57.

［139］ Aucamp, Janine, Bronkhorst, et al. The diverse origins of circulating cell–free DNA in the human body: a critical re–evaluation of the literature［J］. Biological Reviews, 2018, 93（3）: 1649–1683.

［140］ Zhang W, Zhang H, Yang H, et al. Computational resources associating diseases with genotypes, phenotypes and exposures［J］. 2019 Nov 27; 20（6）: 2098–2115.

［141］ 梁森. 基于机器学习的多元辅助肿瘤诊断相关研究［D］. 吉林大学, 2020.

［142］ Guyon I, Weston J, Barnhill S, et al. Gene Selection for Cancer Classification using Support Vector Machines［J］. Machine Learning, 2002, 46（1–3）: 389–422.

［143］ Kilicarslan S, Celik M, Sahin A. Hybrid models based on genetic algorithm and deep learning algorithms for nutritional Anemia disease classification［J］. Biomedical Signal Processing and Control, 2021, 63（1）: 102231.

［144］Iqbal S，Mahgoub I，Du E，et al. Advances in healthcare wearable devices［J］. npj Flexible Electronics，2021，5（1）：9.

［145］Gambardella V，Tarazona N，Roda D，et al. Cervantes A. Personalized Medicine：Recent Progress in Cancer Therapy［J］. Cancers（Basel），2020 Apr 19；12（4）：1009.

［146］Schork NJ. Artificial Intelligence and Personalized Medicine［J］. Cancer Treat Res，2019，178：265-283.

［147］Cheng X，Manandhar I，Joe B et al.，Application of Artificial Intelligence in Cardiovascular Medicine［J］. Compr Physiol，2021 Sep 23；11（4）：2455-2466.

［148］Bzdok D，Meyer-Lindenberg A. Machine Learning for Precision Psychiatry：Opportunities and Challenges［J］. Biol Psychiatry Cogn Neurosci Neuroimaging，2018 Mar；3（3）：223-230.

撰稿人：沈定刚　薛　忠　石　峰　陈　磊　吴交交　周乃云　潘先攀

医学成像技术和影像分析

1 超声成像

1.1 超声压电材料与换能器

超声换能器是医学超声成像装备的核心部件。随着临床医学超声需求的增长，以高性能超声探头、电容式微机械超声传感器（CMUT）超声探头、大规模阵元面阵探头和高频内窥探头为代表的高级应用探头及高灵敏度、高分辨率性能设计是未来超声换能器发展的主要方向，也对超声仪器的整体性能提高及应用拓展起着至关重要的作用。近年来，超声诊疗技术在诸多方面以及新的领域得到飞速发展，例如弹性超声成像、超快与超分辨率超声成像、高分辨率实时三维成像、内窥超声成像、声镊/操控、神经调控、血脑屏障开启、血栓溶解和可穿戴超声设备等。这些成就和进步得益于多方面的技术进步，其中较为核心的是在压电材料以及超声换能器方面的技术突破。

在压电材料方面，通过对传统的 PMN-PT 陶瓷掺杂稀土元素钐（Sm）产生非均匀区域结构，大幅提高了材料的压电性能（d33=1500pC/N）与介电常数（13000），尤其高介电性能所带来的低阻抗优势为微型换能器和面阵换能器提供了性能保障[1]。同时，在对 PMN-PT 压电单晶进行钐掺杂后，材料的压电系数大幅提升到 4000pC/N 以上，使得利用稀土元素形成局部结构非匀质性以提升压电材料性能成为新的研究热点[2]。由于绝大部分的压电材料在高温下的热稳定性较差，导致在制造加工时和高温高功率工作时存在压电性能减弱或者去极化的现象。新型的具有复杂钙钛矿结构的压电陶瓷 BS-xPT-PSN 被证实具有超过 400 度的居里温度，并且在 200 度的温度下仍能保持压电系数为 2500pm/V 的高压电性能，因此可极大拓宽压电材料加工方式以及超声换能器的适用范围[3]。无铅压电材料在近几十年逐渐得到重视，但由于其较低的压电性能，发展一直受限。最近，通过一种特殊的纳米柱结构方法获得了高压电性能的无铅压电薄膜，压电系数和居里温度均超越传统压电陶瓷[4]。同时一种新型的有机分子铁电体也被成功制备，该方案借鉴了无机陶瓷的准同型相界的柔性分子钙钛矿结构固溶体压电薄膜，具有可与压电单晶媲美的压电系数[5]。

在换能器方面，由于换能器与后续电路系统的电阻抗匹配影响设备整体性能，而利用上述提到的高介电常数压电材料可制作高性能的微型或高频超声换能器[6, 7]。此外，在换能器端放置一种微型前置信号放大集成电路也可有效解决阻抗匹配问题，并且增强超声信号[8]。在换能器的成像能力上，使用低频换能器对目标组织进行声学激励产生微泡，再用高频换能器对微泡破裂时形成的高频超声信号进行捕捉和超谐波成像可提升分辨力与成像深度[9]。利用具有透明性质的铌酸锂单晶换能器制备可以将光学激励融合进来的光声成像换能器[10]，未来还将有可能通过使用交流极化制备的高压电性能的透明 PMN-PT 压电单晶，将此类换能器的性能大幅提升[11]。此外，一些新形态的超声换能器也极大拓宽了超声在各类领域的应用，其中 CMUT 就是重要的新型换能器，它可实现高频、高带宽换能器，并可以与 IC 电路集成等优势，为新型超声成像应用提供新的解决方案[12]。业内也研发了利用绝缘硅片工艺（SOI）设计制备的亚微米级的超声探测器，其图像分辨率可与光学显微镜媲美[13]。同时，基于柔性超声换能器的可穿戴式血压检测仪也极大拓展了超声成像技术的应用范围[14]。

1.2 高频超声成像

超声成像的分辨率是随着超声频率的增大而提高的，但是超声的穿透深度却随之减小。传统超声成像使用的超声频率范围大概是 5～12MHz，可以看到人体深部的组织结构，但是分辨率低，仅适用于尺寸较大的组织器官。更精细的组织结构则需要使用更高频率的超声成像。一般将高于 15MHz 的超声称为高频超声。高频超声成像分辨率高，但穿透深度小，适合用于浅表组织精细结构的成像诊断，如眼科、皮肤科等浅表组织高分辨率成像，以及小动物成像研究。

目前临床上用于眼科、皮肤科的高频超声成像大都是利用高频单阵元探头的机械移动来实现。但是相对于传统超声成像线阵探头的电子扫描，机械移动装置较复杂，尺寸大，而且成像帧频低，速度慢。高频超声线阵探头制备工艺难度大限制了高频超声的应用和发展。

近十几年来，高频线阵探头的制备工艺和探头性能不断得到提升，极大地扩展了高频超声的应用范围。Cannata 和 Brown 等人相继研制出了 30～40MHz 的线阵超声探头[15-17]。目前已将中心频率 15-50MHz 的线阵探头以及超声成像系统产业化，工作频率最高可覆盖到 70MHz，轴向分辨率最高可达 $30\mu m$，可用于浅表血管、神经、肌腱、肌肉骨系统等成像诊断[18-20]。

为了将高频超声成像技术应用于人体深部，血管内超声成像、胃肠道内窥超声成像等内窥高频超声技术相继被提出。内窥高频超声成像是利用安装在导管前端的微型高频超声探头，从血管和胃肠道等内部成像来检测管腔大小和管壁结构的一种介入式超声诊断技术。传统内窥高频超声成像是利用机械旋转扫描得到管壁的超声图像，使用的超声频率在 40MHz 左右。由于血管、胃肠道等应用场景不同，所使用的微型超声探头结构尺寸会有所差异，发展方向也有所不同。近年来，双频血管内超声成像技术得到了广泛关注。该技术使用具有高低两个不同频率的双阵元微型换能器（一般低频阵元中心频率为 40MHz 左右，高频阵元中心频率在 80MHz 以上），可以同时得到较高分辨率和较大穿透深度的超声图像，得到的血管组织信息更多更细[21-23]。另外，也可以通过谐波成像提高成像分辨率[24-26]。与血管内超声成像不同的是，胃肠道等内窥超声成像所使用的导管尺寸可以大些，因此使用的超声换能器尺寸可以大些。近年来，用于胃肠道的胶囊式内窥超声成像显示了巨大的优势[27, 28]。另外，相比于单阵元探头，阵列探头成像更有优势。但是阵列探头引线复杂，尺寸大，对电子系统要求也高，难以应用于对尺寸有严格要求的高频内窥成像中。2018 年 Cabrera-Munoz 等人研制了 30MHz 的高频线阵超声换能器用于血管内成像[29]。2020 年 Latham 等人研制了 30MHz 的行列式阵列探头用于内窥三维超声成像[30]。但是 30MHz 超声成像分辨率对于血管等内窥应用还是偏低，而由于尺寸的限制用于内窥超声的更高频率的阵列探头极具挑战。

高频超声成像因其高的分辨率可用于高分辨微血管成像，结合超声造影剂也可用于微血流成像，对于分析行为导致的神经活动有着重要的意义。2019 年 Dizeux 等人成功利用 15MHz 高频超声得到了猴子高分辨率脑血流图像，揭示了其行为导致的脑活动变化[31]。Chang 等人利用 40MHz 的高频超声获得了高分辨率的斑马鱼的血流图[32]。

1.3 弹性超声成像

传统超声结构成像反映人体组织的声阻抗（密度乘以声速）差异，相对变化范围通常只有其中间值的 20% 左右。而反映组织硬度的弹性模量，其相对变化范围最大能达到其中间值的 500% 以上[33]。因此，对于某些疾病，超声弹性成像具有更高的敏感性，能在发病早期实现精准诊断，或对其病情进行准确分期。超声弹性成像技术已发展出多种模式，主要包括：准静态应变成像、瞬时弹性成像、声辐射力脉冲成像、实时剪切波成像等。其中，准静态应变成像是一种非定量技术，由于缺乏量化指标，在临床中受到较大限制。而后三者都是通过测量组织中剪切波的传播速度，计算组织杨氏弹性模量值。

目前国内超声弹性成像领域已经初步完成了由科研向产业转化的进程，深圳迈瑞公司推出的 Resona7 昆仑系列高端弹性彩超产品，已经进入多家国内外大型医疗机构服务于临床。其独有的自主知识产权的声触弹性技术（Sound Touch Elastography，STE），已经形成了一批临床研究成果。如上海瑞金医院研究证明，STE 对肝纤维化诊断准确率达到 87.0%，远高于国外同类产品的 64.8%[34]；山东大学研究团队证实，使用传统超声成像方法，乳腺非肿块型病变的良恶性诊断特异性仅为21%～43%，而利用STE，诊断特异性最高达到了85.86%（对应敏感性为94.57%）[35]。此外，超声弹性成像正在向专科化发展，如在肌骨领域，中国科学院深圳先进技术研究院超声团队提出了骨骼肌被动弹性系数这一新的诊断参数，在多种肌骨或神经疾病的诊断中具有很好的发展前景[36]。由清华大学和无锡海斯凯尔医学技术有限公司研发的瞬时弹性成像技术，转化形成了国产纤维化诊断仪FibroTouch，通过影像引导定位、宽频探头，提高了检测的准确性和成功率，同时提升了检测的速度和工作效率。2021年"双创"周，作为向李克强总理汇报的三个代表产品之一进行了展示。

1.4　超声分子成像

传统超声成像是利用组织散射回波信号探测有关解剖结构和生物组织特性的信息，已经无法满足对病变组织等的精准成像要求。近年来，基于微泡的超声分子成像成为新的研究热点，该技术为疾病早期诊断"看得早"、精确诊断"看得清、看得准"提供了有力的工具。

超声分子成像主要利用超声波对具有靶向功能的带壳超声造影微气泡进行成像检测，实现对特定组织细胞和分子的生物过程进行定性和定量成像，是革新性的超声疾病早期成像诊断新方法。由于其获取微观细胞层面的早期疾病信息的能力，突破了传统超声的宏观解剖结构成像的限制，使得超声分子影像成为近年来医学超声和分子影像学的重大前沿热点[37]。超声分子成像在心血管和肿瘤等重大疾病的早期诊疗研究已经取得了许多重要进展，但是超声分子影像在临床的广泛应用还面临严重障碍。由于医学超声成像分辨率的物理限制，发展声敏感且具靶向定位的弹性壳体微泡作为超声分子影像探针来探测感兴趣的分子信息是超声分子成像的技术基础。

在微泡非线性成像及超声分子成像方面，中科院深圳先进技术研究院的郑海荣等在理论和实验上系统研究了微米、亚微米及纳米级气泡在超声激励下的二次谐波、次谐波、超谐波等非线性声散射信号特征及最优激励参数[38]。此外，针对"血管靶向黏附微泡探测及其与血管内流动微泡声学信号区分"这一超声靶向分子成像的核心问题，郑海荣等提出了利用微泡在低频激励下溢出宽带高频信号的特征，采用"低频发射–高频接收"的非线性成像及"成像–声辐照–再成像"的新方法[39]，以及超声辐射力增加靶向微泡在流体扰动条件下的黏附效率，形成了对靶向黏附微泡的选择性和特异性探测成像的新方法[40]，并将超声分子成像技术用于在体血管炎症检测。

1.5　超分辨超声成像

美、德科学家因光学超分辨成像技术于2014年获得了诺贝尔化学奖。与其原理相似，超声波作用在微泡上后产生的背向散射回波也具有点扩散函数的特性，两个相邻微泡能否区分受到衍射极限的限制。从 2011 年开始，法国朗之万研究所和英国伦敦国王学院等国外团队开始尝试将超快速平面波成像技术与微泡结合起来以大幅提高成像分辨率。2015 年，朗之万研究所在 *Nature* 正刊上发表了最新研究结果，他们对正常大鼠大脑冠状面血管进行了超分辨成像，分辨率达到十几微米，突破了传统超声成像衍射极限[41]。近期，借助于超声可精确识别超声微泡在脑血管的位置和移动参数，超分辨超声实现了对成人大脑中的深部血流血管系统进行经颅超声成像，并量化了血液动力学参数，实现了经颅骨的高达 25 微米分辨率的脑血流成像，为脑部疾病和脑血管成像提供重要的成像工具[42]。

目前国内在超声超分辨成像领域也开展了较多研究，并已经开始在临床的应用研究。清华大学的罗建文团队，在国际上率先提出了通过深度学习神经网络进一步提高超声超分辨成像性能的方法[43]；西安交通大学万明习团队在脑部经颅超分辨成像、中国科学院深圳先进技术研究院郑海荣团队在消化道内窥超分辨成像等领域也正在展开研究。

1.6 3D/4D 超声成像

传统 B 超图像只能提供人体器官某一断面的二维图像，在进行某些疾病诊断时，必须依赖医生的经验将二维图像在大脑转换为其能理解的三维解剖结构，这就极大地提高了诊断难度和出现错诊的风险。三维超声成像技术的实现可以分为两类，一类是由多幅静态 B 超图像进行后期重建，另一种是采用二维面阵超声换能器，结合高通道数的超声发射 / 接收电子学系统，直接获得三维超声图像。与传统二维 B 超相比，三维超声成像能更加清晰地显示心脏、胎儿等的三维结构，实现对多种疾病更加精准的诊断。

实时三维超声成像的关键器件就是二维平面阵超声换能器，中国科学院深圳先进技术研究院郑海荣马腾团队，突破了复合压电材料的精加工工艺，设计并开发了由大规模子模块组成、包含 12288 阵元、可在磁共振监控环境下兼容工作的新型二维超声面阵换能器。基于该器件，研究团队实现了由实时三维成像引导的灵活可控的经颅三维声镊系统，可跨越离体人类头骨和猕猴头骨，实时成像追踪并操控 PDMS 粒子沿特定的三维轨迹运动[44]。

1.7 超声成像系统

超声成像系统用以激励超声换能器进行信号激励，同时又采集生物组织反射的超声回波信号，进行回波信号的放大、滤波等采集处理，进行复杂的波束合成和信号处理之后，进行超声图像的显示。超声系统经过了几十年的发展，已经可以覆盖人体大部分临床疾病的检测，无创获得组织成像。当前超声系统正朝着多元化方向发展，包括更高分辨率、更小更便携、功能更强大等，满足各个临床科室的检测需要。在高分辨率超声成像系统方面，中心频率在 15 ~ 60MHz 量级的高频超声成像系统已经广泛用于心血管、皮肤、眼科、浅表肌骨等临床应用中[45]，超声成像的分辨率就被推高到 40 ~ 100μm 范围内[46, 47]。中科院深圳先进院高频超声团队开发了多款高分辨率超声成像系统，用以满足高分辨率超声成像应用[48]。在便携化超声成像系统方面，在超声专用处理芯片集成度越来越高的技术背景下，便携式超声得到了快速的发展。目前已有超过 20 多款便携式超声成像系统广泛应用于临床。在成像系统功能方面，各种新的成像模式被提出并逐步应用于临床[49, 50]，二维弹性超声成像系统可以获取大范围的组织的弹性数据，4D 成像系统可以获得多角度实时运动的三维组织成像，微血流成像技术可以获取微小血流变化，脑功能超声成像系统可以获取脑部特定功能区的神经活动等。可以展望，未来超声系统提供的成像分辨率会越来越高、功能会越来越强，满足各种临床疾病诊断的需要。

2　磁共振成像设备与技术

磁共振成像是无创获取生物体组织形态、功能、代谢等多种信息的强大医学影像工具，不仅是临床上全身疾病最重要的诊断手段，也是生命科学研究高度依赖的精密仪器，历史上曾获取 5 次诺贝尔奖。磁共振成像原理是利用人体组织中的氢质子在均匀磁场中受到特定频率的射频波激发时，可引起质子共振而产生磁共振信号，经过梯度系统进行空间编码和傅里叶变换后产生可用于临床诊断或科学研究的磁共振图像。

与其他医学影像技术（超声、CT 和 PET）相比，磁共振具有更好软组织分辨率和功能成像能力，而且无放射性损伤，是目前临床上最重要和最有价值的影像诊断手段，尤其是对脑和外周神经系统、骨关节、乳腺、腹部、盆腔等各类疾病的早期鉴别诊断。同时，磁共振也是脑科学研究的重要工具，在认识脑和神经环路研究方面具有无可替代的作用。

人体磁共振成像设备按磁体的磁场强度可分为低场（1.0T 以下）、高场（1.5T 和 3T）和超高场（3T 以上）三大类[51]。T 代表磁场强度特斯拉（Tesla），磁场强度越高，成像性能越强。低场和高场磁共振在硬件上的主要区别在于前者一般采用基于稀土材料的永磁型磁体，后者采用基于低温超导材料的超导磁体。

2.1　超高场（3T 以上）磁共振成像系统

目前，1.5T 和 3T 成像系统关键部件和应用技术已经相对成熟，但仍然受制于较低的信号灵敏度和信噪比，在科学研究及临床应用上难以进一步突破。生物组织内自旋质子磁化是磁共振成像信号探测的基础，磁场强度越高，共振频率越高，分辨率越好。超高场系统是继 3T 之后即将进入临床的高端应用产品。相比于 3T 成像系统，超高场系统具有微米级空间分辨率、高清晰分子功能成像等无可替代的技术优势，被认为是当前医学研究和临床诊断中最重要的影像工具[52, 53]。

7T 人体成像系统[54]于 2005 年开始进入市场，早期的产品均为科研型设备，全球装机不满百台，其中 80% 为西门子产品。西门子最新一代的 7T 产品（Magnetom Terra）和 GE 公司的 7T 系统分别于 2017 年 10 月和 2020 年获取美国 FDA 的临床注册证，但限定于颅脑和骨关节的临床检查。考虑到 7T 成像系统的诸多技术限制和巨额运营成本，上海联影提出了 5T 人体全身临床磁共振成像系统的研制目标，希望能够向市场推出一款普适性更好的临床超高场成像系统。5T 项目于 2017 年获取了国家"十三五"重点研发计划的支持，在 2021 年进入临床，力争在全球超高场磁共振市场占有一席之地。

7T 以上更高场强的人体成像系统均为科研定制设备，目前仅能用于脑科学研究。目前已成功研制并获取人类大脑图像的有 9.4T 和 10.5T 成像系统[55-57]。其中 9.4T 有 5 台，分别位于美国伊利诺伊大学芝加哥分校、美国明尼苏达大学、德国马普研究所、德国 Julich 研究中心，第 5 台由中科院生物物理所牵头研制，其超导磁体由英国 Tesla 公司生产，目前正在中国科学院大学北京怀柔校区进行系统集成。10.5T 成像系统仅有 1 台，由美国明尼苏达大学超高场磁共振研究中心牵头研制，已于 2017 年底成功获取人体图像。正在研制中的 11.75T 由法国 ISEULT 研究所牵头，已历时 10 年，投入了 2 亿欧元，目前仍然处于系统集成阶段。最新的研制目标是目前仍有争议的 14T 成像系统，美国哈佛大学以及明尼苏达大学已提出计划开展 14T 成像系统的研制，目前正在全球寻找合作伙伴筹集巨额经费。德国的大科学装置计划已通过 14T 项目预研计划。国内在中科院先导项目支持下由深圳先进院牵头中科院等离子研究所等 4 个研究所以及联影、西部超导 2 家企业，在 2018 年 10 月启动了 14T 可行性的预研项目。

然而，尽管超高场成像系统能够带来信噪比和分辨率的诸多好处，然而在实际应用中，仍然面临诸多挑战。在主磁体方面，相对于 3T 系统而言，研制高均匀性、高稳定性超高场超导磁体的关键技术挑战在于：精准的磁场位型分析；精确的力学性能评估；高电流密度超导线材性能评估；高性能超导复合线；超导接头及焊接；失超保护；以及高精度、高稳定度电源。在射频激发方面，随着场强的提高，根据拉摩尔定律，对应的射频频率也会相应提高，此时的射频信号的波长接近于人体器官的尺寸，这会给成像带来射频激发不均匀性，严重影响图像质量[58-60]。这种 B1 场的不均匀性需要从硬件设计、系统优化与序列设计等各个方面共同优化。在射频安全性方面，磁共振成像需要射频能量作用到人体，而人体对射频能量具有一定的吸收率（SAR）[61, 62]。由于理论上 SAR 正比于磁场强度的平方，因此在 7T 上进行扫描时，将会受到 SAR 值的限制，导致图像对比度或扫描时间达不到理想状态，同时也导致很多传统的成像方法在超高场上无法应用。SAR 引起的安全性问题也是超高场系统最迫切需要解决的问题之一，减小 SAR 通常需要从射频发射方法，序列设计等方面共同优化。

2.2 高场（1.5T-3T）磁共振成像系统

目前临床上使用的磁共振设备主要为 1.5T 和 3T 成像系统，全球装机量超过 20 万台，其中 1.5T 的装机比例超过 50%，3T 在 40% 以上。3T 成像系统的装机量一直呈上升趋势，预期短期内将超过 1.5T 成为临床主力机型。我国对磁共振设备需求巨大，2018 年国际磁共振市场量大约为4000台，而中国占据了其中的1800台，接近全球市场的半壁江山，截至2018年，国内磁共振总装机量已经超过了20000台，而且仍然呈增长趋势。目前西方发达国家的装机量已达到每百万人50台左右，日本每百万人口约拥有68台，我国每百万人大约是15台，同世界发达国家有着很大的差距。据中国产业信息网（www.chyxx.com）数据显示，我国2010—2020年磁共振装机量的平均增长率大约为1700台/年。按照中国14亿人口规模和国家新医改政策的推进及当前的经济发展水平，保守估计中国未来10年内会达到发达国家的一半水平以上，这意味着未来10年中国平均每年将新增2000台以上磁共振设备。

产业方面，全球高场超导磁共振产品几乎被三大跨国公司垄断（美国GE、德国西门子、荷兰飞利浦，俗称GPS），在中国大约90%以上的高端产品仍然依赖进口。国内近5年磁共振产业发展非常迅速，目前可以自主生产1.5T磁共振设备有十几家，例如上海联影、深圳贝斯达和安科、成都奥泰、沈阳东软、宁波鑫高益、苏州朗润等，而3T成像系统对国内企业仍然存在较多的技术瓶颈，例如3T超导磁体、大功率放大器、高性能射频系统以及高级成像技术等。然而，令人振奋的是国内上海联影已经实现了1.5T和3T所有核心部件的完全自主研制和生产，在国内装机已超过1000台，2019年国内销售量超过飞利浦，并开始销往美国。

目前我国超导磁共振成像设备的技术水平已经与跨国医疗器械公司基本相当，随着技术的逐年积累，在磁共振快速成像领域也研发出领先于国外的方法和技术。在本领域卡脖子核心技术和关键零部件方面，国内磁共振产业可能受到包括液氦、高位数高采样率模数转换器（ADC）、大规模现场可编程门阵列（FPGA）、高压强电流快速转换的绝缘栅双极晶体管（IGBT）等高性能芯片在内的一系列元器件的制约，因而需要在核心芯片、核心部件和核心算法等方向上持续投入和突破。高场磁共振系统部件发展趋势包括：大孔径磁体、高性能梯度系统[63]、多通道射频发射系统[64]、高密度超柔性射频接收系统[65]、分布式谱仪系统以及基于人工智能的快速成像技术等。

2.3 低场（1.5T以下）磁共振成像系统

1.5T以下低场磁共振成像系统目前主要有两个发展方向。其一为极低场可移动磁共振成像系统，代表性工作包括：MGH研发的主磁场强度80mT的永磁磁共振系统，磁体重量仅122千克[66]，以及Hyperfine公司研发的主磁场强度为64mT的可移动低场MRI系统[67]，目前已通过FDA注册。其二为低成本低场超导磁共振系统，代表性工作包括西门子主磁场强度0.55T，患者孔径80cm的超导人体系统。低场磁共振系统的关键技术包括基于人工智能的降噪技术，将显著提高主磁场降低导致的信噪比减低。

2.4 多模态与专用磁共振成像系统

具有功能代谢成像的多模成像系统也是磁共振成像的一个重要发展趋势。磁共振功能代谢分子影像突破了传统影像技术仅能提供解剖结构信息的局限。可以对活体状态下的生命过程进行细胞和分子水平的定性和定量研究，揭示人体生理、病理和代谢过程的变化，对疾病生物学、疾病早期检测、定性、评估和治疗带来了重大的影响。分子成像技术正在飞速发展，也逐渐呈现出多模态融合的趋势，如 PET-MRI，在检测的灵敏度、空间分辨率、图像重建技术、定量化程度、探针的多样性等方面均有很大提高。利用分子成像技术，可以对疾病进行早期探测和跟踪，在致病因素尚未在患者体内成为疾病时或在患者尚未出现临床症状之前即做出明确诊断。

目前市场上已经出现用于小动物以及临床的大脑和全身磁共振 PET 成像系统（PET-MRI），但现有系统的分辨率和效率还有很大的改进空间，临床医学应用还需要进一步的完善和发展[68, 69]。针对现有系统的局限性，从 PET 探测器和电子学以及磁共振射频线圈、梯度系统、兼容性设计等方面进行创新，可研制高清晰 PET-MRI 系统，在空间分辨率和效率上超过现有系统。具体来说，探测器系统可采用新型的磁场兼容的硅光电倍增管，光探测器同时放置于小截面长晶体阵列探测器（1.5mm × 1.5mm × 20mm 的硅酸镥）的两端来进行相互作用深度测量从而同时实现探测器的高效率和高位置分辨率。磁共振射频系统将配备能同时进行 PET 和 MRI 成像的多核磁共振射频线圈，并尽量减少射频系统对 PET 事件的干扰和衰减以及克服 PET 系统带来的空间限制。PET/MRI 的集成将设计和优化屏蔽系统从而克服和减小两个系统之间的相互干扰，并实现两系统空间位置的精确和高重复性匹配。同时，PET 高分辨率建模与三维图像重建和基于磁共振成像的 PET 数据衰减与校正方法也是当前研究热点。

深脑刺激（Deep Brain Stimulation，DBS）是脑科学领域的一个重要研究工具和功能性脑疾病治疗的新方法[70, 71]。传统的方法需要电极植入，存在有创性和刺激点单一等问题。近期，自然杂志报道了颅内聚焦超声可以刺激脑内靶点调节神经回路。磁共振引导与监测的超声深脑刺激系统（US-MRI）采用多阵元颅内聚焦超声技术，在磁共振实时引导和监控下，精确刺激深部丘脑核团，可进行神经回路调控机制的科学研究以及抑郁、震颤等功能性脑疾病治疗的临床研究。目前，中国科学院深圳先进技术研究院正在研制国际上首台、用于脑科学研究的 3T 磁共振超声深脑刺激系统，开展了超声脑刺激与调控的国际前沿研究。磁共振超声深脑刺激系统研制的关键科学问题和技术包括超声神经调控物理机制、超声多点刺激及环路水平调控、超声颅内聚焦技术、磁共振 AFR 焦点定位技术、磁共振温度监控技术等。

2.5　磁共振结构成像

近年来，高分辨磁共振成像（HR-MRI）逐渐被用于越来越多的临床研究。Berman 等开发了一种基于 HR-MRI 进行在体人脑屏状体分割的自动算法，结果表明自动分割和手动分割之间有很好的一致性[72]。在宏观和微观结构方面证明了分割结果在分析屏状体与其他大脑区域的协方差中的作用，确定了与屏状体相关的几个协方差网络。Burian 等人[73] 提供了一种使用 3D STIR、3D DESS 和 3D T1 FFE 序列的快速成像协议，可以直接评估下颌骨骨折和下牙槽神经损伤，在下颌骨骨折的情况下直接观察下牙槽神经（图 1）。由两名放射科医生评估表观神经肌肉对比噪声比（aNMCNR）、表观信噪比（aSNR）、神经直径和骨折脱位情况，并与神经损伤情况相关联。通过与健康志愿者 ROI 和对侧 ROI 进行相比，具有临床明显神经损伤的患者的 aNMCNR、aSNR 和神经直径显著增加（$p < 0.05$）。与此同时，他们将生成的 MRI 图像与 CT 图像进行比较，发现 T1 FFE 序列的结果与 CT 关于脱位情况的表现相当。在下颌骨骨折后感觉减退的患者中，MRI 成像上增加的 aNMCNR、aSNR 和神经直径可能有助于早期识别有长期或永久性感觉减退风险的患者。

另外，超分辨率重建是结构图像处理中的活跃领域，该技术可以通过人工智能的方法提高 MRI 空间分辨率，由厚层 MRI 生成薄层 MRI，而不会影响图像信噪比，同时不需要额外的 MRI 硬件或扫描时间。近年来高性能计算硬件、深度学习和神经网络的最新进展都有助于推广超分辨率技术。Xue 等人[74] 提出了一种超分辨率 MRI 模型，称为渐进式子带残差学习 – 超分辨率网络（PSR-SRN）。该模型包含两个并行的渐进式学习流，该模型包含两个并行的渐进式学习流，其中一个学习流通过子带残差学习单元（ISRL）学习缺失的高频残差，另一个学习流专注于重建精确的 MR 图像，这两个流相互补充，用以学习"低"和"高"分辨率 MR 图像的复杂映射。此外，模型还引入类脑机制（包含深度监控和局部反馈机制）和渐进式子带学习策略来强调 MRI 的不同纹理特征。与传统的磁共振超分辨率方法相比，该 PSR-SRN 模型表现出了优越的性能。

2.6　磁共振功能成像

弥散成像（dMRI）与功能磁共振成像（fMRI）近年来有着越来越多的临床研究与发

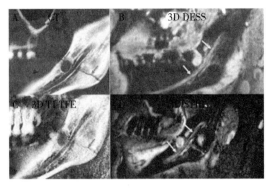

图 1　临床病例中显示了轻微移位的下颌骨骨折（红色箭头）

CT（A）和 3D T1 FFE 序列（C）都准确地显示了下颌管受累的骨连续性受到破坏。DESS 序列可以精确描述下牙槽神经（B）。STIR 序列显示下牙槽神经内的信号强度增加以及神经直径（D）扩大。

展。弥散成像使用的序列对水分子的随机微观运动敏感，具有非侵入性检测脑微结构的能力。通过对大脑白质微观结构进行表征，弥散成像已显示出对与正常大脑发育和衰老相关的变化以及多种神经系统疾病的高度敏感性，有助于分析病理特征及研究潜在治疗方法。

为解决跨扫描仪与跨协议 dMRI 的协调问题，Tax 等人[75]提供了一个基准 dMRI 数据库，该数据库是在三个具有最大梯度强度（40、80 和 300 mT/m）的不同扫描仪上采集的相同受试者的，并且具有"标准"和"当前状态"协议，其中后者具有更高的空间和角度分辨率。该数据库可作为跨扫描仪 / 跨协议 dMRI 协调和质量增强方法开发的有用测试平台，并减少扫描器之间的差异。

近年来，时间依赖性弥散（TDD）正在特异性肿瘤表征上发挥其强大的潜力。组织的复杂性可以通过弥散的时间依赖性进行探测和量化（图 2）。TDD 能够分离结构和弥散组织特性，并假设接近曲折度极限时，弱异质性介质弥散时间接近无限长。

Lee 等人[76]通过 TDD 确定了沿纤维方向的弥散系数呈典型幂率分布，验证了其时间相关性，表明弥散成像对轴突直径或病理性错位的微米级变化敏感。仿真表明，时间依赖性源自轴突的直径变化，而不是来自线粒体或轴突起伏。另外还发现了多发性硬化病灶中时间依赖性幅度有所减小，说明了该方法对大量神经退行性疾病中轴突错位存在潜在敏感性。这种对微观结构的特异性可以实现跨尺度跨接 MRI 技术对细胞水平的病理学成像。

功能磁共振成像是通过刺激特定感官，引起大脑皮层相应部位的神经活动，并通过磁共振图像来显示的一种研究方法，同时也是绘制人脑活动图的一种常用技术。自功能磁共振成像引入以来，它已迅速发展，并成为关键的神经科学研究工具。

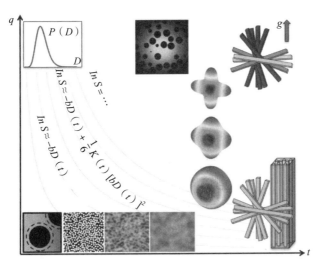

图 2　TDD 的参数空间至少为两维

q 越高代表弥散越高阶，t 越大代表弥散长度尺度越大。米色等高线代表不同 b 值。

在疾病治疗应用上，Yakunina 等[77]使用 fMRI 来确定耳廓分支的经皮迷走神经刺激（tVNS）的最有效位置，tVNS 被认为是一种非侵入性针对耐药性癫痫、抑郁症和许多其他疾病的方法。发现表明，耳甲艇上的 tVNS 正确激活了迷走神经通路，并导致其最强的激活程度，是应用于耳廓的 tVNS 治疗的最佳位置。

在算法上，Esteban 等[78]设计了预处理流程 fMRIPrep，通过将视觉评估检查点引入用于软件测试的迭代集成框架中，结果表明 fMRIPrep 可在各种 fMRI 数据收集上稳健地产生高质量的结果。该自动化流程适应于几乎所有数据集，从而确保无须人工干预即可进行高质量的预处理，且引入的不受控制的空间平滑度更少。fMRIPrep 为神经科学家提供了易于使用和透明的预处理工作流程，可帮助确保推理的有效性和结果的可解释性。

功能磁共振成像当前的一大热点是与超高场结合的高分辨 fMRI，尽管 7T fMRI 能提供比 3T fMRI 更好的信噪比和更高的空间分辨率，但因为 fMRI 比结构磁共振成像更容易发生畸变，7T fMRI 更具挑战性。7T fMRI 与结构磁共振成像数据的精确校准对于精确的皮质表面分析至关重要。Yamamoto 等[79]量化了 7T fMRI 数据失真校正的有效性，发现 B0 畸变校正对于 7T 时基于表面的高分辨率 fMRI 分析至关重要。并得出当目标区域包括远离扫描仪等角点的区域时，应考虑进行梯度失真校正的结论。

2.7 磁共振代谢成像

磁共振波谱成像是利用磁共振化学位移现象来测定组成物质的分子成分的一种检测方法。化学交换饱和转移（CEST）成像是新兴的基于饱和质子与周围流动水中质子交换的体内分子成像技术，结合分子成像和高质量解剖成像，在组织酸碱度成像及多种代谢物成像方面具有独特优势。CEST 成像具有为诊断病理组织和提供分子信息的潜力，推动了现代放射学临床的大量研究工作。

Anemone 等[80]开发了鼠肿瘤模型并评估了肺转移情况，并通过 CEST-pH 成像方法在体内评估了肿瘤酸中毒情况，将具有不同转移潜能的乳腺癌细胞系表征为有侵略性的几种标志物，确定了体内的肿瘤酸度与癌症转移潜力有关。

在算法上，Zhou 等[81]提出了一种图像下采样加速自适应最小二乘（IDEAL）拟合算法。与常规拟合相比，具有叠加噪声的幻像数据中的 IDEAL 拟合以较小的拟合速度提供了较小的变异系数和较高的对比度 / 噪声比，所提出的方法可以被普遍用来量化 SNR 不理想的 MRI 数据。

在与超高场结合的应用上，Peach 等[82]采用 7T CEST-MRI 研究了新诊断的胶质瘤患者的异氰酸脱氢酶（IDH）突变状态、O6- 甲基瓜氨酸 -DNA- 甲基转移酶（MGMT）促进剂甲基化以及低级（LGG）与高级胶质瘤（HGG）的分化的可预测性。结果表明，松弛补偿的多池 CEST-MRI，尤其是 dns-APT 成像，能够预测 IDH 突变状态以及 LGG 与 HGG 的分化。

另外，动态 CEST 研究（例如动态葡萄糖增强成像）最近引起了很多关注。Zaiss 等[83]研究了动态 CEST 的伪影，并认为微小动作的校正以及 B0 的稳定对于动态 CEST 成像，尤其是在有病变的被试者中至关重要。

除了氢核，任何具有净核自旋并与氢原子键合的原子的原子核都可能通过异核磁化转移 MRI 成像。异核磁化 MRI 可用于检测特定化学键的存在与否，多磁共振成像也成为近期研究热点。Astley 等[84]评估了深度网络 3D V-Net 在多核超极化气体 MRI 扫描上分割通气的肺区域。结果表明，结合 3He 和 129Xe MRI 扫描进行的训练优于其他深度学习方法，在 129Xe 和 3He 上的联合训练比常规方法产生了统计学上的显著改善。所评估的深度学习方法可对通风的肺部区域进行准确、鲁棒和快速的分割，并成功排除非肺部区域（如气道和噪声）引起的伪影，并有望消除或显著减少后续费时的手动编辑。

除此之外，硬件方面的研究也在不断地更新。Felder 等[85]使用元启发式方法来优化开关矩阵，并另外对并行传输线之间的距离进行优化。Ogier 等[86]提出了一种可将标准 1H 多通道阵列接收器与其他原子核一起使用的经济高效的方法。频率转换可以将仅 1H 的多通道接收器转换为与其他核一起使用，同时保持 SNR 和通道隔离性，同时仍支持 1H 去耦。这项工作使现有的多通道 MRI 接收器适用于从 1H 以外的其他原子核接收信号，从而允许将接收阵列用于体内多核 NMR。

3　CT 成像

X 射线 CT 成像是"计算机断层成像"的简称，它能以三维立体图像的形式，清晰、准确、直观地展示患者身体的内部结构，是 20 世纪 70 年代随着电子信息技术的迅速崛起而发展起来的一种非常重要的无损无创高端医学成像技术。以 2019 年末突然暴发新型冠状病毒肺炎（COVID-19）疫情为例，临床发现胸部 CT 影像学在疫情"早发现、早诊断、早治疗"方面的价值十分凸显，已经成为核酸检测方法之外极其重要的检测手段。近年来，CT 成像技术飞速发展，呈现出众多新的方法、技术和应用。

3.1　定量能谱 CT 成像

传统 CT 成像对病灶的诊断多局限于形态学及 CT 值的变化，无法为研究病变生理功能提供额外的定量信息。作为下一代高端 CT 成像技术发展的方向，能谱 CT 多物质定量成像技术不仅可以提供传统 CT 具有的形态学信息，还可以实现多种物质成分分析，给出不同组分定量密度分布[87]。这些定量信息往往可以反映病变种类、病变程度等，辅助医生对疾病的定位、定性、定期诊断做出正确判断，有利于丰富诊断方法，提高诊断的准确度。能谱 CT 多物质定量成像对于肿瘤病变检测[88]，血管钙化斑块识别[89]，骨科疾病检查[90]，肾脏结石成分分析[91]等疾病的诊断具有重要的临床价值。

目前，能谱 CT 成像主要指双能 CT 成像，即通过采集两个不同能量的投影数据，实现两种不同物质的定量分解成像。为了实现双能 CT 成像，国际主流技术包括三种类型：首先，美国通用电气公司采用的快速管电压切换技术（fast-kV switching）。该技术通过在球管的旋转程中，快速切换球管的管电压，使球管不断在高低管电压（80kV 和 140kV）之间切换。其次，德国西门子公司采用双源双能量的双能 CT 成像技术。该方案在其旋转的机架内安装两个相隔 90° 的 X 射线球管 – 探测器系统。采集数据的时候，这两个球管分别工作在不同的管电压下，同时获得物质在高低能量 X 射线下的双能 CT 投影数据。第三种技术是荷兰飞利浦公司采用的双层探测器方案。该方法将两层探测器前后排列在一起，低能 X 射线光子被上层探测器吸收，其余的高能 X 射线光子被下层探测器吸收。

作为下一代能谱 CT 探测器的重要发展方向，能量分辨光子计数探测器（PCD）为实现多物质定量成像提供了新的测量手段[92]。如图 3 所示，光子计数探测器将 X 射线光子直接转化为电脉冲，通过专用集成电路比较脉冲高度与设定阈值的大小来实现对不同能量段的光子分别计数。从而，光子计数能谱 CT 可以在单次扫描过程中采集两个或多个能量段 X 射线衰减信息，并经过特定物质分解算法处理后，实现多物质定量成像。与传统基于能量集成探测器的能谱 CT 相比，光子计数能谱 CT 具有以下优势：首先，能量分辨率高，它可以较好地区分不同能量谱段的入射光子，减小能谱重叠效应。其次，空间分辨率高，光子计数探测器具有更高的量子转换效率和更小的像元尺寸，便于观测细微的组织结构；再次，能谱数据高度一致，不同谱段的投影数据拥有一致的空间和时间采集条件，有利于在投影域使用原始数据进行物质分解以及减小物体运动伪影；最后，光子计数探测器的电子学噪声为零，有助于实现低剂量能谱 CT 成像。

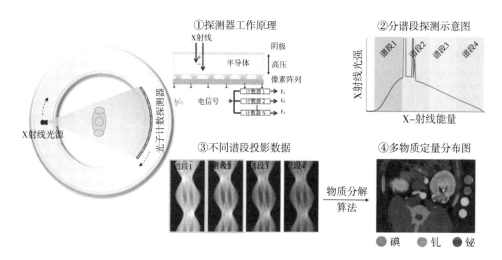

图 3　光子计数能谱 CT 定量成像原理及关键步骤

光子计数探测器根据预先设定好的能量阈值将不同入射光子记录到相应的能量谱段，采集到各谱段的投影数据后，使用特定物质分解算法获得不同物质的定量分布。

在基于 PCD 探测器的能谱 CT 成像研究方面，德国 Siemens Healthcare 公司在全球率先推出了基于双源双探测器商业机的原型系统。目前，在全世界安装了 3 台这样的设备进行临床前测试，包括：美国 NIH 研究院、美国 Mayo 医院、德国 Erlangen–Nürnberg 大学。其中，在美国 Mayo 医院开展的临床前研究最多，取得的结果也最丰富[93-95]。这些临床前研究的结果表明，基于 PCD 探测器的能谱 CT 成像可以获得高分辨图像，帮助区分不同的物质，实现多物质定量成像，在临床疾病诊断方面具有重要的价值。

正是因为基于 PCD 探测器的能谱 CT 成像具有如此重要的临床价值，美国通用电气公司于 2020 年收购了瑞典的 Prismatic Sensors 公司[96]，正式在 2020 年的北美 RSNA 年会上推出了配备深硅探测器技术的光子计数 CT，成为全球第二家可以生产基于 PCD 探测器的高端能谱 CT 成像系统的公司。通用电气公司展示的结果表明，基于 PCD 探测器的能谱 CT 成像能够大幅提高肿瘤、心脏、神经等成像效果，改善组织特征，提供更精确或量化的物质密度测量。

3.2 锥束 CT 成像

三维（3D）锥束 CT 成像利用大视野的数字平板探测器进行 X 射线测量，通过围绕成像物体旋转一周采集所需的 CT 投影数据，然后结合特定的图像重建算法获得大容积锥束 CT 图像。临床上，锥束 CT 成像可以用于牙科成像、脑卒中介入成像、三维数字剪影（3D-DSA）成像、骨科手术引导成像、放射性治疗中的三维图像引导成像等。不同于诊断用多排 CT 机，由于锥束 CT 通常可以实现更大视野的 CT 成像，因此在手术治疗过程中扮演着图像引导的重要角色，例如，脑血管和心脏的介入治疗、骨科手术等[97, 98]。

锥束 CT 图像重建的难点在于解决大锥角情况下图像容易出现伪影的问题。另外，由于成像过程中无法在平板探测器前面加入阻挡 X 射线散射的滤线栅，因此，如何降低锥束 CT 图像中散射伪影的影响也是领域内研究的重点。锥束 CT 成像的时间分辨也是影响其成像性能和临床应用的重要因素。随着临床应用需求的提高，人们开始关注 4D 动态锥束 CT 成像[99]，用于对运动物体进行成像，例如脑血管[100]（图 4）。实现 4D 成像的关键挑战在于系统机架的旋转速度和先进的图像算法。通常，运动物体在每个角度获得的投影数

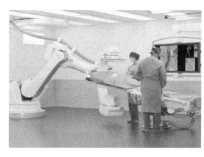
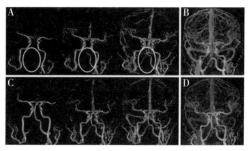

图 4 （左）介入治疗用锥束 CT 系统，（右）3D-DSA 及 4D-DSA 脑血管成像结果[3]

据都是随时间变化的。由于采集的数据存在严重的不一致性，导致很难重建得到高质量的CT图像。为了获取具有较高时间分辨的锥束CT图像，需要开发新型图像重建算法，提高4D锥束CT成像的质量。

最近两年，随着不同尺寸动态平板探测器的成功国产化，国内锥束CT成像系统的发展也迎来了新的发展机遇，包括口腔牙科CT成像、移动式小C臂系统等。例如，国内一影医疗研发的3D C-arm除了具备传统骨科C-arm产品的设备小巧、可手动灵活操作的特点之外，还具有多角度3D成像功能，可实现术中实时3D成像，与骨科手术机器人联合实现微创手术。3D成像技术还可以减少骨科手术中操作技师和医生的经验医疗，让年轻的医生更好地完成复杂手术。

另外，值得注意的是基于机器人的锥束CT成像系统也发展迅速。西门子医疗推出世界首款采用双悬吊智能3D机器人的数字化X射线摄影透视系统Multitom Rax[101]。这款设备通过双悬吊十轴的结构设计，其独立双悬吊机械臂可实现自由、独立地移动，使机器运动突破了传统极限，从而更加便利地进行拍摄摆位。另外，Multitom Rax可以一机实现X射线摄影透视功能、胃肠道检查功能及血管造影功能。最重要的是，Multitom Rax产品能够在二维DR成像设备上实现三维类CT成像功能。此外，西门子医疗还推出了新一代的ARTIS pheno血管造影系统[102]，整个机械系统采用了新一代的机械手臂，去除传统悬吊部分，使整个运动更加快捷。ARTIS pheno采用全尺寸晶体硅平板探测器，实现1nGy的超低剂量成像，大大降低医生和患者在临床诊断和治疗过程中受到的放射性损害。

3.3 超高时间分辨CT成像

随着技术发展，国际知名CT厂商已研发出512层甚至640层CT，但是，限制螺旋CT发展的一个关键因素是围绕物体转动的X射线管所能承受的最大加速度，如今滑环的机械转速已经接近极限，螺旋CT的扫描速度也接近了极限，很难再有提高。例如，将现有最快的CT机旋转一周的时间从0.25s降低至0.20s，意味着机架将要承受的离心力从40g提高到70g。另外，由于存在高速机械转动的滑环，CT系统不够稳定，维修率较高。

当下，随着CT机架旋转速度的提高，CT成像的时间分辨率已经可以降至几十毫秒。然而，仍然难以满足部分心脏成像的需求，尤其是具有心律不齐的病人。为了获得高质量的心脏三维CT图像，需尽可能的提高CT系统的时间分辨。考虑到现有螺旋CT的扫描速度已经接近了物理机械极限，必须发展新型CT成像系统。

静态CT的系统理论由来已久[103]，并被业内广泛关注。所谓静态CT成像系统，指的是采用阵列扫描射线源和分布式探测器构成的无滑环结构的CT成像系统。该系统可以实现无滑环多角度高速轮替扫描，突破了现代CT的排数限制和速度限制。特别的，射线源环周布有数百个焦点，扫描时无须机械旋转，只通过时序控制圆周焦点依次曝光，就可快速完成 CT 扫描和重建。显然，静态 CT 系统具有扫描速度快、空间分辨率高等优势。尤其是其潜在的超高时间分辨能力，将为临床提供一个动态观察心脏功能的利器，实现真实心脏运动状态下的超高时间分辨扫描。

静态 CT 成像系统依赖先进的 X 射线光源。传统 CT 使用的是热阴极球管，其灯丝类似于白炽灯泡的钨丝，原理是加热金属钨丝至 2400℃以上，使钨丝释放出电子，电子经过加速轰击至阳极靶，1% 的能量转化为 X 射线，99% 的能量转化为热能，因此热阴极球管需要附带庞大的散热装置。即便使用最小巧的热阴极球管，整个 CT 机架也只能塞进两套球管 / 探测器系统，根本无法满足静态 CT 成像的要求。因此，需要研发新型 X 射线光源。目前，一种可行的方案是冷阴极球管[104, 105]。这种类型的球管是一种基于场致发射的 X 射线光源。所谓场致发射是指在外加强电场的作用下，把电子拉出固体表面的现象。冷阴极球管通过控制栅极电压大小来调节阴极表面电场，当产生的电场值大于场致发射的临界值，阴极就会发射出电子，发射出的电子在阳极高压的作用下加速并轰击阳极靶产生 X 射线。显然，冷阴极球管发射不存在时间延迟性，可实现高时间分辨，适合于开发静态 CT 成像系统。

国际上，以色列初创公司 Nanox 正在开发生产静态 CT 成像系统[106]（图 5），其设计的 Nanox.ARC 成像系统重量只有 70 千克，使用固定球管和更紧凑、更便宜的数字系统，唯一移动的部件是一个支撑 X 射线环的机架。X 射线环上的 X 射线管使用一个阴极射线管和一个阳极来产生图像。设备采用纳米技术和半导体组件取代了传统机器中的阴极射线管，阴极射线管向阳极发射电子，阳极捕获电子并引导电子指向被扫描的物体，X 射线球管无须外部加热即能发射电子，也无须冷却，大大减少了电力需求。美国万睿视（原瓦里安）公司旗下的德国合资子公司 VEC Imaging Gmbh 于 2019 年 RSNA 发布纳米级新型多射线束弯曲阵列球管—NT-2518C 时，也提出过类似 Nanox.ARC 的设想。在 VEC 的计划中，NT-2518C 纳米球管倾向应用于乳腺机，因为该球管采用的是多束场发射纳米灯丝（Multibeam Field Emission Cold Cathode Nanotube Emitter）技术，这种纳米灯丝阵列的应用，使得 X 射线球管非常适用于乳腺机。与传统的 3D 乳腺机相比，它无须传统乳腺机的机架

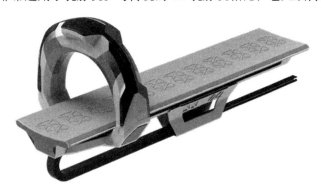

图 5　以色列初创公司 Nanox 正在开发的 Nanox.ARC 静态 CT 成像系统

和球管的旋转，只需按顺序激发每个纳米灯丝发射出电子束即可完成扫描，大大缩短了乳腺 3D 扫描时间[107]。此外，固定球管的结构减少了由于球管旋转和患者运动造成的运动伪影，极大地提高了成像质量，因此 NT–2518C 纳米球管也能适应轻便式 CT 以及其他医学成像应用。在国内，北京纳米维景是唯一正在开发静态 CT 成像系统的高新企业。纳米维景公司在 2020 年 RSNA 上展出的复眼 24 显微 CT 是一种无滑环多源静态 CT 系统，包含 24 个 X 射线源和 2 排 288 层光子流探测器。与传统的螺旋 CT 相比，它可实现 0.165mm 的高空间分辨，对全身各个器官实现精细重建，可广泛应用于肿瘤、心血管、神经、骨科术前评估等关键临床应用场景。

3.4 移动式 CT 成像

目前，大多数 CT 成像设备都是固定在医院放射科某个房间内的。病人为了进行 CT 检查，需要到 CT 成像设备房间。这对于常规病人来说是没有问题的。但是，对于一名 ICU 患者，通常情况下把他运送到放射科做 CT 检查，需要 4～5 个医护人员才能完成。一方面大大降低了检查的效率，另一方面浪费了不必要的等待时间。临床上，对于便携式移动 CT 成像设备的需求日益凸显，其中脑部 CT 成像设备等都是备受关注的移动 CT 成像装置。该类 CT 成像设备体积相对较小，方便移动，而且在医院使用频率较高，对于救治病人来说扮演着非常重要的角色[108, 109]。

移动 CT 成像装置的优势是设备具有可移动性，能够最大限度的满足特殊的成像需求。此外，该类移动 CT 成像装置在一定程度上具有专用特性，能够优化某一类疾病或身体部位的成像质量。为了实现该类型的 CT 成像，需要设计特殊的成像系统结构和数据采集方法，包括光源到探测器的距离，光源工作能量，探测器像素尺寸，数据采集和传输系统，优化系统重量等。移动 CT 成像设备一般只用于特定的临床成像场景，相信随着临床需要和成像硬件的快速发展，不久的将来移动 CT 会成为一类非常重要的成像设备。

2020 年，德国西门子公司率先推出了一款扫描头部的移动式 CT 设备，可用于 ICU 的危重患者（图 6）。SOMATOM On.site 能让医生在患者床边直接进行扫描，在一定程度上消除了运送过程中的潜在风险和人员运输成本[110]。使用 SOMATOM On.site 时，身上连接着监护仪和其他医疗设备的患者躺在病床上，无须移动，放射技师取下病床的床头板，把 SOMATOM On.site 推到原床头板的位置，设备上配有一个头部固定架，用来支撑患者，并确保等中心点（Isocenter）的定位不变，以获得最佳质量的图像。SOMATOM On.site 的孔径为 35cm，在检查过程中，机架的伸缩设计使设备和辐射源距离患者不会太近，减少辐射，与此同时，CT 的基座保持不变。放射技师可以通过 SOMATOM On.site 的智能用户界面—myExam Companion 来进行检查，该界面可以根据患者的特定问题来优化扫描参数，无论技师是否有经验，获得的检查结果都是一样的。一旦检查完成，技师可以将患者从床头板位置滑动回病床上，扫描图像在几分钟时间内自动发送到 PACS 系统。SOMATOM

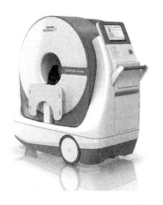

图 6　西门子公司研发的移动式脑部 CT 系统

On.site 配有带驱动手柄的电动推车，能够方便地推到患者床边，还有配有前置摄像头，提供可视化移动和定位系统，有慢速和快速两种选择模式。

另外，受新冠肺炎疫情的影响，方舱 CT 和车载 CT 的发展也逐步受到重视。在抗击新冠肺炎疫情的过程中，方舱 CT 成为复杂条件下应急救治的必备工具，提供了快速灵活筛查、智能精准诊断的一站式影像服务[111]。这种箱式整体方舱 CT 的设计是基于车载 CT 多年来成熟稳定的技术，其箱体、机房、设备、保障系统等更加完美，具有便捷安装、通电即扫的优点，无须进行复杂的场地改造。方舱 CT 设备主要置于大型体育场馆、会展中心等方舱医院的室外空间，利用先进的隔离通道设计，使医患之间零接触，不仅明显降低了医院内造成交叉感染的风险，而且遏制了 COVID-19 病毒的传播[112]。同时，车载 CT 在心脑血管疾病救治急诊用途极广，如血管闭塞的缺血性卒中等突发疾患上，在患者转运途中即可完成诊断和溶栓治疗，极大地提高了生存率及生活质量。车载 CT 在深入基层社区、偏远地区及特殊医疗领域应用广泛，为广大医患检查提供了极大便利，实现了高端设备上门扫描和影像专家上门诊断痛点问题。另外，结合可移动和智能化云平台，车载 CT 对于抢险救灾、部队医院、急救中心、体检中心、部队医院、医联体和医共体等，具有常规医院检查无可比拟的灵活优势。

4　核医学成像

PET 和 SPEC 作为核医学分子影像仪器，在癌症的诊断和分级、图像引导治疗和疗效的早期评估等方面起重要作用，也是脑疾病诊断和脑科学研究以及临床前生物医学研究的重要工具。PET 和 SPECT 仪器的研发主要是通过探测器、电子学、图像重建算法和系统集成的创新研发，提高成像系统的空间分辨率、效率和时间分辨率等性能，从而提高图像的质量和诊断研究的精度，或实现快速、低剂量和延时成像。通过与解剖结构成像仪器 CT 和 MRI 等结合，实现多模态成像，提供疾病诊断更全面和更精准的信息。核医学成像的近年来的重要进展体现在以下几个方面。

4.1 全身和全景 PET 成像系统

全身 PET 成像系统是临床上最常用的 PET 仪器，其近年来的研发主要着重于以下三个方面：①降低探测器晶体尺寸从而提高 PET 成像系统的空间分辨率，②提高 PET 成像系统的时间分辨率从而提高 PET 图像信噪比，③提高 PET 成像系统的轴向视野，从而提高系统的效率，最终提高 PET 图像的信噪比。

首先，PET 探测器通常由高密度无机闪烁体晶体阵列和光探测器组成，传统的基于 PMT 的 PET 探测器，由于 PMT 的尺寸通常较大（约 2.5 cm），很难分辨小于 4 mm 的晶体单元，而最新基于 SiPM 的 PET 探测器，由于 SiPM 单元尺寸较小（3～6 mm），很容易分辨更小的晶体单元，商用全身 PET 成像仪器的晶体尺寸从以前的 4～6 mm 降为现在的 2.7～4 mm（图 7），提升了全身 PET 成像仪器的空间分辨率。西门子 2018 年研发的全身 PET 成像系统 Biography Vision PET/CT 和 2020 年研发的全景 PET 成像系统 Biograph Vision Quadra™ PET/CT 的晶体尺寸为都为 $3.2 \times 3.2 \times 20 \ mm^3$ [113]（图 8）。上海联影最新的全身 uMI 780 PET/CT，全身 uPMR 790 PET/MRI 和全景 uEXPOLRER PET/CT 的晶体大小都为 $2.76 \times 2.76 \times 18.1 \ mm^3$。

其次，飞行时间测量（TOF）降低 PET 成像测量到的响应线的不确定性，从而提高 PET 图像的信噪比，等同于提高 PET 成像仪器的效率，相当于在几乎没有提高系统成本的情况下，提升了系统的性能。所以自从 2005 年时间分辨率为 500～600 ps 的商用 TOF 全身 PET 成像系统研发成功以来，很快被大多数公司采用。随着时间性能优良的 SiPM 光探测器技术的不断成熟和用于 PET 成像仪器，PET 成像系统的时间分辨率进一步得到提升，最新西门子 Biography Vision PET/CT 的时间分辨率为 210 ps，飞利浦 Vereos PET/CT 的时间分辨率为 316 ps。与此同时，进一步改善 PET 探测器的时间分辨率一直是 PET 仪器领域的研究热点，基于 SiPM 的 PET 探测器已经达到好于 100 ps 的时间分辨率，而基于微通道板（MC）P 的 PET 探测器已经达到最好 40 ps 的时间分辨率 [114]。

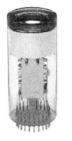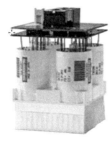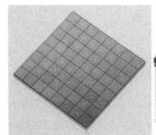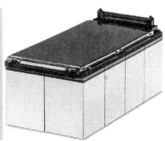

图 7 （左）PMT 和基于 PMT 的西门子 PET 探测器，（右）SiPM 阵列和基于 SiPM 阵列的西门子 PET 探测器。（探测器照片来自西门子网站）

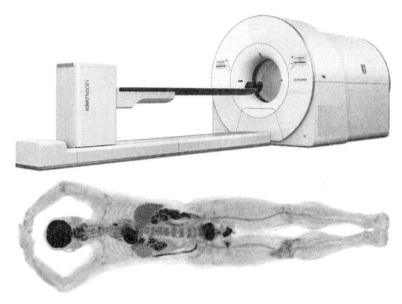

图 8　uEXPLORER 全景 PET 成像系统照片和全身 FDG 代谢图像

最后，传统全身 PET 成像仪器的轴向视野为 15 ~ 25 cm，2015 年，以美国加州大学戴维斯分校为首的 EXPLORER 联盟，获得美国 NIH 1550 万美元的资助，研发国际首台轴向视野 2m 的全景 PET 成像系统，大幅度提升了 PET 成像系统的总效率[3]。该联盟选择上海联影医疗有限公司为合作伙伴，于 2018 年成功研发国际首台轴向视野为 194 cm 的 uEXPLORER 全景 PET/CT 成像系统[115]，获得清晰和高信噪比 PET 图像，并首次实现全身所有器官同时动态成像，为进一步拓展 PET 的临床应用带来契机（如图 8）。同时，美国宾州大学采用和飞利浦 Vereos PET/CT 相同的探测器，研发由三个全身 PET 成像系统组成的轴向视野为 64 cm 的 PennPET Explorer，并计划今后将该系统扩展到由六个全身成像系统组成的轴向视野为 140 cm 的全景 PET 成像系统。2020 年西门子也推出了一款轴向视野为 106 cm 的 Biograph Vision Quadra™ PET/CT 成像系统。除了以上三种全景 PET 成像系统外，其他全身 PET 成像系统的轴向视野也从以前的 15 ~ 25 cm 增加到现在的 25 ~ 35 cm。

4.2　脑 PET 成像系统

自从西门子 2000 年左右研发高分辨率脑专用 PET 成像系统 HRRT 并在全世界销售 20 多台，2007 年研发成功磁兼容脑 PET 并销售 4 台之后，没有大的公司提供专用脑 PET 成像系统。由于脑专用 PET 成像系统和全身 PET 成像系统相比，具有效率高、分辨率高和成本低的优点，脑科学研究和脑疾病诊断对专用脑 PET 成像仪器有较大需求。此外，SiPM 光探测器技术的成熟对研发高性能脑 PET 也创造了条件，专用脑 PET 成像仪器的研发是近年来 PET 仪器的研发的一个热点。美国的脑计划项目也正在资助多个脑 PET 成像系统的研发，其中美国 MGH 和加拿大 Sherbrooke 大学合作组，正在研发由大约 13 万个尺寸为 1.1 mm × 1.1 mm × 12 mm 的晶体单独读出的高分辨率脑 PET 成像系统。2020 年耶鲁大学、联影美国研究院和加州大学戴维斯分校合作组，得到美国 NIH 超过 1000 万美元的资助，拟采用在肩膀位置开槽的创新的几何结构，研发轴向视野 500 mm 的高效率高分辨率脑 PET 成像系统。此外，研发用于运动状态下成像的头戴式 PET 成像仪器和致力于提高脑 PET 成像系统效率的头盔式结构的脑 PET 成像系统也是最近的一个研发热点。中国科学院深圳先进技术研究院在深圳市孔雀团队资助下，正在采用晶体尺寸为 1.4 mm × 1.4 mm × 20mm 的双端读出深度测量探测器，研发空间分辨率达到 1.5 mm 和中心效率达到 15% 的磁兼容脑 PET 成像仪器。

4.3　小动物 PET 成像系统

小动物 PET 成像仪器过去 20 多年来一直是 PET 仪器研发的热点，小动物 PET 由于探测器环直径较小，具有较大的探测器深度不确定效应，需要采用深度测量探测器来同时实现系统的高效率和高分辨率。在近年来研发的几十台小动物 PET 成像仪器中，下面 4 台仪器同时实现了大约 1 mm 的空间分辨率和好于 10% 的中心效率。由比利时 Molecubes 公司研发的 β–CUBE 小动物 PET 成像系统，采用 25.4 mm × 25.4 mm × 8 mm 的连续 LYSO 晶体探测器，由灵敏面积为 3 mm × 3 mm 的 8 × 8 SiPM 阵列读出，系统探测器环直径 76 mm，轴向视野 130 mm，成像系统达到了 12% 的中心效率和大约 1 mm 的空间分辨率。由德国 Bruker 公司研发的磁兼容小动物 PET 成像系统，采用 50 mm × 50 mm × 10 mm 的连续 LYSO 晶体探测器，由灵敏面积为 3 mm × 3 mm 的 12 × 12 SiPM 阵列读出，系统横向视野为 80 mm，轴向视野为 150 mm，成像系统达到了 11% 的中心效率和大约 1 mm 的空间分辨率[116]。由加州大学洛杉矶分校研发的 HiPET 成像系统，采用晶体尺寸为 1.01 mm × 1.01 mm × 6.1 mm 的 LYSO 晶体阵列和晶体尺寸为 1.55 mm × 1.55 mm × 8.9 mm 的 BGO 晶体阵列组成的双层晶体探测器，由多阳极位置灵敏 PMT 读出，系统横向视野为 131 mm，轴向视野为 104 mm，成像系统达到了 13.5% 的中心效率和大约 1 mm 的空间分辨率[117]。由中国科学院深圳先进技术研究院研发的 SIAT aPET 磁兼容小动物 PET 成像系统[118]，采用晶体尺寸为 1.0 mm × 1.0 mm × 20 mm 的 LYSO 晶体阵列，由灵敏面积为 3 mm × 3 mm 的 8 × 8 SiPM 阵列双端读出，系统探测器环直径为 111 mm，轴向视野为 106 mm，成像系统达到了 16.0% 的中心效率和大约 1 mm 的空间分辨率。

4.4　PET/MRI 成像系统

PET 和 MRI 成像提供的信息高度互补，又互相辅助，可以对疾病做出全面的诊断。和 CT 相比，MRI 没有辐射剂量、具有更好的软组织对比度和可以实现同时 PET/MRI 成像，所以，PET/MRI 多模态成像仪器的研发是过去 15 年 PET 仪器的研究热点之一。传统基于 PMT 的 PET 探测器不能在磁场中工作，对研发同时成像的 PET/MRI 成像仪器带来巨大困难，随着半导体光探测器 APD 和 SiPM 技术的日趋成熟，为研发 PET/MRI 成像仪器创造了条件。现有商用一体式全身 PET/MRI 成像系统有西门子采用基于 APD 的探测器于 2010 年研发成功的 Biograph mMR，通用电气采用基于 SiPM 的探测器于 2014 年研发成功的 SIGNA™，上海联影采用基于 SiPM 的探测器于 2018 年研发成功的 UPMR 790[119]，后面两个成像系统都具有飞行时间（Time-of-Flight，TOF）测量能力。与此同时，脑 PET 和小动物 PET 通常都采用插件式磁兼容 PET 的形式，近年来国际上有许多磁兼容小动物和脑专用 PET 研发成功。现在包括 Mediso，Bruker，MR Solution 和上海联影等在内的多个公司销售小动物 PET/MRI。欧盟还资助了一个 HYPMED 项目，致力于研发乳腺 PET/MRI 成像系统。

4.5 PET 图像重建

PET 图像重建研究的任务就是提高 PET 图像的清晰度和信噪比，从而提高 PET 成像研究诊断的定量精度，同时降低图像重建所需的时间。PET 图像重建近年来在以下几个方面取得重要进展，①动态成像：全景 PET 成像仪器的研发使得同时全身动态 PET 成像成为可能，加州大学戴维斯分校最新研究使用 uEXPLORER 全景 PET，将动态 PET 成像的时间分辨率提升到 0.1 秒[120]。②参数成像：参数成像直接得到多种和生理相关的全身参数图像，加州大学戴维斯分校在 uEXPLORER 上的最新研究表明，参数成像和传统的药物标准吸收值方法相比，提高了微小肿瘤的对比度，并且可以通过多个生理相关参数对肿瘤的特性进行研究[121]。③机器学习辅助的 PET 图像重建：机器学习用于对 PET 图像重建所需的散射和衰减等校正系数进行快速估算，可以提供快速 PET 图像重建并降低 PET 图像的噪声。

4.6 SPECT 成像系统

SPECT 成像仪器研发的主要进展是半导体碲锌镉（CZT）探测器在 SPECT 成像系统中的成功使用，使得 SPECT 成像系统可以达到更高的灵敏度、空间分辨率和能量分辨率，实现低剂量、快速动态和多核素成像。Spectrum Dynamics 公司和通用电气相继推出了使用 CZT 探测器的心脏专用的 D-SPECT 和 Discovery NM/CT 570 成像系统，大幅度提高了 SPECT 心脏成像的灵敏度和空间分辨率。SPECT 成像的近年来的另一个重要应用是靶向放射性核素治疗过程中辐射剂量的精准测量。比如 ^{177}Lu-PSMA 和 ^{177}Lu-DOTATATE 放射性药物在前列腺癌和神经内分泌肿瘤治疗方面发挥越来越重要的作用，而 [177]Lu 贝塔衰变伴随低分支比的伽马射线，使用多个时间点 SPECT 成像结合药代动力学模型，进行个性化的辐射剂量精准测量对放射性同位素靶向治疗的疗效至关重要[122]。北京大学正在进行静态环形 SPECT 成像系统的研发，通过准直器和探测器的创新研究，有望大幅度提高 SPECT 成像的空间分辨率和效率。

5 光学成像

5.1 光学超分辨成像

光学超分辨成像是 21 世纪最热门的研究方向之一。成像分辨率的提升一直以来是光学显微领域的重大挑战，无论生产工艺如何改进，普通光学显微镜始终无法分辨尺度在 200 nm 以下的样品。直到 21 世纪初期，德国普朗克研究所的科学家 S. W. Hell 创造性地提出并实现了受激发射损耗显微技术（Stimulated Emission Depletion，STED），最先突破了光学衍射极限的限制，使分辨率提高到亚波长量级，实现了超分辨成像[122]。而后，美国加州大学的 M.G.L.Gustafsson 教授开发了结构光照明显微技术（Structure Illumination Microscopy，SIM），为光学衍射极限的突破开辟了另一条路径[123]。2006 年，哈佛大学华裔科学家庄小威教授和美国霍华德 – 休斯医学研究所的 Eric Betzig 研究员几乎同时发明了单分子定位的超分辨显微成像技术（Single Molecule Localization Microscopy，SML），分别命名为随机光学重构显微技术（Stochastic Optical Reconstruction Microscopy，STORM）[124]和光激活定位显微技术（Photoactivated Localization Microscopy，PALM）[125]。2006 年，光学超分辨显微成像技术被 *Science* 杂志评选为科学界十大突破之一（图 9）。

近年来，超分辨成像技术依旧在高速发展中[126]，2019 年北京大学席鹏教授等人提出了一种偏振结构光显微技术，成果发表在 *Nature Communications*[127]，该技术利用结构光成像（SIM）的基本原理，通过构建空间 – 方位角的高维复合空间，提取荧光偶极子的方位角与空间超分辨信息，实现了具有高时空分辨率和独特偶极子方向信息的偏振结构光成像。2020 年，北京大学陈良怡、施可彬等人研发了超分辨荧光辅助衍射层析显微镜，该方法使三维无标记光学衍射层析显微成像与二维海森结构光超分辨荧光成像技术相结合，

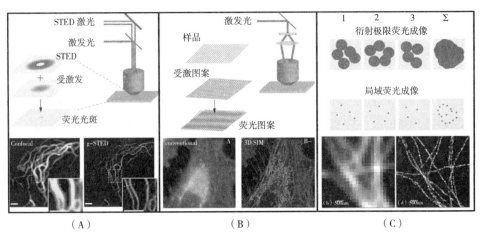

图 9　光学超分辨成像的基本原理及结果对比

（A）STED 成像技术基本原理;（B）SIM 成像技术基本原理;（C）SML 成像技术基本原理。

首次可以看到活细胞内真实全景超分辨率图像[128]。

5.2 非线性光学显微成像

非线性光学显微成像技术是指利用光与物质之间的非线性相互作用产生图像，该技术涵盖双光子激发荧光（Two-Photon Excitation Fluorescence，2PEF）、三光子激发荧光（Three-Photon Excitation Fluorescence，3PEF）、二次谐波（Second Harmonic Generation，SHG）、三次谐波（Third Harmonic Generation，THG）、和频（Sum Frequency Generation，SFG）、受激拉曼散射（Stimulated Raman Scattering，SRS）、相干反斯托克斯拉曼散射（Coherent Anti-Stokes Raman Scattering，CARS）等多种成像模态[129]。近红外波段的激发光源以及信号与激发光强度的非线性依赖关系，使得该技术具有天然的层析能力、亚细胞水平的分辨率、增强的组织穿透能力以及相对较低的光漂白和光毒性。此外，非线性光学显微成像技术还能够利用细胞代谢相关化合物、胶原纤维、弹性纤维、脂质结构等生物体内源性光学标志物实现无标记成像。基于以上独特优势，该技术已经逐步成为最具潜力的生物医学及临床研究工具之一（图10）。

神经科学研究、免疫学研究以及恶性肿瘤、心脑血管疾病等重大疾病的诊疗方法研究是非线性光学显微成像技术的三大主要应用领域。针对这些领域的特殊需求，当前非线性光学显微成像技术的主流发展趋势是成像性能的进一步提升和成像功能的进一步拓展。成像性能涵盖分辨率、视场、速度、深度、光漂白、光毒性等。在提升成像性能方面，最新的代表性工作包括美国加利福尼亚大学吉娜教授团队发展了基于轴向拉伸贝塞尔焦点的高速三维成像技术，实现了大脑神经功能和血液动力学特性的观测[130, 131]；澳大利亚国立大学 Woei Ming Lee 教授团队发展了基于自适应光学的实时像差校正技术，实现

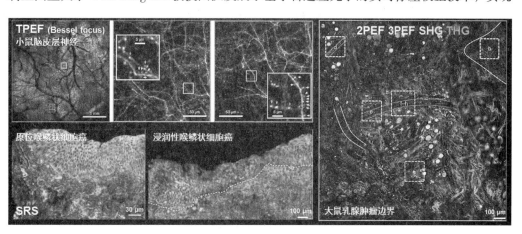

图 10　非线性光学显微成像技术代表性进展

左上：基于 Bessel 焦点的高速三维双光子（TPEF）成像技术用于神经活动监测。左下：受激拉曼散射（SRS）成像技术结合深度学习实现喉鳞状上皮细胞癌的快速组织病理学检测。右：多模态融合非线性显微成像技术用于乳腺肿瘤微环境的无标记表征。

了成像深度和成像视场的同时拓展[132]，等等。成像功能的拓展主要依赖多种成像模态的融合，代表性工作包括美国伊利诺伊大学 Stephen A. Boppart 教授团队结合 2PEF、3PEF、SHG、THG 四种成像模态，实现了大鼠乳腺肿瘤微环境的表征[133]；英国南安普敦大学 Richard O. C. Orefo 教授团队结合 SHG 和 CARS 两种模态，实现了软骨组织形成过程的监测[134]等。同时，国内北京大学、复旦大学、华中科技大学、深圳大学、澳门大学、福建师范大学、中国科学院深圳先进技术研究院等高校和研究所的诸多团队也在积极开展非线性光学显微成像技术及其生物医学应用研究，竭力推动这一技术领域的快速发展。

5.3 光学相干层析成像

光学相干层析成像（Optical Coherence Tomography，OCT）技术自 1991 年发明以来，得到了迅速和充分的发展[135]。受益于其较高的分辨率、较大的成像深度和三维成像能力，OCT 目前已经成为眼科、皮肤科、心内科领域非常依赖的临床诊断工具，也是光学技术中最成功的临床应用典范（图 11）。

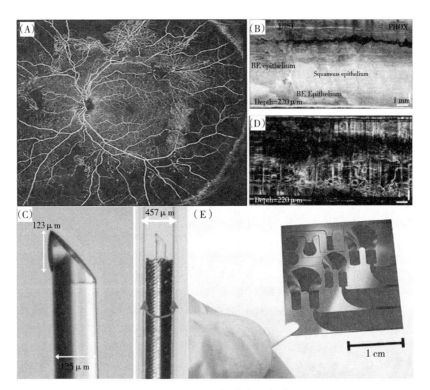

图 11　光学相干层析技术研究进展

（A）宽场 OCTA 显示"全视网膜"增生性糖尿病性视网膜病变，伴有周围缺血和许多周围新血管形成区域；（B）OCTA 在消化道内窥中显著增强固有层中微血管的对比度；（C）OCTA 显示沿鳞状 – 柱状交界处的血管结构密集，这可能表明 BE 进展；（D）外径 457 微米的超细 OCT 内窥成像导管（右）及其成像部件（左）；（E）可直接用于人眼成像的 OCT 成像芯片探头。

OCT 近些年依然在继续发展。例如，①受益于 OCT 较高的分辨率和成像速度，OCT 可以通过比较静态组织和血流的差异，高灵敏、无创、无标记地获得血液的信息。该技术被称为 OCTA（OCT Angiography），已于 2016 年获美国 FDA 批准用于临床。目前已用于眼科、皮肤科、消化科的临床诊断和病理研究，尤其适用于研究和诊断糖尿病性视网膜病变和黑色素瘤[136]。②通过与偏振技术的结合，OCT 可以获得除散射以外新的对比机制，可以同时获得强度、相位、轴向等多个维度的信息，从而可以更好地分辨不同的生物组织[137]。③在脑功能成像和心内应用领域，通过多种手段，先后实现了 500μm 和 400μm 直径的超细 OCT 成像导管，对深入脑部、通过血管内的复杂病变区域、狭窄区域带来帮助[138]。④在眼科领域，通过光子集成光路替代普通光栅，实现了芯片化的 OCT 成像探头（约 20mm×20mm），并已用于人眼的直接成像[139]。⑤除此以外，新兴的 AI 技术也为 OCT 的发展提供了帮助，除了可以帮助提高解读海量高分辨图像的效率，还可以为提高 OCT 的分辨率提供帮助[140]。

5.4 光声成像

光声成像是生物医学成像领域近 20 年来发展最快的新技术之一，它巧妙地利用了光学与超声之间的能量转换，探测生物组织吸收脉冲激光后产生的超声波进行成像，从而完美地融合了光学成像丰富的对比度以及超声成像大的穿透深度与高空间分辨率的共同优势，从原理上突破了光学方法在生物组织成像中受散射作用导致的穿透与分辨率不足的问题。光声成像被证明在生物医学基础研究及临床转化均存在巨大的潜力[141]。例如，在脑科学基础研究中，光声成像能够获得大脑血供、血氧、氧代谢等反映大脑功能活动的关键信息，结合电压敏感探针，还能对大脑神经活动成像，有望为脑科学提供新一代重要的影像学工具支撑。临床转化方面，光声成像已被用于对人体乳腺癌、外周血管、消化道、肿瘤淋巴转移成像，世界范围内有上百个课题组正在探索这一技术最具价值的临床应用[142, 143]（图 12）。作为一种新兴的技术，光声成像从技术上也仍然有很多可以发展和提升的空间，代表性的前沿技术方向有：①如何提升纵向分辨率。光声成像的横向分辨率能够达到亚微米级，但纵向分辨率取决于探测器带宽，与横向分辨率差了一个量级，导致样本失真，采用非线性光声原理，有望将纵向分辨率提升至与横向一个量级[144]；②如何提升激发光的聚焦深度，尽管光声成像大幅拓展了传统光学成像的深度和分辨率，但并未从根本上解决光学散射的问题，采用波前相位预补偿方法，已被证明有潜力解决这一问题，也是目前最具吸引力的前沿方向[145]。当今世界范围内生物医学研究面临的关键共性挑战如脑功能解析、心脑血管疾病、肿瘤等重大疾病预防与检测，光声成像均能够发挥重要作用，也预示了这一技术具备非常光明的临床转化与产业化前景。

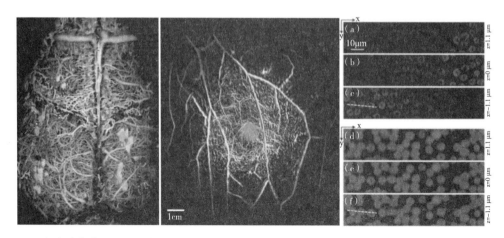

图 12　光声成像获取的小鼠大脑血供（左）、人体乳腺癌（中）图像；右图为采用非线性光声原理，将纵向分辨率提升了一个量级，使得成像具备更薄的切片层析能力

5.5　光学偏振成像

光线具有四个基本特性量：强度、波长、相位及偏振。其中人眼可直接观察的强度（明暗）和波长（颜色）以及通过干涉技术能探测到的相位信息已经被广泛用于成为各种光学，相比之下，由于人眼对偏振不敏感，光的偏振属性一直没有得到足够的关注，应用范围相对较小。近年来，随着新型光源、偏振器件和探测器的出现，特别是数据计算处理能力的急剧提升，偏振方法开始在生物医学、天文、大气遥感、材料等研究领域引起越来越广泛的关注[146]。常用的偏振光散射成像方法，包括偏振差、偏振度、旋转线偏振成像、偏振显微、穆勒矩阵成像等。其中偏振差、偏振度成像已被初步用于皮肤癌的诊断，而穆勒矩阵因其包含更为丰富的组织微观结构信息，因此具备更好的病理诊断价值[147, 148]。近两年，清华大学马辉等人进一步把深度学习技术引入到穆勒矩阵的分析，极大地提高了基于穆勒矩阵偏振成像的信息挖掘能力和病理诊断效果，有望实现自动化智能化的临床病理诊断[149]。

5.6　荧光光谱与寿命成像

荧光成像技术自发明以来在生命科学研究领域发挥了巨大作用。然而，传统荧光成像仅能提供生物组织的形态结构信息。荧光光谱与寿命检测技术具有定量表征活体组织生化特性的能力。这些技术的引入为荧光成像开辟了全新的探测功能，有效提升了荧光成像在生物医学和临床诊断研究中的应用价值。具体来讲，荧光光谱作为荧光物质的"指纹"信息，能够为复杂生物系统中多种荧光物质的分离提供特异性的识别依据。同时，荧光寿命为识别、分离光谱重叠的荧光物质提供了一种额外的有效手段。此外，荧光寿命对生物组织微环境的各种参数非常敏感，因而能够用于表征局部分子环境的变化和蛋白质之间的相互作用。更重要的是，荧光寿命独立于荧光物质浓度的特性使其能够提供更为准确的活体量化信息。基于以上优势，荧光光谱与寿命成像技术被越来越多地应用于细胞代谢、药物筛选、癌症的早期诊断等研究领域，极大地促进了生物医学研究的发展[150]。

当前，荧光光谱与寿命成像技术的主流发展方向包括从慢速向快速发展；从微观尺度向介观/宏观尺度发展；作为各种荧光成像技术的附加功能，拓展荧光探测维度；结合内源性光学标志物实现无标记疾病诊断和免疫研究，等等。最新的研究进展包括德国 Becker & Hickl GmbH 公司发展了基于并行时间相关单光子技术模块的快速荧光光谱与寿命成像技术[151]和用于肿瘤边界识别的介观/宏观尺度荧光寿命成像技术[152]；美国伦斯勒理工学院 Xavier Intes 教授团队发展了基于深度学习的快速荧光寿命成像数据分析方法[153]；中国科学院深圳先进技术研究院郑炜团队发展了可见光激发双光子荧光寿命成像技术[154]和近红外二区共聚焦荧光寿命成像技术[155]；美国威斯康星大学 Melissa C. Skala 教授团队发展了基于探测荧光光谱与寿命信息的免疫细胞激活状态识别方法[156]等。此外，德国萨尔兰大学、美国加州大学、法国巴黎 Saclay 大学、意大利国家光学研究所、德国 LenLab GmbH 公司，以及国内的香港科技大学、深圳大学、浙江大学等机构的研究团队也在积极开展荧光光谱与寿命成像技术及其生物医学应用相关的研究，并取得了不错的成果。

6　分子影像

6.1　核医学分子影像

核医学分子影像主要包括正电子发射计算机断层扫描（Positron Emission Tomograph，PET）和单光子发射计算机断层扫描（Single-Photon Emission Computed Tomograph，SPECT）两大技术，在精准医学研究中占据着极其重要的地位[157, 158]。核医学分子影像技术可对活体组织中的生理生化过程做出定量分析，如血流量[159]、能量代谢[160]、蛋白质合成[161]、脂肪酸代谢[162]、神经递质合成速度[163]、受体密度及其与配体结合的选择性和动力学、蛋白质功能[164]与基因表达[165]等。PET 分子影像是核医学分子影像的常用模态（图 13）。自 20 世纪 90 年代 18F-FDG（氟代脱氧葡萄糖）广泛用于 PET 分子影像以来，极大地推动了核医学分子影像的发展[166]。美国等欧美发达国家在 PET 探针的研制起步较早，FDA 已批准上市的 PET 探针有 10 个，欧洲已批准的 PET 探针有 13 个[167]。2020 年，FDA 批准了两个 PET 探针（Tauvid，Gallium 68 PSMA-11）分别用于阿尔兹海默病 tau 蛋白的 PET 分子成像和前列腺癌特异性膜抗原（PSMA）的 PET 分子成像[168, 169]。我国在 20 世纪 90 年代与比利时 IBA 合作研制的 cyc-30 型回旋加速器投入使用，开启了 PET 探针研制序幕。通过近 30 年的发展，目前 PET/CT 成像设备数量已超过 700 台，极大地推动了 PET 探针的研制的发展。哈尔滨医科大学与美国斯坦福大学合作研制的靶向肺癌突

患者治疗前的原始¹⁸F-MPG
PET/CT 扫描图

吉非替尼药物治疗50天后的
¹⁸F-MPG PET/CT 扫描图

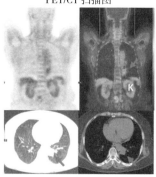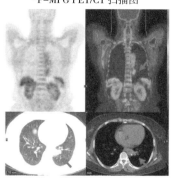

图 13　EGFR 靶向的核素探针用于肺癌病人的 PET 分子成像

变 EGFR 靶向 PET 分子探针实现了肺癌的在体分子分型，并于 2018 年率先开展了临床转化应用，用于肺癌分子靶向治疗优势人群筛选和疗效精准判定[170]。此外，免疫 PET 分子成像探针也是近年来的研究热点。尤其是 PD-1/PD-L1 两个肿瘤免疫治疗的重要靶点 PET 分子探针对于提高肿瘤的诊断率和有效率具有重要意义，也是当前分子显像药物研究的重点之一[171]。随着人工智能技术的蓬勃发展，PET 分子影像与 AI 融合提高疾病的诊疗效率发挥了重要的作用。而且，将诊断核素与治疗核素相结合，开发具有诊疗一体化功能的 PET 探针也是未来发展的重要方向。

6.2　荧光分子影像

与 MRI、PET、超声分子影像技术相比，荧光分子影像具有高灵敏度、高分辨率、多色、无辐射、无创性等优点[172, 173]。荧光分子影像借助于荧光探针在细胞生物学、脑科学、肿瘤学、药学等基础研究和术中血管造影、淋巴结造影和肿瘤边界识别的临床应用方面发挥了重要的作用[174, 175]。目前，荧光探针的发射波长已覆盖整个可见光谱（400～650nm）并延伸至近红外一区（NIR-I，650～1000nm）和近红外二区（NIR-II，1000～1700nm）[176]。由于生物组织对可见光区域光子吸收和散射高，并存在较强的组织自发荧光干扰，导致激发光的组织穿透能力弱（小于 3 mm）。随着波长红移至 NIR-I 区域，生物组织吸收和散射明显减弱，组织穿透深度显著增加[177]。美国 FDA 批准的近红外染料探针吲哚菁绿（ICG）和亚甲基蓝（MB）在临床诊断和干预中发挥了重要作用[178, 179]。近年来，NIR-II 荧光成像技术得到了飞速的发展，其组织穿透深度可达厘米级，活体成像分辨率和灵敏度进一步提高，展现了广阔的临床应用前景[180]。荧光探针种类大致可分为：有机荧光染料，荧光蛋白，荧光纳米团簇及颗粒[181-183]。根据发光方式的不同又可分为常亮型（Always-ON）和可激活型（Activatable）[184, 185]。基于不同的生物应用，荧光探针采用不同的设计和功能化修饰，并用于细胞乃至活体水平疾病诊断、术中导航和干预治疗等[186, 187]。

近两年来，常亮型荧光分子影像探针的设计和应用领域取得了一系列重大进展。要实现高时空分辨的动物全身多色成像目前仍然面临挑战。美国加州大学洛杉矶分校的 Ellen M. Sletten 教授课题组设计开发了一系列最大吸收峰 980nm 到 1064nm 范围内可调节的 Flav7 衍生物聚甲炔小分子染料用于短波近红外实时活体多色成像。结合多通道激发单通道检测的成像技术，实现了视频级快速拍摄（>27fps）和亚毫米级高分辨率[188]。美国斯坦福大学戴宏杰课题组开发了一种最大发射波长在 1600nm 的立方相铒基稀土纳米颗粒用于小鼠肿瘤免疫治疗动态活体成像研究[189]。该探针具有亮度高、生物相容、长寿命等特点，修饰 PD-L1 抗体后探针实现了 40 倍的肿瘤与正常组织的高信号比成像。

可激活型荧光探针近两年也取得了显著的成果。新加坡南洋理工大学的蒲侃裔课题组开发了高肾清除率的可激活型分子荧光探针，用于诊断临床上极易漏诊的药物急性肾损伤[190]。美国斯坦福大学 Matthew Bogyo 课题组基于布尔逻辑门的思路开发了两种肿瘤特异性酶共同激活的新型 AND 门控小分子荧光探针[191]。单一蛋白酶激活型荧光探针的特异性不足以区分肿瘤与正常组织，而采用两种蛋白酶同时切割才能激活的荧光探针其特异性能够显著提高。该探针成功实现了荧光手术导航切除残余肿瘤组织和小于 1mm 的微小转移瘤。这种多元激活的探针设计能够在与酶活性相关的复杂环境下进行疾病诊断、治疗和检测，展示出了广阔的应用前景。

6.3 磁共振分子影像

磁共振分子成像具有无辐射、无创伤、软组织分辨率高，定位准确等优点，并且可以直接获得组织横断面、冠状面、矢状面等各方向断面信息，有利于病变部位的三维定位、术前分期及手术定位，是临床疾病诊断的重要工具之一[192]。磁共振分子影像探针的开发及应用能够有效改善成像的信噪比，是实现疾病高灵敏诊断的关键[193]。目前磁共振分子成像探针主要分为两类，一类是以钆螯合物为基础缩短质子纵向弛豫时间的 T1 加权探针，另一类是基于磁性氧化铁缩短质子横向弛豫时间的 T2 加权探针[194, 195]。通过设计不同的结构及识别体系，尤其是智能响应型磁共振分子影像探针已经被广泛应用于肿瘤成像及重大脑疾病的结构和功能成像[196, 197]。

2020 年 5 月，李源培教授团队通过将脱镁叶绿素 a- 顺磁性 Mn^{2+} 螯合物（T1 造影剂）和超顺磁性氧化铁纳米颗粒（T2 造影剂）封装进肿瘤微环境响应型纳米胶束中，构建了具有结构依赖的 T1 和 T2 双向的磁共振调谐分子探针[198]。该探针在血液循环及正常组织中，T1 和 T2 的 MRI 信号均被"关闭"，进入肿瘤组织后与病灶微环境中的谷胱甘肽作用，实现双 T1 和 T2 磁共振信号的双重"打开"。同时该团队提出了"双对比增强剪影成像"重建方法，有效提升了成像的信噪比和灵敏度，可精确诊断出小鼠颅内 0.75 mm 大小的脑瘤病灶，并可将成像敏感度提高 10 倍以上。钙离子在几乎所有细胞中都是必不可少的信号转导分子，用于协调细胞间的通信[199]。Alan Jasanoff 等人开发了一系列钙离子响应型探针[200-202]，能够快速响应 0.1 ~ 1.0 毫摩尔范围内的钙离子浓度变化，从而监测脑内钙信号的动态变化过程。由于活体中通常含有水分子从而影响基于氢质子的磁共振分子影像的对比度。开发基于 19F 的分子影像探针是解决此问题的新方向[203, 204]。厦门大学高锦豪教授课题组发展了一种基于含氟离子液体的 19F 的磁共振分子影像探针，实现了活体水平生命体系多种特征分子的原位实时灵敏的 19F 磁共振成像与可视化[205]。

6.4　多模态分子影像

单一模态的分子影像技术往往存在局限性，难以同时满足对灵敏度、特异性、分辨率的多种要求[206]。多模态分子影像克服了单一分子影像技术的不足，实现了多种影像模态的优势互补，为疾病的早期诊断、精准治疗和预后评估提供了更强大的成像工具[207-210]。目前已经开发出人体使用的 PET/CT、PET/MRI、SPECT/CT 多模态分子影像系统，更多融合成像系统也正在研发中。而且，随着化学合成技术和纳米技术的蓬勃发展，具有多种成像功能的影像探针也被研制出来，用于细胞跨尺度在体示踪，肿瘤精准诊断，术中肿瘤边界精准识别，多模态引导肿瘤精准治疗等[211, 212]。例如，免疫细胞在体成像不仅有利于加深我们对疾病的认识，而且还有望产生新的治疗途径。2020 年美国西奈山伊坎医学院Willem J. M. Mulder教授团队发展了一种融合了核素、荧光、磁共振三种成像元素的高密度脂蛋白纳米探针，在体标记骨髓细胞，在患有心肌梗死的动脉粥样硬化小鼠模型上，通过MRI 观察到骨髓细胞从脾脏和骨髓中快速流出的过程，通过 PET/CT 评估了探针的体内生物分布和代谢，通过荧光成像分析了相关的骨髓细胞亚群[213]。这一研究成果首次实现了骨髓细胞的在体动态示踪，对动脉粥样硬化疾病的治疗及其机制研究具有重要意义。在诊疗一体化新型分子影像探针的研制方面，斯坦福大学饶江宏教授课题组研制了高性能的碳包铁钴纳米探针，首次将先进的磁粒子成像、MRI、光声成像、光热治疗融合到单一的纳米颗粒上，实现了小肿瘤的高灵敏检测和精准治疗，推动了新型磁粒子成像技术的发展[214]。

7　总结与展望

医学影像通过物理手段精确获取全生命周期的医学健康信息，为疾病的诊断和治疗提供科学的观察依据，为揭示生命科学基本规律提供重要的研究手段，在服务人民生命健康方面扮演者不可取代的地位，也是现代生物医学工程学科的重要组成方面。

伴随着新物理的发现、新材料的发明、制造工艺的改进、计算机和人工智能技术的普及，医学影像前沿研究获得了巨大的推动力，直接带动新型成像物理与方法、部件与器件、装备与系统的快速发展，引发一系列重大技术突破和产品创新。国际上，医学影像已从依靠传统单一形态结构变化发展成为集形态、功能、代谢改变为一体的综合诊断体系。一方面要求成像设备提供早期病灶的高分辨、低剂量图像，另一方面要求成像设备提供包含病灶精准生理特征的功能性信息。国际上这些新的变化展现了医学影像蓬勃发展的生命力，既给我国医学影像学科发展提供了新的机遇，同时也带来了新的挑战。应该清醒地认识到，当前尖端医学影像技术的研究仍主要集中在欧美顶级高校和知名医疗设备企业手中，我国在尖端医学影像技术研发方面自主创新能力总体较薄弱、高端装备和核心部件严重依赖进口，自给程度较低，难以应对医学影像"快速、精准、多模、智能"的发展趋势，14亿人民的生命健康时刻存在被"卡脖子"的风险。例如，高端超声设备所需的压电陶瓷材料和芯片基本依赖进口，超高场磁共振系统所需的超导体材料制备技术和工艺还未完全掌握，用于能谱CT成像的X射线源和探测器自主国产化程度还较低等。可见，医学影像领域亟须技术攻关和重点研发的方向还有很多，未来医学影像和高端医疗装备自主国产化的使命还任重道远。

展望未来，医学影像前沿发展将继续突破传统成像方法和技术在时空分辨、辐射剂量、成像速度、灵敏度等方面的局限性，实现人体微弱生命信号和解剖结构的精确成像。例如：从二维面成像到三维体成像、从静止成像到动态成像、从简单结构成像到复杂功能成像、从慢速低空间分辨成像到快速高精度成像、从单一成像信息到多种成像信息的融合等。在不久的将来，我国医学影像有望实现：超声成像领域出现了超高频和分子成像的发展动向，利用超声波的机械力实现声操控和神经调控也是国际研究热点；通过磁共振化学位移成像技术实现超高场（5T、7T）磁共振代谢成像；单光子计数定量能谱CT成像和超高时间分辨的静态CT成像；在核医学成像方面，全景低剂量PET成像颠覆了人们对全身PET成像的认知，实现空间分辨率极限的脑和动物专用PET成像系统的发展也正在成为可能；新的技术也为古老的光学成像带来新的生机，包括新的快速超分辨成像技术、深度软组织三维成像、光声双模成像技术等；除了依赖生物体自身的成像因素，从外界加入新的生物标记物也已成为医学影像研究和发展的重要方向，包括核医学分子影像、荧光分子影像、磁共振分子影像等，并以此带动探针技术等方面的发展。

我国医学影像的快速发展必将推动生物医学工程学科的全面发展，从而为医学影像的进一步提升创造新的机遇和条件，真正为医生及早发现患者的病变提供精准的诊断信息，不断促进我国生物医学工程学科开创深度交叉融合的发展局面。

参考文献

［1］ Li F.，Lin D.，Chen Z.，et al. Ultrahigh piezoelectricity in ferroelectric ceramics by design. Nature materials，Vol. 17，4，

349.

［2］ Li F., Cabral M. J., Xu B., et al. Giant piezoelectricity of Sm-doped Pb（Mg1/3Nb2/3）O-3-PbTiO3 single crystals. Science，Vol. 364，6437，264.

［3］ Zhao T. L., Bokov A. A., Wu J., et al. Giant Piezoelectricity of Ternary Perovskite Ceramics at High Temperatures. Advanced Functional Materials，Vol. 29，12.

［4］ Liu H. J., Wu H. J., Ong K. P., et al. Giant piezoelectricity in oxide thin films with nanopillar structure. Science，Vol. 369，6501，292.

［5］ Liao W. Q., Zhao D. W., Tian Y. Y. A molecular perovskite solid solution with piezoelectricity stronger than lead zirconate titanate. Science，Vol. 363，6432，1206.

［6］ Zhang Q., Pang X. M., Zhang Z. Q., et al. Miniature transducer usding PNN-PZT-based ceramic for intravascular ultrasound. IEEE Transactions on ultrasonics ferroelectrics and frequency control，Vol. 6，66，1102-1109.

［7］ Wong C. M., Chen Y., Luo H. S., et al. Development of a 20-MHz wide-bandwidth PMN-PT single crystal phased-array ultrasound transducer. Ultrasonics，73，181-186.

［8］ Yang C., Jian X. H., Zhu X., et al. Sensitivity enhanced photoacoustic imaging using a high-frequency PZT transducer with an integrated front-end amplifier. Sensors，Vol. 3，20，766.

［9］ Cherin E., Yin J., Forbrich A., et al. In vitro superharmonic contrast imaging using a hybrid dual-frequency probe. Ultrasound in medicine and biology，Vol. 9，45，2525-2539.

［10］ Chen R. M., He Y., Shi J. H., et al. Transparent high-frequency ultrasonic transducer for photoacoustic microscopy application. IEEE Transactions on ultrasonics ferroelectrics and frequency control，Vol 9，67，1848-1853.

［11］ Qiu C., Wang B., Zhang N., et al. Transparent ferroelectric crystals with ultrahigh piezoelectricity. Nature，Vol. 577，7790，350.

［12］ Brenner K., Ergun A. S., Firouzi K., et al. Advances in capacitive micromachined transducers. Micromachines，Vol. 2，10，152.

［13］ Shnaiderman R., Wissmeyer G., Ulgen O., et al. A submicrometre silicon-on-insulator resonator for ultrasound detection. Nature，Vol. 585，7825，372.

［14］ Wang. C., Li X., Hu H., et al. Monitoring of the central blood pressure waveform via a conformal ultrasonic device. Nature biomedical engineering. Vol. 2，9，687-695.

［15］ J. M. Cannata, J. A. Williams, Q. Zhou, et al. Development of a 35-MHz piezo-composite ultrasound array for medical imaging. IEEE Trans. Ultrason., Ferroelect., Freq. Control, Vol. 53, 2006, 224-236.

［16］ J. M. Cannata, J. A. Williams, L. Zhang, et al. A high-frequency linear ultrasonic array utilizing an interdigitally bonded 2-2 piezo-composite. IEEE Trans. Ultrason., Ferroelect., Freq. Control, Vol. 58, 2011, 2202-2212.

［17］ J. A. Brown, F. S. Foster, A. Needles, et al. Fabrication and performance of a 40-MHz linear array based on a 1-3 composite with geometric elevation focusing. IEEE Trans. Ultrason., Ferroelect., Freq. Control, Vol. 54, 2007.

［18］ S. L. Viviano, L. K. Chandler, and J. D. Keith. Ultrahigh Frequency Ultrasound Imaging of the Hand: A New Diagnostic Tool for Hand Surgery. HAND, Vol. 13, 2018, 720-725.

［19］ D. Albano, G. Aringhieri, C. Messina, et al. High-Frequency and Ultra-High Frequency Ultrasound: Musculoskeletal Imaging up to 70 MHz. Semin Musculoskelet Radiol, Vol. 24, 2020, 125-134.

［20］ S. Bogaerts, C. De Brito Carvalho, L. Scheys, et al. Evaluation of tissue displacement and regional strain in the Achilles tendon using quantitative high-frequency ultrasound. PLOS ONE, Vol. 12, 2017, e0181364.

［21］ T. Ma, M. Yu, Z. Chen, et al. Multi-frequency intravascular ultrasound（IVUS）imaging. IEEE Trans. Ultrason., Ferroelect., Freq. Control, Vol. 62, 2015, 97-107.

［22］ C. E. Munding, E. Chérin, I. Jourard, et al. Development of a 3 French Dual-Frequency Intravascular Ultrasound

Catheter. Ultrasound in medicine & biology, Vol. 44, 2018, 251–266.

［23］ M. Su, Z. Zhang, J. Hong, et al. Cable–Shared Dual–Frequency Catheter for Intravascular Ultrasound. IEEE Trans. Ultrason., Ferroelect., Freq. Control, Vol. 66, 2019, 849–856.

［24］ J. Ma, K. H. Martin, Y. Li, et al. Design factors of intravascular dual frequency transducers for super–harmonic contrast imaging and acoustic angiography. Physics in Medicine & Biology, Vol. 60, 2015, 3441.

［25］ J. Lee, J.–Y. Moon, and J. Chang. A 35 MHz/105 MHz Dual–Element Focused Transducer for Intravascular Ultrasound Tissue Imaging Using the Third Harmonic. Sensors, Vol. 18, 2018, 2290.

［26］ J. Ma and X. Jiang, "Contrast–Enhanced Dual–Frequency Super–Harmonic Intravascular Ultrasound（IVUS）Imaging," in Multimodality Imaging: For Intravascular Application, Q. Zhou and Z. Chen, Eds., ed Singapore: Springer Singapore, 2020, 105–151.

［27］ X. Wang, V. Seetohul, R. Chen, et al. Development of a Mechanical Scanning Device With High–Frequency Ultrasound Transducer for Ultrasonic Capsule Endoscopy. IEEE Trans. Med. Imaging, Vol. 36, 2017, 1922–1929.

［28］ Y. Qiu, Y. Huang, Z. Zhang, et al. Ultrasound Capsule Endoscopy With a Mechanically Scanning Micro–ultrasound: A Porcine Study. Ultrasound in Medicine & Biology, Vol. 46, 2020, 796–804.

［29］ N. E. Cabrera–Munoz, P. Eliahoo, R. Wodnicki, et al. Forward–looking 30–MHz phased–array transducer for peripheral intravascular imaging. Sensor. Actuat. A–Phys., Vol. 280, 2018, 145–163.

［30］ K. Latham, C. Samson, J. Woodacre, et al. A 30 MHz, 3D Imaging, Forward Looking Miniature Endoscope based on a 128–element Relaxor Array. IEEE Trans. Ultrason., Ferroelect., Freq. Control, 2020, 1–1.

［31］ A. Dizeux, M. Gesnik, H. Ahnine, et al. Functional ultrasound imaging of the brain reveals propagation of task–related brain activity in behaving primates. Nature Communications, Vol. 10, 2019, 1400.

［32］ C. C. Chang, P. Y. Chen, H. Huang, et al. In Vivo Visualization of Vasculature in Adult Zebrafish by Using High–Frequency Ultrafast Ultrasound Imaging. IEEE Trans. Biomed. Eng., Vol. 66, 2019, 1742–1751.

［33］ Sarvazyan A, Skovoroda A, Emelianov S, et al. Biophysical bases of elasticity imaging［M］. Acoustical imaging. Springer. 1995: 223–240.

［34］ Ren X, Xia S, Ni Z, Zhan W, Zhou J. Analysis of three ultrasound elastography techniques for grading liver fibrosis in patients with chronic hepatitis B. Radiol Med. 2018 Oct; 123（10）: 735–741.

［35］ Xu P, Wu M, Yang M, Xiao J, Ruan ZM, Wu LY. Evaluation of internal and shell stiffness in the differential diagnosis of breast non–mass lesions by shear wave elastography. World J Clin Cases. 2020; 8（12）: 2510–2519.

［36］ Y. Xiao, et al. "Quantitative Estimation of Passive Elastic Properties of Individual Skeletal Muscle in Vivo Using Normalized Elastic Modulus–Length Curve," in IEEE Transactions on Biomedical Engineering, Vol. 67, no. 12, 3371–3379, Dec. 2020.

［37］ Deshpande N, Needles A, Willmann JK. Molecular ultrasound imaging: current status and future directions. Clin Radiol, 2010, 65: 567–581.

［38］ Hu Y, Zhang D, Zheng H, et al. Chirp excitation technique to enhance microbubble displacement induced by ultrasound radiation force. J Acoust Soc Am, 2009, 125: 1410–1415.

［39］ Zheng H, Mukdadi O, Kim H, et al. Advantages in using multifrequency excitation of contrast microbubbles for enhancing echo particle image velocimetry techniques: initial numerical studies using rectangular and triangular waves. Ultrasound Med Biol, 2005, 31: 99–108.

［40］ Yan F, Li X, Jin Q, et al. Therapeutic ultrasonic microbubbles carrying paclitaxel and LyP–1 peptide: preparation, characterization and application to ultrasound–assisted chemotherapy in breast cancer cells. Ultrasound Med Biol. 2011; 37（5）: 768–779.

［41］ Errico, C., Pierre, J., Pezet, S. et al. Ultrafast ultrasound localization microscopy for deep super–resolution vascular imaging. Nature 527, 499–502（2015）.

［42］ Charlie Demen., Justine Robin, Alexandre Dizeux, Baptiste Heiles, Mathieu Pernot, Mickael Tanter & Fabienne Perren, Transcranial ultrafast ultrasound localization microscopy of brain vasculature in patients, Nature Biomedical Engineering, Vol. 5, 219–228（2021）.

［43］ X. Liu, T. Zhou, M. Lu, Y. Yang, Q. He and J. Luo, "Deep Learning for Ultrasound Localization Microscopy," in *IEEE Transactions on Medical Imaging*, Vol. 39, no. 10, 3064–3078, Oct. 2020.

［44］ Ye Yang, Teng Ma, Sinan Li, Qi Zhang, Jiqing Huang, Yifei Liu, Jianwei Zhuang, Yongchuan Li, Xuemin Du, Lili Niu, Yang Xiao, Congzhi Wang, Feiyan Cai, Hairong Zheng, "Self-Navigated 3D Acoustic Tweezers in Complex Media Based on Time Reversal", Research, Vol. 2021, Article ID 9781394, 13 pages, 2021.

［45］ F. S. Foster, J. Mehi, M. Lukacs, D. Hirson, C. White, C. Chaggares, et al. "A new 15–50 MHz array-based micro-ultrasound scanner for preclinical imaging," Ultrasound in Medicine and Biology, Vol. 35, 1700–1708, Oct 2009.

［46］ Y. Qiu, Y. Huang, Z. Zhang, B. F. Cox, R. Liu, J. Hong, P. Mu, H. S. Lay, G. Cummins, M. P. Y. Desmulliez, E. Clutton, H. Zheng, W. Qiu, and S. Cochran, "Ultrasound capsule endoscopy with a mechanically scanning micro-ultrasound: a porcine study", Ultrasound in Medicine and Biology, Vol. 46, no. 3, 796–804, Mar. 2020.

［47］ M. Su, Z. Zhang, J. Hong, Y. Huang, P. Mu, Y. Yu, R. Liu, S. Liang, H. Zheng, and W. Qiu, "Cable shared dual-frequency catheter for intravascular ultrasound", IEEE Trans. Ultrason. Ferroelectr. Freq. Control. Vol. 66, no. 5, 849–856, May. 2019.（IF: 2.989）.

［48］ J. Xia, Y. Yang, C. Hu, R. Meng, Q. Jiang, R. Liu, Y. Yu, Z. Sheng, F. Yan, L. Zhang, Z. Shi, H. Zheng, and W. Qiu, "Evaluation brain tumor in small animals using plane-wave-based power Doppler imaging", Ultrasound in Medicine and Biology. Vol. 45, no. 3, 811–822, Mar. 2019.（IF: 2.205）.

［49］ E. Mace, G. Montaldo, B. F. Osmanski, et al. "Functional ultrasound imaging of the brain: theory and basic principles," IEEE Transactions on Ultrasonics Ferroelectrics & Frequency Control, 2013, 60（3）: 492.

［50］ C. Errico, J. Pierre, S. Pezet, Y. Desailly, Z. Lenkei, O. Couture, and M. Tanter, "Ultrafast ultrasound localization microscopy for deep super-resolution vascular imaging," Nature, Vol. 527, 499–502, Nov 2015.

［51］ M. G. Harisinghani, A. O'Shea, R. Weissleder, Advances in clinical MRI technology. Sci Transl Med. 11,523（2019）.

［52］ H. M. De Feyter, K. L. Behar, Z. A. Corbin, R. K. Fulbright, P. B. Brown, S. McIntyre, T. W. Nixon, D. L. Rothman, R. A. de Graaf, Deuterium metabolic imaging（DMI）for MRI-based 3D mapping of metabolism in vivo. Sci Adv. 4（8）, 7314（2018）.

［53］ L. J. Rich, P. Bagga, N. E. Wilson, M. D. Schnall, J. A. Detre, M. Haris, R. Reddy, 1H magnetic resonance spectroscopy of 2H-to-1H exchange quantifies the dynamics of cellular metabolism in vivo. Nat Biomed Eng. 4（3）, 335–342（2020）.

［54］ J. T. Vaughan, M. Garwood, C. M. Collins, W. Liu, L. DelaBarre, G. Adriany, P. Andersen, H. Merkle, R. Goebel, M. B. Smith, K. Uğurbil, 7T vs. 4T: RF power, homogeneity, and signal-to-noise comparison in head images. Magn Reson Med. 46（1）, 24–30（2001）.

［55］ D. K. Deelchand, P. F. Van de Moortele, G. Adriany, I. Iltis, P. Andersen, J. P. Strupp, J. T. Vaughan, K. Uğurbil, P. G, Henry, In vivo 1H NMR spectroscopy of the human brain at 9.4 T: initial results. J Magn Reson. 206（1）, 74–80（2010）.

［56］ M. A. Ertürk, X. Wu, Y. Eryaman, P. F. Van de Moortele, E. J. Auerbach, R. L. Lagore, L. DelaBarre, J. T. Vaughan, K. Uğurbil, G. Adriany, G. J. Metzger. Toward imaging the body at 10.5 tesla. Magn Reson Med. 77（1）, 434–443（2017）.

［57］ X. He, M. A. Ertürk, A. Grant, X. Wu, R. L. Lagore, L. DelaBarre, Y. Eryaman, G. Adriany, E. J. Auerbach, P. F. Van de Moortele, K. Uğurbil, G. J. Metzger, First in-vivo human imaging at 10.5T: Imaging the body at 447

MHz. Magn Reson Med. 84（1）, 289–303（2020）.

［58］ J. T. Vaughan, C. J. Snyder, L. J. DelaBarre, P. J. Bolan, J. Tian, L. Bolinger, G. Adriany, P. Andersen, J. Strupp, K. Uğurbil, Whole–body imaging at 7T: preliminary results. Magn Reson Med. 61（1）, 244–248（2009）.

［59］ P. F. Van de Moortele, C. Akgun, G. Adriany, S. Moeller, J. Ritter, C. M. Collins, M. B. Smith, J. T. Vaughan, K. Uğurbil, B（1）destructive interferences and spatial phase patterns at 7 T with a head transceiver array coil. Magn Reson Med. 54（6）, 1503–1518（2005）.

［60］ G. Adriany, P. F. Van de Moortele, F. Wiesinger, S. Moeller, J. P. Strupp, P. Andersen, C. Snyder, X. Zhang, W. Chen, K. P. Pruessmann, P. Boesiger, T. Vaughan, K. Uğurbil, Transmit and receive transmission line arrays for 7 Tesla parallel imaging. Magn Reson Med. 53（2）, 434–445（2005）.

［61］ D. I. Hoult, P. C. Lauterbur, The sensitivity of the zeugmatographic experiment involving human samples. J Magn Reson. 34（2）, 425–433（1979）.

［62］ T. S. Ibrahim, Y. K. Hue, L. Tang, Understanding and manipulating the RF fields at high field MRI. NMR Biomed. 22（9）, 927–936（2009）.

［63］ S. A. Winkler, F. Schmitt, H. Landes, et al. Gradient and shim technologies for ultra high field MRI. Neuroimage. 168: 59–70, 2018.

［64］ S. H. G. Rietsch, S. Orzada, S. Maderwald, S. Brunheim, B. W. J. Philips, T. W. J. Scheenen, M. E. Ladd, H. H. Quick, 7T ultra–high field body MR imaging with an 8–channel transmit/32–channel receive radiofrequency coil array. Med Phys. 45（7）, 2978–2990, 2018.

［65］ B. D. Collick, B. Behzadnezhad, S.A. Hurley, N. K. Mathew, N. Behdad, S.A. Lindsay, F. Robb, R. S. Stormont, A. B. McMillan. Rapid development of application–specific flexible MRI receive coils. Physics in Medicine & Biology. 65（19）: 19NT01, 2020.

［66］ F. J. Mateen, C.Z. Cooley, J. P. Stockmann, D. R. Rice, A. C. Vogel, L. L. Wald. Low–field portable brain MRI in CNS demyelinating disease. Mult Scler Relat Disord. 51: 102903, 2021.

［67］ T. C. Arnold, S. N. Baldassano, B. Litt, J. M. Stein. Simulated diagnostic performance of ultra–low–field MRI: harnessing open–access datasets to evaluate novel devices. 2021. doi: https://doi.org/10.1101/2021.07.02.21259789.

［68］ Martin, Ole, et al. "PET/MRI versus PET/CT for whole–body staging: results from a single–center observational study on 1, 003 sequential examinations." *Journal of Nuclear Medicine* 61.8（2020）: 1131–1136.

［69］ Theruvath, Ashok J., et al. "Therapy response assessment of pediatric tumors with whole–body diffusion–weighted MRI and FDG PET/MRI." *Radiology* 296.1（2020）: 143–151.

［70］ Boutet, Alexandre, et al. "Predicting optimal deep brain stimulation parameters for Parkinson's disease using functional MRI and machine learning." *Nature communications* 12.1（2021）: 1–13.

［71］ Slopsema, Julia P., et al. "Orientation–selective and directional deep brain stimulation in swine assessed by functional MRI at 3T." *Neuroimage* 224（2021）: 117357.

［72］ Berman, Shai, et al. "Automatic segmentation of the dorsal claustrum in humans using in vivo high–resolution MRI." Cerebral Cortex Communications 1.1, 2020.

［73］ Burian E, Sollmann N, Ritschl L M, et al. High resolution MRI for quantitative assessment of inferior alveolar nerve impairment in course of mandible fractures: an imaging feasibility study［J］. Scientific Reports, 2020, 10（1）: 1–9.

［74］ Xue, Xuetong, et al. "Progressive Sub–Band Residual–Learning Network for MR Image Super Resolution." IEEE journal of biomedical and health informatics Vol. 24, 2 2020: 377–386.

［75］ Tax, Chantal Mw, et al. "Cross–scanner and cross–protocol diffusion MRI data harmonisation: A benchmark database and evaluation of algorithms." NeuroImage Vol. 195, 2019: 285–299.

［76］ Lee, Hong–Hsi, et al. "A time–dependent diffusion MRI signature of axon caliber variations and beading."

Communications biology Vol. 3, 1 354. 7 Jul. 2020.

[77] Yakunina, Natalia et al. "Optimization of Transcutaneous Vagus Nerve Stimulation Using Functional MRI." Neuromodulation: journal of the International Neuromodulation Society Vol. 20, 3, 2017: 290–300.

[78] Esteban, Oscar et al. "fMRIPrep: a robust preprocessing pipeline for functional MRI." Nature methods Vol. 16, 1, 2019: 111–116.

[79] Yamamoto, Tetsuya et al. "Quantitative Evaluations of Geometrical Distortion Corrections in Cortical Surface–Based Analysis of High–Resolution Functional MRI Data at 7T." Journal of magnetic resonance imaging: JMRI Vol. 53,4, 2021: 1220–1234.

[80] Anemone, Annasofia et al. "Tumour acidosis evaluated in vivo by MRI–CEST pH imaging reveals breast cancer metastatic potential." British journal of cancer Vol. 124, 1, 2021: 207–216.

[81] Zhou, Iris Yuwen et al. "Quantitative chemical exchange saturation transfer（CEST）MRI of glioma using Image Downsampling Expedited Adaptive Least–squares（IDEAL）fitting." Scientific reports Vol. 7, 1 84. 7 Mar. 2017.

[82] Paech, Daniel et al. "Assessing the predictability of IDH mutation and MGMT methylation status in glioma patients using relaxation–compensated multipool CEST MRI at 7.0 T." Neuro–oncology Vol. 20, 12, 2018.

[83] Zaiss, Moritz et al. "Possible artifacts in dynamic CEST MRI due to motion and field alterations." Journal of magnetic resonance（San Diego, Calif.: 1997）Vol. 298, 2019: 16–22.

[84] Astley, Joshua R., et al. "3D deep convolutional neural network–based ventilated lung segmentation using multi–nuclear hyperpolarized gas MRI." International Workshop on Thoracic Image Analysis. Springer, Cham, 2020.

[85] Felder, Jörg et al. "Optimization of high–channel count, switch matrices for multinuclear, high–field MRI." PloS one Vol. 15, 8 e0237494. 17 Aug. 2020.

[86] Ogier, Stephen E et al. "A Frequency Translation System for Multi–Channel, Multi–Nuclear MR Spectroscopy." IEEE transactions on bio–medical engineering Vol. 68, 1, 2021: 109–118.

[87] Symons, Rolf, et al. "Photon–counting CT for simultaneous imaging of multiple contrast agents in the abdomen: an in vivo study." Medical physics 44.10（2017）: 5120–5127.

[88] Si–Mohamed, Salim, et al. "Spectral Photon–Counting Computed Tomography（SPCCT）: in–vivo single–acquisition multi–phase liver imaging with a dual contrast agent protocol." Scientific reports 9.1（2019）: 1–8.

[89] Kalisz, Kevin, et al. "Update on cardiovascular applications of multienergy CT." Radiographics 37.7（2017）: 1955–1974.

[90] Leng, Shuai, et al. "Photon–counting detector CT: system design and clinical applications of an emerging technology." Radiographics 39.3（2019）: 729–743.

[91] Marcus, Roy P., et al. "Detection and characterization of renal stones by using photon–counting–based CT." Radiology 289.2（2018）: 436–442.

[92] Willemink, Martin J., et al. "Photon–counting CT: technical principles and clinical prospects." Radiology 289.2（2018）: 293–312.

[93] McCollough, Cynthia H., et al. "Principles and applications of multienergy CT: Report of AAPM Task Group 291." Medical physics 47.7（2020）: e881–e912.

[94] Leng, Shuai, et al. "Photon–counting detector CT: system design and clinical applications of an emerging technology." Radiographics 39.3（2019）: 729–743.

[95] Rajendran, Kishore, et al. "Full field–of–view, high–resolution, photon–counting detector CT: technical assessment and initial patient experience." Physics in Medicine & Biology（2021）.

[96] Grönberg, Fredrik, et al. "Feasibility of unconstrained three–material decomposition: imaging an excised human heart using a prototype silicon photon–counting CT detector." European Radiology 30.11（2020）: 5904–5912.

[97] Strother, Charles M., and Sebastian Schafer. "Utility of CBCT in Neurovascular Diagnosis and Interventions."

Computed Tomography. Springer, Cham, 2020. 411–426.

［98］ Strother, Charles M., and Guang–Hong Chen. "The Angiographic Suite：A One–Stop Shop for the Triage and Treatment of Large Vessel Occlusive Acute Ischemic Strokes." Management of Cerebrovascular Disorders. Springer, Cham, 2019. 523–534.

［99］ Ruedinger, K. L., et al. "4D–DSA：Development and Current Neurovascular Applications." American Journal of Neuroradiology 42.2（2021）：214–220.

［100］ Shaughnessy, Gabe, et al. "Measuring blood velocity using 4D–DSA：a feasibility study." Medical physics 45.10（2018）：4510–4518.

［101］ Zhao, Chumin, et al. "Optimization of cone–beam CT scan orbits for cervical spine imaging." 15th International Meeting on Fully Three–Dimensional Image Reconstruction in Radiology and Nuclear Medicine. Vol. 11072. International Society for Optics and Photonics, 2019.

［102］ Cheng, Ya–Fu, et al. "Image–guided video–assisted thoracoscopic surgery with Artis Pheno for pulmonary nodule resection." Journal of thoracic disease 12.4（2020）：1342.

［103］ Yang, Guang, et al. "Stationary digital breast tomosynthesis system with a multi–beam field emission x–ray source array." Medical Imaging 2008：Physics of Medical Imaging. Vol. 6913. International Society for Optics and Photonics, 2008.

［104］ Zhang, J., et al. "Stationary scanning x–ray source based on carbon nanotube field emitters." Applied Physics Letters 86.18（2005）：184104.

［105］ Liu, Zejian, et al. "Carbon nanotube based microfocus field emission x–ray source for microcomputed tomography." Applied Physics Letters 89.10（2006）：103111.

［106］ Stephens, Keri. "FDA Grants 510（K）Clearance to Single–Source Nanox. ARC Digital X–Ray." AXIS Imaging News（2021）.

［107］ Park, Junyoung, et al. "Multi–beam x–ray sources with carbon nanotube emitter for tomosynthesis system." Medical Imaging 2020：Physics of Medical Imaging. Vol. 11312. International Society for Optics and Photonics, 2020.

［108］ Abdullah, Ariz Chong, et al. "Limited evaluation of image quality produced by a portable head CT scanner（CereTom）in a neurosurgery centre." The Malaysian journal of medical sciences：MJMS 24.1（2017）：104.

［109］ Ehnholt, Mikel S., et al. "Mobile stroke units：bringing treatment to the patient." Current treatment options in neurology 22.2（2020）：1–11.

［110］ Cryts, Aine. "Use of Portable Head CT Can Improve Patient Safety." AXIS Imaging News（2019）.

［111］ Alexandrov, Anne W., et al. "High–resolution CT with arch/neck/head CT angiography on a mobile stroke unit." Journal of NeuroInterventional Surgery（2021）.

［112］ Stramare, Roberto, et al. "Radiological management of COVID–19：structure your diagnostic path to guarantee a safe path." La radiologia medica 125（2020）：691–694.

［113］ Prenosil GA, Sari H, Fürstner M, et al. Performance Characteristics of the Biograph Vision Quadra PET/CT system with long axial field of view using the NEMA NU 2–2018 Standard［J］. Journal of Nuclear Medicin, 2021, DOI：10.2967/jnumed.121.261972.

［114］ Kwon S, Ota R, Berg E, et al. Ultrafast timing enables reconstruction–free positron emission imaging, Nature Photonics 2021, 15：s914–918.

［115］ Badawi RD, Shi HC, Hu PC, et al. First Human Imaging Studies with the EXPLORER Total–Body PET Scanner, Journal of Nuclear Medicine, 2019, 60（3）：299–303.

［116］ Gu Z, Taschereau R, Vu NT, et al. Performance evaluation of HiPET, a high sensitivity and high resolution preclinical PET tomograph, Physics in Medicine and Biology, 2020, 65（4）：045009.

［117］ Gsell W，Molinos C，Correcher C，et al. Characterization of a preclinical PET insert in a 7 tesla MRI scanner：beyond NEMA testing，Physics in Medicine and Biology，2020，65（24）：245016.

［118］ Kuang ZH，Wang XH，Ren N，et al，Design and performance of SIAT aPET：a uniform high-resolution small animal PET scanner using dual-ended readout detectors，Physics in Medicine and Biology，2020，65（23）：235013.

［119］ Chen SG，Gu YS，Yu HJ，et al. NEMA NU2-2012 performance measurements of the United Imaging uPMR790：an integrated PET/MR system，European Journal of Nuclear Medicine and Molecular Imaging，2021，48：1726-1735.

［120］ Zhang XZ，Cherry SR，Xie ZH，et al. Subsecond total-body imaging using ultrasensitive positron emission tomography，Proceedings of the National Academy of Sciences，2020，117（5）：2265-2267.

［121］ Wang GB，Rahmim A，Gunn RN，PET parametric imaging：Past，present，and future，EEE Transactions on Radiation and Plasma Medical Sciences，2020，4（6）：663-675.

［122］ Roncali E，Capala J，Benedict SH，et al. Overview of the First NRG Oncology-National Cancer Institute Workshop on Dosimetry of Systemic Radiopharmaceutical Therapy，Journal of Nuclear Medicine，2021，62（8）：1133-1139.

［123］ Klar T A，Jakobs S，Dyba M，et al. Fluorescence microscopy with diffraction resolution barrier broken by stimulated emission［J］. Proceedings of the National Academy of Sciences of the United States of America，2000，97（15）：8206-8210.

［124］ Gustafsson M G L. Surpassing the lateral resolution limit by a factor of two using structured illumination microscopy［J］. Journal of Microscopy，2000，198：82-87.

［125］ Rust M J，Bates M，Zhuang X. Sub-diffraction-limit imaging by stochastic optical reconstruction microscopy（STORM）［J］. Nature Methods，2006，3（10）：793-795.

［126］ Eric Betzig，George H. Patterson，Rachid Sougrat，et al. Imaging intracellular fluorescent proteins at nanometer resolution［J］. Science，2006，313：1642-1645.

［127］ Method of the Year 2008［J］. Nature Methods，2009，6（1）.

［128］ Zhanghao K，Chen X，Liu W，et al. Super-resolution imaging of fluorescent dipoles via polarized structured illumination microscopy［J］. Nature Communications，2019，10（1）：4694.

［129］ Mertz J. Nonlinear microscopy：new techniques and applications［J］. Current Opinion in Neurobiology，2004，14（5）：610-616.

［130］ Lu R，Sun W，Liang Y，et al. Video-rate volumetric functional imaging of the brain at synaptic resolution［J］. Nature Neuroscience，2017，20（4）：620-628.

［131］ Fan J L，Rivera J A，Sun W，et al. High-speed volumetric two-photon fluorescence imaging of neurovascular dynamics［J］. Nature Communications，2020，11（1）：6020.

［132］ Li Y，Lim Y J，Xu Q，et al. Raster adaptive optics for video rate aberration correction and large FOV multiphoton imaging［J］. Biomedical Optics Express，2020，11（2）：1032-1042.

［133］ You S，Tu H，Chaney E J，et al. Intravital imaging by simultaneous label-free autofluorescence-multiharmonic microscopy［J］. Nature Communications，2018，9（1）：2125.

［134］ Moura C C，Bourdakos K N，Tare R S，et al. Live-imaging of Bioengineered Cartilage Tissue using Multimodal Non-linear Molecular Imaging［J］. Scientific Reports，2019，9（1）：5561.

［135］ Huang D，Swanson Eric A，Lin Charles P，et al. Optical Coherence Tomography［J］. Science，1991，254（5035）：1178-1181.

［136］ Tan A C S，Tan G S，Denniston A K，et al. An overview of the clinical applications of optical coherence tomography angiography［J］. Eye，2018，32（2）：262-286.

［137］ De Boer J F, Hitzenberger C K, Yasuno Y. Polarization sensitive optical coherence tomography–a review［J］. Biomedical Optics Express, 2017, 8（3）: 1838–1873.

［138］ Li J, Thiele S, Quirk B C, et al. Ultrathin monolithic 3D printed optical coherence tomography endoscopy for preclinical and clinical use［J］. Light: Science & Applications, 2020, 9（1）: 124.

［139］ Rank E A, Sentosa R, Harper D J, et al. Toward optical coherence tomography on a chip: in vivo three-dimensional human retinal imaging using photonic integrated circuit–based arrayed waveguide gratings［J］. Light: Science & Applications, 2021, 10（1）: 6.

［140］ De Fauw J, Ledsam J R, Romera–Paredes B, et al. Clinically applicable deep learning for diagnosis and referral in retinal disease［J］. Nature Medicine, 2018, 24（9）: 1342–1350.

［141］ Wang L V, Hu S. Photoacoustic tomography: in vivo imaging from organelles to organs［J］. Science, 2012, 335（6075）: 1458–1462.

［142］ Yim J, Harmsen S, Flisikowski K, et al. A protease–activated, near–infrared fluorescent probe for early endoscopic detection of premalignant gastrointestinal lesions［J］. Proceedings of the National Academy of Sciences, 2021, 118（1）: e2008072118.

［143］ Lin L, Tong X, Hu P, et al. Photoacoustic Computed Tomography of Breast Cancer in Response to Neoadjuvant Chemotherapy［J］. Advanced Science, 2021, 8（7）: 2003396.

［144］ Gao R, Xu Z, Ren Y, et al. Nonlinear mechanisms in photoacoustics—Powerful tools in photoacoustic imaging［J］. Photoacoustics, 2021, 22: 100243.

［145］ Gao R, Xu Z, Song L, et al. Breaking Acoustic Limit of Optical Focusing Using Photoacoustic–Guided Wavefront Shaping［J］. Laser & Photonics Reviews, 2021, 15（8）: 2000594.

［146］ Liu F, Han P, Wei Y, et al. Deeply seeing through highly turbid water by active polarization imaging［J］. Optics Letters, 2018, 43（20）: 4903–4906.

［147］ Li X, Liao R, Zhou J, et al. Classification of morphologically similar algae and cyanobacteria using Mueller matrix imaging and convolutional neural networks［J］. Applied Optics, 2017, 56（23）: 6520–6530.

［148］ Ivanov D, Dremin V, Borisova E, et al. Polarization and depolarization metrics as optical markers in support to histopathology of ex vivo colon tissue［J］. Biomedical Optics Express, 2021, 12（7）: 4560–4572.

［149］ Dong Y, Wan J, Wang X, et al. A Polarization–Imaging–Based Machine Learning Framework for Quantitative Pathological Diagnosis of Cervical Precancerous Lesions［J］. IEEE transactions on medical imaging, 2021: 3728–3738.

［150］ Chorvat Jr D, Chorvatova A. Multi–wavelength fluorescence lifetime spectroscopy: a new approach to the study of endogenous fluorescence in living cells and tissues［J］. Laser Physics Letters, 2009, 6（3）: 175–193.

［151］ Liu X, Lin D, Becker W, et al. Fast fluorescence lifetime imaging techniques: A review on challenge and development［J］. Journal of Innovative Optical Health Sciences, 2019, 12（05）: 1930003.

［152］ Shcheslavskiy V I, Shirmanova M V, Dudenkova V V, et al. Fluorescence time–resolved macroimaging［J］. Optics Letters, 2018, 43（13）: 3152–3155.

［153］ Smith J T, Yao R, Sinsuebphon N, et al. Fast fit–free analysis of fluorescence lifetime imaging via deep learning［J］. Proceedings of the National Academy of Sciences, 2019, 116（48）: 24019.

［154］ Li H, Yu J, Zhang R, et al. Two–photon excitation fluorescence lifetime imaging microscopy: A promising diagnostic tool for digestive tract tumors［J］. Journal of Innovative Optical Health Sciences, 2019, 12（05）: 1930009.

［155］ Yu J, Zhang R, Gao Y, et al. Intravital confocal fluorescence lifetime imaging microscopy in the second near–infrared window［J］. Optics letters, 2020, 45（12）: 3305–3308.

［156］ Walsh A J, Mueller K P, Tweed K, et al. Classification of T–cell activation via autofluorescence lifetime imaging［J］.

Nature Biomedical Engineering, 2021, 5 (1): 77–88.

[157] A. A. Lammertsma. Forward to the Past: The Case for Quantitative PET Imaging [J]. Nucl. Med, 2017, 58 (7): 1019–1024.

[158] J. de Swart, H. S. Chan, M. C. Goorden, et al. Utilizing High–Energy gamma–Photons for High–Resolution Bi–213 SPECT in Mice [J]. Nucl. Med, 2016, 57 (3): 486–492.

[159] J. J. Boer, J. J. J. S. Kappelhof, F. M. van der Zant, et al. N–13–ammonia PET/CT stress myocardial blood flow compared to fractional flow reserve in coronary artery disease [J]. Nucl. Med. Commun, 2020, 41 (2): 133–138.

[160] H. Fu, R. Sa, L. Cheng, et al. Updated Review of Nuclear Molecular Imaging of Thyroid Cancers [J]. Endocr. Pract, 2021, 27 (5): 494–502.

[161] S. Pastorino, M. Riondato, L. Uccelli, et al. Toward the Discovery and Development of PSMA Targeted Inhibitors for Nuclear Medicine Applications [J]. Curr. Radiopharm, 2020, 13 (1): 63–79.

[162] R. Al–Haddad, U. S. Ismailani, B. H. Rotstein, et al. Current and Future Cardiovascular PET Radiopharmaceuticals [J]. PET Clin, 2019, 14 (2): 293–305.

[163] A. G. Doruyter, P. Dupont, D. J. Stein, et al. Nuclear Neuroimaging in Social Anxiety Disorder: A Review [J]. Nucl Med, 2018, 59 (12): 1794–1800.

[164] A. Pliss, X. Peng, L. X. Liu, et al. Single Cell Assay for Molecular Diagnostics and Medicine: Monitoring Intracellular Concentrations of Macromolecules by Two–photon Fluorescence Lifetime Imaging [J]. Theranostics, 2015, 5 (9): 919–930.

[165] A. Volpe, N. V. K. Pillarsetty, J. S. Lewis, et al. Applications of nuclear–based imaging in gene and cell therapy: Probe considerations [J]. Molecular Therapy–Oncolytics, 2021, 20: 447–458.

[166] C. B. Chism, R. Somcio, B. A. Chasen, et al. Increased F–18–FDG Uptake Associated With Gastric Banding Surgical Mesh on PET/CT [J]. Clin Nucl Med, 2016, 41 (5): 410–411.

[167] A. Zhu, H. Shim. Current molecular imaging positron emitting radiotracers in oncology [J]. Nucl Med Mol Imaging, 2011, 45 (1): 1–14.

[168] P. M. Cogswell, H. J. Wiste, M. L. Senjem, et al. Associations of quantitative susceptibility mapping with Alzheimer's disease clinical and imaging markers [J]. Neuroimage, 2021, 224: 11.

[169] C. A. Bradley. Ga–68–PSMA–11 PET enables accurate detection of recurrent disease [J]. Nat Rev Urol, 2019, 16 (7): 388.

[170] X. L. Sun, Z. Y. Xiao, G. Y. Chen, et al. A PET imaging approach for determining EGFR mutation status for improved lung cancer patient management [J]. Sci Transl Med. 2018, 10 (431): eaan8840.

[171] G. C. Lv, X. R. Sun, L. Qiu, et al. PET Imaging of Tumor PD–L1 Expression with a Highly Specific Nonblocking Single–Domain Antibody [J]. Nucl Med, 2020, 61 (1): 117–122.

[172] Wang S, Ren W X, Hou J T, et al. Fluorescence imaging of pathophysiological microenvironments [J]. Chem Soc Rev, 2021, 50 (4): 8887–8902.

[173] Jiang Y Y, Pu K Y. Molecular Probes for Autofluorescence–Free Optical Imaging [J]. Chem Rev, 2021, 121 (21): 13086–13131.

[174] Lauwerends L J, van Driel P B A A, de Jong R J B, et al. Real–time fluorescence imaging in intraoperative decision making for cancer surgery [J]. Lancet Oncol, 2021, 22 (5): 186–195.

[175] Hong G, Antaris A L, Dai H. Near–infrared fluorophores for biomedical imaging [J]. Nat Biomed Eng, 2017, 1 (1): 1–22.

[176] Antaris A L, Chen H, Cheng K, et al. A small–molecule dye for NIR–II imaging [J]. Nat Mater, 2016, 15 (2): 235–242.

［177］ Owens E A，Henary M，El Fakhri G，et al. Tissue-Specific Near-Infrared Fluorescence Imaging［J］. Accounts Chem Res，2016，49（9）：1731-1740.

［178］ Mori T，Kitamura M，Tomida K，et al. Evaluation of the usefulness of the indocyanine green fluorescence imaging method in patients with high body mass index and early-stage breast cancer. .［J］. J Clin Oncol，2016，34（15_suppl）：e12530-e12530.

［179］ Zhang C，Mao Y，Wang K，et al. The identification of breast cancer by Near-Infrared fluorescence imaging with methylene blue.［J］. J Clin Oncol，2018，36，e12591-e12591.

［180］ Zhu S J，Tian R，Antaris A L，et al. Near-Infrared-II Molecular Dyes for Cancer Imaging and Surgery［J］. Adv Mater，2019，31（24）：1900321.

［181］ Schnermann M J. Organic dyes for deep bioimaging［J］. Nature，2017，551（7679）：176-177.

［182］ Laviv T，Kim B B，Chu J，et al. Simultaneous dual-color fluorescence lifetime imaging with novel red-shifted fluorescent proteins［J］. Nat Methods，2016，13（12）：989-992.

［183］ Fan Z，Sun L M，Huang Y J，et al. Bioinspired fluorescent dipeptide nanoparticles for targeted cancer cell imaging and real-time monitoring of drug release［J］. Nat Nanotechnol，2016，11（4）：388-394.

［184］ Qin W，Alifu N，Lam J W Y，et al. Facile Synthesis of Efficient Luminogens with AIE Features for Three-Photon Fluorescence Imaging of the Brain through the Intact Skull［J］. Adv Mater，2020，32（23）：2000364.

［185］ Jacob J A. Protease-Activated Fluorescent Probe Shows Promise as a Cancer Imaging Device［J］. JAMA，2016，315（12）：1217-1218.

［186］ Zhou J，Jangili P，Son S，et al. Fluorescent Diagnostic Probes in Neurodegenerative Diseases［J］. Adv Mater，2020，32（51）：2001945.

［187］ Gao M，Yu F B，Lv C J，et al. Fluorescent chemical probes for accurate tumor diagnosis and targeting therapy［J］. Chem Soc Rev，2017，46（8）：2237-2271.

［188］ Cosco E D，Spearman A L，Ramakrishnan S，et al. Shortwave infrared polymethine fluorophores matched to excitation lasers enable non-invasive, multicolour in vivo imaging in real time［J］. Nat Chem，2020，12（12）：1123-1130.

［189］ Zhong Y T，Ma Z R，Wang F F，et al. In vivo molecular imaging for immunotherapy using ultra-bright near-infrared-IIb rare-earth nanoparticles［J］. Nat Biotechnol，2019，37（11）：1322-1331.

［190］ Huang J G，Li J C，Lyu Y，et al. Molecular optical imaging probes for early diagnosis of drug-induced acute kidney injury［J］. Nat Mater，2019，18（10）：1133-1143.

［191］ Widen J C，Tholen M，Yin J J，et al. AND-gate contrast agents for enhanced fluorescence-guided surgery［J］. Nat Biomed Eng，2021，5（3）：264-277.

［192］ Shapiro M G，Ramirez R M，Sperling L J，et al. Genetically encoded reporters for hyperpolarized xenon magnetic resonance imaging［J］. Nat Chem，2014，6（7）：629-634.

［193］ Alvares R D A，Szulc D A，Cheng H L M. A scale to measure MRI contrast agent sensitivity［J］. Sci Rep，2017，7（1）：1-9.

［194］ Marangoni V S，Neumann O，Henderson L，et al. Enhancing T1 magnetic resonance imaging contrast with internalized gadolinium（III）in a multilayer nanoparticle［J］. Proc Natl Acad Sci U S A，2017，114（27）：6960-6965.

［195］ Liu Q，Song L，Chen S，et al. A superparamagnetic polymersome with extremely high T2 relaxivity for MRI and cancer-targeted drug delivery［J］. Biomaterials，2017，114：23-33.

［196］ Choi J，Kim S，Yoo D，et al. Distance-dependent magnetic resonance tuning as a versatile MRI sensing platform for biological targets［J］. Nat Mater，2017，16（5）：537-542.

［197］ Ghosh S，Harvey P，Simon J C，et al. Probing the brain with molecular fMRI［J］. Curr Opin Neurobiol，2018，

50：201-210.

[198] Wang Z, Xue X, Lu H, et al. Two-way magnetic resonance tuning and enhanced subtraction imaging for non-invasive and quantitative biological imaging[J]. Nat Nanotechnol, 2020, 15（6）：482-490.

[199] Yang P S, Johny M B, Yue D T. Allostery in Ca 2+ channel modulation by calcium-binding proteins[J]. Nat Chem Biol, 2014, 10（3）：231-238.

[200] Barandov A, Bartelle B B, Williamson C G, et al. Sensing intracellular calcium ions using a manganese-based MRI contrast agent[J]. Nat Commun, 2019, 10（1）：1-9.

[201] Atanasijevic T, Jasanoff A. Preparation of iron oxide-based calcium sensors for MRI[J]. Nat Protoc, 2007, 2（10）：2582-2589.

[202] Atanasijevic T, Shusteff M, Fam P, et al. Calcium-sensitive MRI contrast agents based on superparamagnetic iron oxide nanoparticles and calmodulin[J]. Proc Natl Acad Sci U S A, 2006, 103（40）：14707-14712.

[203] Tirotta I, Dichiarante V, Pigliacelli C, et al. 19F magnetic resonance imaging（MRI）：from design of materials to clinical applications[J]. Chem Rev, 2015, 115（2）：1106-1129.

[204] Mizukami S, Takikawa R, Sugihara F, et al. Paramagnetic relaxation-based 19F MRI probe to detect protease activity[J]. J Am Chem Soc, 2008, 130（3）：794-795.

[205] Zhu X, Tang X, Lin H, et al. A Fluorinated Ionic Liquid-Based Activatable 19F MRI Platform Detects Biological Targets[J]. Chem, 2020, 6（5）：1134-1148.

[206] Louie A. Multimodality Imaging Probes：Design and Challenges [J]. Chem Rev, 2010, 110（5）：3146-3195.

[207] Yu J H, Kwon S H, Z Petrášek, et al. High-resolution Three-photon Biomedical Imaging Using Doped ZnS Nanocrystals [J]. Nat Mater, 2013, 12（4）：359-366.

[208] Rudin M, Weissleder R. Molecular Imaging in Drug Discovery and Development [J]. Nat Rew Drug Discov, 2003, 2（2）：123-131.

[209] Li M, Nyayapathi N, Kilian H I, et al. Sound Out the Deep Colors：Photoacoustic Molecular Imaging at New Depths [J]. Mol Imaging, 2020, 19：1-22.

[210] Lu Y, Dang H, Middleton B, et al. Noninvasive Imaging of Islet Grafts Using Positron-emission Tomography [J]. PNAS. 2006, 103（30）：11294-11299.

[211] Hao L, Rohani N, Zhao R T, et al. Microenvironment-triggered Multimodal Precision Diagnostics [J]. Nat Mater, 2021, 20（10）：1440-1448.

[212] Li L, Zhao X, Lu W, et al. Deep Learning for Variational Multimodality Tumor Segmentation in PET/CT [J]. Neurocomputing, 2020, 392：277-295.

[213] Senders M L, Meerwaldt A E, van Leent M M T, et al. Probing Myeloid Cell Dynamics in Ischaemic Heart Disease by Nanotracer Hot-spot Imaging [J]. Nat Nanotech, 2020, 15（5）：398-405.

[214] Song G, Chen M, Zhang Y, et al. Janus Iron Oxides @ Semiconducting Polymer Nanoparticle Tracer for Cell Tracking by Magnetic Particle Imaging [J]. Nano Lett. 2017, 18（1）：182-189.

撰稿人：郑海荣　梁　栋　郑　炜　杨永峰　李　烨　邱维宝

葛永帅　邹　超　王丛知　朱燕杰　李　飞　聂　铭

医学神经工程

1 引言

神经工程是生物医学工程学科的一个前沿分支领域,它运用神经科学和工程学的方法,致力于理解、修复、替代、增强、拓展或补充神经系统功能,同时运用神经科学知识仿生性地开发新的工程技术。脑-机接口、神经调控、神经反馈、神经康复、神经成像、类脑智能等已成为当前医学神经工程的热点。近些年,美国DARPA以及Meta和Neuralink等公司纷纷在脑-机接口、神经调控等领域进行了战略性布局和前瞻性研究。"脑科学与类脑研究"在我国"十三五"重大科技创新项目和工程得到高度重视,神经工程是其最主要的研究领域之一,极具发展前景。未来,神经工程将是中国"脑计划""十四五"规划中脑科学领域实施前瞻性、战略性国家重大科技项目中不可或缺的部分。

在过去的一年中,国内在学术研究、科研获奖、学术会议与赛事举办和学术著作出版等方面都取得了一系列的进展。

在学术研究方面,2020年1月浙江大学求是高等研究院脑-机接口团队与浙大医学院附属第二医院合作完成中国第一例植入式脑-机接口运动功能重建临床转化研究。一位高位截瘫患者能完全利用大脑皮层脑电信号,实现外部机械臂与机械手的精准控制、三维空间的运动。2010年,电子科技大学神经工程与神经数据团队提出了脑器交互(Brain Apparatus Conversations,BAC)的概念,它涵盖大脑与非生物器械和生物器官或系统之间的单向或双向通信;2020年3月,该团队进一步阐述了打造脑器交互学(Brain-Apparatus-Conversation+omics-Bacomics)的构想,其核心内容包括脑与脑外人体器官以及脑与环境/器械(包括计算机等)之间的对话,以及两种对话的整合等[1]。脑器交互学不仅仅是整合了之前认为不相关的多个领域,而且为大脑的研究、开发和保护打开了一扇新的大门，展示了更为广阔的空间，相关的原理则为 BAC 的各种实现及其优化提供了基本的理论框架。

2020 年 4 月，清华大学神经调控技术国家工程实验室团队展示了神经调控最新技术成果—"AI+ 脑起搏器"。"AI+ 脑起搏器"是一款带有蓝牙传输心电脑电信号的新型脑起搏器，具有心脏保护、摔倒报警、隐私保护等诸多功能。同月，中国科学院合肥物质科学研究院医学物理与技术中心和中国科学技术大学生命和医学学部研究团队在无创神经调控研究领域取得新进展[2]。这项研究论证了在无创神经调控治疗前进行刺激敏感性评估的必要性和可行性，并阐明了内在机制。该研究对于建立神经调控事先评估的行业标准流程有指导意义，有助于推进刺激前标准化流程的制定。筛选那些对电刺激不敏感，甚至电刺激会起反作用的个体，对于保护患者安全有重要意义。

2020 年 8 月，清华大学研究团队开发了一种可无线操控的、基于微型薄膜光电器件光 – 电 – 化学一体化多功能探针，实现对动物深层脑区的光遗传刺激和电化学检测。该研究成果能够实现神经系统与接口设备之间的双向信息交互，为深入研究神经环路作用机制、破解神经疾病的发病机制等提供了有效的技术手段[3]。

2020 年 9 月，浙江大学联合之江实验室共同研制成功了我国首台具有自主知识产权类脑芯片的类脑计算机（Darwin Mouse），这也是目前世界上神经元规模最大的类脑计算机。团队还研制了专门的操作系统——达尔文类脑操作系统（DarwinOS）。同月，清华大学科研团队提出了基于忆阻器阵列的新型脑 – 机接口，实验制备了具有模拟阻变特性的忆阻器阵列，并构建了基于忆阻器的神经信号分析系统[4]。该系统包含用于神经信号高效预处理的忆阻器滤波器组和用于智能分类识别的忆阻器神经网络。

在科研获奖方面，医学神经工程领域的成果也获得了一些重要的奖项。在脑 – 机接口领域，上海交通大学的吕宝粮等人荣获第十届吴文俊人工智能自然科学奖一等奖；在脑机制研究领域，北京师范大学的邬霞等人荣获第十届吴文俊人工智能自然科学奖一等奖。

在学术会议与赛事方面，2020 年国内举办了一些比较重要的相关学术会议和竞赛。例如，11 月，医学神经工程分会承办了中国生物医学工程大会暨创新医疗峰会的神经工程与类脑智能大会分论坛；12 月第二届智慧医疗与康复大会暨第五届脑机接口论坛在江苏昆山举行；中国脑科技创新发展论坛在天津举行。"2020 世界机器人大赛 –BCI 脑控机器人大赛"12 月在广东佛山成功举行，获得了广泛关注，各高校、研究机构踊跃参加。

在学术著作出版方面，国内出版了几本学术著作，包括《脑 – 机接口：革命性的人机交互》（译著）《诱发式脑 – 机接口技术》等。这些书籍的出版推动了医学神经工程知识的进一步传播。

2 医学神经工程研究热点及进展

2.1 脑－机接口技术

2.1.1 传统脑－机接口技术

脑机接口系统（BCI）可以不依赖于周围神经肌肉系统而为大脑直接与外界环境沟通提供一种特殊途径。通常，BCI 系统的性能由指令总数、指令输出时间以及指令选择精度来进行评估，信息传输速率（ITR）可定量地表示这三个因素与系统性能间的关系。以往 BCI 系统的研究主要在于提高单个输出指令的选择精度以及减少指令输出时间，而对指令集的扩展研究并不集中，这是由于扩展指令集会在一定程度上降低信息传输速率进而影响 BCI 系统的整体性能。

近年来，基于视觉的 BCI 系统取得了巨大进展，其信息传输速率高于其他 BCI 系统，且对被试训练要求较少。其中研究最为广泛的是基于时间调制的 P300-BCI 系统、频率相位调制的稳态视觉诱发电位（SSVEP-BCI）系统以及传统混合式 P300-SSVEP 的 BCI 系统。理论上，基于 P300 编码的 BCI 系统具有时分多址的特征，它可以编码无限数量的指令，但会以指令输出时间增加、系统整体性能急剧下降为代价。相反，基于 SSVEP 编码的 BCI 系统以频分多址为主要特征，具有高信息传输率、高信噪比、用户训练时间短等优势，但较窄的脑电频带限制了 SSVEP 指令编码数量，同时 SSVEP 可用频率有限、低频易引起视疲劳。近几年，基于 SSVEP 的 BCI 系统主要通过频分编码、混合频率相位编码及联合频率相位编码等编码方式来提升系统的指令数量，通过典型相关分析算法（CCA）及其改进算法如多路典型相关性分析（MCCA）、组合式典型相关性分析（CCCA）、多集典型相关性分析（Mset CCA）及任务相关成分算法（TRCA）等算法进行解码。基于 P300-SSVEP 编码的混合式 BCI 系统可以克服两者的缺点，并在一定程度上有效的扩展 BCI 系统的指令集。

天津大学神经工程团队研究了时分多址、频分多址视觉信息混合编码策略，通过混合并行 P300 和 SSVEP 的特征进行编码，由 TRCA 进行解码，突破了脑－机接口编解码百指令集技术瓶颈，实现了一套迄今为止最高指令集的高速混合范式 BCI 系统。该系统采用时－频－相混合编码方法，利用超短时间（200ms）的刺激，在 1s 内完成了 108 个指令的快速编码，将提出的新特征与传统的 P300 和 SSVEP 特征同时用于分类识别，平均在线 ITR 为 172.46 bits/min，其中最大 ITR 为 238.41 bits/min。与近十年的 P300-SSVEP 混合 BCI 研究相比，该系统指令集是近十年研究平均指令集（31.5）的 3 倍，平均在线信息传输速率是过去十年研究（38.33 bits/min）的 4 倍。这项研究大大提高了 BCI 系统的自由度，并且将有望拓宽 BCI 系统的应用。

在众多的神经活动相关信号中，脑电（Electroencephalogram，EEG）因其测量过程简单、方便、安全而被广泛地用于 BCI 的研究当中。用于 BCI 系统的 EEG 信号可以大致分成感觉运动节律（Sensorimotor Rhythm，SMR）、事件相关电位（Event-Related Potential，ERP）和慢皮层电位（Slow Cortical Potential，SCP）三类。其中，ERP 是大脑对特定事件或者外界刺激反应时形成的相对稳定的电压变化，它反映的是大脑内部的信息流向和处理过程。ERP 的发生过程与触发事件（可以是感觉、运动或者认知事件）存在着锁时关系，且波形特征相对稳定，因此，成了 BCI 系统中非常重要的一类控制信号。其中，基于视觉响应诱发 ERP 的 BCI 系统是当前研究最为广泛、成果最为丰富的 BCI 系统类型之一。

传统的视觉响应型 BCI 系统为眼动依赖型 BCI（Gaze-dependent BCI），而且眼动型 BCI 因起步早、技术成熟等原因在控制领域已经获得了一些较成功的应用。但是，眼动型 BCI 系统存在着控制过程依赖外周神经与肌肉组织和解码过程是对外界刺激的调制和解调，而非对内部意识状态的直接读取，因而受到外部刺激模式的限制这两个方面的缺陷，致使在神经康复领域的应用受到了严重的制约。因此，对于眼动型 BCI 而言，无论是用户的控制方式还是系统的解码方式，都受到了较大程度的限制。此外，受脑电信号非线性、非平稳、高噪声等因素的限制，传统 BCI 系统通常只能识别幅值大于 $2\mu V$ 的脑电显性特征，故传统视觉型非侵入式 BCI 系统多采用强刺激闪烁以诱发高鲁棒性的脑电信号特征进行控制，不利于用户进行多任务操作，且易产生疲劳。对于眼动的依赖性极强，整个系统还存在着一定的局限性。

为改进这一局限性，天津大学神经工程团队分别对 12 名受试者进行了离线和在线实验，结果表明，离线字符平均拼写正确率为 72.30%，最高可达 92.71%。在线信息传输速率平均为 31.84 bits/min，最高可达 63.33 bits/min。实现了对极微弱脑电控制信号（幅值约为 $0.5\mu V$）的准确识别与高效应用，突破了传统视觉型非侵入式 BCI 系统强刺激依赖性的局限，扩展了可以用于控制 BCI 系统的脑电特征范围，也开辟了 BCI 系统编解码技术发展的新路径。该团队还在向着更低脑电控制信号的应用研究探索。

由于人体运动过程涉及当事人运动的思维活动，因此由运动意图诱发出的生理信号与大脑皮层运动区结构及功能紧密相关。基于运动意图的 BCI 不需要外部刺激，是实现自然人 – 机交互的最优选择。许多研究已经证明，肢体运动的动力学与运动学参数可以调制自身的 EEG 振荡模式。

团队研制了全球首台用于全肢体脑卒中康复的"纯意念控制"人工神经机器人系统，并已进入到产业化阶段。已在天津市人民医院、第一中心医院和山东省烟台三医院等多家三甲医院临床测试成功治疗卒中患者达 3000 例以上，康复效果显著，列入解放军总后卫生部和中国武警总部采购目录。

基于运动学参数的 MI-BCI 结合神经电刺激可对脑卒中患侧肢体提供更精细的力敏反应，强化运动神经康复疗效，因而具有重要的临床应用价值，团队成员首次实现了在线力敏 MI-BCI 系统。进一步研究了力敏 MI 诱发神经响应在脑电源的分布模式，从而探索在皮层神经源活动中力敏 MI 的激活效应。有望结合 FES 为脑卒中康复提供新的治疗策略和调控模式，从而提升临床康复效果。

运动准备是运动之前大脑有关运动的思维准备。与运动想象相比，运动准备所诱发的脑电特征响应速度快，因而指令时间窗短。因此，通过检测运动准备诱发的脑电特征，可大幅提升基于运动意图识别的脑 – 机交互效率。

运动准备所诱发的脑电特征包括时域特征与时 – 频域特征。时域特征主要指的是在大脑运动皮层产生表征运动计划的低频负值电位（<8Hz），即运动预备电位。该电位锁时性好，在空间分布中有明显的对侧占优趋势，因而其电位幅值常被作为特征用于运动准备识别。时 – 频域特征主要指的是在 mu 节律（8～13Hz）和 beta 节律（13～30Hz）具有特定空间分布规律表征能量变化的事件相关去同步特征。

2002 年，Blankertz 等人首次设计了基于手指自主运动意图识别的 BCI 系统，实现了单名被试左右手指自主运动准备的有效识别。目前，尽管已有研究报道已实现了对手指、手部、脚踝背屈以及自主行走运动状态的预测，但识别正确率较低。2015 年，Niazi 团队尝试利用运动前 200ms 检测运动意图，平均真阳性率为 77%。由于运动准备所诱发的脑电特征具有明显的空间分布特性，近年来，基于时 – 空滤波的新型算法不断被提出。天津大学神经工程研究团队利用运动准备电位与事件相关去同步的特征互补性，首次用判别典型模板匹配空间滤波算法，结合共空间模式空间滤波算法，发展了运动准备诱发脑电多维时 – 频 – 空特征快速提取与融合方法，左右手指自主按键运动预测平均识别正确率可达83.04%，有望为提升短时窗诱发 EEG 信号特征提取与识别效率提供新的技术方案。

脑电信号的非线性、非平稳特点，造成脑 – 机接口解码效果不稳定。目前为止，几乎所有的 SSVEP– BCIs 的研究都通过静态停止（Fix Stopping，FS）策略来对 SSVEP 进行检测。在传统的静止停止策略中，所有的试次使用固定的数据长度，但是由于试次之间的变化性，每个试次的最优数据长度是不同的。因此为了得到更高的 ITR，尝试采用动态停止策略（Dynamic Stopping，DS）对每个试次进行优化以找到最优的数据长度。

DS 策略首次提出是 Schreuder M 等人用来优化基于 P300 的 BCI 系统。之后 Serby H 等人用平均和阈值的技术来调整试次的数目，实现了理想的正确率。Lenhardt A 等人根据被试当前的在线实时表现，动态地限制子试次呈现的数目来优化 ITR 和正确率。Jin J 等人提出了一个自适应的 P300– BCI，它能够选择闪烁的次数，从而减少呈现刺激的时间。Throckmorton C．S．等人提出了一个基于贝叶斯的动态数据收集技术，能够在系统工作的时候自动的决定所需要的数据量。Zeyl T 等人提出了基于实时的贝叶斯动态停止框架来获得 P300 信号置信度的方法，它能够充分利用由于时间和滤波延迟所产生的额外刺激。

目前，DS 策略已广泛用在基于 P300 的 BCI 系统中，但却很少研究用在基于 SSVEP 的 BCI 中。天津大学的一项研究采用基于任务相关成分分析的 Bayes 动态停止策略，在确保准确分类的前提下，动态输出单试次结果，从而实现了脑 – 机接口系统迄今为止最高信息传输率——平均 353.3 bits/min（模拟在线），能够进一步提升 SSVEP-BCIs 的性能，实验通过评估每个试次分类结果的置信度，来确定脑电特征的质量，提高系统的可靠性，与传统静态停止策略相比，动态停止策略可以使系统的信息传输速率提升 9.78%。

2.1.2 情感脑-机接口技术

情绪认知在人类的冥想和社会行为中扮演着重要角色[5, 6]。《科学美国人》把能否自动检测识别人类情绪作为人类未来 20 个关键问题之一[7]。在过去的几十年中，研究人员提出了多种模型以通过电生理信号［例如脑电图（EEG），皮肤电反应（GSR），心电图（ECG），眼电图（EOG）和肌电图（EMG）］实现对人类不同情绪状态的自动检测与识别[8-14]。由于脑电信号具有高时间分辨率、低采集成本，并且能够确切的反映大脑加工处理信息的过程、代表大脑的动态变化，因此越来越多的研究人员开始关注基于脑电信号的情绪识别研究。情绪识别研究的最终目的是实现并增强情感脑机接口（Affective Brain-Computer Interfaces，aBCI）与人类之间的情感交互能力，以便系统能更有效地检测、处理和响应用户的情感状态及需求[15-18]。因此，人类与外围设备之间的情感交互在 aBCI 系统的设计和实现中占有特殊作用[19-21]。

近几十年来，研究者们为实现和增强 aBCI 系统进行了许多尝试，企图实现系统自然地根据用户的情感状态进行相应的调整和反馈[22, 23]。情绪认知是一个涉及生理和心理的动态过程，反映了人类的内在活动[24-28]，且大脑对情绪的加工预处理是一个涉及多脑区的复杂动态交互过程[29-32]。基于电生理信号的情绪识别研究对情感脑-机接口具有重要意义，为提升系统的智能交互性能，研究者们针对电生理信号展开情绪识别研究，并提出一系列算法及框架。例如，上海交通大学团队针对情绪识别构建公开情绪 EEG 数据集（SJTU Emotion EEG Dataset，SEED），并基于此数据集展开一系列情绪识别的研究工作[15, 33]。为了更好地实现情绪识别，他们发展并提出系列 EEG 数据特征提取算法，如微分熵（Differential Entropy，DE）、微分不对称（Differential Asymmetry，DASM）等特征，并取得很好地识别效果[34]。此外，中国科学院团队利用 EEG 数据，通过提出的特征提取及识别算法实现了对被试情绪人格的识别预测[35]，中国科学技术大学团队也利用所发展的特征提取算法，实现了对视频片段标签的准确标记[14]。研究者们也尝试采用特征融合的方法来实现对情绪的检测与识别，比如，融合表情和声音特征、融合表情与脑电特征、融合声音特征和脑电特征等，与单一特征提取算法相比，特征融合方法能够有效提升分类识别的准确率[13, 36, 37]。此外，针对 EEG 数据的多模特征融合研究也极具意义，例如，电子科技大学团队利用现有网络分析手段，在提取 EEG 能量激活特征的同时，通过根据构建脑电网络提取相应的网络属性特征，并将能量激活特征与网络属性特征进行特征融合，结合发展所得的特征筛选算法，进一步提高了情绪识别准确率，也表明网络分析方法应用在情绪识别研究中的可行性与科学性，这也为利用脑网络分析方法对情绪产生及大脑处理加工机制展开更深一步的研究奠定了基础[38]。

2.1.3　侵入式脑－机接口技术

西安交通大学张新曼教授团队为了提高脑信号处理识别率，提出了优化的极限学习机（Optimized Extreme Learning Machine，OELM）并将其运用于基于运动想象的脑－机接口中的 ECoG 信号分类。数据的分类结果表明该分类器相比如支持向量机 SVM、极限学习机 ELM 等的传统分类器可取得更高的分类准确率（92.31% vs. <81%）。

复旦大学附属华山医院神经外科陈亮医师团队提出了结合来 PSMC 与后顶叶皮层（PPC）的神经信号来进行手势解码的方法。实验人员对采自癫痫病人的 sEEG 信号使用支持向量机进行了三种手势的分类，实验结果表明，对运动开始时、中、后数据相对只使用 PSMC 信号，结合了 PPC 方法的分类准确率分别提升了 5%、3.6% 和 8%。

北京生命科学研究所罗敏敏博士研究团队结合清醒小鼠光纤记录（光纤光度记录法）、电生理记录（钨微电极）、瞳孔记录、光遗传学、离体脑片膜片钳技术和一系列的行为学实验，发现了脑干的未定核的一类表达神经调节肽（Neuromedin B，NMB）的神经元可以预测以及调控小鼠的运动速度。通过光信号记录一只小鼠的 NMB 神经元信号，并将该神经信号模式通过光刺激手段传递到另一只小鼠的 NMB 神经元，实现了小鼠的脑－脑接口，完成了两只小鼠的运动速度同步。

北京理工大学何际平教授团队利用犹他电极阵列研究了植入式脑－机接口的解码性能以及鲁棒性问题，并改善了解码器训练速度。针对脑电信号的非稳态性，用基于强化学习（RL）的自校正解码器可以改善这一问题。该团队提出了结合转移学习、小批量和权值更新机制的基于注意门的 RL 算法来加速权值更新，避免过拟合。相比于需要迭代训练以校准的解码器，该算法的分类精度提高了约 20%。此外，与传统的 RL 算法相比，该算法的准确率提高了约 10%，在线权值更新速度提高了约 70 倍。

浙江大学求是高等研究院张韶岷研究员团队通过非人灵长类动物（猕猴）实验，该研究首次发现仅用两个神经元的信号就可实现对平面二维光标运动的直接神经控制。研究还发现用于脑控的两个直接神经元在脑－机接口的学习过程中均主动调节了各自的偏好方向，最终两个神经元的偏好方向之间的夹角会稳定在 90° 附近。脑－机接口学习中两个神经元偏好方向的正交化，表明脑－机接口学习通过对运动皮质可塑性的主动调节，从而为外部设备的直接神经控制提供了一种高效的策略。

浙江大学求是高等研究院"脑－机接口"团队与浙江大学医学院附属第二医院神经外科合作完成国内首例基于犹他微电极阵列的植入式脑－机接口临床研究。实验中，被试志愿者可以利用大脑运动皮层的神经信号精准控制外部机械臂与机械手实现三维空间的运动。如图1，患者能自主完成抓握水杯喝水，抓握食物等操作。该研究首次证明了高龄患者利用植入式脑－机接口进行复杂而有效的运动控制是可行的。

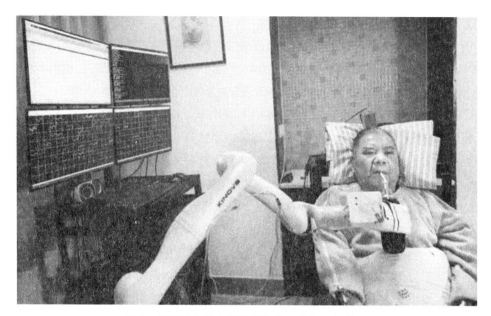

图 1　基于犹他微电极阵列的植入式脑 – 机接口

郑州大学河南省脑科学与脑 – 机接口技术重点实验室在植入式脑 – 机接口方面开展了动物认知行为与决策信息解码、动物运动行为调控、动物脑脑信息传递、鸟类视觉感知信息重建等研究工作：①采用自主开发的微型化可穿戴神经信号检测与调控装置，建立融合动物运动行为学数据与神经编码特征的计算模型，实现动物行为状态与决策意图的准确预测；在此基础上，建立了基于运动意图解码 + 情绪诱导的双向闭环神经激励调控技术，建立了鸽子感知 – 决策 – 行动的脑 – 脑接口，实现了鸽子脑 – 脑信息有效传递，为研发脑行为认知功能状态监测、修复与增强技术提供了动物实验原理验证方法与技术支持。②通过对鸟类视觉信息处理机制的研究，发现了信鸽 OT 区 On/OFF 神经元的延时编码机制，为构建运动状态下的快速目标识别类脑模型提供了神经编码机理，并实现了基于鸟类视觉感知信息对字符图像的在线重建和自然图像的离线重建。③开展了鸽子位置细胞功能网络在目标导航中的作用机制研究，构建了海马区和 NCL 区两脑区之间的神经电活动功能网络，揭示了路由信息通过两个脑区信息动态交互的协同编码表征方式，为深入理解鸟类空间认知与导航行为的神经机制提供了依据。

此外，中科院上海神经所蒲慕明院士团队、崔翯研究员团队、深圳先研院李光林研究员团队等国内植入式脑 – 机接口 / 神经接口优势单位，在神经调控、运动控制神经机制和柔性外周神经接口等方面也都有重要的研究成果。

2.1.4　便携式、穿戴式脑 – 机接口系统

脑 – 机接口是重要的前沿科技之一，根据脑电信号获取的方式，可分为非侵入式和侵入式。侵入式优点在于可以精确获取高质量脑电信号，缺点在于有创，风险性高；非侵入

式优点在于佩戴电脑帽无创采集头表脑电信号，操作便携，缺点是信号的空间分辨率低和噪声干扰严重。

目前国内在侵入式脑－机接口方面较为领先的研究机构主要是浙江大学，2020 年初，浙江大学完成国内首例侵入式脑－机接口的临床转化研究，患者可以完全利用大脑运动皮层信号精准控制外部机械臂与机械手实现三维空间的运动。

国内非侵入式脑－机接口方面，高校科研单位和公司同步发力，推动便携式、可穿戴脑－机接口系统的研究和应用。高校科研单位方面，清华大学是国内最早从事非侵入式脑－机接口研究的单位，在稳态视觉诱发电位（SSVEP）脑－机接口的刺激范式和信号提取方面处于领先地位，并且成功地将该团队开发的输入法系统用在渐冻症病人上。天津大学是头皮脑电脑－机接口在线控制最大指令集的世界纪录保持者，并且结合团队在芯片技术和算法上的先发优势，发布首款脑机编码集成芯片"脑语者"。华南理工大学在脑－机接口控制方面具有丰富的研发经验，将脑电信息解码与自动控制策略相结合，研制综合性能领先的脑控轮椅。电子科技大学独立研发脑电采集芯片、头表脑电放大器和基于脑电网络的脑－机接口系统，率先开展了无创脑接口的脑电理论与神经影像机制的研究，也包括在脑器交互概念下的脑与肾脏关系的研究，推出了调控脑状态的脑波音乐系统、脑瘫康复系统、注意功能调控系统和睡眠障碍调控系统。国防科技大学在脑网络与模式识别的多模态脑影像特征提取、功能成像脑连接机理研究取得了创新突破，推出了脑控汽车的演示系统，按照人脑的思维意识启动、加减速或转弯，时速可达 5~10 千米；华东理工大学主要利用脑－机接口技术从事神经康复等方面研究，目前已临床应用于 100 余名脑损伤病人的康复治疗；上海交通大学致力于多模态情感脑－机接口的抑郁症客观评估研究等，上海交通大学医学院附属瑞金医院脑－机接口及神经调控中心正式成立成立"难治性抑郁症脑－机接口神经调控治疗临床研究"等。

从 2015 年开始，国内脑－机接口公司陆续成立，大多倾向于便携式可穿戴脑－机接口，主要以医疗康复、健康检测、教育等领域为主。BrainCo，产品赋思头环实时检测学生专注力进行神经反馈训练；博瑞康依托于清华大学神经工程实验室，在 BCI 领域有着多年的技术积累，是国内最早的脑－机接口公司，是世界机器人大赛脑－机接口比赛官方唯一指定设备提供商；脑陆科技推出的 BrainUp 脑波检测仪，识别脑电信号进行脑能力和精神健康筛查；成都高新技术企业——四川省博瑞恩科技有限公司依托电子科技大学推出 LEEGO 科研级多导脑电采集系统和可完全脱离 PC 的一体化脑－机接口系统；云睿智能推出前额佩戴的智能脑电穿戴设备，实现人的精神状态的检测。

多年的发展，国内在以非侵入式脑－机接口为主，研究已经较为成熟，有一定的技术积累，在国家各类科技计划支持下，以及中国脑－机接口比赛有效地推动我国在脑－机接口领域的发展和实用化。随着脑科学的兴起，以及芯片技术、计算机技术和基础理论研究的进步，脑－机接口领域将会有更多的范式创新、算法创新、设备创新、应用创新。

2.1.5 智能人 – 机交互系统

脑 – 机接口是智能人机交互重要技术，将脑 – 机接口与传统行为、眼动、手势等交互方式结合，可实现互相取长补短、适应更多复杂特殊场景、提高人机交互的效率和鲁棒性。

脑 – 机接口对打造人机一体化装备、无人作战平台，开创脑机智能融合作战体系具有关键支撑作用。随着相关学科的快速发展，使得作为新兴交叉学科的脑 – 机接口技术不断成熟，并已经成为一种极具潜力的新型人机交互方式，脑 – 机接口技术为研究现代武器装备的高效操控方法提供了一个全新的探索方向，并受到国内外军方机构的广泛关注。2008年，美国国防研究与工程办公室（ODDR&E）公布的题为"人类绩效"的报告中重点论述了 BCI 技术在增强人机交互效能的潜在研究方向与重要价值。美国国家科学院 2009 年公布的题为"神经科学在未来军事中的应用前景"的报告和英国皇家科学协会 2012 年公布的"神经科学，战争与国家安全"两份专题报告中均提到了 BCI 技术在提高士兵的战场能力和增强士兵行动的有效性等方面的当前应用情况以及未来的发展方向。DRAPA 在其 2013 年的财务预算报告中也披露了一项名为"阿凡达"的项目，计划通过 BCI 技术实现能够通过意念进行远程操控"机器战士"，以代替士兵在战场上作战。同年，DARPA 开展了一项名为"神经工程系统设计"（NESD）的研究项目，该项目作为奥巴马发起的"推进创新神经技术脑研究计划"的一部分旨在通过植入式 BCI 技术实现士兵大脑直接与电脑相连，未来用于对机械手系统、战车和无人飞机等装备的控制研究。2016 年，美国明尼苏达大学脑 – 机接口研究团队让普通人在没有植入大脑电极的情况下，只凭借"意念"控制无人机飞行。2018 年，DARPA 公布了"N3"项目，这个项目研发的新技术能够赋予飞行员借助思维同时操控多架飞机和无人机的能力，目前大脑信号已经能够用于下达命令，并且同时操控三种类型的飞机。2019 年，Neuralink 公司利用一台神经手术机器人向人脑中植入数十根直径只有 4 ~ 6μm 的"线"以及专有技术芯片和信息条，然后可以直接通过 USB–C 接口读取大脑信号。同年，Facebook 资助的加州大学旧金山分校（UCSF）的脑 – 机接口技术研究团队，首次证明可以从大脑活动中提取人类说出某个词汇的深层含义，并将提取内容迅速转换成文本。

国内前沿研究方面，清华大学 2015 年研发的高速 BCI 系统首次突破平均 325bits/min 的高信息带宽传输，天津大学团队进一步将其提高到 353bits/min；天津大学设计的极微弱脑控信号识别算法将脑控信号精度从原先的微伏级别提升至亚微伏级别（图 2），并设计实现了国际最大指令集（108 个）脑 – 机接口系统；华东理工大学提出的关键指令错误规避方法受到国内外广泛关注。浙江大学团队利用侵入式脑 – 机接口对猴子视觉色彩编解码，并应用植入式脑控机械臂实现截瘫病人的物体抓取，侵入式脑 – 机接口技术整体发展处于前沿探索阶段；电子科技大学在脑器交互概念的框架下，推出了脑音乐、脑游戏等新型交互模式，拓展了脑 – 机接口的思路和发展空间。

基础软硬件方面，天津大学神经工程团队 2019 年发布了完全自主可控全球首款 BCI

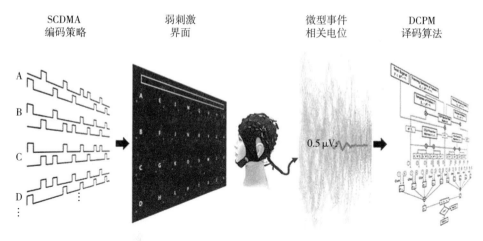

图 2　极微弱视觉刺激脑 – 机接口示意图

编解码集成芯片"脑语者",该芯片采用单芯片 SOC 系统架构,安全高性能 RISC–V 处理器,内嵌脑电信号处理加速模块,承载精识别、快通讯、多指令和强交互四项脑机编码功能,同步匹配国产化软件算法;国内一些高校、企业等也已开始布局研发高密度(>1000通道)非侵入电极与高精度侵入式脑 – 机接口传感技术,但与国外相比,国内在放大电路、模数转换芯片、高精度电极阵列等方面差距仍十分明显。

新型应用方面,天津大学团队自主研发了全球首台基于无创 BCI 技术的人工神经康复机器人系统"神工"1 号用于脑卒中后运动神经功能的康复,该系统已通过国家食品药品监督管理总局(CFDA)检测。天津大学团队还研制出国际首套空间站在轨脑 – 机接口系统,该系统应用于 2016 年"天宫"2 号和"神舟"11 号载人飞行任务,成功完成人类历史上首次太空脑 – 机交互实验及系统空间适应性测试,同时在高速、大指令集等高性能脑机接口方面取得突破,开发了基于 SSVEP-BCI 的脑控无人机系统,首次实现 4 自由度、12 指令无人机连续实时操控,信息传输性能最高达 561.85bit/min,实现了混合范式超大指令集脑 – 机接口系统,并在脑控机械臂写字中进行了实验验证,为当前国际最高水平。针对高性能脑 – 机接口的可穿戴需求,天津大学团队还开展了脑 – 机接口技术与增强现实的融合研究,实现了目前最高信息传输率的增强现实脑 – 机接口系统,并在机械臂控制中开展了验证实验(图 3)。针对我国空间站、载人航天等领域的重大需求,相关技术已经已布局开展脑控机械臂与人体状态监测等重大应用系统的研发工作,将面向未来空间站建设、载人登月等典型作业场景的应用开展技术探索。

2.1.6　脑 – 机接口技术在临床中的研究及应用

脑 – 机接口技术的初衷是为残疾人提供一个与外界交流的通信方式,通过自己的思维控制轮椅、假肢等。奥地利 Graz 科技大学应用该技术控制电刺激帮助病人完成了日常生活中的基本连续动作,成为助残事业的里程碑事件。2013 年,Ramos- Murguialda 等人开

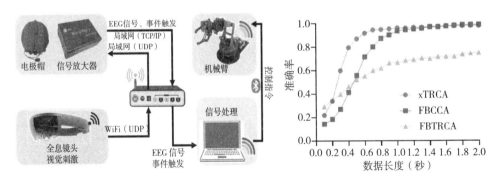

图 3 增强现实脑 – 机接口原理示意图及算法性能

展了结合运动想象脑 – 机接口的脑卒中康复训练研究，提高了脑卒中康复训练效率。2014年，脑 – 机接口系统辅助瘫痪少年在巴西世界杯的开球引起了世界的轰动，使得脑 – 机接口应用走入了人们的视野。2020 年，马斯克向全世界展示了 Neuralink 新型植入电极，实现了猪神经元活动的实时演示，为脑疾病治疗与矫正提供关键基础，使得脑 – 机接口技术应用与市场化迈向全新台阶。上述成果预示未来脑 – 机接口技术前景无限。

我国的脑 – 机接口技术虽然起步晚，但也已经有了显著进展。上海交大研发了非侵入式设备辅助脑卒中患者进行手部康复训练，有效提高了患者的康复效率。2020 年，浙江大学团队使用植入式脑 – 机接口让患者成功通过"意念"控制外部机械臂和机械手喝水，实现了脑 – 机接口复杂而有效的运动控制，如图 4。天津大学神经工程团队研发了全球首台适用于全肢体脑卒中的人工神经机器人系统——"神工"1 号。通过构建人工神经通路，实现大脑皮层和肌肉活动的同步耦合，有效提高康复训练效率，促进体内神经通路的修复和重建。光明日报、人民日报、中央电视台等多家媒体均对该技术进行了报道。观察者将其列入 2014 年度中国科技工作十大进展。"神工"1 号目前发展到了"神工"3 号，技术日渐成熟，为脑卒中患者及其他瘫痪患者带来了独立生活的希望。

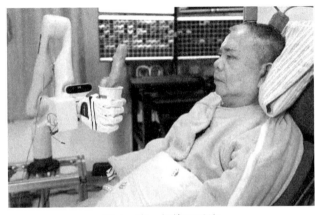

图 4 脑 – 机接口系统

脑–机接口技术在我国正处于蓬勃发展的时期，利用其通信方面的优势，西安交通大学已通过脑–机接口技术使得卒中瘫痪失语患者"开声"；天津大学的脑–机接口打字系统实现了意念打字功能，解放了双手；天津大学与中国电子信息产业集团合作研发的脑–机交互编解码芯片"脑语者"更是荣获了"2020年度中国机器人科学引领奖"。未来，中国的脑–机接口将展现更多方面的应用以及更加光明的前景。

2.1.7 脑–机接口技术的商业价值及应用

自1924年，德国精神科医生汉斯·贝格尔发现了脑电波，人们发现意识是可以转化成电子信号被读取的，针对BCI技术的研究开始出现。随着BCI技术的日趋成熟，它为人们带来了很多改变，毋庸置疑，脑–机接口技术将是未来推动社会发展的一项极为重要的关键技术。脑–机接口机器人不仅在残疾人康复、神经干预等医疗领域具有显著的优势，而且在教育、军事、娱乐、智能家居等方面也具有广阔的应用前景。以下详细介绍脑–机接口技术在各个领域的应用及主要产品。

医疗方向主要分为两个方向"强化"和"恢复"，现阶段以恢复类为主。"强化"方向主要是指将芯片植入大脑，以增强记忆、推动人脑和计算设备的直接连接。"恢复"方向更易实现，主要是指可以针对闭锁综合征、脑卒中等疾病以及残障人士做对应的恢复训练，可以帮助患者和用户实现：与周围环境进行交流、控制周围环境、运动康复、恢复肢体感知等。国内有大量的科研机构已经研发出较成熟的产品投入市场使用。

针对脑卒中患者神经恢复，博睿康科技公司自主研发的无线脑电采集系统，如图5（左）所示，数字脑电图机（已取得医疗器械注册证）等产品已经广泛应用于脑科学研究和医疗领域。高频高导联脑电采集系统，如图5（右）所示，脑功能监护仪等产品也已完成产品研发，高频高导联脑电采集系统用于神经外科手术辅助定位，其通道数、采样率等核心指标已达到甚至超越国际一线产品。

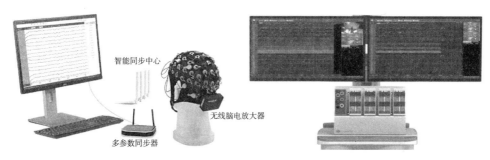

图5　脑电采集系统

除博睿康外，上海念通智能也致力于肢体康复器械的研发、生产和销售，以期为脑卒中患者、截肢患者等肢体功能障碍用户提供康复产品及技术方案。其主要产品有：eCon无线脑电采集设备如图6（左）所示，eConHand外骨骼康复手如图6（右）所示。eCon无

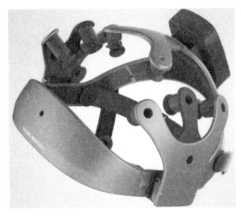 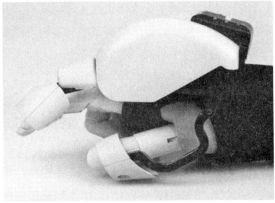

图 6　肢体康复器械

线脑电采集设备的主要参数见表 1。

表 1　eCon 无线脑电采集设备主要参数

通道数	10ch
采样率	250 ~ 10000Hz
共模抑制比 CMRR	110dB（f=1kHz）
电源抑制比 PSRR	96dB（f=1kHz）
输入阻抗	1500MΩ（f=10Hz）
采集频带	0.02Hz ~ 20kHz

eConHand 手功能康复设备主要用于辅助脑卒中患者进行手功能康复训练。这款设备采用铝合金与硬树脂相结合的生产工艺保证了设备的可靠性与穿戴舒适性。设备外形符合人体工程学特征，能够完美贴合不同尺寸的手掌。与 eCon 无线脑电采集设备配合使用，可以实现主动康复训练，达到更加理想的康复效果，主要参数见表 2。

表 2　eConHand 手功能康复设备主要参数

重量	310g
外形尺寸	130mm × 120mm × 100mm
额定输出力矩	1.5Nm
食指 MCP 关节活动范围	0 ~ 60°
食指 PIP 关节活动范围	0 ~ 45°
拇指活动范围	0 ~ 30°
额定电压	7.4V

　　在娱乐方面，BCI 技术可以与虚拟现实技术结合，不需要额外的外设操控设备，直接通过思维来控制游戏中的角色，获得更加沉浸式的游戏体验。目前主要是通过手势识别和语音识别控制界面，但还有一种更为炫酷的方式，就是通过脑－机接口技术用意念进行控制，在这方面比较超前的是电子科技大学刘铁军教授领导的团队，该团队研究的多元感官游戏的脑功能调控可以提高人类视觉对比度、提高空间认知、提高感觉运动能力、提高记忆能力，提高认知控制。虽然暂时还没有较成熟的产品投入应用，但是，脑－机接口技术在娱乐方面的应用市场是非常具有潜力的，相信在未来，基于脑－机交互技术的游戏会让消费者真正实现科幻电影中出现的"意念控制"。

　　在教育领域，BrainCo 开发的便携式、易佩戴的脑电接口设备 Focus 1，如图 7（左）。可以读取佩戴者的脑电信号，并且基于脑电信号的分析转化为专注力数值，可以监测学生课堂专注力，同时指导老师根据学生的整体专注力情况调整教学方式和内容，从而整体提高教学水平。注意力检测在教育场景的应用还体现在可以根据学生的脑电反馈进行专注力课堂训练，从学生的底层能力到学习习惯方法，学生学习动力和态度，全方位帮助解决目前学生在校可能存在的各种问题。

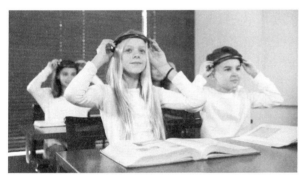 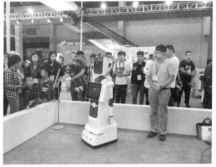

图 7　脑－机接口设备

　　除了 BrianCo 外，新松机器人与视友科技联合，研发出了一款可以用脑电波控制的机器人—脑控机器人，如图 7（右），该款机器人的突出特点是给使用者的头部佩戴了视友科技研发的 CUBand 脑波仪，CUBand 脑波仪除可以检测到佩戴者专注度、放松度训练，可通过游戏的形式，从六大维度训练提升个人的专注度，改善情绪管理，优化智力发展，将应用于儿童教育，培养儿童的注意力，寓教于乐的将专注学习技能迁移至日常生活中。

　　智能家居是脑－机接口与物联网的跨领域结合，脑－机接口类似于"遥控器"，帮助人们用意念控制开关灯、开关门、开关窗帘等，进一步可以控制家庭服务机器人。采用 BCI 技术的通信系统结合，如适用于残疾人的无人驾驶汽车，由 BCI 系统实时的转换成操作命令，实现无人直接驾驶的目的。

　　上海帝仪科技有限公司研发的智能头戴设备是一款可采集单导或多导脑电信号的穿戴

式设备，该设备采用自主研发的脑电检测及放大技术来实现微弱信号的实时性处理，从而保证便携环境下脑电信号采集的高精度。设备轻巧，使用方便，长期佩戴无不适感，既能与各种类型的行业帽完美融合，又能定制不同的头戴形态。该设备已广泛应用在铁路、公路等交通行业，用于精神状态的量化、评估及实时性监测。

在军事方面，各国研究人员正在开发由士兵大脑远程控制双足机器人、利用飞行员意念操控战机飞行模拟器、人脑控制智能无人混合机群、脑控无人机等设备。但是，这种脑控武器目前还处于"萌芽"期，要实现脑控，必须先实现"控脑"。"控脑"从技术层面上讲主要分为两个部分。一是在了解人脑运行机理的基础上，通过大量测试与实验，畅通人脑与武器之间的信号沟通与联动，实现对武器的"心灵控制"；二是在此过程中排除不必要的外界干扰，增强人脑对外界影响、干扰甚至是攻击的防御能力，确保对脑控武器的正常操控。这对于目前的技术来说，是有困难的，但是，相信在不久的将来，科研人员一定能够研发出相应的产品应用于军事，减少在战争中人员的伤亡。

脑－机接口是一个新兴的领域，融合了计算机科学、神经科学、心理认知科学、生物医学工程、数学、信号处理、临床医学、自动控制等多个领域，目前也面临着不少的问题，我们可以把脑－机接口技术分为三个步骤：①从脑中单向读取并解码数据；②向脑中单向传输重新编码的数据；③实现数据信息的双向传递。我们目前第一步还面临着信号识别精度低，自适应性较差，信号处理和信息转换速度慢等困难，但是在科技高速发展的今天，相信这些问题都会很快的被解决，脑－机接口技术将会应用到各个领域，占领未来科技发展的高地，更好地服务人类的生活。

2.2 运动康复神经机制研究

2.2.1 脑卒中疾病康复神经机制研究

脑卒中是一种急性脑血管疾病，是由于脑部血管突然破裂或因血管阻塞导致血液不能流入大脑而引起脑组织损伤的一组疾病，包括缺血性和出血性脑卒中。脑卒中带来的运动功能障碍是一种多方面的损伤，不仅会影响患者的运动功能同时也会导致患者伴有肌张力减弱，触觉部分丧失，认知能力下降等并发问题[39]。脑卒中的术后神经功能康复训练的基础是大脑神经元的可塑性。所谓神经可塑性是指，神经元在接受外界刺激的作用后改变其自身结构或功能的能力[40]。目前，脑卒中疾病康复临床研究主要集中在任务导向（Task-oriented）运动训练[39]、心智训练、镜像治疗[41]及脑部电／磁刺激技术等方面[42, 43]。已有研究表明上述康复干预手段对患者具有一定的治疗效果，但是有关进神经元康复的神经机制依然需要探索。

运动功能障碍患者康复面临的问题不仅仅是中枢神经功能的恢复，还需要解决患者在康复训练中对外周感觉及认知功能的恢复与训练。这才能够建立更加全面的康复训练环境与方法。因此外周感觉反馈对神经中枢的影响机制研究能够为探索更加有效的康复治疗方案提供新思路。近期究发现外周反馈刺激能够改善中枢运动功能障碍患者的大脑激活模式：

（1）采用皮层肌肉耦合与收敛交叉映射的方法研究在触觉刺激下大脑连接模式重组的过程及神经机制。触觉刺激可以抑制体感联合皮层在 beta 频带的皮质肌肉连贯性，增强 gamma 带的耦合性。同时，触觉刺激可以增强运动感觉皮层与肌肉组织之间的因果关系[39]。

（2）利用失匹配负波及组间一致性分析了具有运动命令含义的听觉刺激干预后的神经机制，在康复训练中适当的听觉训练指令可能改变大脑区域的激活模式。在无意义词的刺激下，ITPC 在 beta 节律上显著增加，而在实意动词刺激下 ITPC 在 gamma 和 alpha 节律水平较高，这可能是由于无意义刺激音所激活的认知过程缺乏同步性，因此在康复训练中适当的听觉训练指令可能改变大脑区域的激活模式。

（3）采用运动想象与视觉稳态诱发相结合的方法[44]，设计了一种新的视觉诱发运动想象训练范式，并揭示了这种范式对大脑网络特征的因果性改变及大脑组间一致性特征的影响方式。稳态视觉诱发（MI-SSVEP）运动想象任务手功能康复训练方案，该方案结合运动想象和稳态视觉诱发的各自优点，与单纯的视觉诱发运动想象相比，在 MI-SSVEP 刺激时，运动感觉皮层与肌电通道之间的单向因果关系显著增加。同时还发现，在 MI-SSVEP 诱发的运动想象任务中，枕叶皮层与顶叶认知皮层存在相互影响的干预现象。

这些研究结果加深了人们对康复治疗过程中神经病理学机制的理解，对脑卒中等中枢疾病的干预提供了更加有效的治疗方案。

2.2.2 "植物人"康复神经机制研究

严重脑损伤导致的意识障碍（Disorders of Consciousness，DOC）包含昏迷（Coma），植物状态（Vegetative State，VS）和最小意识状态（Minimally Consciousness State，MCS）。其中植物状态患者虽恢复睁眼但缺乏对自身和周围环境的认知，此类患者可能存活一年甚至几十年，其住院和维持生活的费用都非常昂贵，由此带来了一系列诸如经济、伦理、道德等问题，并已成为全球性公共卫生问题。

近年来，中国科学院脑科学与智能技术卓越创新中心王立平研究团队与复旦大学附属华山医院神经外科毛颖、吴雪海团队合作，结合机器学习方法对意识障碍患者开展了语言加工相关神经表征的探索性研究，成功实现了对患者意识状态的诊断和康复预测，为意识障碍患者的临床诊疗提供了新思路。

意识障碍患者的预后对医学治疗、康复方法甚至伦理都至关重要。国内很多研究小组试图通过各种神经生理学方法，比如脑电图，诱发电位，功能磁共振，功能近红外成像，正电子断层成像等，找到更准确、更客观的预后指标。华南理工大学团队采用基于 EEG 的脑-机接口系统研究了 78 位意识障碍患者的预后，结果显示 18 位植物状态患者中，15 位存在认知运动分离的患者后期逐步恢复了意识。因此推断认知运动分离患者的预后比其他患者更好。复旦大学华山医院团队为深入了解意识丧失的神经机制，分析了 99 位脑损伤患者的静息态功能磁共振数据并发现，许多脑区的内在功能连接强度，尤其是后扣带皮层和楔前叶，与意识水平和恢复结果显著相关。中科院脑网络组中心将静息态功能磁共振与临床指征结合起来预判患者能否恢复意识，其正确率可达 90%。

基于电生理的神经调控方法应用于意识障碍患者的康复是近期令人期待的研究方向。神经调控方法包括深部脑刺激、经颅磁刺激、感官刺激、正中 / 迷走神经刺激、脊髓电刺激等。中国人民解放军总医院研究小组将 53 位植物状态的患者分为实验组与对比组，实验组患者接受深部脑刺激，而对比组患者接受常规康复。结果表明接受深部脑刺激的患者康复率高达 35%，而对比组的康复率仅为 5.9%。与有损伤的深度脑刺激相比，无损伤的经颅磁刺激可能是更适合唤醒植物患者的神经调控方法。解放军总医院与北京师范大学合作，对 16 位意识障碍患者的左背外侧前额叶皮层进行重复经颅磁刺激和经颅直流电刺激，他们认为 10Hz 的重复经颅磁刺激对植物状态患者的康复很有帮助。杭州师范大学研究小组基于大脑可塑性探寻了感官刺激对这类患者康复的积极作用。他们认为，为患者提供各种感官刺激（听觉、语言、视觉、嗅觉、触觉、味觉）可能帮助受损的神经网络恢复，加快大脑可塑性，同时避免由于感官剥夺导致意识恢复的减缓。

理解意识出现和维持的生理过程是神经科学最基本的问题之一，其影响范围从基础神经科学到意识障碍患者的治疗、预后与康复。功能磁共振，EEG 等神经成像技术的整合及神经调控方法的发展，不仅为意识障碍患者提供更准确的预后指标，还为患者的康复提供更多可能。

2.2.3 帕金森病康复神经机制研究

帕金森病（Parkinson's Disease, PD）是一种常见的神经退行性疾病，主要由于黑质纹状体多巴胺能神经元退行性变所导致，核心症状一般为运动性症状，如运动迟缓、静止震颤、肌张力增高和姿势协调障碍等；除运动症状外，还可以表现为认知功能障碍（主要是额叶执行功能障碍）抑郁、疼痛、睡眠障碍、吞咽障碍等非运动症状[45]。PD 的发病率一般随年龄增加而升高，病理改变主要为神经元 α- 突触核蛋白（α-Syn）沉积形成路易小体（LB），累及中枢和周围神经系统多巴胺能神经元[46]。治疗方法主要有药物治疗、外科手术、脑深部电刺激术（DBS）、康复治疗等[47]。目前，帕金森病治疗研究重点主要集中于疾病改善和神经保护，以延缓疾病进展，然而迄今尚无药物可以逆转病程。研究显示，有目的的康复训练可以增强神经可塑性，改善帕金森病症状，一定强度的运动训练具有神经保护和神经修复作用，此外，运动对脑结构和功能的维持也有一定潜在益处[48]。

帕金森病患者常有的症状包括平衡障碍、冻结步态、运动障碍、睡眠障碍、认知功能障碍、抑郁障碍和吞咽障碍等。研究显示，运动可以有效改善帕金森病患者平衡障碍、冻结步态和运动障碍，康复训练可以改善帕金森病运动症状，从而减少平衡障碍和步态异常导致的跌倒、提高总体生活质量[48]。同时，睡眠障碍是帕金森病最常见的非运动症状，患病率为 40% ~ 90%。越来越多的研究显示，不同类型和强度的运动组合模式可以有效减少帕金森病患者睡眠障碍的发生[49, 50]。认知功能障碍在帕金森病早期也十分常见，主要表现为信息加工处理减慢，伴情感淡漠、注意力转移、解决问题能力下降和注意力波动等。研究显示，有氧运动可以明显改善帕金森病患者执行功能特别是额叶执行功能，可能与有氧运动增加脑血流灌注、促进生长因子释放或血管再生有关[50-52]。抑郁症状也是帕金森病患者常见的非运动症状，黑质纹状体多巴胺能神经元变性致中缝核 5- 羟色胺转运体（SERT）活性降低也可以引起神经精神障碍。有研究显示，耐力训练可以保护脑组织免受压力，提高单胺能系统反应效率，从而缓解帕金森病患者抑郁症状，主要归因于脑组织 5- 羟色胺水平升高[52, 53]。吞咽功能障碍也是 PD 常见的非运动症状之一，可发生在 PD 的任何阶段，且可呈进行性加重。有荟萃分析显示，通过客观评估，约 82% 的 PD 患者存在吞咽功能障碍[54]。PD 患者吞咽功能障碍的传统康复治疗可归纳为两个方面，即代偿干预和运动康复治疗。代偿干预主要指通过改变食物性状或吞咽姿势等，在原有吞咽功能下，降低误吸风险；运动康复治疗则指通过吞咽动作训练或物理手段等改善患者的吞咽动作，降低相关并发症发生风险。另外，经颅磁刺激作为一种新兴的非侵入性脑刺激物理康复治疗手段也日益受到人们的重视[50]。

康复治疗改善帕金森病症状主要涉及运动症状和非运动症状两种，相应的神经作用机制比较复杂，国内相关研究进展主要包括神经递质、神经营养因子、突触可塑性、免疫系统和基于多巴胺能下神经可塑性。

帕金森病主要病理改变是中脑黑质致密部多巴胺能神经元变性缺失，导致投射至纹状体的纤维损害，多巴胺释放减少[47]。基底神经节尾状核多巴胺枯竭后，基底神经节输出通路损害，即纹状体 - 丘脑 - 皮质间接通路驱动受到抑制，从而减少多巴胺 D2 受体活化，这种抑制作用增强，导致运动障碍和运动迟缓，由此可见，多巴胺能神经递质缺失是帕金森病运动症状的主要原因[55]。康复治疗可以使囊泡释放多巴胺增加、突触数目增多、多巴胺清除减少和多巴胺转运体（DAT）表达上调，从而升高多巴胺能神经递质水平[47]。有研究显示，康复训练可以使背侧纹状体多巴胺 D2 受体表达上调，促进神经功能重塑，进而改善帕金森病运动症状[56]。此外，基底神经节多巴胺能神经元缺失不仅导致运动症状，也与认知功能障碍特别是执行功能障碍有关。下丘脑和边缘系统多巴胺能通路损害与帕金森病患者情绪障碍、认知功能障碍和睡眠障碍等相关[53]。康复训练可以调节多巴胺能和谷氨酸能神经传递表达变化，从而降低基底神经节兴奋性[57]。

脑源性神经营养因子（BDNF）作为神经因子和神经调节剂，是调节大脑可塑性和分布的关键蛋白，广泛存在于脑组织[58, 59]。体外实验显示，脑源性神经营养因子可以阻止多巴胺能神经元自发性死亡，以脑源性神经营养因子培养神经元，可以促进突起生长和突触传递，提示脑源性神经营养因子对多巴胺能神经元具有保护作用。帕金森病患者脑源性神经营养因子受到抑制，使多巴胺能神经元数目减少；脑源性神经营养因子呈高表达，则可以提高认知功能[60]。研究显示，血清脑源性神经营养因子水平在运动后升高，且帕金森病运动症状改善，可能是由于脑源性神经营养因子易跨越血 – 脑屏障，从而发挥神经保护作用，促进神经和血管再生[48]。

突触可塑性是大脑通过体验和学习新的行为而进行编码的过程，定义为行为或环境变化时，中枢神经系统通过增加或改变突触应答以实现现有的神经网络改变。突触可塑性结构及生理机制的调控可使神经环路功能增强，从而促进神经元修复和再生[60]。康复治疗可以为神经重塑提供最适宜环境。既往动物实验和临床试验显示，运动可以改善帕金森病症状，支持其具有改变神经可塑性作用的观点，例如，动物实验显示，运动可以诱导运动区结构和功能重塑，导致神经可塑性改变，包括运动皮质、基底神经节、小脑和红核[61]。

临床上认为康复治疗对机体免疫系统有帮助，神经炎症性反应在 PD 发病机制中起一定作用，通过激活小胶质细胞和招募外周巨噬细胞，从而释放神经毒素，如炎性因子白细胞介素 –6（IL–6）、核因子 –κB（NF–κB）等，导致神经元死亡，引起神经退行性变[62]。康复治疗对免疫系统的作用可能是通过对髓系细胞的调控来实现，这些细胞可以与中枢神经系统其他众多细胞发生相互作用。有研究认为抑制小胶质细胞活化是脑组织损伤和神经变性病的重要目标，比如通过跑步机训练通过这一机制阻止多巴胺能神经元变性缺失，从而缓解帕金森病症状，提示康复训练对免疫系统具有调节作用[59, 63]。

由于帕金森病的主要原因是基底神经节多巴胺能神经递质变性缺失，对于多巴胺能神经传导阻滞发生的区域，神经的可塑性改变有助于改善帕金森病症状[64, 65]。研究显示，经康复训练后，帕金森病模型动物大脑运动区和边缘系统功能活化，恢复运动功能并发生基底神经节 – 丘脑皮质回路、辅助运动区（SMA）等功能重塑，以及小脑、丘脑和中脑边缘多巴胺能通路神经功能重塑[66, 67]。也有临床研究显示，高强度有氧训练可能对促进包括基底神经节在内的受损脑组织的活动依赖性神经可塑性发挥重要作用[63, 68, 69]。因此，可以认为康复治疗训练可以促进神经可塑性，而这个过程可能是通过增加脑血流量，从而促进生理结构和功能恢复。

综上，康复治疗对帕金森病症状改善的可能神经作用机制是多巴胺能神经元具有保护作用，具体包括上调多巴胺能神经递质及其受体表达、促进非多巴胺能神经递质释放，增加神经保护因子、提高突触传递可塑性、促进神经再生、维持线粒体功能、促进免疫系统激活等。此外，通过运动训练还诱导基底神经节能量调节、细胞代谢、细胞内信号转导和细胞骨架相关蛋白的改变。

2.3　神经调控技术

2.3.1　脑深部电刺激技术

脑深部电刺激（Deep Brain Stimulation，DBS）通过刺激发生器施加电脉冲信号，刺激电极植入靶点处的神经核团，从而调控异常的神经环路。自 1987 年 Alim Louis Benabid 教授首次在临床将 DBS 应用于改善震颤症状以来，神经调控技术获得了迅猛发展，已经成为改善运动障碍疾病的首选外科疗法[70]。1997 年，美国食品药品监督管理局批准了 DBS 用于治疗特发性震颤，自此之后，其适应症不断扩展，包括帕金森病、肌张力障碍、强迫症以及癫痫等。

通过对神经活动进行解码与编码来研究神经调控机制，理解大脑内部的信息处理方式，将可以发展更为先进的闭环调控策略[71]。神经编码的研究关注"刺激如何影响神经活动"，而神经解码关注"神经活动的特征反映了哪些信息"。例如，丘脑底核处局部场电位信号 beta 频段的能量运动迟缓的程度相关，并且高频 DBS 可以抑制 beta 频段的能量[72]。由此可以看出，神经解码与编码的研究不仅为疾病以及 DBS 的神经机制提供了证据，可为后续的闭环神经调控提供反馈信号。

在神经调控策略的研究中，经历了从高频刺激、低频刺激到变频刺激，从开环到闭环的发展过程。临床上最初使用的是高频持续刺激模式，对震颤、僵直等运动症状有显著的改善作用，但是对中线症状、冻结步态无明显作用。而低频刺激随着电压升高或达到与高频刺激等电量输出时，对冻结步态的改善作用更好[73, 74]。因而高频与低频交替的变频刺激模式为改善帕金森病综合症状提供了新的方法[75, 76]。上述研究属于开环刺激模式[77, 78]，近年来闭环 DBS 获得了极大关注。2013 年，牛津大学 Peter Brown 研究组以丘脑底核场电位信号作为 DBS 系统的反馈，首次提出通过设定阈值控制 DBS 开关的自适应深部脑刺激[79]，首次证明了自适应刺激策略不仅在治疗效果上优于传统的持续刺激模式，同时还减少了刺激时长。在此基础上，2020 年，研究者采用双阈值、线性调制等方法证明了自适应刺激策略在改善帕金森病症状方面的有效性[80, 81]。基于开关控制的闭环 DBS 无法精确调控神经活动，近年来也有许多研究通过设计其他控制策略进行闭环 DBS 研究，例如比例 – 积分 – 微分控制器、强化学习等，并基于基底神经节计算模型验证了控制策略的有效性，但将这些研究应用于临床仍然面临巨大挑战[82–85]。

闭环刺激器研发进展缓慢也是限制其临床应用的一个重要原因，2010 年，Neuropace 公司的 RNS 闭环智能癫痫刺激器临床队列研究验证了其有效性。2012 年，美敦力公司推出了 Activa PC+S 系统，首次在同一个设备中实现了刺激并记录神经信号的功能。我国品驰医疗公司成功研发可感知刺激器，能够获得患者各个阶段的场电位信息，证明深部脑刺激植入术后 1 个月、3 个月、6 个月后 beta 振荡明显受到抑制[86]。将智能调控策略与可感知刺激器结合将可以推动闭环刺激技术的发展。

目前临床采用的开环 DBS 策略仅能达到调节某种神经活动的作用，而更为重要的是精确调控神经活动，以达到在不同时间和空间尺度上调控神经功能，改善疾病症状的目标。因此，一方面发展与神经活动进行交互的闭环调控策略，形成脑 – 机交互刺激模式将受到广泛关注；另一方面，推动国产 DBS 刺激器研究与临床转化对降低治疗成本、减轻社会与患者家庭的压力具有重要意义。

2.3.2 经颅电、磁刺激（TMS，tES）

在医学神经工程的研究和相关脑疾病的治疗中，使用经颅刺激技术来调节大脑神经回路的功能是一种很有前景的新方法。经颅刺激技术的出现能够通过调节回路功能，改变了在脑功能疾病中识别和测试回路因果关系的能力，尤其是在那些对传统药理学方法无反应的疾病中更为有效。经颅刺激设备已从临床前阶段和首次用于人体测试阶段发展成为食品和药物管理局（FDA）批准的治疗方法，如 FDA 批准了经颅磁刺激（TMS）调控左侧背外侧前额叶皮质（dlPFC）治疗抑郁症。神经影像学的应用正迅速成为识别神经回路作为脑功能疾病治疗靶点的一个关键组成部分。与药物干预相比，经颅刺激的干预措施的一个关键优势是该技术能够精确定位大脑内的特定部位。

经颅刺激技术主要包括 TMS、经颅直流电刺激（tDCS）、经颅交流电刺激（tACS）等技术，这些刺激方式的空间聚焦在很大程度上取决于刺激参数设置，如电极数量、大小、位置，线圈几何形状和刺激强度。经颅刺激调控脑功能疾病主要是阈下疗法，在低于动作电位阈值的水平上应用电磁场，从而调节神经细胞的动作电位，导致神经细胞去极化或超极化，最终影响到大脑的神经生理活动。重庆医科大学杨俊卿教授团队以果蝇全脑为研究对象，通过检测 rTMS 对兴奋性神经元传递的调节作用，证明了 rTMS 可以通过频率、强度和时间依赖的方式调节钙通道，从而作为调节神经回路突触前功能的工具[87]。安徽师范大学华田苗教授团队通过动物实验证实 tDCS 的极性调控作用跟 GABA 和谷氨酸的合成有关，解释 tDCS 影响神经元兴奋性的调控机制[88]。浙江大学陈卫东教授团队研究探索了长时程 tDCS 调控工作记忆的神经递质机制，发现长时程和单次 tDCS 调控机制的差异[89]。经颅刺激调控机制相关成果，为该技术在脑功能机制研究和相关疾病干预治疗提供了重要的理论支撑。

中山大学库逸轩教授团队采用经颅直流电刺激（tDCS）技术，探讨后顶叶皮层（PPC）在视觉工作记忆加工中的因果性作用，研究揭示施加于后顶叶皮层的正性经颅电刺激显著提升了视觉工作记忆的表征容量，并且该效应受不同知觉编码策略所调节[90]。深圳大学张丹丹教授团队采用重复经颅磁刺激（rTMS）和事件相关电位技术（ERP），通过分心和认知重评两种常用的情绪调节策略来研究背外侧前额叶（DLPFC）和腹外侧前额叶（VLPFC）两个脑区与社会疼痛情绪调节之间的因果关系[91]。北京大学方方教授课题组在 *PNAS* 发表文章，该研究选择了经颅交流电刺激（tACS）的方法，对个体的神经振荡模式进行调制。经颅电刺激通过在受试者头皮贴附电极，施加微量的交流电刺激，从而实现对神经系统振荡的调制，借助脑电图记录和经颅交流电刺激的方法探讨 alpha 振荡在视觉特征绑定过程中的关键作用，在揭示特征绑定的神经机制方面取得了重要进展[92]。

rTMS 已被用于改善抑郁症、焦虑症、精神分裂症和 BD 等常见精神疾病的临床疗效，但 rTMS 是否能改善 BD 患者的认知功能尚不清楚，北医六院陆林院士团队探讨 rTMS 对 BD 患者认知功能的调节作用，发现短期 rTMS 可改善 BD 患者认知功能[93]。北京师范大学李小俚教授团队使用 rTMS（1Hz）调控自闭症儿童背外侧前额叶皮质，结果发现和对照组相比，实验组的自闭症儿童在干预后，其脑电图（EEG）显示的 α 峰值频率（Peak Alpha Frequency，PFA，是认知功能的脑电指标）以及中央和右侧颞叶之间的 α 波相关性显著增加，且通过 ABC 量表测得的社交相关行为分数也显著降低[94]。tDCS 在国内首先是在神经康复科发展起来的，因此对于精神疾病的相关研究会相对较晚，近几年主要是对 tDCS 治疗精神疾病的效果进行研究验证。北京师范大学张锦涛教授团队围绕 tDCS 提升网络游戏成瘾者调控功能的效果和机制，首次证明 tDCS 可能是同时增强网络游戏成瘾者的游戏渴求调节和负性情绪调节功能的有效干预途径[95]。

2.3.3 光遗传调控技术

光遗传学技术在荣膺《自然 – 方法》2010 年度生命科学技术。利用这项技术可以对复杂的生物系统，甚至自由活动的哺乳动物体内某些已经被研究的非常清楚的生理时间进行定向控制，而且调控速度非常迅速。这种光控调节的速度极快，能够达到毫秒级，而且定位精准，可以做到对某种特定细胞进行定向调控。我们简要介绍使用光遗传技术在近 2 年国内发表在 CNS 及其子刊论文中的一些重要研究。

2020 年 9 月中国科学院脑科学与智能技术卓越创新中心徐敏研究组在 *Science* 上发表了 *Regulation of sleep homeostasis mediator adenosine by basal forebrain glutamatergic neurons* 的研究论文。主流理论认为基底前脑的代谢产物"腺苷"参与了睡眠稳态的调节，它在清醒状态下的积累导致了"困意"的产生。利用新型遗传编码的腺苷探针，他们发现腺苷浓度在睡眠时相转变时存在快速的变化，这可能是该脑区神经元活动引起的。进一步研究发现，乙酰胆碱能神经元和谷氨酸能神经元与腺苷浓度变化的相关性和因果性，使用光遗传学激活这两类神经元时，细胞外的腺苷浓度均会不同程度增加，而谷氨酸能神经元的激活是导致腺苷浓度增大主要因素。

2020 年 4 月，*Nature* 在线发表了清华大学免疫学研究所祁海课题组、上海科技大学胡霁课题组、清华大学麦戈文脑科学研究所钟毅课题组的合作论文，*Brain control of humoral immune responses amenable to behavioural modulation*。该研究发现了一条从大脑杏仁核和室旁核 CRH 神经元到脾内的神经通路；这条通路促进疫苗接种引起的抗体免疫应答，并可通过响应躯体行为刺激对免疫应答进行不同调控。作者通过伪狂犬病毒逆行追踪，发现脾神经与室旁核（PVN）、中央杏仁核（CeA）有连接。通过光遗传学实验，发现刺激 CeA/PVN 的 CRH 神经元后几秒钟之内就会记录到脾神经的电信号明显加强，证明 CeA/PVN 与脾间的确有通路连接。之后，再进一步证实 CeA/PVN CRH 神经元活性对应调控了脾内 B 细胞应答产生浆细胞的过程。

2019 年 3 月，浙江大学第二附属医院神经科学研究中心徐晗教授团队在 *Neuron* 上发表文章揭示前额叶皮层的去抑制性微环路调控社交恐惧的机制。研究人员发现在恐惧训练过程中背内侧前额叶皮层神经元激活，光遗传抑制该脑区神经元活动后，恐惧记忆的表达受损。进一步发现表达生长抑素的神经元活动的升高抑制了小清蛋白阳性神经元的活动，并对锥体神经元进行了去抑制作用，从而使得兴奋性神经元的活性增强，进而导致了恐惧行为的发生。脱毒者遇到环境线索，仍很容易激活已被"深埋"的成瘾记忆，导致毒品复吸。这种环境线索是如何重新激活成瘾记忆的一直未知。

2019年2月复旦大学脑科学研究院、医学神经生物学国家重点实验室郑平教授在 *Science Advances* 上发表文章揭示戒断场景重新激活成瘾记忆的关键神经环路。研究人员将成瘾鼠放在两个环境不同的盒子中，其中一个盒子的成瘾鼠进行戒断后会形成成瘾记忆，并且将这个记忆与其环境关联起来。他们发现处于戒断场景中可以激活杏仁核–前额叶皮层的神经环路，采用光遗传抑制这条环路可以明显抑制戒断场景对成瘾记忆的激活。

2019年2月，暨南大学粤港澳中枢神经再生研究院任超然课题组在 *Neuron* 上发表文章，深入阐释了光疗抗抑郁作用产生的神经环路新机制。研究人员利用病毒示踪技术发现视网膜至外侧缰核（LHb）存在跨突触光信息传导通路，具体来说，就是视网膜内部分自身感光神经节细胞（mRGCs）可直接投射至丘脑腹侧外膝体和膝状体间小叶，后者进而可直接投射至 LHb。光遗传学激活该通路时可缓解抑郁样行为。

中缝背核（DRN）位于中脑导水管腹侧，呈扇形对称分布，是中枢神经系统中最主要五羟色胺（5-HT）神经元核团，被认为与奖赏、动机行为、焦虑和抑郁等密切相关。腹侧被盖区也参与调控小鼠动机行为。VTA 与 DRN 之间的相互作用一直受到广泛关注，这种相互作用对于弄清楚 DRN 参与奖赏和厌恶行为是至关重要的。2019年1月，浙江大学医学院神经科学中心李晓明课题组在 *Neuron* 上发表文章发现腹侧被盖区（VTA）到中缝背核（DRN）到中缝背核存在两条平行的抑制性通路。其中一条是头部腹侧被盖区（rVTA）到中缝背核的抑制性 GABA 能神经元，另一条是尾端腹侧被盖区（cVTA）到中缝背核的五羟色胺能神经元。这两条神经环路发挥不同的作用：激活第一条神经环路引起厌恶反应，而促进第二条环路则促进奖赏行为。

瘙痒是一种令人厌恶的感觉，让人想抓挠。但是矛盾的是，挠痒的同时还产生了愉悦的精神体验。然而，参与其中的神经环路未知。2019年4月，上海交通大学基础医学院徐天乐教授课题组和上海科技大学胡霁研究员联合课题组在 *Neuron* 杂志上发表文章揭示从新的角度揭示了瘙痒–抓挠–愈痒–愈挠这一循环的神经环路机制。研究人员发现腹侧被盖区（VTA）中的 GABA 能和多巴胺能（DA）神经元在急性和慢性瘙痒过程中的激活具有不同的时间模式。DA 神经元的激活滞后于 GABA 神经元。光遗传学激活 VTA 的 GABA 神经元后促进小鼠抓痒行为。相反，激活 VTA 的 DA 神经元后使小鼠产生快感，持续抓痒。

捕食行为对动物的生存至关重要。视上丘（SC）和导水管周围灰质（PAG）都与捕食有关，但是这些区域所起的确切作用尚不清楚。大脑未定带区域属于"未确定的脑区"，与睡眠、觉醒、运动、暴饮暴食等功能相关。未定带区域是否也参与捕食行为呢？2019

年 5 月武汉光电国家研究中心李浩洪教授研究组与上海科技大学生命学院沈伟教授联合研究组在 *Nature Neuroscience* 上发现激活 ZI 投射至导水管周围灰质（PAG）的神经环路促进捕食和奖赏；光遗传激活 ZI 投射至丘脑室旁核（PVT）则促进进食与奖赏。

2.3.4 超声调控技术

经颅超声刺激（Transcranial Ultrasound Stimulation，TUS）是近 10 年发展起来的一种非侵入式神经调控技术，通过低频低强度的超声脉冲透过头皮和颅骨等人体组织作用于颅内的脑区，从而调控（增强或抑制）相应脑区的神经活动。与现有的非侵入式神经调控技术相比，TUS 比经颅磁刺激和经颅电流刺激具有更高的空间分辨率和更深的刺激深度；而且 TUS 利用的是机械波（超声波是频率大于 20kHz 的机械压力波），可与脑电及磁共振等脑影像工具兼容。这些优点使得 TUS 在脑功能研究和临床应用上均具有良好的前景。

早在 90 年前，Harvey 就发现高频超声刺激蛙神经和乌龟的肌肉能使细胞产生兴奋性活动[96]。2010 年，Tufail 等人较全面地展示了 TUS 刺激能够调节小鼠大脑皮层及海马的神经活动，观测到经颅超声刺激运动皮层诱发肌肉收缩及超声刺激小鼠大脑海马区诱发神经元兴奋性放电现象[97]。2014 年，Legon 等人首次报道 TUS 对人脑初级体感皮层的刺激能调控外部刺激诱发的体感电位，且能增强人对外部触觉刺激的感知能力[98]。

我国研究者也较早地进入 TUS 研究领域，获得一系列积极进展。上海交通大学的童善保和孙俊峰团队首次采用兴奋性脉冲经颅超声刺激抑郁症模型大鼠的左前额叶，结果显示接受超声刺激的抑郁症大鼠的抑郁行为学表现出现降低，且接受超声刺激的抑郁症大鼠的 BDNF 水平相对于未接收超声刺激的抑郁症大鼠出现显著上升[99]。中科院深圳先进技术研究院的郑海荣团队也报道了低强度 TUS 刺激能改善慢性压力抑郁模型大鼠的抑郁症状[100]。郑海荣团队[101]、北京师范大学李小俚及燕山大学袁毅团队[102]还分别利用经颅超声对帕金森病症模型小鼠进行干预并获得积极的疗效。此外，我国学者发现 TUS 对癫痫[103, 104]、外伤性脑损伤[105]等脑疾病动物模型进行干预也具有神经保护作用。这些研究初步展示了 TUS 在脑疾病治疗的可能性，并在模型动物上积累了 TUS 的安全性数据。香港理工大学的孙雷团队发展了一种用低强度经颅超声激活表达有机械敏感离子通道（MscL-G22S）的神经元的方法，实现了靶区特异的选择性神经激活方法[106]，这拓展了基于经颅超声波的神经调控技术。TUS 的早期实验研究是采用信号发生器、射频放大器、超声换能器等分立仪器搭建起来的。近年来，包括上海交通大学、中科院深圳先进技术研究院及北京师范大学的多个研究团队分别研发了集成的经颅超声刺激系统，这些系统将有力地促进 TUS 在脑科学及脑疾病研究的应用，并有望在临床研究中获得应用。

TUS 技术及应用是一个前沿研究领域，仍处于发展早期阶段，有一些关键问题需要解决和突破。首先，TUS 的神经调控机制仍不明确，现有研究多认为 TUS 主要是利用超声的机械效应来起作用的。其次，现有的 TUS 研究往往采用了不同参数的超声脉冲，TUS

调控效应的可靠性研究仍较为缺乏。再次，大量的 TUS 动物实验和将近 20 个的 TUS 人脑研究未观察到严重的脑损伤或不良反应，但 TUS 的安全性数据仍有待积累，TUS 应用于人脑的研究仍需谨慎进行。最后，TUS 神经调控效应的检测方法和技术仍有待发展，特别是非植入式的神经活动检测技术。

2.3.5 迷走神经刺激调控技术

迷走神经是人类大脑神经中通路最长、分布最广的一对混合神经，其通过复杂的神经内分泌免疫网络参与人体炎症、情绪和疼痛等的调节[107]。研究表明：刺激迷走神经耳支这一外周通路可以调节脑干、丘脑、大脑皮层等相关区域的活动，对人体疾病的调控具有重要意义[108]。近年来，基于迷走神经机制发展而来的迷走神经刺激调控技术（Vagus Nerve Stimulation，VNS）在临床得到了大量应用，尤其是在针对临床难治性癫痫、抑郁症、肠道炎症及非肠道炎症等的调控与治疗方面[109]。在针对迷走神经实现刺激的调控治疗中，需要在患者左颈部迷走神经周围和左胸部皮肤下经手术植入双极电极及脉冲发射器，脉冲发射器以低频率发送间歇性电信号刺激颈部迷走神经，继而通过孤束核投射到边缘叶、杏仁核、下丘脑、蓝斑、中缝核以及大脑皮层等相关区域，实现对大脑区域及环路的调控[108]。但由于迷走神经刺激调控的有创性，在其临床应用过程中会产生一定的副作用，比如感染、心动过缓、心搏停止、呼吸困难、声带麻痹、声音嘶哑、咽喉疼痛和咳嗽等，在一定程度上限制了 VNS 技术在临床的广泛应用[110]。

近年来，在迷走神经刺激调控技术的基础上，发展了相关的调控技术和手段，比如经皮迷走神经刺激术（Transcutaneous Vagus Nerve Stimulation，tVNS）。相比于迷走神经刺激调控，经皮迷走神经刺激具有更加安全、更低成本以及非侵入性等优点，在临床的应用研究也更为广泛[111]。目前，虽然针对经皮迷走神经刺激调控的作用机制尚不完全清楚，但相关的研究及临床应用已经表明利用经皮迷走神经刺激技术可有效实现对大脑、心脏、癫痫、抑郁症及肠胃功能的调控与治疗。上海交通大学医学院附属精神卫生中心的研究者李春波[109]，针对经皮迷走神经刺激术研究进展发表综述性文章，其研究详细阐述了经皮迷走神经刺激术对器官功能的调节作用及其在疾病治疗中的应用。目前，我国相关的研究者们也开展了系列迷走神经刺激相关的研究，并取得了一定的进展，比如，中山大学附属第三医院耳鼻咽喉科的曾祥丽利用经皮耳迷走神经刺激调控技术对临床慢性耳鸣的治疗展开研究[112]，其研究结果表明：基于经皮耳迷走神经刺激的调控治疗可明显改善耳鸣患者的睡眠障碍、焦虑障碍及耳鸣困扰。清华-伯克利深圳学院的研究学者李路明将头皮脑电与迷走神经电刺激相结合，对难治性癫痫展开研究[113]，其研究结果表明：利用 EEG 对迷走神经电刺激的临床治疗效果进行临床评估与指导，以及为理解迷走神经电刺激的治疗机制具有重要意义。

总体来说，针对迷走神经刺激调控技术的治疗及作用机制尚未完全解开，但就目前已经取得的阶段性研究成果表明[109]：利用迷走神经刺激调控技术，针对临床癫痫、抑郁症、肠道炎症等疾病的调控与治疗具有显著疗效，这为临床针对迷走神经刺激调控技术展开更为深入的研究提供了动力；同时，迷走神经刺激调控技术的作用机制的未解性也为基础认知神经科学的研究提出了新的挑战。如何进一步解密其调控作用的生理机制以及对应的改进优化策略，是未来相关研究者们值得继续探索的方向。

3 神经电生理采集技术研究进展

3.1 头表脑电采集放大器

头表脑电放大器是获取脑电图常用的设备，它利用非侵入性的方法提取脑电信号，这是一种比较成熟的方法。与其他脑功能成像设备相比，头表脑电放大器具有便携性、舒适性和高时间分辨率。低成本等一系列优点，从而被广泛应用于当前的脑功能研究和临床诊断和脑－机接口等之中。

由于国外脑科学的研究比国内早，对头表脑电放大器开发经验积累较多，因此该项技术和配套软件环境比较成熟，据统计，现在国内科研和医疗单位使用的脑电放大器主要还是来自国外的品牌，主要有美国的 EGI 公司、Neuro Scan 公司、荷兰的 Biosemi 公司、德国的 Brain Products 公司等。这些国外公司研发的脑电放大器性能指标较高，符合国内外科研和医疗工作人员的要求，得到广泛的应用。

近年来，随着半导体芯片技术的发展以及国内在头表脑电放大器方面的研究不断深入发展，头表脑电放大器、头表脑电采集芯片和头表脑电采集电极等方面都获得了较大的突破。在头表脑电放大器方面，博瑞康科技推出数字脑电图机和事件相关电位系统等设备，2020 年 9 月，其自研的国内首款超高导联和超宽频的头表脑电采集设备获得医疗器械注册证，成为具有国际竞争力的产品。国防科技大学设计小型化脑电信号采集模块，集成便携式脑电信号模块与干式电极帽，实现"即戴即用"的头表脑电采集；电子科技大学自主设计便携式穿戴式干电极脑电采集系统和模块化设计的最高支持 128 导联的头表脑电采集系统，具有多种生理信号采集组合模式。在头表脑电采集芯片研发方面，中国科学院微电子所已开发出达到国际先进水平的非植入式 8 通道生理信号采集模拟前端芯片、低噪声电生理仪表放大器、高精度模数转换器和无线能量传递与电源管理芯片等，上海交通大学研发了高精度脑电采集专用芯片，在脑电采集的高精度转换和低功耗方面具有特色；电子科技大学研发用于穿戴式脑－机接口采集端的 8 通道脑电采集芯片，整体性能处于国际先进水平。在头表脑电采集电极方面，即非植入式电极领域，我国的中北大学、华南理工大学、中科院半导体研究所、东南大学、华南理工大学、上海交通大学等单位利用聚合物基体、碳纳米管、导电物质等材料和新型工艺，采用结构改进的方式，在柔性化、舒适化、轻巧化上做出了突破。

总体来说，我国在头表脑电放大器和相关领域已经发展了多个优势特色公司和单位，具备在国际上参与竞争的条件。

3.2　头表脑电采集电极

在脑电信号监测中，头皮脑电具有采集方便、时间分辨率高等优势，是目前最常使用的技术手段之一，在癫痫监测、神经反馈、广告营销、汽车驾驶、精神疾病早期筛查、心理评测，以及备受关注的脑机接口均有广泛的应用。

通常为了获取全部脑区的脑电信号，采集电极一般会覆盖大脑半球，采用俗称国际"10–20 系统"的定位方法等间距地安置电极，它包括 19 个记录电极和 2 个参考电极；而在研究中，为了提高采集的空间分辨率和溯源精度，也有"10–10 系统""10–5 系统"，让更多通道的电极安放在头部，以获取更丰富的脑电信号。

脑电波信号的本质是人体神经兴奋的传导，以离子电流的形式穿过组织、颅骨、皮肤后在头皮上采集得到的电势差结果。在这种生物电传导的过程中，离子 – 电子转化的界面，即皮肤 – 电极界面的电化学特性、稳定性对采集的信号质量至关重要。

从皮肤 – 电极界面特征来说，脑电电极可分为以下三个类别：①湿电极，即需要导电膏 / 导电胶采集信号；②干电极，无须任何导电胶的参与，直接采集；③介于两者之间的半干电极。

3.2.1　湿电极技术

湿电极因配合导电胶 / 导电膏使用，大幅降低了电极 – 头皮的界面阻抗，具有信噪比高、可靠性高的特点，是临床和科研脑电测量的主要选择，也是金标准。因为导电胶是以水为基质的离子导体，可以方便穿透头发，使高阻抗的头皮表面和皮肤角质层变得润湿，并穿透汗腺和毛孔渗透到皮肤的内层，极大方便了神经电信号的传递。

临床上使用最多的是金属盘状电极。金属盘一端配合导电膏常粘贴于皮肤表面，插头端连接设备放大器。由于临床应用多为癫痫评估的相关应用，加上近来脑电设备性能的提高，对电极极化、信号精度要求并不高。常见的脑电电极有镀银、镀金、锡等惰性金属盘。银 – 氯化银作为经典的非极化材料，也是理想的生物电体外获取的电极材料，特别是纯银为基底的银氯化银电极，对于高质量的脑电采集更有意义，如事件相关电位的低频信号的测量。

而科研中因采集通道数较多，为了提高操作效率，往往通过电极帽采集脑电。它将金属电极设计安放在软性的硅胶或塑料腔体中，按照标准的脑电定位系统将其固定于弹力、柔性的电极帽中，通过注射具有一定流动性的导电膏，即可得到低阻抗的界面特性，以达到快速定位、方便采集的目的。由于脑电帽常用于认知神经科学，事件相关电位等更负责的任务态脑电，往往需要分析 50ms、300ms 内的脑电成分，对电极的低频稳定性要求更高。由优化的粉末烧结工艺制备的银 – 氯化银电极，具有抗干扰强，噪音低等特点，也是科研中最多采用的电极方案。

3.2.2 干电极技术

近年来，脑电采集电极的一个研究热点是干电极技术。因为没有导电膏即离子导体材料的参与，干电极的发展需要面临两个重要问题：①如何得到更稳定更低的皮肤阻抗界面；②如何穿过头发，并与皮肤形成一个稳定的接触界面。从技术的实现路径上分类，它主要分有源主动式干电极与侵入式干电极。

对于有源主动式干电极，通常在电极前端集成有前置放大器、滤波器等电子处理单元，通过阻抗变换、主动屏蔽，前置放大等技术手段，从而能消除直流偏置和减小相位失真，可以有效减少信号的衰减，增大信号采集的信噪比。其电极材料本质上仍是惰性金属，较佳的选择为银－氯化银材料。为了方便穿过头发，与皮肤接触稳定，通常将电极设计为爪式或探针结构，集合在可穿戴的帽子、头带、头盔上，并有特殊的结构如弹簧，保证其与头皮的接触和增加佩戴的舒适性。

侵入式干电极则采用 MEMS 加工的方式，将电极做成纳米级或者微米级的微针阵列，材质较为坚硬，因此可以直接刺破角质层，得到更低的界面阻抗。但由于加工成本较高，刺激头皮仍有安全性风险，因而目前应用较少。

3.2.3 半干电极技术

为了兼具湿电极的低阻抗优势与干电极使用的方便特点，半干电极的概念也成为最近几年的研究开发热点。半干电极通常以新材料或者新结构的方式，来解决电极－皮肤界面的神经电传导的稳定性问题。

一种常见的方式，是将有导电功能的电解液如盐水，设计集成在电极本体内。这样在使用过程中，通过大气压力或表面张力，在陶瓷多孔结构，就可以缓释电解液，构成头皮和电极之间的离子通道，达到稳定测量的目的。盐水因为准备方便，使用比较清洁，大大提高了脑电采集的舒适性，适用于比较短时间的采集和应用。

另外也有报道，通过高分子材料合成的方式，制作水凝胶、导电聚合物等新型离子导电复合电极，从而达到低阻抗的界面特征，以获得高质量的脑电信号。

头皮脑电采集常用的湿电极由于其阻抗低、噪比高、可靠性好等优势，已成为临床和科研脑电测量的主要选择和标准。由于操作不便、舒适度差，也限制了其应用的发展。干电极和新型半干电极的发展，具备良好舒适度、操作方便，然而仍有加工工艺复杂、结构复杂、界面材料的开发问题，等待人们去探索和突破。未来头皮脑电电极在新型电极材料，先进结构和加工工艺，以及和设备系统集成等方面，还有广阔的研究空间，这个领域的进展将极大推动脑电技术朝着生活空间的日常监测的目标发展，推动相关领域如脑科学和脑－机接口等的发展。

3.3 侵入式脑电采集

2020年，我国科学家在植入式脑 – 机接口方面取得了具有若干原创性的成果，分别在神经信号采集、信号解码、临床转化和脑 – 机接口学习等方面实现了重要的技术突破。

中国科学院上海微系统与信息技术研究所陶虎研究员团队和华山医院神经外科团队联合开发了超薄、超柔、高通量的神经信号采集芯片，该电极使用了蚕丝蛋白材料，不仅植入时创伤小，而且植入后对人体更安全。

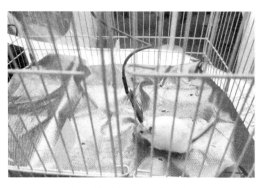

图8 柔性脑 – 机接口设备

该电极目前已经应用于小鼠的实验，当小鼠运动、进食时，与神经信号处理接口电路直接相连的电脑将实时反映其脑电信号的变化情况，如图8所示。这一自主原创柔性脑 – 机接口在植入创伤、长期在体安全性等关键技术上已经达到甚至部分超越了Neuralink，正在寻求伦理审批，有望于明年开展国内首例柔性脑 – 机接口临床试验。

天津大学黄显教授团队结合柔性电子技术的研究背景，提出了一种新型的用于多脑区光刺激与生理监测的多通道植入式柔性光遗传器件。该器件以柔性光纤作为载体，将不同波长的光传输到特定的脑区，用于对特定神经元进行光调控，与此同时，该设计充分利用了光纤弯曲的表面，在光纤侧壁集成了柔性电极阵列，用于探测神经元的动作电位监测神经元的活动。该器件的功能和时序由无线电路控制，并由锂电池供电，可以固定在自由活动的大鼠头上同时不会影响大鼠的正常活动，器件柔性的特点也使得植入深度可以自由调节，其结构如图9所示。

清华大学洪波教授研究团队与钱鹤、吴华强教授团队共同提出了高并行且低功耗的基于忆阻器阵列的新型脑 – 机接口系统，如图10所示。研究团队使用该系统演示了癫痫相关的神经信号滤波与分类，最终实现93.46%的癫痫状态识别率，且相较于传统系统具有400倍以上的功耗优势。传统冯·诺依曼架构计算机带来的高功耗与高延时业已成为制约脑 – 机接口技术发展的重要瓶颈，无法满足脑机接口技术中信号记录通道数急速增加的需求，该研究将为突破以上技术瓶颈提供一条全新的解决思路。

4 未来展望

近年来，随着认知神经科学、信息技术的发展和集成，医学神经工程进入了快速发展的新阶段。作为跨学科研究领域，神经工程的未来发展取决于神经科学和工程技术的进步。从神经科学的角度来看，充分了解大脑的功能和工作机制是神经工程未来成功的基

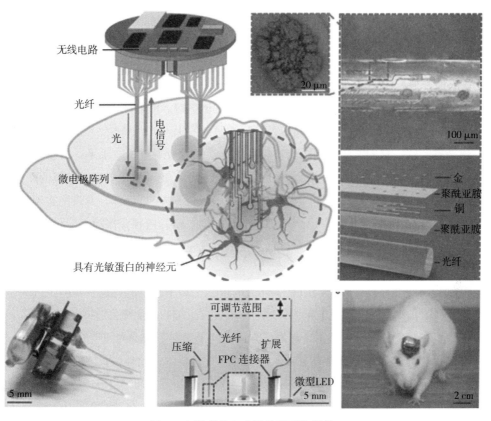

图 9　多通道植入式柔性光遗传器件

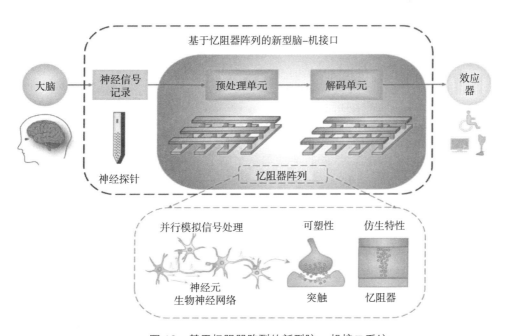

图 10　基于忆阻器阵列的新型脑－机接口系统

础。从工程的角度来看，多模态超大规模的神经电生理信息检测、超高速宽带的无线信号传输（5G及以上）以及云平台的超级数据处理技术的应用对神经工程的发展起到了重要支撑与推动作用，帮助解决神经工程研究中遇到的诸多难题，从高维度空间解析人类大脑的工作原理。

作为神经工程的典型重要方向，脑-机接口发展迅速。随着神经电生理采集技术、信号分析与处理、神经调控技术的进步以及脑科学研究的深入，大脑与外部设备之间的联系变得越来越紧密，它们之间的信息交换将从感觉、知觉发展至认知水平，从而实现无缝连接和认知协作。人类智能和人工智能的深度融合显示了脑-机接口未来发展的新趋势。脑-机接口将从目前脑到机单向"接口"进化为脑-机双向"交互"，并最终实现脑-机"智能"融合。目前脑-机接口已列入中国"脑计划"研究内容，伴随着脑科学的发展，未来脑-机接口将成为新一代的颠覆性信息技术，成为融合人类智能和人工智能不可分割与替代的坚固桥梁。

虽然我国医学神经工程已经取得了巨大的进步，和国际上的先进水平差距进一步缩小，但是目前我们在医学神经工程特别是脑-机接口系统的采集等关键技术还主要依赖于国际进口，在当前的国际形势下，在发展方面受到了美国等为首的国家的技术封锁限制，因此在器件方面迫切需要具有自主知识产权的芯片等技术；此外，我国目前脑-机接口的研究主要还是处于实验室、理论研究阶段，与临床、商业等的结合应用还存在较大的距离，因此加快推动基础研究到实际应用也是亟待解决的问题。

参考文献

［1］ D. Yao, Y. Zhang, T. Liu, et al., "Bacomics: a comprehensive cross area originating in the studies of various brain-apparatus conversations," Vol. 14, 425–442, 2020.

［2］ L. h. Yang, W. Zhang, W. Wang, et al., "Neural and Psychological Predictors of Cognitive Enhancement and Impairment from Neurostimulation," 2020.

［3］ C. Liu, Y. Zhao, X. Cai, et al., "A wireless, implantable optoelectrochemical probe for optogenetic stimulation and dopamine detection," Microsystems & Nanoengineering, Vol. 6, 64, 2020/08/24 2020.

［4］ Z. Liu, J. Tang, B. Gao, et al., "Neural signal analysis with memristor arrays towards high-efficiency brain-machine interfaces," Vol. 11, 4234, 2020.

［5］ T. Sobol-Shikler, P. Robinson, "Classification of complex information: Inference of co-occurring affective states from their expressions in speech," IEEE Transactions on Pattern Analysis and Machine Intelligence, Vol. 32, 1284–1297, 2009.

［6］ M. Soleymani, M. Pantic, T. Pun, "Multimodal Emotion Recognition in Response to Videos", IEEE Transactions on Affective Computing, Vol. 3, 211–223, 2012.

［7］ W.–L. Zheng, W. Liu, Y. Lu, et al., "Emotionmeter: A multimodal framework for recognizing human emotions," IEEE transactions on cybernetics, 1–13, 2018.

［8］ P. Arnau-González, M. Arevalillo-Herráez, N. Ramzan, "Fusing highly dimensional energy and connectivity features to identify affective states from EEG signals," Neurocomputing, Vol. 244, 81–89, 2017.

［9］ C. Mühl, B. Allison, A. Nijholt, et al., "A survey of affective brain computer interfaces: principles, state-of-the-art, and challenges," Brain-Computer Interfaces, Vol. 1, 66–84, 2014.

［10］ K. Jonghwa, A. Elisabeth, "Emotion recognition based on physiological changes in music listening," IEEE Transactions on Pattern Analysis and Machine Intelligence, Vol. 30, 2067–2083, 2008.

［11］ S. Siddharth, T.–P. Jung, T. J. Sejnowski, "Utilizing deep learning towards multi-modal bio-sensing and vision-based affective computing," IEEE Transactions on Affective Computing, 2019.

［12］ R. Munoz, R. Olivares, C. Taramasco, et al., "Using Black Hole Algorithm to Improve EEG-Based Emotion Recognition," Computational Intelligence and Neuroscience, 2018.

［13］ X. Huang, J. Kortelainen, G. Zhao, X. Li, A. Moilanen, T. Seppänen, et al., "Multi-modal emotion analysis from facial expressions and electroencephalogram," Computer Vision and Image Understanding, Vol. 147, 114–124, 2016.

［14］ S. Wang, Y. Zhu, L. Yue, et al., "Emotion Recognition with the Help of Privileged Information," IEEE Transactions on Autonomous Mental Development, Vol. 7, 189–200, 2015.

［15］ W. L. Zheng, J. Y. Zhu, B. L. Lu, "Identifying Stable Patterns over Time for Emotion Recognition from EEG," IEEE Transactions on Affective Computing, Vol. PP, 1–1, 2017.

［16］ A. Al-Nafjan, M. Hosny, Y. Al-Ohali, and A. Al-Wabil, "Review and classification of emotion recognition based on EEG brain-computer interface system research: a systematic review," Applied Sciences, Vol. 7, 1239, 2017.

［17］ J. Long, Y. Li, T. Yu, and Z. Gu, "Target selection with hybrid feature for BCI-based 2-D cursor control," IEEE Transactions on Biomedical Engineering, Vol. 59, 132–140, 2011.

［18］ Y. Li, J. Pan, F. Wang, and Z. Yu, "A hybrid BCI system combining P300 and SSVEP and its application to wheelchair control," IEEE Transactions on Biomedical Engineering, Vol. 60, 3156–3166, 2013.

［19］ H. Huang, Q. Xie, J. Pan, Y. He, Z. Wen, R. Yu, et al., "An EEG-Based Brain Computer Interface for Emotion Recognition and Its Application in Patients with Disorder of Consciousness," IEEE Transactions on Affective Computing, 2019.

［20］ J. Atkinson and D. Campos, "Improving BCI-based emotion recognition by combining EEG feature selection and kernel classifiers," Expert Systems with Applications, Vol. 47, 35–41, 2016.

［21］ T. Yu, J. Xiao, F. Wang, R. Zhang, Z. Gu, A. Cichocki, et al., "Enhanced motor imagery training using a hybrid BCI with feedback," IEEE Transactions on Biomedical Engineering, Vol. 62, 1706–1717, 2015.

［22］ Y. Li, J. Long, T. Yu, Z. Yu, C. Wang, H. Zhang, et al., "An EEG-based BCI system for 2-D cursor control by combining Mu/Beta rhythm and P300 potential," IEEE Transactions on Biomedical Engineering, Vol. 57, 2495–2505, 2010.

［23］ E. T. Esfahani and V. Sundararajan, "Using brain-computer interfaces to detect human satisfaction in human-robot interaction," International Journal of Humanoid Robotics, Vol. 8, 87–101, 2011.

［24］ M. A. Nicolaou, V. Pavlovic, and M. Pantic, "Dynamic probabilistic cca for analysis of affective behavior and fusion of continuous annotations," IEEE Transactions on Pattern Analysis and Machine Intelligence, Vol. 36, 1299–1311, 2014.

［25］ R. W. Levenson, "Human emotion: A functional view.," The nature of emotion: Fundamental questions, Vol. 1, 123–126, 1994.

［26］ M. B. Arnold and J. Gasson, "Feelings and emotions as dynamic factors in personality integration," The human person, 294–313, 1954.

［27］ X.-W. Wang, D. Nie, and B.-L. Lu, "Emotional state classification from EEG data using machine learning approach," Neurocomputing, Vol. 129, 94–106, 2014.

［28］ R. Jenke, A. Peer, and M. Buss, "Feature Extraction and Selection for Emotion Recognition from EEG," IEEE Transactions on Affective Computing, Vol. 5, 327–339, 2017.

［29］ S. L. Bressler and V. Menon, "Large-scale brain networks in cognition: emerging methods and principles," 2010, 14: 277–290.

［30］ L. Liu, L.-L. Zeng, Y. Li, et al., "Altered cerebellar functional connectivity with intrinsic connectivity networks in adults with major depressive disorder," PloS one, Vol. 7, e39516, 2012.

［31］ S. J. Banks, K. T. Eddy, M. Angstadt, et al., "Amygdala-frontal connectivity during emotion regulation," Soc Cogn Affect Neurosci, Vol. 2, 303–12, Dec 2007.

［32］ Y.-Y. Lee and S. Hsieh, "Classifying different emotional states by means of EEG-based functional connectivity patterns," PLoS one, Vol. 9, e95415, 2014.

［33］ W. L. Zheng, B. L. Lu, "Investigating Critical Frequency Bands and Channels for EEG-Based Emotion Recognition with Deep Neural Networks," IEEE Transactions on Autonomous Mental Development, Vol. 7, 162–175, 2017.

［34］ W. L. Zheng, J. Y. Zhu, Y. Peng, et al., "EEG-based emotion classification using deep belief networks," in IEEE International Conference on Multimedia & Expo, 2014, 1–6.

［35］ G. Zhao, G. Yan, B. Shen, et al., "Emotion Analysis for Personality Inference from EEG Signals," IEEE Transactions on Affective Computing, Vol. 9, 362–371, 2017.

［36］ S. Koelstra, I. Patras, "Fusion of facial expressions and EEG for implicit affective tagging," Image and Vision Computing, Vol. 31, 11, 2013.

［37］ J. N. Bailenson, E. D. Pontikakis, I. B. Mauss, "Real-time classification of evoked emotions using facial feature tracking and physiological responses," International Journal of Human – Computer Studies, Vol. 66, 303–317, 2008.

［38］ P. Y. Li, H. Liu, Y. Si, et al., "EEG based emotion recognition by combining functional connectivity network and local activations," IEEE Transactions on Biomedical Engineering, 2019.

［39］ J. Sung Ho, "Cortical reorganization induced by task-oriented training in chronic hemiplegic stroke patients," Neuroreport, Vol. 1, 2003.

［40］ M. E. Neill, M. Swash, "Increased motor unit fibre density in the external anal sphincter muscle in ano-rectal incontinence: a single fibre EMG study," J Neurol Neurosurg Psychiatry, Vol. 43, 343–347, 1980.

［41］ Holm, Thieme, Nadine, et al., "Mirror Therapy for Improving Motor Function After Stroke," Stroke, 2018.

［42］ Patrizio, Sale, Stefano, et al., "Recovery of hand function with robot-assisted therapy in acute stroke patients: a randomized-controlled trial," 2014.

［43］ J. Torres, D. Drebing, R. J. R. N. Hamilton, and Neuroscience, "TMS and tDCS in post-stroke aphasia: Integrating novel treatment approaches with mechanisms of plasticity," Vol. 31, 501–515, 2013.

［44］ C. Mcgeady, A. Vuckovic, S. Puthusserypady, "A Hybrid MI-SSVEP based Brain Computer Interface for Potential Upper Limb Neurorehabilitation: A Pilot Study," in 2019 7th International Winter Conference on Brain-Computer Interface（BCI）, 2019.

［45］ Chen, H. J. J. Neurology, "Are We Ready for a Potential Increase in Parkinson Incidence?", 2016.

［46］ 刘瑾、杨新新、项洁. 帕金森病康复治疗及其作用机制研究进展. 中国现代神经疾病杂志, 2017.

［47］ 杨远滨、王茂斌、段红光. 康复治疗在帕金森病治疗中的作用及进展. 中国康复理论与实践, 2010: 837–840.

［48］ 张秋月. 帕金森病运动症状发病机制及物理治疗在运动康复中的应用进展. 医学理论与实践，2019：3243-3244.

［49］ 中华医学会神经病学分会帕金森病及运动障碍学组. 帕金森病非运动症状管理专家共识（2020），中华医学杂志，2020.

［50］ 尹苗苗，张玥，于洋，等. 帕金森病非运动症状的运动治疗研究进展. 中华物理医学与康复杂志，2018：798-800.

［51］ 刘振国，干静. 重视帕金森病非运动症状规范化管理. 中华医学杂志，2020：2081-2083.

［52］ 庄国芹. 老年帕金森病非运动症状的临床特点及相关影响因素分析. 中外医疗，2018：81-83.

［53］ 非运动症状负担、情绪和步态障碍是导致帕金森病非痴呆患者生活质量下降的最重要因素. 中华医学杂志，2020：2091-2091.

［54］ 冷方达，王雅薇，刘芳，等. 帕金森病患者吞咽功能障碍的发病机制及康复治疗进展. 医学综述，2020：3451-3455.

［55］ S. Chen, Z. Zheng, W. Qi, et al., "Exploring the Effects of Genetic Variants on Clinical Profiles of Parkinson's Disease Assessed by the Unified Parkinson's Disease Rating Scale and the Hoehn-Yahr Stage," Vol. 11, e0155758, 2016.

［56］ 陈登钟，苏小燕. 下肢机器人步态训练对帕金森病患者的疗效观察. 中国医疗器械信息，2016：50-52, 55.

［57］ 林碧映，曾艳，唐洁. 前庭康复训练对帕金森病患者活动功能的影响. 神经损伤与功能重建，2017：447-449.

［58］ Barwood, Caroline, H., S., et al., "The effects of low frequency Repetitive Transcranial Magnetic Stimulation (rTMS) and sham condition rTMS on behavioural language in chronic non-fluent aphasia: Short term outcomes," 2011.

［59］ 刘瑾，杨新新，项洁. 帕金森病康复治疗及其作用机制研究进展. 中国现代神经疾病杂志，2017.

［60］ Zhuo, Wang, Kalisa, et al., "Functional Reorganization of Motor and Limbic Circuits after Exercise Training in a Rat Model of Bilateral Parkinsonism," 2013.

［61］ 巴茂文，孔敏，孙旭文. 帕金森病与运动并发症临床新进展. 北京：化学工业出版社，2012.

［62］ Minsook, Ye, Hwan-Suck, et al., Bee venom phospholipase A2 ameliorates motor dysfunction and modulates microglia activation in Parkinson's disease alpha-synuclein transgenic mice, 2016.

［63］ 于小明，周欢霞，王宏林，等. Biodex 动静态平衡测试和训练系统改善帕金森病患者平衡功能的康复效果. 神经病学与神经康复学杂志，2016：131-136.

［64］ 龚大伟，范萍，邱畅，等. 丘脑底核脑深部电刺激术治疗帕金森病早期语音声学研究. 中华神经外科杂志，2018：369-373.

［65］ 吴卓华，崔立谦，许启锋，等. 低频重复经颅磁刺激在帕金森病康复治疗中的应用价值. 中国现代神经疾病杂志，2013：601-605.

［66］ K. C. Liu, J. Y. Li, H. H. Tan, et al., "Serotonin6 receptors in the dorsal hippocampus regulate depressive-like behaviors in unilateral 6-hydroxydopamine-lesioned Parkinson's rats," 2015.

［67］ C. L. Ma, L. Su, J. J. Xie, et al., "The prevalence and incidence of Parkinson's disease in China: A systematic review and meta-analysis," Vol. 121, 2013.

［68］ 杨远滨，王茂斌，段红光. 康复治疗在帕金森病治疗中的作用及进展. 中国康复理论与实践，2010：837-840.

［69］ 王惠，方锦玲，卓娟，等. Synapsys 静动态平衡仪在帕金森病患者平衡和步态康复训练中的应用. 中国医学装备，2017：87-91.

［70］ M. R. DeLong, A. L. Benabid, "Discovery of high-frequency deep brain stimulation for treatment of Parkinson disease: 2014 Lasker Award," JAMA, Vol. 312, 1093-1094, （9）17 2014.

［71］ N. Kriegeskorte, P. K. Douglas, "Interpreting encoding and decoding models," Curr Opin Neurobiol, Vol. 55, 167–179, Apr 2019.

［72］ A. M. Lozano, N. Lipsman, H. Bergman, et al., "Deep brain stimulation: current challenges and future directions," Nat Rev Neurol, Vol. 15, 148–160, Mar 2019.

［73］ Z. Blumenfeld, M. M. Koop, T. E. Prieto, et al., "Sixty-hertz stimulation improves bradykinesia and amplifies subthalamic low-frequency oscillations," Mov Disord, Vol. 32, 80–88, Jan 2017.

［74］ Tao Xie, Julie Vigil, Ellen MacCracken, et al., "Low-frequency stimulation of STN-DBS reduces aspiration and freezing of gait in patients with PD," Neurology, Vol. 84, 415–420, 2014.

［75］ F. Jia, Y. Guo, S. Wan, et al., "Variable frequency stimulation of subthalamic nucleus for freezing of gait in Parkinson's disease," Parkinsonism Relat Disord, Vol. 21, 1471–2, Dec 2015.

［76］ F. Jia, W. Hu, J. Zhang, et al., "Variable frequency stimulation of subthalamic nucleus in Parkinson's disease: Rationale and hypothesis," Parkinsonism Relat Disord, Vol. 39, 27–30, Jun 2017.

［77］ A. C. Meidahl, G. Tinkhauser, D. M. Herz, et al., "Adaptive Deep Brain Stimulation for Movement Disorders: The Long Road to Clinical Therapy," Mov Disord, Vol. 32, 810–819, Jun 2017.

［78］ S. Skodda, W. Gronheit, U. Schlegel, et al., "Effect of subthalamic stimulation on voice and speech in Parkinson's disease: for the better or worse?," Front Neurol, Vol. 4, 218, Jan 13 2014.

［79］ S. Little, A. Pogosyan, S. Neal, et al., "Adaptive deep brain stimulation in advanced Parkinson disease," Ann Neurol, Vol. 74, 449–57, Sep 2013.

［80］ A. Velisar, J. Syrkin-Nikolau, Z. Blumenfeld, et al., "Dual threshold neural closed loop deep brain stimulation in Parkinson disease patients," Brain Stimul, Vol. 12, 868–876, Jul – Aug 2019.

［81］ M. Arlotti, S. Marceglia, G. Foffani, et al., "Eight-hours adaptive deep brain stimulation in patients with Parkinson disease," Neurology, Vol. 90, e971–e976, Mar 13 2018.

［82］ P. Gorzelic, S. J. Schiff, A. Sinha, "Model-based rational feedback controller design for closed-loop deep brain stimulation of Parkinson's disease," J Neural Eng, Vol. 10, 026016, Apr 2013.

［83］ J. E. Fleming, E. Dunn, M. M. Lowery, "Simulation of Closed-Loop Deep Brain Stimulation Control Schemes for Suppression of Pathological Beta Oscillations in Parkinson's Disease," Front Neurosci, Vol. 14, 166, 2020.

［84］ J. E. Fleming, J. Orlowski, M. M. Lowery, et al., "Self-Tuning Deep Brain Stimulation Controller for Suppression of Beta Oscillations: Analytical Derivation and Numerical Validation," Front Neurosci, Vol. 14, 639, 2020.

［85］ M. Lu, X. Wei, Y. Che, et al., "Application of Reinforcement Learning to Deep Brain Stimulation in a Computational Model of Parkinson's Disease," IEEE Trans Neural Syst Rehabil Eng, Vol. 28, 339–349, Jan 2020.

［86］ Y. Chen, C. Gong, Y. Tian, et al., "Neuromodulation effects of deep brain stimulation on beta rhythm: A longitudinal local field potential study," Brain Stimul, Vol. 13, 1784–1792, Oct 7 2020.

［87］ Y. Luo, J. Yang, H. Wang, et al., "Cellular Mechanism Underlying rTMS Treatment for the Neural Plasticity of Nervous System in Drosophila Brain," Vol. 20, 2019.

［88］ X. Zhao, J. Ding, H. Pan, et al., "Anodal and cathodal tDCS modulate neural activity and selectively affect GABA and glutamate syntheses in the visual cortex of cats," 2020.

［89］ H. Guan, Y. Zheng, M. Wang, et al., "Effect of Long-term Transcranial Direct Current Stimulation on Glx and GABA: A Pilot Study," in 2020 42nd Annual International Conference of the IEEE Engineering in Medicine and Biology Society (EMBC) in conjunction with the 43rd Annual Conference of the Canadian Medical and Biological Engineering Society, 2020.

［90］ S. Wang, S. Itthipuripat, Y. J. C. Ku, "Encoding strategy mediates the effect of electrical stimulation over posterior parietal cortex on visual short-term memory," Vol. 128, 2020.

［91］ Z. He, J. Zhao, J. Shen, et al., "The right VLPFC and downregulation of social pain: A TMS study," Vol. 41, 1362–1371, 2020.

［92］ Yanyu, Zhang, Yifei, et al., "The causal role of α–oscillations in feature binding," Vol. 116, 17023–17028, 2019.

［93］ Lin–Lin, Yang, Dong, et al., "High–frequency repetitive transcranial magnetic stimulation（rTMS）improves neurocognitive function in bipolar disorder," 2019.

［94］ J. N. Kang, J. J. Song, M. F. Casanova, et al., "Effects of repetitive transcranial magnetic stimulation on children with low–function autism," Vol. 25, 2019.

［95］ L. L. Wu, M. N. Potenza, N. Zhou, et al., "Efficacy of single–session transcranial direct current stimulation on addiction–related inhibitory control and craving: a randomized trial in males with Internet gaming disorder," 2020.

［96］ Newton H E. The effect of high frequency sound waves on heart muscle and other irritable tissues［J］. American Journal of Physiology–Legacy Content, 1929, 91（1）: 284–290.

［97］ Y. Tufail, A. Matyushov, N. Baldwin, et al., "Transcranial pulsed ultrasound stimulates intact brain circuits," Neuron, Vol. 66, 681–694, 2010.

［98］ W. Legon, T. F. Sato, A. Opitz, et al., "Transcranial focused ultrasound modulates the activity of primary somatosensory cortex in humans," Nature Neuroscience, Vol. 17, 322–329, Feb 2014.

［99］ D. Zhang, H. Li, J. Sun, et al., "Antidepressant–Like Effect of Low–Intensity Transcranial Ultrasound Stimulation," IEEE Transactions on Biomedical Engineering, Vol. 66, 411–420, 2019.

［100］ J. Zhang, H. Zhou, J. Yang, et al., "Low–intensity pulsed ultrasound ameliorates depression–like behaviors in a rat model of chronic unpredictable stress," CNS Neuroscience & Therapeutics, Vol. n/a.

［101］ H. Zhou, L. Niu, L. Meng, et al., "Noninvasive Ultrasound Deep Brain Stimulation for the Treatment of Parkinson's Disease Model Mouse," Vol. 2019, ed, 2019.

［102］ Z. Wang, J. Yan, X. Wang, et al., "Transcranial Ultrasound Stimulation Directly Influences the Cortical Excitability of the Motor Cortex in Parkinsonian Mice," Movement Disorders, Vol. 35, 693–698, 2020/04/01 2020.

［103］ S.–G. Chen, C.–H. Tsai, C.–J. Lin, et al., "Transcranial focused ultrasound pulsation suppresses pentylenetetrazol induced epilepsy in vivo," Brain Stimulation, Vol. 13, 35–46, 2020/01/01/ 2020.

［104］ X. Li, H. Yang, J. Yan, et al., "Seizure control by low–intensity ultrasound in mice with temporal lobe epilepsy," epilepsy research, Vol. 154, 1–7, 8/1/2019 2019.

［105］ T. Zheng, J. Du, Y. Yuan, et al., "Neuroprotective Effect of Low–Intensity Transcranial Ultrasound Stimulation in Moderate Traumatic Brain Injury Rats," Frontiers in Neuroscience, Vol. 14, 2020–March–10 2020.

［106］ Z. Qiu, S. Kala, J. Guo, et al., "Targeted Neurostimulation in Mouse Brains with Non–invasive Ultrasound," Cell Reports, Vol. 32, 108033, 2020/08/18/ 2020.

［107］ Yuan, Hsiangkuo, Silberstein, et al., and D. . "Vagus Nerve and Vagus Nerve Stimulation, a Comprehensive Review: Part II," Headache, 2016.

［108］ M. S. George, H. A. Sackeim, A. J. Rush, et al., "Vagus nerve stimulation: a new tool for brain research and therapy," Biological Psychiatry, Vol. 47, 287–295, 2000.

［109］ 顾楠楠，李春波. 经皮迷走神经刺激术研究进展. 上海交通大学学报：医学版，2020：4.

［110］ E. Ben–Menachem, D. Revesz, B. J. Simon, et al., "Surgically implanted and non–invasive vagus nerve stimulation: areview of efficacy, safety and tolerability," European Journal of Neurology, Vol. 22, 2015.

［111］ T. Kraus, K. Hsl, O. Kiess, et al., "BOLD fMRI deactivation of limbic and temporal brain structures and mood enhancing effect by transcutaneous vagus nerve stimulation," Journal of Neural Transmission, Vol. 114, 1485–1493, 2007.

［112］曾祥丽，郑可，岑锦添，等. 经皮耳迷走神经刺激治疗慢性耳鸣的疗效观察. 临床耳鼻咽喉头颈外科杂志.

［113］覃小雅，袁媛，陈彦，等. 头皮脑电图在迷走神经电刺激治疗难治性癫痫研究中的应用. 生物医学工程学杂志，2020，37：9.

撰写人：尧德中　高小榕　明　东　李远清　王守岩　俞祝良　徐　鹏　孙俊峰

龙锦益　欧阳高翔　王　刚　张韶岷　徐瑞柯　余　峰　伏云发　郜东瑞

陈　科　李明哲

医学机器人

1 引言

医用机器人技术是一类将智能服务机器人应用于医学诊断、手术治疗、康复治疗、健康护理以及医院基础服务的医疗健康全过程的医工多学科交叉前沿研究方向，是生物医学工程学科的重要组成。我国经济社会的快速发展以及人口老龄化的持续加剧，更加凸显了医用机器人在智能决策、自动操作、自然交互、远程监护与诊疗等临床需求上的独特优势。基于机器人的医学新方法、新技术、新装备及新应用不断涌现，正在持续变革传统的医学模式，推动智能医学进入新的发展阶段。

医用机器人作为智能服务机器人设备，按照服务对象的不同，可以分为手术机器人、智能假肢与康复机器人、助老助残机器人以及其他医用服务机器人。此外，医用机器人还可以从工程或临床角度进行更细致的类别划分；具体描述可参考前次专题报告，这里不再赘述。

过去五年，随着共融机器人、虚拟现实、医学传感器、新一代通信、医疗大数据与人工智能等热点技术的快速融入，医用机器人进入了快速发展通道，整体呈现出宽领域、多层次的发展态势。具体表现在：多款医用机器人系统获得产品注册认证；手术机器人的应用范围和产业规模持续扩大；康复及护理机器人的产品类型日趋多样化和层次化；机器人辅助远程诊疗再次受到重视；医用机器人安全规范和产品标准取得重要突破。此外，临床需求牵引、医工企联动的技术创新和成果转化特色得到进一步强化；数据驱动下的智能化人机安全协作已经成为推动医用机器人发展的重要引擎[1]。

2　医用机器人的整体研发进展

2.1　国际研发进展

2.1.1　手术机器人

手术机器人的研发和成果转化整体呈加速趋势，腔镜外科、骨科、神经外科、牙科等领域的创新型系统不断涌现。根据机器人在临床手术中的实际操作特点，本报告按照导航定位型和主动操作型两个类别分别阐述。

导航定位型手术机器人发展最早，也相对更成熟，已在神经外科的立体定向、骨科的四肢骨折髓内钉植入和椎弓根螺钉植入、牙科的种植牙植入、软组织穿刺等领域得到了广泛应用。从操作动作来看，机器人的主要临床作用是追踪和定位手术过程中的套筒等导向夹具。机器人一旦准确稳固了导向夹具的位姿（即：位置和姿态），余下的直接钻 / 磨操作，既可以由医生手动完成（目前的主流操作方式，操作相对简单），也可以采用机器人化的末端动力单元来自动完成（考虑到自动操作的安全问题，仅有个别系统采用了这种方式[2]）。在技术特色上，一方面，"机器人 + 导航"的组合，已成为导航定位型手术机器人的主流方式[3]：导航可以实时监测并反馈术中状态的各种变化，来保障机器人导航定位过程的动态安全；另一方面，机器人功能模块化再次受到重视：通过功能单元模块化，机器人不仅能够更好地适配不同的手术适应证，而且还可以实现设备单元的轻便化，更有利于在手术室中的快速部署。

随着微创手术技术的持续发展，手术机器人已不再满足于相对简单的导航定位操作。对于腔镜下软组织操作、脊柱椎管减压、骨折自动复位、关节置换等复杂手术，更需要机器人能够在术区操作空间（特别是狭小受限的腔体空间）内实施灵巧、精密的操作[4]。这就需要主动操作型手术机器人，即：机器人末端工具直接接触人体组织进行自动操作（而不只是作为"器械定位助手"）。在实现形式上，主动操作型手术机器人既可以采用人机"主从操作"模式，如：美国 Intuitive Surgical 公司的达芬奇（da Vinci）等腔镜手术机器人；也可以采用机器人"自动操作"模式，如：美国 Think Surgical 公司的 TSolution One（早期名称为 RoboDoc）等关节置换手术机器人。相对于导航定位型手术机器人，主动操作型手术机器人更需要利用术区多源多模信息反馈机制来形成控制闭环以保障机器人自动操作的安全性和稳定性。

2.1.1.1　腔镜手术机器人

传统的腔镜手术机器人系统中，床旁机器人几乎都采用了多机械臂协同操控的模式，如：前五代达芬奇手术机器人。这种模式存在微创切口较多、占用空间较大、手术部署不灵活等问题。因此，国际上陆续出现了多种新型的腔镜手术机器人系统。

从减少微创切口数量的角度出发，单孔腔镜机器人得以快速发展，部分系统已通过产品认证。美国 Intuitive Surgical 公司的单孔腔镜手术机器人 da Vinci SP（图1）通过了美国 FDA 认证，分别在 2018 年和 2019 年被许可用于泌尿外科、经口腔的耳鼻喉科（口咽侧切除和舌根切除）等手术[5]；美国 Titan Medical 公司的单孔手术机器人 SPORT（Single Port Orifice Robotic Technology）[6] 等也正在开展 FDA 或欧洲 CE 认证。这些工作为单孔腔镜手术机器人的临床应用和推广提供了产品或原型系统基础。

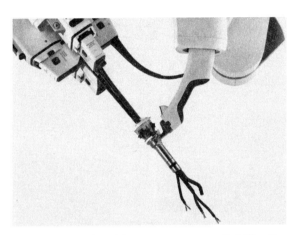

图1　单孔腔镜手术机器人 da Vinci SP 的末端工具

　　从提升手术室配置灵活性的角度出发，基于功能模块化思想的单一功能机械臂单元设计受到关注，并出现了相应的腔镜手术机器人产品。美国 TransEnterix 公司研制的微创腔镜手术机器人 Senhance 将传统的单一基座上的多臂协作布局（如：达芬奇的多臂系统）延展为多个独立功能机器臂单元的相互协作（图2）；手术时，可以根据具体的适应证来选配和布局不同的机器臂单元，通过多臂联动来实施手术操作[7]。该机器人先后通过了 CE 认证（2018 年 10 月）和 FDA 认证（2019 年 1 月）。相较于达芬奇手术机器人，Senhance 还增加了力反馈和眼动控制观察视野的功能，提升了医生的器械操控能力；集成了超声手术器械，减少了手术操作对术区组织的热损伤，获得了显著的临床优势。英国剑桥 CMR Surgical 公司的机器人 Versius 也采用了同样的功能模块化设计思想，并进一步优化了机械结构，开发出了小型轻量化的模块机械臂单元（图3）[8]；该机器人于 2017

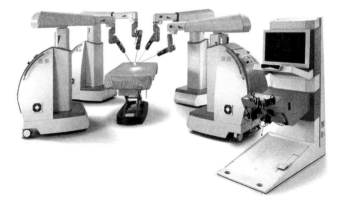

图2　微创腔镜手术机器人 Senhance

年推出，于 2019 年底通过了 CE 认证，在欧洲、澳大利亚、巴西、中东等地的百余家医院开展了大量临床试验及应用。

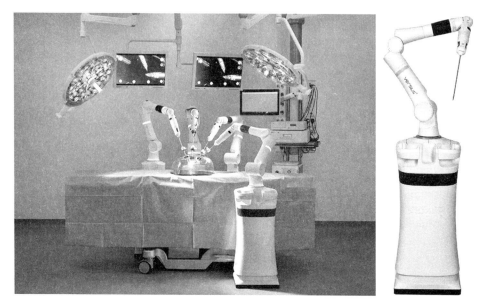

图 3　Versius 机器人（手术空间布局及单个的模块机械臂单元）

在维持机器人有效功能和性能的前提下尽可能降低设备成本，也是腔镜手术机器人发展的方向之一。美敦力公司在 2019 年对外公开了机器人辅助手术系统 Hugo[9]；Hugo 对标达芬奇手术机器人，主打低成本和易用性，凸显了系统的模块化、通用性、可升级和开放性特点；该系统已完成尸体试验，在 2021 年 10 月通过了 CE 认证。此外，华盛顿大学在 2020 年为其腔镜手术机器人 Raven II 开发了末端位姿误差实时评估单元，利用低成本的运动跟踪器即可实现高精度（1 mm RMS）的机器人末端位姿跟踪[10]。综合来看，灵活配置、微创伤、低成本和易用性等已成为腔镜手术机器人产品转化的重要考量指标。

2.1.1.2　骨科手术机器人

骨科手术涉及脊柱、创伤、运动医学等多个子领域，相应的手术机器人在形态和功能上差别较大。导航定位型骨科手术机器人已在临床广泛应用多年，相对成熟；主动操作型手术机器人开始受到医生重视并在多种适应证中展露了精密、自动和稳定的机器人操作优势。

导航定位型骨科手术机器人的典型代表是美国 Zimmer Biomet（捷迈邦美）公司的 ROSA ONE 系列机器人（2016 年 7 月收购自法国 Medtech SA 公司），包括 ROSA ONE Spine、ROSA ONE Knee 和 ROSA ONE Brain。ROSA ONE 系列机器人在 2019—2021 年先后通过了 FDA 认证，并于 2020 年 1 月以"脑外科与脊柱外科手术导航定位系统"的名称通过了中国国家药品监督管理局（National Medical Products Administration，NMPA）的审批。ROSA ONE 系列均采用"机器人＋导航"组合形式，并强化了术中感知功能，例如：ROSA ONE Spine（图 4）通过术区信息感知和状态识别，实现了术中动态跟踪，提升了机器人导航定位的精准度和安全性[11]。此外，美国 Globus Medical 公司在 2017 年推出的 ExcelsiusGPS[12]、Medtronics（美敦力）公司在 2018 年推出的 Mazor X Stealth[13] 等机器人也采用了这种组合形式，其中：Mazor X Stealth 整合了美敦力公司自身拥有的 StealthStation 导航技术和收购自以色列 Mazor Robotics 公司的机器人技术的各自优势，有效提高了系统的术中易用性和操作安全性。

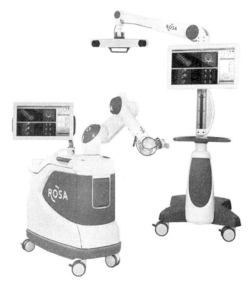

图 4　微创脊柱手术机器人 ROSA ONE Spine

　　主动操作型骨科手术机器人可用于关节置换、椎板切除和骨折复位等复杂骨科手术操作，但现有商业化产品几乎全部是关节置换手术机器人。Think Surgical 公司的 TSolution One 在 2020 年 4 月通过 FDA 认证，被许可用于全膝关节置换术（Total Knee Arthroplasty，TKA），进一步拓展了临床应用范围（图 5）[14]。该机器人由三维术前规划工作站（TPLAN）和主动机器人（TCAT）组成，利用三维 / 三维配准技术（不需要在人体上添加配准标志物）进行术前和术中的高精度配准，采用机器人全自主方式进行手术操作。

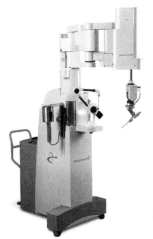 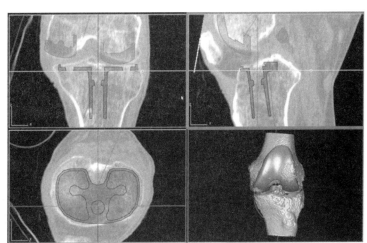

图 5　TSolution-One（RoboDoc）机器人（TCAT 主动机器人和 TPLAN 三维工作站）

为了提高主动操作型机器人的术中安全性和临床接受度，协作机器人（Cobot）被引入骨科领域，产生了多种基于人机协作模式的骨科手术机器人系统。美国史赛克（Stryker）公司的关节置换机器人 Mako RIO 就采用了这一模式，在 2015 年通过 FDA 认证被用于 TKA 之后，在 2017 年进一步被认证用于部分膝置换术（Partial Knee Arthroplasty，PKA）和全髋置换术（Total Hip Arthroplasty，THA）（图 6）[15]。为了改善这一模式下的人机交互接口（工具），手持式（Hand-Held）机器人被独立开发了出来[16]。施乐辉（Smith & Nephew）公司在其手持式机器人 NAVIO（2016 年收购自美国 BlueBelt 公司）的基础上，进一步提升了设备集成度和环境适应能力，推出了手持式机器人 Cori，在 2020 年 7 月通过了 FDA 认证，被许可用于 TKA[17]。此外，强生（DePuy Synthes）公司推出了床边式（Table-Mounted）机器人 VELYS，在 2021 年 1 月通过 FDA 认证被许可用于 TKA[18]。随着协作机器人技术在柔性力控、小型轻量等方面的持续改进，由医生主导的人机协作手术将获得更大范围的临床应用。

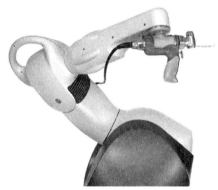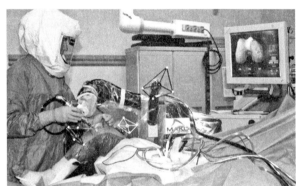

图 6　Mako RIO 机器人及其在 PKA 手术中的人机协作应用

2.1.1.3　神经外科手术机器人

神经外科是最早应用机器人技术的手术领域（1985 年），先后诞生了 NeuroMate、ClearPoint、Rosa Brain 等多个通过 FDA 认证的神经外科机器人产品，主要用于组织活检、电极植入、定向放疗等神经外科手术[19]。但是，过去五年内通过 FDA 或 CE 认证的神经外科机器人产品数量相对较少。

美国 Monteris Medical 公司的 NeuroBlate 机器人是一种核磁图像引导下的神经外科微创热消融手术机器人（图 7）。NeuroBlate 机器人由头部固定器、微型通道接口、激光探针、机器人探针驱动器组成，实现了 1.57 mm 的定位精度[20]。该机器人的机械臂本体在 2018 年 3 月通过了 FDA 认证，其配套软件 Fusion-S 在 2020 年 7 月通过了 FDA 认证。

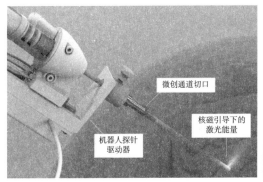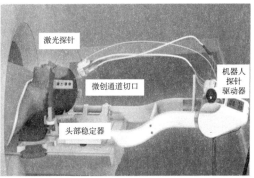

图 7　NeuroBlate 机器人及其核磁成像引导操作示意图

克罗地亚萨格勒布大学从 2011 年开始陆续推出了四代无框架神经外科机器人 RONNA，并从第三代（RONNA G3）开始用于脑活检临床手术[21]。2017 年底推出的 RONNA G4 采用了"光学导航＋双机械臂"的组合模式：在 NDI Polaris Spectra 实时跟踪下，两台 Kuka Agilus KR6 R900 六自由度机械臂分别用于导航定位和主动钻孔[2]。值得注意的是，RONNA G4 在导航过程中摒弃了传统的荧光球跟踪架，直接将四个荧光球分别安装在患者颅骨上（图 8），通过 RONNAstereo 软件模块来实现定位。这种方式虽然在一定程度上增加了颅骨上的锚定损伤，但大大减少了术区的不同器械干涉问题和操作空间约束问题，增加了操作灵活性。

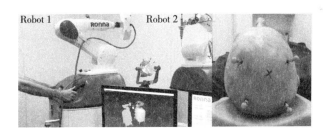

图 8　RONNA G4 机器人及其荧光球在颅骨上的分布示意图

2.1.1.4　其他手术类型的机器人

牙科手术机器人是近五年发展起来的手术机器人子领域之一，主要用于机器人辅助下的口腔种植手术。美国 Neocis 公司的口腔种植机器人 Yomi 是其典型代表（图 9）。Yomi 集成了手术规划、增强现实导航、力触觉引导等典型功能功能，实现了全牙弓种植、部分无牙或缺牙的治疗。手术时，医生抓持 Yomi 的机械臂末端进行导引操作，并综合运用路径规划、虚拟约束和触觉反馈等技术将机器人末端钻孔器械的运动限制在安全区域内，从而有效减少伤口出血和肿胀，降低感染风险[22]。该机器人在 2017 年通过了 FDA 认证，是目前唯一通过 FDA 认证的牙科手术机器人产品。

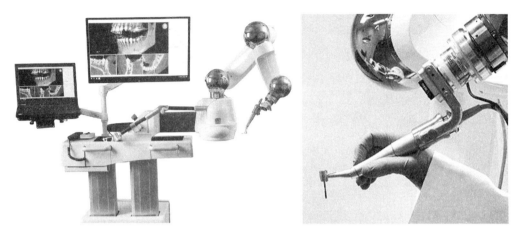

图 9　种植牙机器人 Yomi

眼科手术机器人和植发机器人历经多轮次技术迭代，也分别出现了商业化产品。在牙科领域，荷兰 Microsure 公司的眼科手术机器人 MUSA 在 2019 年 6 月通过了 CE 认证；该机器人能够与 Zeiss 的 Tivato 700 可视化系统一起联用[23]，实现了高精度的超显微手术操作，并在一定程度上提升了临床环境兼容能力。在植发领域，美国 Restoration Robotics 公司的植发机器人 ARTAS iX 在 2019 年先后通过了 CE 认证和 FDA 认证，在全球范围内广受关注并快速得到了应用；该机器人以 Kuka LBR Med 七自由度机械臂为平台，实现了精准灵活操作。

2.1.2　康复及护理机器人

以智能假肢和外骨骼辅具为代表的康复机器人发展迅速，国际上先后出现了多款上市产品。依托"大健康"理念，护理机器人的关注度逐渐提升。

2.1.2.1　康复外骨骼机器人

过去五年，下肢康复外骨骼机器人发展迅速，多款产品通过了 FDA 认证，如：以色列 Rewalk Robotics 公司的 Rewalk 机器人、美国 Ekso Bionics 公司的 Ekso 和日本 Cyberdyne 公司的 HAL 医疗版（hybrid assistive limb）等。Rewalk 早在 2014 年就通过了 FDA 认证（首个下肢康复外骨骼机器人商业化产品），先后推出了康复版（用于功能恢复训练）和个人版（用于日常行动辅助）两个版本[24]。Ekso 的 EksoNR 版（图 10）在 2016 年被 FDA 许可用于脑卒中和脊髓损伤患者，在 2020 年 6 月被许可用于获得性脑损伤（Acquired Brain Injury，ABI）患者；同时期，该机器人也通过了 CE 认证。相较于 Ekso 系列的前期版本，EksoNR 具有更丰富的配套支持软件、更好的系统可定制性及训练过程动态调整能力，其应用范围已遍及全球 270 余家康复中心[25]。HAL 医疗版在已通过 CE 认证的基础上，于 2017 年 12 月通过了 FDA 认证，开始进入美国市场；相比于上述其他产品，HAL 的独特之处是采用表面肌电信号（sEMG）来识别人体运动意图，进而控制外骨骼机器人的运动[26]。

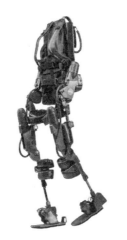
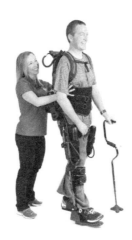

图 10　EksoNR 外骨骼机器人

除了下肢康复外骨骼之外，还出现了上肢、手、髋、膝、足踝等康复外骨骼机器人装置，其中：手外骨骼受到更多关注[27]。意大利技术研究所 IIT（Istituto Italiano di Tecnologia）的多关节假肢手 Hannes（包括手部和腕部）[28] 已通过 CE 认证。Hannes 具备了人机自然协同与适应性运动、高度拟人化和抓握稳定性等仿生功能，能够动态、柔性地自适应抓握物体的形状。Hannes 可以在 1 s 内完成完全闭合抓握，并能够施加 150 N 的最大抓握力，据称可恢复上肢截肢患者 90% 以上的功能。此外，美国莱斯大学开发的刚柔混合型外骨骼手套 SPAR［图 11（A）][29]，融合了 EMG 控制等技术，既可用于患者手部功能恢复的主动训练，也可用于日常生活的动作或力量辅助；加州大学圣克鲁兹分校开发的软外骨骼服 CRUX［图 11（B）][30]，可用于脑卒中患者的上肢功能恢复和日常活动；宾夕法尼亚大学开发的躯干外骨骼 RoSE［图 11（C）][31]，可用于脊柱畸形矫正；这些康复外骨骼几乎都是针对成年人设计的。针对康复外骨骼机器人在青少年群体中的应用问题，佐治亚理工学院专门探讨了康复外骨骼机器人在儿童群体中的具体需求、应用特点和发展趋势［图 11（D）][32]。总体而言，定制化、柔性化和轻量化是目前的康复外骨骼机器人发展的主要实施路径。

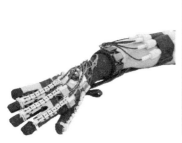
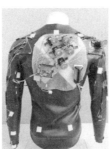
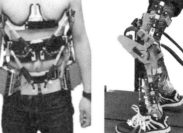

（A）外骨骼手套 SPAR　　（B）软外骨骼服 CRUX　（C）躯干外骨骼 RoSE　（D）儿童下肢外骨骼

图 11　典型的外骨骼康复机器人

2.1.2.2 智能假肢

智能假肢的发展较早，早在 2014 年之前就出现了多款动力型智能假肢系统，代表性的有：美国麻省理工学院的动力踝关节小腿假肢、亚利桑那州立大学的 Odyssey、比利时布鲁塞尔大学的 AMP-foot 等，技术上相对成熟。最近几年，美国 DEKA 公司的机器人假肢手 DEKA Arm（图 12A）通过了 FDA 认证[33]；以哈佛大学为技术支持的 BrainCo 公司的智能假肢手（图 12B）也在 2020 年初启动了 FDA 注册程序，有望在一两年内通过认证[34]。值得注意的是，两者均采用 sEMG 和脑 – 机接口（Brain-Computer Interface，BCI）相结合的方式来识别穿戴者的运动意图，提高了识别准确率。

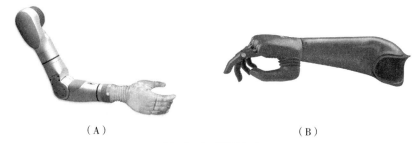

（A） （B）

图 12　智能假肢手

[（A）DEKA Arm；（B）BrainCo 智能假肢手]

2.1.2.3 护理机器人

护理机器人的主要用途包括日常护理（起居与行动）、健康检测、情感交流等，如：老年护理机器人 RI-MAN（日本神户大学，2006 年）[35]。最近几年，智能轮椅持续受到关注，如：英国林肯大学和帝国理工学院在 2018 年联合推出的轮椅机器人 ARTA[36] 等。

为了让机器人在与人交流时更加自然流畅，瑞士日内瓦大学和软银公司在 2018 年合作研究了人机语言交互中的文化差异（Culture-Aware）问题，以便让 Pepper 机器人能够自主适合不同地区人群的文化、习惯和礼节，提升照护过程的自然交互能力（图 13A）[37]。为了实现智能家居环境中的人的行为监测与健康评估，华盛顿州立大学在 2019 年开发了 RAS（Robot Activity Support）系统[38]，通过环境感知、对象识别、机器人交互等技术手段，实现了智能环境的安全监控与人的状态识别。此外，针对医院护理资源不足的问题，德国 Fraunhofer 生产技术和自动化研究所（Fraunhofer IPA）在 2018 年开发了护理服务机器人"智能护理车"（Intelligent Care Cart）（图 13B）[39]，医护人员可以利用智能手机将护理车召唤到所需的房间；该护理车采用了模块化设计思想，可以根据不同的应用场景进行快速配置。

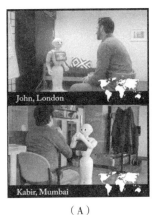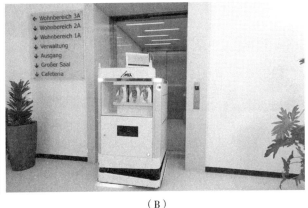

（A）　　　　　　　　　　　　　　　　　（B）

图 13　机器人的护理应用

［（A）用 Pepper 实现不同文化背景人群的自然交流；（B）智能护理车］

2.2　国内研发进展

2.2.1　手术机器人

五年来，我国手术机器人领域取得多项标志性成果，骨科、神经外科、口腔科、腔镜外科等手术机器人陆续取得产品注册证，血管介入等手术机器人进入临床试验阶段。手术机器人医工协同研发和产品转化工作快速推进。

2.2.1.1　腔镜手术机器人

腔镜手术机器人首次获得 NMPA 注册证。山东威高手术机器人有限公司的威高"妙手"机器人在 2021 年 10 月获得 NMPA 认证（"腹腔内窥镜手术设备"）。该机器人由威高公司与天津大学联合研发（图 14A），曾于 2017 年 9 月通过创新医疗器械特别审查，进入绿色审批通道。威高"妙手"机器人采用主从操作模式，突破了主从控制、机械构型、立体视觉、系统集成等关键技术，实现了远程操作、异地同步、精确控制，其中：基于异构端端映射的主从操作模式实现了位姿分离控制；折展式 RCM 操作臂实现了小型轻量化；丝传动多自由度手术器械进一步增强了医生操作的灵活性。威高"妙手"机器人已被用于机器人辅助下的胆囊切除、肝囊肿开窗、阑尾切除、袖状胃切除等多种手术[40]。

多种腔镜手术机器人原型系统进入产品注册或注册临床试验阶段。上海微创机器人公司的"图迈"（Toumai）腔镜手术机器人（图 14B）在 2019 年 10 月通过了 NMPA 创新医疗器械特别审查，于 2021 年 1 月完成了注册临床试验入组[41]。北京术锐技术有限公司的模块化腔镜手术机器人（技术支持：上海交通大学）（图 14C）[42]在 2020 年 12 月绿色通道。哈尔滨思哲睿智能医疗设备有限公司的康多机器人（技术支持：哈尔滨工业大学）[43]也已进入注册临床试验阶段。上述机器人系统均同样采用主从操作模式，既能够用于本地手术，也能够为远程手术提供设备支持。

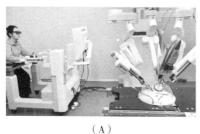 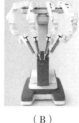 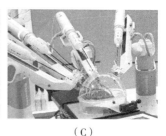

（A）　　　　　　　　　　（B）　　　　　　　　　（C）

图 14　腔镜手术机器人

（A. 威高妙手；B. 图迈；C. 术锐）

2.2.1.2　骨科手术机器人

北京天智航医疗科技股份有限公司作为我国首家在科创板上市的手术机器人专业公司，在 2016 年推出了第三代骨科手术机器人产品"天玑"。"天玑"是国际上首台通用型骨科手术机器人产品，可用于四肢、骨盆骨折以及脊柱全节段（颈椎、胸椎、腰椎、骶椎）手术。其升级版"天玑 2.0"也于 2021 年 2 月获得了 NMPA 产品注册证（"骨科手术导航定位系统"）。依托"国家骨科手术机器人临床应用中心"，"天玑"系列机器人已在北京积水潭医院等数国内数十家医疗机构开展了广泛的临床应用[44]。深圳市鑫君特智能医疗器械有限公司则从"主动置钉"理念的角度出发，采用"机器人 +AI"策略，开发了骨科手术机器人 OrthBot，于 2021 年 3 月获得了 NMPA 产品注册证。此外，铸正公司的基于透视图像引导的脊柱手术机器人"佐航"也已经进入绿色通道。

关节置换机器人产品转化异军突起。在产品转化方面，微创（上海）医疗机器人有限公司的"鸿鹄 Skywalker"（图 15A）[45] 和天智航公司的"TiRobot Recon"（图 15B）分别于 2020 年 5 月和 11 月通过了 NMPA 的创新医疗器械特别审查申请，进入绿色通道。在临床应用方面，2020 年 1 月，北京积水潭医院和北京协和医院分别利用国产手术机器人完成了首次的机器人辅助 THA[46] 和 TKA[47] 的临床手术。

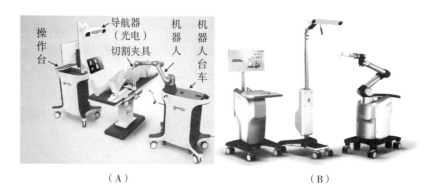

（A）　　　　　　　　　　　　　　　　（B）

图 15　关节置换手术机器人

（A. 鸿鹄 Skywalker；B. TiRobot Recon）

2.2.1.3 神经外科手术机器人

两种经外科手术机器人产品获得医疗器械注册证。北京柏惠维康科技有限公司的两代睿米机器人（神经外科手术导航定位系统）分别于 2018 年 4 月和 2020 年 3 月通过了三类医疗器械审查（图 16A）。华科精准（北京）医疗科技有限公司的两代神经外科机器人（神经外科手术导航定位系统）也分别在 2018 年 12 月和 2020 年 1 月通过了医疗器械审查（图 16B），其采用的无接触视觉定位患者注册技术（基于机械臂本体定位，自动视觉扫描定位病人面部表面进行患者注册），使得该机器人可同时适用于成人和儿童患者。

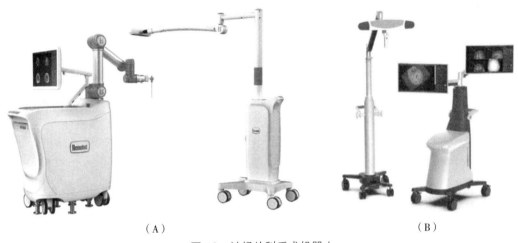

（A）   （B）

图 16 神经外科手术机器人

（A. 睿米；B. 华科精准）

2.2.1.4 其他类型的手术机器人

两家公司的牙科手术机器人获得 NMPA 产品注册证。北京瑞医博科技有限公司与北京航空航天大学联合研制的口腔手术机器人于 2021 年 4 月通过 NMPA 认证（"口腔种植手术导航定位设备"），成为国内首款口腔手术机器人产品；该机器人的位置精度和姿态精度分别达到了 0.5 mm 和 1°，于 11 月完成了首例光学导航机器人辅助全口无牙颌种植及数字化修复手术，实现了标准化种植。雅客智慧（北京）科技有限公司与空军军医大学口腔医院、北京航空航天大学联合研制的口腔种植牙手术机器人（图 17）也于 2021 年 9 月获得 NMPA 产品注册证[48]。此外，苏州迪凯尔医疗科技有限公司、深圳柳叶刀机器人有限公司等研制的口腔手术机器人原型系统也已进入注册临床阶段。

北京理工大学研制的微创血管介入手术机器人系统"鲁班"，突破了同构式多器械协同管丝递送、无菌隔离非固联传动等微创手术关键技术，于 2019 年 12 月在首都医科大学附属北京天坛医院完了成首例机器人辅助全脑血管临床试验：医生遥控机器人操作导管和导丝，沿腹主动脉、主动脉弓、颈总动脉、颈内动脉等进入患者相应区域进行造影手术。

目前，"鲁班"已进入 NMPA 注册临床试验阶段，累计完成临床试验百余例。

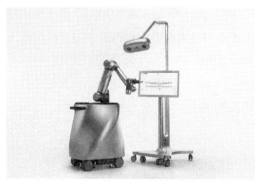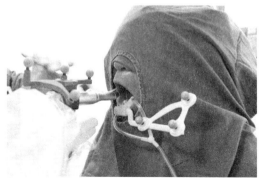

图 17　种植牙手术机器人（雅客智慧）

2.2.2　康复机器人

国产康复机器人和智能假肢均取得产品突破。"康复工程"章节中，对机器人在康复领域的应用进行了详细介绍。本章简要介绍国产康复机器人最近五年的产品转化情况。

2.2.2.1　康复外骨骼机器人

北京大艾机器人科技有限公司的"大艾"下肢康复外骨骼机器人在 2018 年 6 月获得 NMPA 产品注册证（"下肢步行机器辅助训练装置"），是我国首个通过产品认证的下肢外骨骼机器人，标志着我国下肢康复外骨骼机器人已经从研发阶段转入产业培育阶段。"大艾"下肢外骨骼能够实时监控穿戴者的行走特点，并通过在线反馈、智能引导、调整步态，助力脊髓损伤患者重新行走或使早期偏瘫患者重塑正确行走能力（图 18A）。该装置由北京航空航天大学团队研发，已经在北京积水潭医院、北京协和医院、国家康复辅具研究中心等百余家医疗机构开展了临床实验。

上海傅利叶智能科技有限公司于 2017 年 3 月发布了下肢康复机器人 Fourier X1（图 18B）。该机器人通过安装在各个关节的 19 个力 / 位传感器来检测并识别穿戴者的行走意图，进而从步态曲线数据库中为患者匹配最佳的基准步态曲线，并结合穿戴者的走路习惯、步幅和步频等特征来动态调整步态轨迹。

此外，针对人体运动意图（站立、行走等）的实时感知，电子科技大学研制了 AIDER 外骨骼机器人，并通过生机电一体化技术提升了运动控制的灵活性。针对目前的远程康复设备体积大、价格高、不易操作等问题，四川大学华西医院设计开发了基于微型传感器的可穿戴远程康复设备；该设备能够实时追踪单关节运动，并实现了动作评定的量化考核。临床研究结果表明，该远程康复设备能够提供便利、有效的康复训练。

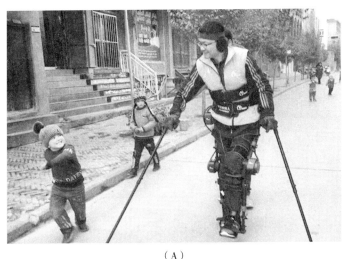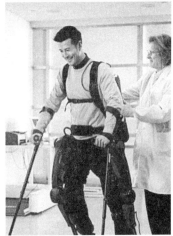

（A）　　　　　　　　　　　　（B）

图 18　过程外骨骼机器人产品

（A. 大艾 AiLegs；B. 傅利叶智能 Fourier X1）

2.2.2.2　智能假肢

北京大学在"风行者"智能假肢的基础上，进一步开发了 PKU-RoboTPro-II 型号智能动力小腿假[49]。该智能假肢通过角度传感器测量踝关节角度，利用角度传感器信号将运动划分为两个模式，实现了良好的速度适应性。

2.2.3　防疫机器人

新冠肺炎疫情的暴发，促进了防疫机器人的发展。在医学应急救援过程中，机器人可以用于环境消杀、物料运送、生命体征测量、远程诊疗等功能。2015 年埃博拉疫情暴发期间，在白宫科技政策办公室和美国国家科学基金会组织的研讨会上，专家们确定了机器人技术可以发挥作用的三大领域：临床护理（例如远程医疗和净化），物流（例如污染废物的运输和处理）和监测（例如监控是否符合自愿隔离规定）。

因应新冠肺炎疫情防控的需要，我国迅速开发了多款针对疫情防控环境的诊疗机器人并完成了实验验证。常州朗合医疗器械有限公司（"朗合医疗"）联合广州呼吸健康研究院开发了肺部导航柔性内窥镜手术机器人"麒麟"（Unicorn），于 2021 年 6 月完成了我国首次肺部导航柔性内窥镜手术机器人动物实验（图 19A）。杭州湖西云百生科技有限公司（"云百生"）研发了全自动鼻咽拭子采样机器人（图 19B），利用 3D 视觉定位技术与力控算法实现了全自动采样，快速轻柔的完成鼻咽部组织采样任务，在提升采样效率的同时保证了采样流程的标准化；该机器人于 2021 年 4 月完成了第一例鼻咽拭子机器人采集案例。北京航空航天大学研发了一种软体咽拭子采样机器人[50]；该机器人以软体咽拭子在受试者咽喉部变形取代刚性末端在受试者眼前的运动，大大降低了受试者在面向刚性机器人时的心理恐慌程度，提高了机器人的采样安全性。此外，上海钛米、苏州思必驰等公司也先

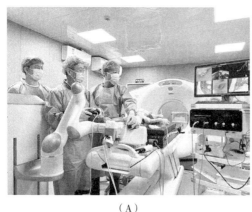 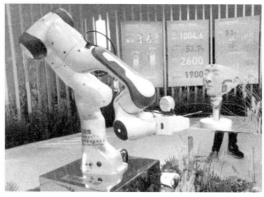

（A）　　　　　　　　　　　　（B）

图 19　针对疫情防控环境的诊疗机器人

（A."麒麟"；B. 云百生）

后推出了多款防疫机器人产品，在实际的疫情环境消杀作业中发出了重要作用。

2.3　国内外进展对比分析

过去五年，我国医用机器人在多个领域实现了产品注册和企业上市突破，临床应用范围持续拓展，整体上保持了较高的产业关注度。但与同期的国际发展相比，仍存在一些不足。首先，研发力量多侧重整机方案设计，共性支撑技术研究和核心部件国产化能力不强。其次，医用机器人范围广泛，但现有研发力量过于分散，行业整合度不足。最后，国产医用机器人多侧重国内市场，国际影响力有限。上述问题有必要在"十四五"期间开展有针对性的研发工作。首先，从科技产业角度，借鉴国际发展经验，强化头部企业的引领和示范作用，并吸收传统医疗器械公司的产品转化和市场开拓经验来加速医用机器人产业发展。其次，加速发展与国际同步的一些细分领域（如：防疫机器人），抢占细分领域国际制高点。最后，加强医用机器人相关方向和学科建设，形成"产 – 学 – 研"贯通的创新通道，夯实行业支撑能力。

3　医用机器人的共性关键技术进展

从现有进展来看，医用机器人的共性关键技术主要涉及医用适应性机构、人机安全交互、多模医学信息处理及利用等内容。本报告重点关注以下三项关键技术。

3.1　刚柔耦合机器人机构设计与人机自然协作

临床对"机器人 – 人 – 医疗环境"自然共融的要求，需要新型的交互机构及驱动方法。一方面，机器人与医生、患者共同形成了典型的人机耦合关系，需要明确其力传导机理及可能带来的患者损伤。比如：手术机器人除了要完成目标组织手术操作任务，还要避免手术操作对周边组织的额外机械损伤和功能损伤，因此，明确其组织损伤机理及损伤阈值是非常必要的。另一方面，刚度阈值也是人机自然交互医用机器人本体设计的关键核心指标。既有研究已经从驱动器（Actuator）的角度出发，针对人机自然交互，设计出了刚柔复合结构驱动系统、复合刚性/软体构件的可重配置复合驱动器以及可全向弯曲机器人模块等，如：美国约翰·霍普金斯大学开发的基于连续体机构（Continuum Mechanism/Manipulator）的灵巧操作型骨科机器人系统[51]，已被用于骨科的清除溶骨性病变组织。结合医疗工作空间，研究任务空间内的机器人"刚-柔-软"复合新型机构构型已经成了热点，有望创新医用机器人的操作模式，提高人机交互舒适性。

3.2 多模影像引导下的手术机器人路径规划与增强现实导航

在手术机器人临床应用持续推进的同时，临床对微创化理念的认识也在持续深入：不仅体现在解剖意义上的微创，更强调机体生理功能上的最小损伤。仅仅依靠 CT、核磁、超声等单一模态的图像或信息，很难达到这一需求，因此，融合多种模态医学影像来规划最佳的手术路径、整合术区多种传感信息来实现路径的术中动态即时调整，是保障手术机器人安全操作的关键技术之一。我国已经在机器人辅助神经外科（清华大学等）、脊柱外科（中国科学院深圳先进技术研究院、北京航空航天大学、上海交通大学等）等领域，开展了多模影像引导手术路径规划的相关研究，并取得系列突破性成果。

借助增强现实技术来提升医生对机器人操作过程的把控能力，是手术机器人领域的研究热点之一。在实现方式上，主要有三种类型：一是开发专用的视频增强现实医学显示系统，如：清华大学开发的基于真实立体显示技术"计算机积分成像"（Computer-Generated Integral Imaging，CGII）的增强现实设备；二是将视频相机安装到医学成像设备上，如：清华大学开发的"C臂原位投影增强系统"[52]；三是将视频相机直接安装到机械臂末端上，来提高术区视频获取的灵活性。第三种方式在智能机器人领域已多有应用，有望快速拓展到手术领域。

需要注意的是，医学传感技术在上述研究中发挥着决定性的作用。这里的传感信息，不仅包括各种模态的术前/术中影像、机械臂本体关节的位姿和力/力矩信息，还包括术中采集的其他各类信息，如：阻抗、声音等。从目前来看，采用高精度、小型化、柔性化的医学传感技术来实现术区信息的多信息采集与融合利用，也是医用机器人的核心研发内容之一。

3.3 康复机器人的脑-机接口与运动交互

脑-机接口（BCI）是在大脑与外部设备之间建立的不依赖于常规大脑信息输出通路（外周神经和肌肉组织）的一种人机交互技术，能够为肌肉或神经末梢受损的患者提供新型的人机交互手段，机器人辅助康复治疗中发挥着重要作用。马斯克（Elon Musk）在 2020 和 2021 年连续发布的 Neuralink 公司的 BCI 医学应用案例，再次激发了公众对 BCI 应用的广泛讨论。过去五年，BCI 已经在机器人辅助的神经康复、功能假体辅助以及神经状态监控等方面取得了多项突破性进展[53]。

从临床应用的角度，BCI 可以分为辅助型和康复型。辅助 BCI 可进一步细分为信息交流辅助型和运动辅助型，能够替代肢体失去的功能（如：通信或运动功能）来控制机器人设备实现辅助日常生活；康复 BCI 可进一步可细分为康复训练型和神经反馈型，能够通过控制或自我调节神经生理活动来促进大脑功能和运动功能的恢复。在辅助 BCI 方面，浙江大学将 Utah 阵列电极植入到控制右侧上肢运动的运动神经皮层，使得四肢失能的患者能够控制机械臂进行多种日常动作[54]。在康复 BCI 方面，清华大学开发的上肢康复辅助机器人具备了脑控等多种康复训练模式，通过建立运动意图与感觉反馈闭环，真实模拟健康人的运动控制功能，来充分刺激神经闭环以提高康复训练效率；这些模式可以针对运动功能状态的个体差异为患者提供最佳的康复训练模式，满足神经损伤患者"全周期"康复训练的需求。上海交通大学开发的手功能主动康复训练系统 eCon-Hand，通过解析患者的运动意图，进而控制外骨骼装置辅助患者进行手部抓握训练，提高了患者训练的自主控制能力。就技术现状来看，BCI 距离大面积康复临床应用还有一定距离，但它为机器人辅助康复治疗和人机交互提供了新的模式和技术手段，是康复机器人领域的未来技术趋势之一。

4　机器人辅助远程手术取得新突破

新一代通信技术的快速发展，客观上推动了机器人辅助远程手术的落地应用和示范性推广。从 2019 年（被称为"5G 商用元年"）开始，以华为为代表的 5G 提供商为开展远程手术提供了必要的通信条件[55]，引发了我国新一轮的机器人辅助远程手术的研发和临床试验。

按照医生在手术中的作用，远程手术可以分为遥指导（Tele-mentoring）、遥监控（Tele-supervision）和遥操作（Tele-operation）三种形式。其中，遥指导一般不涉及机器人系统。2019 年 2 月 27 日，西班牙巴塞罗那医疗团队通过 5G 网络远程指导了一例肠道肿瘤切除手术，被认为是世界首例使用了 5G 通信的临床手术[56]。3 月 16 日，我国在海南和北京之间实施了一例基于 5G 通信的帕金森病"脑起搏器"植入手术——位于海南的临床专家，通过实时高清视频，远程指导了位于 3000km 之外的中国人民解放军总医院的手术操作。此类手术验证了 5G 通信在医疗应用中的实时性。

在上述基础上，将机器人引入患者端手术室，可以开展遥监控下的机器人辅助手术，即：专家医生在远端（主控端）进行高质量的手术规划，并将规划结果发送给远端（患者端）；远端系统首先虚拟仿真机器人的运动过程，确认无误后，再由机器人在患者身上执行该路径；在机器人操作过程中，借助高速通信网络，远端的专家医生可以实时把控机器人的操作过程，并在关键环节进行介入。遥监控模式充分结合了专家的临床决策经验和机器人的自动操作的各自优势，更适合骨骼等硬组织的远程手术操作。2019 年 6 月至 8 月，北京积水潭医院利用"天玑"骨科手术机器人，开展了多次"一站对多地"的 5G 远程脊柱机器人临床手术（图 20）[57]。6 月，在北京和烟台、嘉兴之间完成了首例基于 5G 的"一对二"远程机器人脊柱手术；8 月，在北京和天津、张家口、克拉玛依之间完成了"一对三"的远程骨科脊柱机器人手术。2021 年 3 月，该院将这一模式进一步拓展到了创伤骨科领域，在北京和安徽省宿州市之间开展了我国首例 5G 远程骨科机器人辅助创伤手术。系列临床试验已经表明了 5G 远程机器人骨科手术的安全有效性和临床可行性[58]，是我国骨科机器人远程手术实用化的标志性成果。

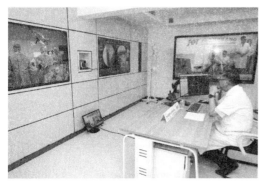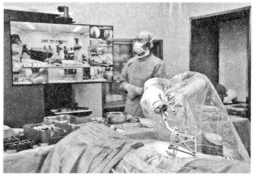

图 20 "一站对多地"远程脊柱手术（北京 – 烟台、嘉兴、天津、张家口、克拉玛依等）

直接的主从遥操作是远程手术的最严格模式。2019 年重点开展了动物实验，2020 年则开始进入临床试验。2019 年 1 月，利用国产康多机器人系统（主从操作式），在福州市域内开展了 5G 远程机器人手术的活体动物实验：主刀医生位于中国联通东南研究院（福州），实验动物（猪）位于相距约 50km 的福建医科大学孟超肝胆医院。实验平均时延小于 150 ms，初步验证了直接主从遥操作模式下的 5G 远程机器人手术的技术可行性。为了验证 5G 在更远范围内的通信性能，2019 年 9 月，利用威高"妙手"机器人系统（并联合使用了超声能量外科系统），在相距约 3000km 的山东省青岛市和贵州省安顺市之间开展了活体动物实验：主刀医生位于青岛大学附属医院，实验动物（猪）位于安顺市西秀区人民医院。实验耗时 1.7 h，成功切除了动物的肾脏、胆囊和膀胱（图 21）[59]；同时期，康多机器人系统也在苏州和北京之间开展了多次远程手术动物试验。在上述动物实验基础上，2020 年 9 月，威高"妙手"机器人实现了人体临床试验的突破，在青岛和贵州省安顺市之间，为一例膀胱癌患者实施了膀胱根治性切除手术。这表明我国的 5G 通信基础条件已经具备了开展异地远程手术直接主从遥操作的条件；高

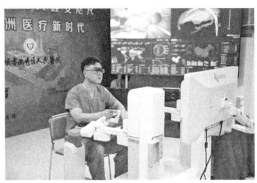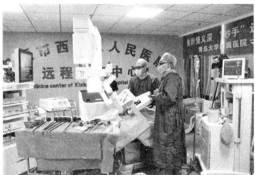

图 21　威高"妙手"机器人远程手术（青岛 – 贵州安顺）

带宽、低时延的通信特点，有利于辐射临床专家经验，解决医疗资源区域不平衡问题和医学应急救援问题。

5　国内外医用机器人研究计划

日本在医用机器人应用方面具有长期优势。《日本机器人新战略》（*New Robot Strategy*，2015 年 10 月）明确提出要建立世界第一的机器人应用国家，其中手术机器人国内市场将达到 500 亿日元。在护理机器人方面，国立研究开发法人产业技术综合研究所编订了《机器人护理设备开发指南》，于 2018 年 9 月开始通过护理机器人门户网站（http：//robotcare.jp）免费发布，系统汇总了开发机器人护理设备的安全设计和测试方法，以及包括被护理者和护理者生活指标在内的设计方法等。美国在《机器人路线图》（*A Roadmap for US Robotics: From Internet to Robotics*，2020 版）详细规划了医用机器人的发展路线图，并具体阐述了四类医用机器人：看护机器人（监控并服务老人 / 患者）；手术与介入机器人（直接参与手术操作）；假肢机器人（机械手 / 臂 / 外骨骼）、康复机器人和社会辅助机器人（行为治疗）；临床辅助机器人（运输 / 清理 / 教育 / 远程诊治）。欧盟在《地平线2020》（*Horizon 2020*）中也规划了医用机器人（特别是康复机器人）的发展计划。

如何在医用机器人中融入新型变革性技术受到重视。2021 年 5 月，世界银行发布了《人工智能在后疫情时期的发展：各国 AI 战略和政策综述》（*Harnessing artificial intelligence for development in the post-COVID-19 era: a review of national AI strategies and policies*），认为机器人将与人工智能无缝结合，变革传统医学手段；6 月，波士顿咨询公司（BCG）发布了《机器人技术展望 2030》（*Robotics Outlook 2030*），认为人工智能和 5G通信网络将显著改变医用机器人系统的形态；软件质量将决定机器人系统的成败。如何在法律和伦理层面保障人工智能等变革性技术在医用机器人应用中的安全性，是国内外讨论焦点，但尚未形成行业共识。

过去五年，国务院以及科技部、工信部先后发布了多项有关医用机器人的政策或规划。国务院在《中华人民共和国国民经济和社会发展第十四个五年规划和 2035 年远景目标纲要》（2021 年 3 月）中，明确提出要发展腔镜手术机器人（高端医疗装备）以及服务机器人（智能家居）。科技部在《"十三五"国家科技创新规划》（2016 年 7 月）中提到要重点推进手术机器人产品研发（数字诊疗装备），开发智能康复辅具产品（养老助残技术）。2018 年的《国务院办公厅关于促进"互联网 + 医疗健康"发展的意见》也将医用机器人作为"推进'互联网 +' 人工智能应用服务"的主要内容之一。工信部更是在《"十四五"医疗装备产业发展规划》和《"十四五"机器人产业发展规划》（2021 年 12 月）中明确提出要攻关手术机器人、康复机器人及其关键零部件，突破快速图像配准、高精度定位、智能人机交互、多自由度精准控制等手术机器人关键技术以及智能视觉与语音交互、脑 – 机接口、人 – 机 – 电融合、刚柔混联构型与智能控制等康复护理机器人关键技术，夯实产业基础，提升技术创新能力。

我国医用机器人产业已经出现了以京津冀、长三角、珠三角等为引领的多个发展集群。2020 年 6 月 24 日，《自然》杂志以特刊的形式专题报道了中国医用机器人的研发、转化及应用现状[60]。在京津冀地区，"北京市医疗机器人产业创新中心"于 2018 年 9 月挂牌，旨在探索建立产品创制导向，搭建共性技术平台，聚焦产品研发及产业化，在成果转化、产品孵化、创新团队、"高端医疗器械 CDMO 平台"（Contract Development and Manufacturing Organization）落地北京海淀，旨在打通从想法到科研到成果转化再到产品全流程的关键环节，构建医用机器人产业创新生态，加速医用机器人产业链集聚。在长三角地区，上海交通大学医疗机器人研究院于 2017 年 12 月成立，正在瞄准医用机器人技术国际前沿研究方向，对接国家高端医疗器械装备产业发展战略需求，建设国内领先、国际一流的医用机器人核心技术研发平台；苏州协同创新医用机器人研究院则建立了"政、产、学、研、医、检、标、资"协同创新和多级孵化机制，旨在推动国产医用机器人标准及测试平台的建设。在珠三角地区，中科院深圳先进技术研究院利用大湾区的人才互补和成果转化优势，重点突破"医用机器人与功能康复技术"。临床需求牵引、医工企联动的创新机制和平台，为我国医用机器人的可持续发展提供了需求源动力和技术驱动力。

6 医用机器人的产业化和标准化发展

6.1 医用机器人市场和产业化发展

根据国际机器人联合会（International Federation of Robotics，IFR）数据，医用机器人的全球市场规模在 2018 年为 136 亿美元，2021 年预期达到 207 亿美元；其中，手术机器人将占比 37% 左右（约 76 亿美元）。虽然受新冠肺炎疫情影响，2020 年的市场份额预期下降 3.91%，但总体来看，手术机器人市场仍然保持快速增长的态势，2023 年将达到 77.1 亿美元，年复合增长率将提升到 16.81%。普华永道的预测也表明：手术机器人市场在 2021 年将达到 64.4 亿美元。上述数据均对手术机器人市场保持了成分的乐观积极态度。目前，北美仍是医用机器人的最大市场，正逐步迈入成熟期；但是随着亚洲政府卫生投入的增加、医疗体制的调整以及智能医疗意识的增强，市场的重心逐渐向亚太地区转移。

过去五年，我国医用机器人产业化发展持续提速，手术机器人公司首次上市证券市场。2020 年 7 月，天智航公司正式登录科创板，成为我国首个上市证券市场的医用机器人专业公司。天智航已发展成为国内骨科手术机器人行业的领军企业，是我国第一家、全球第五家取得医用机器人产品注册证的企业；该公司的"天玑 2.0"骨科手术机器人国际版在 2021 年 12 月取得中国大陆境内首张手术机器人的 CSA 认证证书（即：北美地区通用认证证书），为打入北美市场提供了必要条件。2021 年 11 月，上海微创医用机器人（集团）股份有限公司在香港联交所挂牌上市，成为我国首家港股上市的医用机器人专业公司。微创机器人公司业务领域覆盖五大主要手术专科（腔镜、骨科、泛血管、经自然腔道和经皮穿刺），其旗舰产品："图迈"机器人、"鸿鹄"机器人、"蜻蜓眼"三维电子腹腔内窥，均已进入 NMPA 创新医疗器械特别审批程序，其中"蜻蜓眼"已于 2021 年 6 月获得产品注册证。

我国医用机器人市场在 2019 年已达到 43.2 亿元人民币，到 2025 年预计将突破百亿元，发展前景广阔，但目前占据市场主要份额的仍然是以达芬奇机器人为代表的国外产品。与此同时，国产的手术机器人产品（骨科、神经外科、腔镜外科、口腔科等）和康复机器人产品（外骨骼、智能假肢等）发展极为迅速；随着核心部件国产化的持续推进，国产医用机器人产品有望快速提升市场占比，并出口国际市场。

6.2 医用机器人的标准化发展

医用机器人产品标准和应用规范的缺失，是长期困扰医用机器人产业发展的瓶颈问题。从医用机器人操作的风险分级与安全控制角度，2017 年，伦敦帝国理工学院（现任职于上海交通大学医疗机器人研究院）的杨广中教授在综合考虑监管、伦理和法律的基础上，将医用机器人的自动化程度划分成了六个级别（第 0 ~ 5 级），分别是：无自动化（No Autonomy）、机器人辅助（Robot Assistance）、部分任务自动化（Task Autonomy）、条件自动化（Conditional Autonomy）、高度自动化（High Autonomy）和完全自动化（Full Autonomy / No Human Needed）[61, 62]。0 级（无自动化）医用机器人属于工具支持性设备，所有任务均由医生手动操作此类机器人来完成，如：达芬奇手术机器人、能遵循患者要求的假肢器械等。1 级（机器人辅助）医用机器人主要是为医生操作提供一些路径引导和辅助性安全约束，如：带有虚拟夹具的手术机器人（Stryker 公司的 MAKO RIO 等）、带有平衡控制的下肢设备等。2 级（部分任务自动化）医用机器人能够自主完成某项特定任务，而医生负责制定该任务的实施方案并全程监督机器人的运动，如：THINK Surgical 公司的 TSolution One 机器人。3 级（条件自动化）医用机器人可以自主制定治疗任务方案，但该方案必须在医生确认后才能被执行，执行过程也需要医生全程监督，如：日本筑波大学 Cybernics 实验室研制的 HAL 下肢外骨骼机器人、美国约翰斯·霍普金斯大学和美国国立儿童医院联合开发的一种监督式的自主软组织手术机器人。4 级（高度自动化）医用机器人可以自主制定并执行整套任务治疗方案，医生仅负责全过程监督，而 5 级（完全自动化）医用机器人可以独立完成整个治疗周期（包括方案决策、执行和评估等，无须医生监督），是医用机器人的终极发展目标。可以看到，第（0 ~ 4）级的医用机器人在本质上还是由医生控制的。

行业标准和应用规范的不完善，是制约医用机器人发展的瓶颈问题之一。一方面，行业标准的不足，直接影响新产品开发和产业培育；另一方面，应用规范的不统一，限制了医用机器人的临床推广和科学评价。因此，国际标准化组织（ISO）和国际电工委员会（IEC）在 2011 年成立"医用机器人联合工作组"，启动了医用机器人标准研究工作。2019 年 7 月，ISO/TC 299（机器人标准化技术委员会）发布了两项医用机器人相关标准：IEC 80601-2-77：2019 和 IEC 80601-2-78：2019[65]。IEC 80601-2-77：2019 规定了有关机器人辅助手术设备 / 系统（Robotically Assisted Surgical Equipment/System，RASE/RASS）和机器人化手术器械（Robotic Surgical Instrument，RSI）的基础安全性和基本性能的要求细则（重点是交互条件和界面条件），其中：RSI 一般被安装在 RASE/RASS 末端用来执行手术任务。IEC 80601-2-78：2019 则规定了有关康复机器人的基础安全性和基本性能的要求细则，特别是用于运动功能障碍患者的康复（Rehabilitation）、评定（Assessment）、代偿（Compensation）或缓解（Alleviation）的医用机器人，但不包括假肢（使用 ISO 22523）、电动轮椅（使用 ISO 7176）、诊断性成像设备（如：磁成像使用 IEC 60601-2-33）和个人护理机器人（使用 ISO 13482）等。我国在 2020 年 2 月也发布了行业标准《采用机器人技术的医用电气设备：分类》（YY/T 1686—2020），规范了相关术语、定义及分类，于 2021 年 6 月开始推广使用。应用规范研究主要集中在手术机器人领域，如：北京积水潭医院建立了多项骨科导航手术指南[63, 64]，并被国际计算机辅助骨科手术学会（CAOS-International）接受为国际指南，促进了手术机器人的规范化临床应用和推广。

7　医用机器人的发展趋势和面临的挑战

7.1　发展趋势

随着新型交互机构、医疗大数据与人工智能、虚拟现实、新一代通信技术的快速发展，医用机器人技术正在向数据驱动下的智能化人机协作发展。

7.1.1 医学数据科学将为医用机器人研究提供理论基础和指导原则

医学数据的类型和规模急剧增加，但"信息孤岛"现象仍然频现，亟须新型的数据处理手段来提取医用机器人所需有用信息。在手术机器人领域，国际医用机器人领域 25 位知名学者于 2017 年联合提出了"手术数据学"（Surgical Data Science，SDS）的概念，并建立了"手术数据科学倡议"（www.surgical-data-science.org），旨在通过国际合作来优化手术数据的采集、存储、分析和有效利用，加速形成行业共识。这一点同样适用于整个医用机器人行业。

7.1.2 人工智能将在机器人辅助医学的各个阶段发挥作用

人工智能已被用于手术诊疗路径设计、康复动作优化、治疗环境效能评估等领域。随着医疗大数据的持续积累，上述研究还将进一步深入，并在机器人治疗效果的规范评价与标准化等方面有所发展。

7.1.3 5G 远程机器人手术将持续开展，临床接受度逐步提升

随着我国 5G 远程机器人手术的持续开展，手术经验不断丰富，手术成本（基础硬件成本和通信软件成本）逐步降低，医生和患者的接受度越来越高，未来有望实现远程手术日常化。但这一过程中，通信的稳定性和安全性须得到有效保障。

7.1.4 医用机器人将向功能模块标准化和平台体系通用化方向发展

功能模块标准化和平台体系通用化有助于提高医用机器人开发的迭代速度和临床应用的部署效率。目前，国际上的开源开发平台主要集中在手术机器人领域，如：dVRK（da Vinci Research Kit）和 Raven Ⅱ。目前，国内也开始尝试建立在一定适应症范围内的手术机器人通用开发和测试平台。

7.2 面临的挑战

我国医用机器人的研发及成果转化工作呈加速发展态势，但行业整体上仍处于起步期，持续面临诸多技术、临床、产业和政策环境等方面的挑战和问题。

7.2.1 技术关键瓶颈

医用机器人与传统工业机器人的最大区别在于其工作环境的高度非结构化特性：机器人与人（患者、医务人员）、环境之间存在高度的空间耦合，因此，要推进医用机器人的开发和临床应用，必须解决这种非结构化环境下的人机自然协作问题，比如：医用适应性机构、耦合空间信息感知与分析、新型"人–机–环"交互模式、环境安全与智能控制等。仿生机构、人工智能和数据驱动等将在这一问题的解决过程中发挥重要作用。

7.2.2 应用关键瓶颈

临床接受度是影响医用机器人应用部署的重要因素。目前的医用机器人产品在这方面仍存在局限：对手术机器人而言，哪些疾病更适宜开展机器人辅助人治疗（即：手术机器人治疗的适应证定位问题），尚未有明确的界定；对康复机器人而言，定制化的康复机器

人对患者而言仍存在功能有限而成本过高的问题。因此，如何平衡产品的技术创新性和功能实用性之间的矛盾，是亟待解决的问题。

7.2.3　产业和政策环境问题

产品标准方面，医用机器人多是创新性很强的二类或三类医疗器械产品，在现有的管理措施下，企业需根据自身的产品特点制订企业产品标准和制作样机，送检测机构检测。但标准的前置审查环节的缺失，易导致企业提供的产品标准不一定会得到检测机构的认可。这一方面会延长产品注册过程，另一方面也在一定程度上约束了检测机构受理创新产品检测的积极性。在配套政策方面，医用机器人产品进入市场后，必然会遇到采购、收费、进医保目录等诸多方面的困难。如何利用我国的制度优势进行及时有效的支持，缩短创新医疗产品的市场培育期，是保障医用机器人行业高水平发展必须解决的问题。北京和上海分别将骨科手术机器人和腔镜手术机器人纳入医保范畴，为加速机器人进临床提供了很好的示范。

8　医用机器人的发展建议

作为典型的医工交叉前沿方向，医用机器人技术已经成为生物医学工程、智能医学工程等学科的重要内容。医用机器人的发展，不仅有利于提升我国医学科技和医学装备的水平，还能够有效缓解人口老龄化与医疗资源整体不足、分布不均等问题。"十三五"期间，在政策和潜在市场驱动下，我国医用机器人行业发展迅速，部分产品已实现国际并跑，但在基础理论与共性关键技术、核心部件与整体性能等方面与国际先进水平仍存在一定差距。为了进一步推动我国医用机器人可持续性健康发展，实现弯道超车，本报告提出以下建议：

在技术研发方面，需重点研究：①多模信息感知与融合。增强机器人与人、应用环境之间的信息传递，实现医用机器人智能感知与交互；②智能决策与自主控制。提高医用机器人智能化程度，推动医用机器人服务定制化；③医用机器人信息化网络与数据挖掘。充分利用我国的医学数据资源，建立适应医用机器人发展的医学数据科学框架和内容，推动机器人辅助医疗技术与医疗模式的持续创新；④医用机器人平台化技术。建立具有完整知识产权的医用机器人软硬件通用平台，推动基于临床需求的医用机器人系统快速迭代；⑤医用机器人领域新材料、新构型、新驱动方式突破，由基础研究推动医用机器人变革性发展，全面提升我国医用机器人的整体技术水平和国际竞争力。

在行业发展方面，有必要：①建设国家级的医用机器人成果转化和产品孵化平台，形成以点带面、全面发展的格局；②拓展机器人在临床治疗中的应用范围，特别是在一些治疗康复一体化的领域（如：中医治疗机器人、冲击波治疗机器人等）；③持续完善医用机器人科技产业创新链，形成相对完整的医用机器人理论体系与方法架构、层次化共性关键技术与核心部件库、整机检测平台和应用推广机制；④持续加强医工复合型人才培养，为医用机器人领域更多"从 0 到 1"的突破提供科技人才和科研团队保障。

参考文献

［1］ Maier-Hein L, Vedula SS, Speidel S, et al. Surgical data science for next-generation interventions［J］. Nat Biomed Eng, 2017, 1（9）：691-696.

［2］ Jerbić B, Švaco M, Chudy D, et al. RONNA G4 - robotic neuronavigation: a novel robotic navigation device for stereotactic neurosurgery. In: Abedin-Nasab MH, ed. Handbook of Robotic and Image-Guided Surgery. Netherlands: Elsevier, 2020. 599-625.

［3］ 刘文勇, 胡蕊燕, 王再跃, 等. 脊柱手术机器人研究进展及趋势分析［J］. 骨科临床与研究杂志, 2020, 5（3）：185-189.

［4］ Patel V. Future of robotics in spine surgery［J］. Spine, 2018, 43（7S）：28.

［5］ Agarwal DK, Sharma V, Toussi A, et al. Initial experience with da Vinci single-port robot-assisted radical prostatectomies［J］. Eur Urol, 2020, 77（3）：373-379.

［6］ Seeliger B, Diana M, Ruurda JP, et al. Enabling single-site laparoscopy: the SPORT platform［J］. Surg Endosc, 2019, 33：3696-3703.

［7］ Hutchins AR, Manson RJ, Lerebours R, et al. Objective assessment of the early stages of the learning curve for the Senhance surgical robotic system［J］. J Surg Educ, 2018, 76：201-214.

［8］ Morton J, HardwickRH, Tilney HS, et al. Preclinical evaluation of the Versius surgical system, a new robot-assisted surgical device for use in minimal access general and colorectal procedures［J］. Surg Endosc, 2020, 35（5）：2169-2177.

［9］ Newmarker C. Medtronic finally unveils its new robot-assisted surgery system［EB/OL］. https://orthofeed.com/2019/09/28/medtronic-finally-unveils-its-new-robot-assisted-surgery-system, 2019-09-28/2021-06-01.

［10］ Peng H, Yang X, Su Y-H, et al. Real-time data driven precision estimator for RAVEN-II surgical robot end effector position［C］// 2020 IEEE International Conference on Robotics and Automation（ICRA）, Paris, France: IEEE, 2020：350-356.

［11］ Liu A, Jiang B, Theodore N. Use of robotics and novel technologies in spine surgery in elderly patients［J］. Semin Spine Surg, 2020, 32（4）：100833.

［12］ Jiang B, Ahmed AK, Zygourakis CC, et al. Pedicle screw accuracy assessment in ExcelsiusGPS® robotic spine surgery: evaluation of deviation from pre-planned trajectory［J］. Chin Neurosurg J, 2018, 4（3）：118-123.

［13］ O'Connor TE, O'Hehir MM, Khan A, et al. Mazor X Stealth robotic technology: a technical note［J］. World Neurosurg, 2021, 145：435-442.

［14］ Liow MHL, Chin PL Pang HN, et al. THINK surgical TSolution-One®（Robodoc）total knee arthroplasty［J］. SICOT J, 2017, 3：64.

［15］ Gilmour A, MacLean AD, Rowe PJ, et al. Robotic-arm-assisted vs conventional unicompartmental knee arthroplasty. The 2-year clinical outcomes of a randomized controlled trial［J］. J Arthroplasty, 2018, 33：S109-S115.

［16］ Payne CJ, Yang G-Z. Hand-held medical robots［J］. Ann Biomed Eng, 2014, 42（8）：1594-605.

［17］ Newmarker C. CORI handheld robotics system launches with Smith+Nephew Real Intelligence line［EB/OL］. https://www.therobotreport.com/cori–handheld–robotics–system–launched–smithandnephew，2020–07–14/2021–06–01.

［18］ Pfitzner T，Moewis P，Stein P，et al. Modifications of femoral component design in multi–radius total knee arthroplasty lead to higher lateral posterior femoro–tibial translation［J］. Knee Surg Sports Traumatol Arthrosc，2018，26（6）：1645–1655.

［19］ Švaco M，Stiperski I，Dlaka D，et al. Stereotactic neuro–navigation phantom designs：a systematic review［J］. Front Neurorobot，2020，14：549603.（16 pages）

［20］ Kim A H，Tatter S，Rao G，et al. Laser ablation of abnormal neurological tissue using robotic NeuroBlate system （LAANTERN）：12–month outcomes and quality of life after brain tumor ablation［J］. Neurosurgery，2020，87（3）：E338–E346.

［21］ Dlaka D，Švaco M，Chudy D，et al. Brain biopsy performed with the RONNA G3 system：a case study on using a novel robotic navigation device for stereotactic neurosurgery［J］. Int J Med Robot，2017：1–7.

［22］ Rawal S，Tillery DE Jr，Brewer P. Robotic–assisted prosthetically driven planning and immediate placement of a dental implant［J］. Compend Contin Educ Dent，2020，41（1）：26–30.

［23］ van Mulken T M，Scharmga A M J，Schols R M，et al. The journey of creating the first dedicated platform for robot–assisted（super）microsurgery in reconstructive surgery［J］. Eur J Plast Surg，2020，43：1–6.

［24］ Guanziroli E，Cazzaniga M，Colombo L，et al. Assistive powered exoskeleton for complete spinal cord injury：correlations between walking ability and exoskeleton control［J］. Eur J Phys Rehabil Med，2019，55（2）：209–216.

［25］ Bach Baunsgaard C，Vig Nissen U，Katrin Brust A，et al. Gait training after spinal cord injury：safety，feasibility and gait function following 8 weeks of training with the exoskeletons from Ekso Bionics［J］. Spinal Cord，2018，56（2）：106–116.

［26］ Jansen O，Grasmuecke D，Meindl R C，et al. Hybrid assistive limb exoskeleton HAL in the rehabilitation of chronic spinal cord injury：proof of concept；the results in 21 patients［J］. World Neurosurg，2018，110：e73–e78.

［27］ Stephens–Fripp B，Alici G，Mutlu R. A review of non–invasive sensory feedback methods for transradial prosthetic hands［J］. IEEE Access，2018，6：6878–6899.

［28］ Laffranchi M，Boccardo N，Traverso S，et al. The Hannes hand prosthesis replicates the key biological properties of the human hand［J］. Sci Robot，2020，5（46）：eabb0467.

［29］ Rose C G，O'Malley M K. Hybrid rigid–soft hand exoskeleton to assist functional dexterity［J］. IEEE Robot Autom Lett，2019，4（1）：73–80.

［30］ Lessard S，Pansodtee P，Robbins A，et al. A soft exosuit for flexible upper–extremity rehabilitation［J］. IEEE Trans Neural Syst Rehabil Eng，2018，26（8）：1604–1617.

［31］ Park J H，Stegall P R，Roye D P. Robotic spine exoskeleton（RoSE）：characterizing the 3–D stiffness of the human torso in the treatment of spine deformity［J］. IEEE Trans Neural Syst Rehabil Eng，2018，26（5）：1026–1035.

［32］ Borenstein J，Wagner A R，Howard A. Overtrust of pediatric health–care robots：a preliminary survey of parent perspectives［J］. IEEE Robot Autom Mag，2018，25（1）：46–54.

［33］ Resnik L，Klinger SL，Etter K. The DEKA Arm：its features，functionality，and evolution during the Veterans Affairs Study to optimize the DEKA Arm. Prosthet Orthot Int［J］，2014，38（6）：492–504.

［34］ Dormehl L. Want to shake hands with the future? Check out this brain–controlled prosthetic［EB/OL］. https://www.digitaltrends.com/cool–tech/ces–2020–brainco–prosthetic–hand，2020–01–09/2021–06–01.

［35］ 罗志伟. 面向老年社会的健康机器人科学技术 – 迎接健康文艺复兴时代的到来［J］. 科技导报，2015，

33（21）：45-53.

［36］ 何瑛，李伦. 机器人在护理领域中的应用进展［J］. 中华护理杂志，2018，53（9）：1140-1143.

［37］ Bruno B, Menicatti R, Recchiuto C T, et al. Culturally-competent human-robot verbal interaction［C］// The 15th International Conference on Ubiquitous Robots（UR）. Piscataway, USA：IEEE, 2018：388-395.

［38］ Wilson G, Pereyda C, Raghunath N, et al. Robot-enabled support of daily activities in smart home environments［J］. Cogn Syst Res, 2019, 54：258-272.

［39］ Fraunhofer IPA. Two new robots for the nursing sector［EB/OL］. https://robohub.org/two-new-robots-for-the-nursing-sector, 2018-10-30/2021-06-01.

［40］ Yao Y, Liu Y, Li Z, et al. Chinese surgical robot micro hand S：A consecutive case series in general surgery［J］. Int J Surg, 2020, 75：55-59.

［41］ 微创医疗. 图迈 Toumai 腔镜手术机器人完成注册临床试验入组［EB/OL］. https://www.microport.com.cn/news/1842.html, 2021-02-01/2021-02-08.

［42］ Zhao J, Feng B, Zheng M-H, et al. Surgical robots for SPL and NOTES：a review［J］. Minim Invasive Ther Allied Technol, 2015, 24：8-17.

［43］ Du Z, Liang Y, Yan Z, et al. Human-robot interaction control of a haptic master manipulator used in laparoscopic minimally invasive surgical robot system［J］. Mech Mach Theory, 2021, 156：104132.

［44］ 刘亚军，韩晓光，田伟. 我国医用机器人的研究现状及展望［J］. 骨科临床与研究杂志，2018，3（4）：193-194.

［45］ Xia R, Tong Z, Hu Y, et al. 'Skywalker' surgical robot for total knee arthroplasty：an experimental sawbone study. Int J Med Robot, 2021, 17（5）：e2292.

［46］ 刘志勇. 国产机器人辅助全髋置换成功［EB/OL］. http://health.people.com.cn/n1/2020/0116/c14739-31550826.html, 2020-01-16/2021-06-01.

［47］ 陈明雁，宣磊. 北京协和医院完成我国首例机器人全膝人工关节置换手术［EB/OL］. https://paper.pumch.cn/content/2020-01/20/001837.html, 2020-02-26/2021-06-01.

［48］ Wu Y, Wang F, Fan S, et al. Robotics in dental implantology［J］. Oral Maxillofac Surg Clin North Am, 2019, 31：513-518.

［49］ 许东方，冯仰刚，麦金耿，等. 面向速度适应的动力小腿假肢蹬地时刻在线识别［J］. 中国科学（技术科学），2018，46（12）：1321-1330.

［50］ Xie Z, Chen B, Liu J, et al. A tapered soft robotic oropharyngeal swab for throat testing：a new way to collect sputa samples［J］. IEEE Eng Med Biol Mag, 2021, 28（1）：90-100.

［51］ Sefati S, Hegeman R, Iordachita I, et al. A dexterous robotic system for autonomous debridement of osteolytic bone lesions in confined spaces：human cadaver studies［J］. IEEE T Robot, 2021（early access）.

［52］ 邢树伟，丁辉，王广志. C 形臂 X 线机的原位投影增强系统［J］，北京生物医学工程，2019，38（6）：551-559.

［53］ 蒋勤，张毅，谢志荣. 脑机接口在康复医疗领域的应用研究综述［J］. 重庆邮电大学学报（自然科学版），2021，33（4）：562-570.

［54］ Xie X, Yu ZL, Lu H, et al. Motor imagery classification based on bilinear sub-manifold learning of symmetric positive-definite matrices［J］. IEEE Trans Neural Syst Rehabil Eng, 2017, 25（6）：504-516.

［55］ Zhang Y T. Editorial：5G-based mHealth bringing healthcare convergence to reality［J］. IEEE Rev Biomed Eng, 2019, 12：2-3.

［56］ AFP. Doctor performs first 5G surgery［EB/OL］. https://www.dawn.com/news/1466552, 2019-02-28/2021-06-01.

［57］ 田伟，张琦，李祖昌，等. 一站对多地 5G 远程控制骨科机器人手术的临床应用［J］. 骨科临床与研究杂志，2019，4（6）：349-354.

［58］ Tian W，Fan M，Zeng C，et al. Telerobotic spinal surgery based on 5G network：the first 12 cases［J］. Neurospine，2020，17（1）：114-120.

［59］ Zheng J，Wang Y，Zhang J，et al. 5G ultra-remote robot-assisted laparoscopic surgery in China［J］. Surg Endosc，2020，34：5172-5180.

［60］ Nature Magzine. Medical robotics in China［EB/OL］. https://www.nature.com/collections/hbcdggicia，2020-06-24/2021-06-01.

［61］ Yang G-Z，Cambias J，Cleary K，et al. Medical robotics – regulatory，ethical，and legal considerations for increasing levels of autonomy［J］. Sci Robot，2017，2（4）：eaam8638.

［62］ Troccaz J，Dagnino G，Yang G-Z. Frontiers of medical robotics：from concept to systems to clinical translation［J］. Annu Rev Biomed Eng，2019，21：193-218.

［63］ Tian W，Liu Y，Liu B，et al. Guideline for thoracolumbar pedicle screw placement assisted by orthopaedic surgical robot［J］. Orthop Surg，2019，11（2）：153-159.

［64］ Tian W，Liu Y，Liu B，et al. Guideline for posterior atlantoaxial internal fixation assisted by orthopaedic surgical robot［J］. Orthop Surg，2019，11（2）：160-166.

［65］ Chinzei K. Safety of surgical robots and IEC 80601-2-77：the first international standard for surgical robots［J］. Acta Ploytechnica Hungarica，2019，16（8）：171-184.

撰稿人：张送根　刘文勇　刘亚军　王宝慧

王　豫　张维军　徐　进

康复工程与辅具技术

1 引言

1.1 康复工程和辅具技术相关概念与定义

1.1.1 人体功能、残疾与健康

《国际功能、残疾和健康分类（*International Classification of Functioning*，*Disability*，*and Health*，ICF）》将"功能"定义为涵盖所有机体功能，包括三个层次：身体功能或机构（Body Function and Structure）、活动（Activities）和参与（Participation）；将残疾（Disability）定义为包括一个及以上层次的功能失调：功能或结构受损、活动限制、参与限制（Body Function and Structure Impairments，Activity Limitations，Participation Restrictions）。这一分类体系认为：人类个体在特定领域的功能状况是健康状况（疾病、失调和损伤）和所处的情境性因素（Contextual Factors）间交互作用和复杂联系的结果（如图1所示），干预其中一个方面可能导致其他一个或多个方面的改变，这种交互作用不是一一对应的关系，不同因素间也具有交互影响。ICF定义的重要意义在于，明确了不能简单地从一种损伤或多种损伤去推测能力受限或活动表现的局限，而必须考虑个人因素和环境因素的交互，各因素的定义如下：

身体功能（Body Function）指身体各系统的生理或心理功能。身体结构（Body Structure）指身体的解剖部位，如器官、肢体及其组成部分。身体功能和身体结构是两个不同但又平行的部分，它们各自的特征不能相互取代。

活动（Activity）是指由个体执行一项任务或行动。活动受限（Activity Limitations）指个体在完成活动时可能遇到的困难，这里指的是个体整体水平的功能障碍（如学习和应用知识的能力、完成一般任务和要求的能力、交流的能力、个体的活动能力、生活自理能力等）。

参与（Participation）是个体参与他人相关的社会活动（家庭生活、人际交往和联系、

接受教育和工作就业等主要生活领域，参与社会、社区和公民生活的能力等）。参与限制（Participation restrictions）是指个体的社会功能障碍。活动与参与的区别在于：活动是指可由单独的个人执行之工作或任务；参与是指存在有两人以上的生活情境。

情境性因素（Contextual Factors）：情境性因素包括环境因素（Environment Factor）和个人因素（Personal Factors）两个方面。前者指与人们日常生活和居住相关的自然、社会和态度的环境，包括某些产品、工具和辅助技术，其他人的支持和帮助，社会、经济和政策的支持力度，社会文化等。个人因素包括性别、种族、年龄、健康情况、生活方式、习惯、教养、应对方式、社会背景、教育、职业、过去和现在的经验、总体行为方式、个体的心理优势和其他特征等。

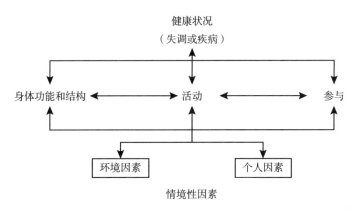

图 1　ICF（International Classification of Functioning, Disability, and Health）功能与残疾模型

1.1.2　康复工程及辅具技术

结合 ICF 关于功能、残疾和健康的分类和定义，康复工程的定义可以表述为"系统地应用工程科学的原理、技术、方法，克服人类由于先天缺陷、意外事故、疾病、战争和老化等因素产生的功能障碍或残疾，使其尽可能地恢复或代偿原有功能，解除活动限制或参与限制，实现最大程度的生活自理、回归社会"。

随着科学、技术、工程和数学领域的进步，残障人士需求和文化观念的变化，康复工程领域也在不断丰富与发展；增材制造、虚拟现实技术、人工智能、柔性传感等前沿技术不断融入康复工程的研究；通用设计理念、参与式行动设计方法、参数化设计工具等正广泛应用。康复工程可以为康复的评价、治疗和代偿提供理论依据、设计方法以及相应的器具。

康复辅具（或者辅具技术）与康复工程紧密相关，指的是"功能障碍者使用的，特殊制作的或一般可得到的，保护、支撑、训练、测量或替代身体功能（结构）和活动，或者，防止损伤、活动限制或参与限制的任何产品（包括器械、仪器、设备和软件）"。

根据《残疾人辅助产品分类与术语（ISO 9999：2016）》和《中国康复辅助器具目录》，康复辅具可以分为 12 大类，分别是：01 矫形器和假肢，02 个人移动辅助器具，03 个人生活自理和防护辅助器具，04 家庭和其他场所使用的家具及其适配件，05 沟通和信息辅助器具，06 个人医疗辅助器具，07 技能训练辅助器具，08 操作物体和器具的辅助器具，09 用于环境改善和评估的辅助器具，10 家务辅助器具，11 就业和职业训练辅助器具，12 休闲娱乐辅助器具。

依据世界卫生组织（World Health Organization，WHO）列出的 50 种《重点辅助器具清单》，较常使用的辅助设备主要包括以下 5 种：①针对行动不便人士研发的拐杖、假肢矫形器及轮椅等辅助器具；②针对听力障碍者研发的助听器等辅具；③针对视力障碍者研发的眼科设备、有声读物以及屏幕放大设备等辅助器具；④针对语言障碍人士研发的语音合成器或通信板等辅助器具；⑤针对认知障碍人士研发的符号图片和日历等辅助器具。

1.1.3 康复辅具发展的"5P"理念

为促进全球辅助技术领域的发展，提高全球范围内残疾人获取辅助产品的机会，使每位辅具需求者都可以使用质量高且有能力支付的辅助产品，世界卫生组织发起了全球辅助技术合作组织（GATE）的倡议，并对辅助技术合作战略计划提出"5P"理念，将工作重点放在了以下五个紧密关联的领域，分别是："用户"（People），"政策"（Policy），"产品"（Products），"专业人士"（Personnel），"供给"（Provision）。

1.1.3.1 "用户"（People）是指在辅具技术和辅具产品设计、生产过程中，应倡导以"人"为本的思想。该理念建议辅具产品"用于参与和／或保护、支持、训练、测量或替代身体功能、结构和活动，或防止损害、活动限制，或参与限制"，使辅助产品成为用户与他们希望过的生活之间的接口。由于人、环境和辅具技术之间的关系是相互影响和动态变化的，因此在辅具设计过程中不仅需要将身体功能和辅具技术使用作为"成功"的指标，还要关注心理、精神、情感和社会成分对人的生活和参与的重要性。同时，个体对辅具技术的使用和适应过程受多种因素影响。需更关注辅具技术使用的实际经验、用户的情绪状态（尤其是抑郁和／或焦虑症的存在）、压力处理因素和应对策略，以及辅具技术使用过程中必要的物理能力、认知能力和环境。

1.1.3.2 "政策"（Policy）是指制定康复辅助器具领域的国家政策。所制定的政策应使辅具满足"AAAAQ"标准，即"可用性"（Availability）、"可获得性"（Accessibility）、"可接受性"（Acceptability）、"适应性"（Acceptability）、"质量过关"（Quality）。同时，还应满足"负担能力"（Affordability）和"配置意识"（Awareness）两点。

1.1.3.3 "产品"（Products）是指所设计的康复辅助器具需要考虑用户需求和目标、产品和服务。产品开发需要考虑以下几个问题：①产品购买的灵活性程度（强制性产品与选择）；②对遵循优质产品标准的渴望程度；③针对特定残疾人群的特定或通用用途；

④将引发结果数据的方法嵌入产品的潜力和愿望；⑤安全和质量目标与可用性和及时性；⑥产品可用性是否有专业评估；⑦建立制造是否有基础设施；⑧通过监管提供指导，而不是通过更多自由放任的方法进行监管；⑨有效使用产品所需的用户培训量；⑩是否有专业人士协助辅具技术的选择。

1.1.3.4 "专业人士"（Personnel）的要求中指出，提供辅助技术的人员应采用以人为本的团队方法进行培训，该方法强调适当的技能组合，以解决社区内的多种需求。这就需要确定技师和专家的最佳组合，协调服务以及提供系统负责的人力资源之间的技能混合，以在每种情况下实现预计结果，同时还要对熟练的人员进行适当的培训，并提供继续教育的机会，以便在复杂性更高的情况下增加专业化水平。

1.1.3.5 "供给"（Provision）是指确保用户可以获得可负担地高质量辅具产品。该理念指出辅具产品供给链中应保证以下几点：高质量的辅具产品必须以可承受的价格提供；建立辅具信息系统，以供最终用户以及所涉及的专业人员使用；需提供咨询和支持的专业服务；需有政策和程序来决定某些解决方案和资金机制的资格；需配套维护和修理的基础设施；需提供后续服务。

"5P"发展理念以"人"为核心，产品、供给、专业人士和政策作为四个主要战略驱动因素，为康复辅助技术领域提供了一个较为系统的发展模式。随着全球辅助产品需求量的不断扩大，推动康复服务和康复辅具行业发展，使需求者尽可能够获得高质量且有能力负担的辅助产品，对于促进全球可持续发展（Sustainable Development Goals，SDGs）目标的实现具有重要意义。

1.2 康复工程与辅具技术的发展需求

1.2.1 老龄化对康复工程与辅具技术的需求

据国家统计局第七次全国人口普查公报（第五号）数据显示，60岁及以上人口超过2.64亿，比重上升5.44个百分点；65岁及以上人口1.9亿，比重上升4.63个百分点；老年人口占总人口的比重约为18.7%。伴随着人口年龄结构老化，社会与家庭负担加重，社会保障支出压力加大，养老和健康服务供需矛盾更加突出。有效应对我国人口老龄化，事关国家发展全局，事关亿万百姓福祉。

2019年11月国务院印发了《国家积极应对人口老龄化中长期规划》，明确了积极应对人口老龄化的战略目标，即积极应对人口老龄化的制度基础持续巩固，财富储备日益充沛，人力资本不断提升，科技支撑更加有力，产品和服务丰富优质，社会环境宜居友好，经济社会发展始终与人口老龄化进程相适应。到2022年，初步建立积极应对人口老龄化的制度框架；到2035年，积极应对人口老龄化的制度安排更加科学有效；到21世纪中叶，与社会主义现代化强国相适应的应对人口老龄化制度安排成熟完备。规划还从5个方面部署了应对人口老龄化的工作任务；其中，打造高质量的为老服务和产品供给体系、强化应对人口老龄化的科技创新能力是重要内容。

因此，康复工程和辅具技术发展的重要任务和目标之一就是：加强老年辅助器材及产品研发创新，发展老年人护理照料、生活辅助、功能代偿增进等老年辅助科技产品，优化老年辅助产品设计，提高实用性，为老年人功能退化缺损提供智能科技代偿、辅助、替代人力照护，以技术创新增进老龄群体的社会参与。其中，突破老年健康支持技术与产品等难点和瓶颈问题，开发主动健康促进关键技术和产品，引领构建新型健康感知、辨识、干预与管理技术体系，发展适合我国国情的科技养老服务标准及评价体系，建立示范推广基地与模式，为加快培育新型健康产业提供积极的科技支撑，已经得到了科技部"主动健康与老龄化应对"重点专项的支持。

1.2.2 慢性病对康复工程与辅具技术的需求

慢性病是指不构成传染、具有长期积累形成疾病形态损害的疾病的总称。一旦防治不及，会造成经济、生命等方面的危害。慢性病的危害主要是造成脑、心、肾等重要脏器的损害，易造成伤残，影响劳动能力和生活质量，且医疗费用极其昂贵，增加了社会和家庭的经济负担。随着我国经济的发展和人民生活水平的提高，人们的饮食结构和生活方式发生了很大的改变，这也给居民健康带来了很多问题，其中慢性病患病率及死亡率呈现明显上升趋势，已经成为严重威胁我国居民健康的一类疾病。从患病率及人口规模来看，慢性病在我国已有蔓延趋势。以心脑血管疾病为例，我国患病人数已达 2.9 亿，其中脑卒中 1300 万，冠心病 1100 万，肺源性心脏病 500 万，心力衰竭 450 万，风湿性心脏病 250 万，先天性心脏病 200 万。

国务院发布的《中国防治慢性病中长期规划（2017—2025 年）》提出，力争到 2020 年和 2025 年，30 ~ 70 岁人群因心脑血管疾病、癌症、慢性呼吸系统疾病和糖尿病等重大慢性病导致的过早死亡率分别较 2015 年降低 10% 和 20%。《规划》从防治效果、早期发现和管理、危险因素控制、支持性环境建设等方面提出了 16 个具体工作指标，主要包括：到 2020 年和 2025 年，我国心脑血管疾病死亡率分别下降 10% 和 15%，总体癌症 5 年生存率分别提升 5% 和 10%，高血压患者管理人数由目前的 8835 万人分别提高到 1 亿人和 1.1 亿人，高血压、糖尿病患者规范管理率由目前的 50% 分别提升至 60% 和 70%，全国人均每日食盐摄入量由目前的 10.5 克分别下降 10% 和 15%，15 岁以上人群吸烟率由目前的 27.7% 分别降至 25% 和 20% 等。

为了达到上述的目标，康复工程和辅具技术在其中有重要作用，比如在对于心肌梗死的患者，心脏康复能降低心肌梗死后患者的全因死亡率和心血管死亡率，急性心肌梗死患者 1 年内猝死风险降低 45%；对于老年住院的冠心病患者，经心脏康复治疗的患者 5 年病死率较非心脏康复患者减少 21% ~ 34%。而在心脏康复中，心肺运动耐力评估、康复方案的设计和效果评价等都需要康复工程的支持。

1.2.3 残疾和失能人群对康复工程与辅具技术的需求

早在第二次全国残疾人抽样调查（2006 年 4 月）中，我国的残疾人口就已经超过 8200 万人；其中，视力残疾 1263 万人，听力残疾 2054 万人，言语残疾 130 万人，肢体残疾 2472 万人，智力残疾 568 万人，精神残疾 629 万人，多重残疾 1386 万人。尽管目前还没有进行第三次全国残疾人抽样调查，但近年来随着老龄化、慢病的加剧，相关部门估计，我国残疾人口已经超过 1 亿；《第四次中国城乡老年人生活状况抽样调查》结果显示，中国失能、半失能的 60 岁及以上人口数已达 4063 万人，约占老年人口的 18.5%，保守估算 60 岁以上老年人口中约 20% 需要康复护理，到 2024 年我国需康复治疗的老年患者数将逾 6000 万。

《2019 年残疾人事业发展统计公报》显示，截至 2019 年底，全国已有残疾人康复机构 9775 个，其中 1430 个机构提供视力残疾康复服务，1669 个提供听力言语残疾康复服务，4312 个提供肢体残疾康复服务，3529 个提供智力残疾康复服务，2022 个提供精神残疾康复服务，2238 个提供孤独症儿童康复服务，1970 个提供辅助器具服务。康复机构在岗人员达 26.4 万人；然而，这个公报也显示，2019 年得到基本康复服务残疾儿童及持证残疾人为 1043.0 万，包括 0 ~ 6 岁残疾儿童 18.1 万人、视力残疾人 112.2 万、听力残疾人 73.1 万、言语残疾人 4.4 万、肢体残疾人 553.6 万、智力残疾人 82.3 万、精神残疾人 161.5 万、多重残疾人 46.8 万；这意味着，还有相当大的残疾和失能人群没有得到康复服务。

因此，大力推动康复工程的研究，大力发展康复辅具技术和产品，在很长的时间里，有非常重大的需求。

2 康复工程和辅具技术的发展现状

2.1 康复工程与辅具技术中的学术研究知识图谱分析

为了准确地梳理国内外康复工程和辅具技术研究的发展脉络，借助科学计量学分析工具 Citespace 对近 10 年（2010—2020 年）康复工程与辅具技术学术研究的学科基础、主要研究机构、研究热点和发展趋势进行了定性和量化研究，并通过绘制谱图进行直观分析来源。

研究分析的数据来源于 Web of Science 核心数据库，以 Rehabilitation, Assistive Technologies 为关键词进行主题检索，论文数据时间限定在 2010—2020 年，共得到文献 1090 篇，将样本数据导入 Citespace 进行可视化知识谱图分析。

2.1.1 基于共被引网络的知识基础分析

由参考文献组成的共被引网络能够很好的揭示本研究主题的"先验知识"，即可以通过获取参考文献的共被引网络的方式，得到该主题的知识基础。康复工程与辅具技术研究的共被引网络如图 2。每个节点代表了被引用的文献，两个节点之间的连接（粗细）表示两篇文献被同一篇文献共同引用（次数），连接越强代表两篇文献之间的相关性更高，形成一个特定研究领域。颜色的冷暖代表了时间的远近，颜色越亮，时间越近；颜色越暗，时代越久远。

通过提取被引文献的关键词进行聚类分析，共得到 120 个类，其中最大的六个类的关键词分别为：Intellectual disabilities、Post-coma Person、Traumatic Brain Injury、Performance Evaluation、Walking Assistance、Assistive Communication Technology。进一步根据引文报告，得出被引次数最高的文献（选取被引次数在 10 次以上）和多个领域之间起到关键连接作用（选取中介中心性在 0.1 以上）的文献共 21 篇，主要涉及记忆及认知损伤和康复、脑卒中后的上肢运动损伤、脑损伤后认知康复的护理、残疾程度的评估、脑卒中后步态康复机器人、智能手机和记忆障碍康复、神经假肢控制、非侵入性脑刺激等方面，共同构成了该领域主要知识基础。

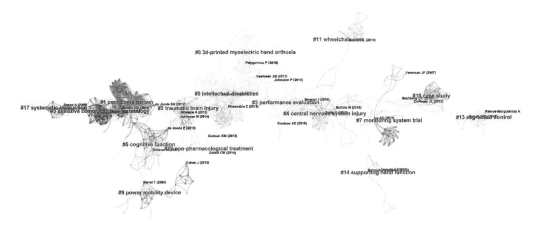

图 2　基于共被引网络的知识基础分析

2.1.2　基于节点生成的研究机构分布分析

将施引文献的作者及研究机构作为节点生成分析网络，可以得到最近该领域研究人员及团体的分布情况。出现频次较高的研究机构包括 Univ Pittsburgh、Univ Montreal、Northwestern Univ、Univ Ottawa、Univ British Columbia、Univ Bari、McGill Univ、Univ Texas Austin、Lund Univ、Univ Toronto、Victoria Univ Wellington、Univ Laval、Rehabil Inst Chicago、Univ Michigan、Georgia Inst Technol、Karolinska Inst、Bournemouth Univ 等 高 校或机构（图 3），这些研究团体主要分布在美国、澳大利亚、英格兰、瑞典、瑞士、加拿大、意大利、巴西、西班牙、德国、日本等国家，研究成果数量发表 TOP10 的期刊有 *Arch Phys Med Rehab*、*Disabil Rehabil*、*Disabil Rehabil-Assi*、*J Rehabil Res Dev*、*Assist Technol*、*J Neuroeng Rehabil*、*Ieee T Neur Sys Reh*、*Clin Rehabil*、*Am J Phys Med Rehab*、*J Rehabil Med*。

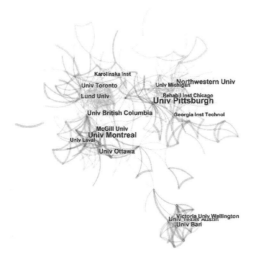

图3　基于节点生成的研究机构分布分析

2.1.3　基于凸显网络的研究热点分析

通过共词凸显网络分析，得到康复工程与辅具技术领域在各个时间段的研究突然出现频繁的关键词情况，这些关键词直接表明了领域内各个时间出现的研究热点。

结果显示，自 2010 年至 2020 年，共有 23 个凸显词出现，主要涉及身体残疾、功能障碍、视觉损伤、评估、脑－机接口、居家协助、假肢、社会认同、脑卒中患者、多发性硬化患者、记忆、上肢、截瘫、轮椅等概念，结合前面的共被引分析及共词分析，热点所覆盖的范围仍围绕历年高频率关键词所覆盖的区域，说明现今对康复工程及辅具的研究仍处于快速研究发展阶段。

2.2　康复工程和康复辅具的科学机制研究进展

2.2.1　康复工程和辅具技术中的生物力学研究进展

生物力学在康复工程的基础理论、应用技术和产品开发各层面都具有极为重要的作用。为了对脑瘫、截瘫、偏瘫等患者的日常行为能力进行康复或辅助，必须首先从生物力学角度对他们的关节活动、软组织特性、运动控制等特征及相关的影响因素进行准确的描述和测量；对于假肢、矫形器、轮椅等辅具的设计，必须考虑人体支撑界面的影响，如长时间动、静态载荷可能导致的缺氧以致由此造成压疮等，这就需要采用实验或者计算的方法对辅具作用下支撑界面的应力分布进行分析，以及对软组织的损伤机制进行生物力学研究。肌骨系统在矫形器、助力系统作用下，可能发生适应性的改建，基于生物力学研究对这些改建结果的预测，将有助于辅具的优化设计，以及发展出新型的辅具。

就发展趋势而言，在理论研究方面，功能障碍者人体组织的生物力学特性及其对生物力学作用的响应特征、人体行为及功能障碍的生物力学机制及评价方法、康复辅具与人体相互作用的原理等都是研究的重点之一，其中，多层次、多系统耦合作用，以及多学科的整合研究，越来越成为康复工程生物力学理论研究的重要特征；在技术方面，客观化定量化的人体生物力学特性及功能特征的在体测量技术、辅具个性化定制中的生物力学评价技术、人 – 辅具 – 环境相互作用的评价技术等都是重点的研究方向，尤其是建模仿真技术、先进传感技术、人工智能技术在人体生物力学特性测量及功能特征评价方面的应用越来越重要。

在糖尿病足溃疡风险评估和防护的生物力学机制方面，多系统耦合的研究取得较重要的进展。由于测量的便利性，足底压力长期以来被作为评估溃疡风险和设计干预措施的定量化依据；然而，一些研究表明，即使糖尿病足患者的足底压力峰值小于安全阈值依然可能发生足溃疡；反之一些糖尿病足患者足部即使承受较高压力也并不发生足溃疡，因此单一的足底压力指标不足以评估溃疡风险。一些研究表明，微循环障碍是致使糖尿病患者足组织缺血缺氧、伤口恶化溃疡的重要病理因素；为此，进一步明确糖尿病足患者足底负荷、血流、足温相互之间的关系，以及它们与溃疡发生、发展之间的关系，可更加准确地从足底组织的生物力学响应角度探究溃疡形成机制，建立新的评价方法。皮肤血流是表征人体微循环供血水平的重要指标，具有非常明显的振荡特征，这种振荡特征是由于新陈代谢源、神经源性、肌源性、呼吸性和心脏源性等多种生理活动对人体的微血管运动和血流运动进行调节而产生的，一些研究者开始从皮肤血流振荡多源性调节机制的角度调控和改善微循环，深入地分析糖尿病足微循环障碍的病理机制，并基于皮肤血流振荡的时频域特征分析，系统研究间歇气动压缩的压力幅值与压缩频率对糖尿病足多源性调节响应的影响，建立了间歇气动压缩力学参数与微循环调控响应之间的量化对应关系、邻近效应和对侧效应；以血液微循环响应为参数，研究了运动干预对糖尿病足溃疡的影响，发现相对于峰值压力，压力梯度和累积压力负荷的影响更显著，同时振动预处理也有助于改善行走过程中足部的微循环响应。在上述机制研究的基础上，研究者们开发了具有主被动干预措施的糖尿病智能鞋。

太极拳、五禽戏等传统健身运动的生物力学作用机制和相应的分析评估逐渐得到了重视。一些学者研究了太极拳对老年人下肢肌力的影响，发现太极拳组的下肢肌力水平比对照组更高；通过比较练习太极拳与交际舞的健康老年人群的平衡差别，发现太极拳组在平衡测试中有更快的行走速度、更短的转移时间以及在坐立试验的最终站立姿势中有更好的平衡表现。对于帕金森病的老年患者，太极拳在维持、提高身体各项机能方面，是非常有效的运动治疗方法；太极组的患者在测试的最大位移、定向控制、功能性前伸等方面的表现，高于抗阻训练、拉伸训练；对于髋关节骨性关节炎患者和严重肌肉萎缩的老年人，与步行相比，太极拳对髋关节活动范围和神经肌肉系统协调性方面可能有更好的改善。

个性化生物力学评价在康复评价、辅具优化设计中的重要性已经众所周知，有限元建模仿真是目前应用最广泛的生物力学评价方法之一，然而由于建模过程复杂、时间长，难以在临床上广泛应用。很多研究者致力于针对特定的临床应用需求来构建特殊的建模方法，以此推动生物力学评价与优化设计过程的整合，提高辅具设计效率和有效性。目前已经开发的包括假肢接受腔生物力学评价与优化设计系统、脊柱矫形器生物力学评价与设计系统等。把机器学习与有限元建模相结合，是近年来生物力学建模和仿真发展的一个前沿方向之一。在相关的研究中，所采用的网络类型涵盖了深度神经网络、暹罗神经网络、卷积神经网络等，研究对象涵盖胸主动脉弓、肝脏、左心室等，预测的生物力学性能指标包括了应力、应变、剪切力等。在康复工程领域，一些研究者已经针对假肢－接受腔界面应力分布的快速预测进行了尝试。研究者们基于重采样和统计形状分析建立了残肢几何数据集；针对这些残肢数据采用自行开发的系统设计了不同接受腔模型，并利用残肢采样点映射的方法建立了接受腔几何数据集；然后利用有限元计算和最近邻节点查找算法建立了界面生物力学性能数据集。预测模型包括残肢几何自编码器、接受腔几何自编码器、加载量归一化模块、界面应力的主成分特征分析模块和非线性映射网络 5 个模块，可以实现几何、界面生物力学数据的降维和特征提取，以及输入和输出之间的非线性映射。测试结果表明，这种方法预测的有效性和准确性，相比于传统有限元仿真结果，误差在 3% 左右，但可在不到 1s 的时间内完成界面应力分布的预测，因此具有很好的临床应用潜力。

　　运动是人体生活的基本需求，也是维持健康和进行康复的重要途径。定量分析肌肉激活模式、肌肉力大小、肌肉协调控制，以及骨骼和肌肉系统耦合方式等，对于准确评价人体的运动功能、辨识异常运动模式、制订损伤防护和康复方案、提高康复治疗效果有重要意义，也一直是康复工程领域生物力学研究的重点和热点。AnyBody、OpenSim、SIMM 和 LifeMode 是目前进行肌骨系统运动学和动力学仿真的重要工具，许多研究者利用这些软件，研究了髋、膝关节病变对步态的作用机制，脑瘫儿童运动功能的康复方案，脑卒中、帕金森病患者后的步态特征等。为了深入理解肌骨损伤和康复的机制，多体动力学和有限元的结合是未来的发展趋势。北京航空航天大学开发了整合多刚体动力学和有限元的肌骨系统生物力学分析系统，可以实现人体主要关节（髋、膝、踝、肩、肘、腕和脊柱）、34 个主要肌群和骨骼（四肢、脊柱和头部）的生物力学模拟，基于运动捕捉实验数据，通过逆向动力学算法，计算肌肉力的输出历程，进而采用有限元算法计算骨和关节组织载荷的时空分布。该系统可对人体在行走、跑步、上下楼梯等运动进行定量、高效、个性化的生物力学分析，与同类系统相比具有先进性，能为康复医学、运动医学等领域的诊断和治疗方法革新提供有力支持。

2.2.2　康复工程和辅具技术中的神经生理研究进展

　　近年来，康复中的神经生理研究是热点领域之一，发展非常迅猛。脑功能成像、非侵入性脑刺激、脑－机接口、脑－肌电融合等技术和方法的应用，使得康复的神经生理机制研究和康复效果的评价能够更加定量化。

脑功能成像可以为脑功能区重组和皮质重塑提供客观依据。fMRI 是一种常用的方法，一些研究者基于 fMRI 发现，运动想象联合常规康复促进脑卒中患者上肢运动功能改善可能与格兰杰有效连接模式重塑有关；经颅磁刺激促进脑卒中伴运动障碍运动功能恢复的机制可能与改善患者大脑皮层兴奋性、局部神经活动有关；基于镜像神经元的动作观察疗法能引起大脑皮质兴奋性的改变。功能性近红外光谱技术（fNIRS）近年来在临床康复中取得了迅速的应用进展，因其抗电磁干扰能力强的优势，成为研究经颅磁、电刺激康复疗法的强有效工具，一些研究者利用 fNIRS，证实了高频重复经颅磁刺激对脑卒中后轻度认知功能障碍有一定的改善作用，其改善认知功能的机制可能与提高脑血流量有关。

非侵入性脑刺激（NIBS）已成为较为有效且应用广泛的神经调节技术之一。通过头皮对颅脑施加电、磁等刺激可以诱导实现特异性大脑神经功能变化，包括感觉运动皮层功能的改善或增强。常见的 NIBS 技术主要包括经颅直流电刺激（tDCS）、经颅交流电刺激（tACS）、重复经颅磁刺激（rTMS）、经颅超声刺激（TUS）等。一般来说，tDCS 可以通过向大脑施加弱直电流（1～2 mA）来影响皮质兴奋性，且阳极 tDCS 通常能够提高皮质兴奋性，阴极 tDCS 通常降低皮质兴奋性。该技术通过在体外施加直流电场（direct-current electric field，DCEF），能够对于细胞因子产生影响，影响许多生理过程。它的一大作用是能够改变神经元膜极性和动作电位阈值。tDCS 不触发动作电位，但是会对单个神经元的脉冲时间产生影响，改变细胞放电速率，引起皮质兴奋性的整体调节。同时 DCEFs 根据细胞类型不同还可以控制细胞迁移、细胞定向、分化及代谢，影响 N- 甲基 -D- 天门冬氨酸受体及相关蛋白的表达，诱发突触的长时间增强进而调节可塑性。tDCS 的微弱电流通过刺激大脑，激活神经突触活动，达到治疗效果。TMS 则是通过固定频率的单一刺激实现的，由类似于长时程增强的短脉冲快速刺激引起兴奋性变化。一般认为低频（≤ 1 Hz）抑制皮质兴奋性，而高频（5～20 Hz）具有相反的作用。一些研究表明，TMS 的刺激或许可以促进细胞再生、轴突活化以及突触连接，最终提高皮层兴奋性，达到协助治疗的目的，而 rTMS 可以使得皮层产生较长时间的可塑性变化，具有很强的治疗潜力。但目前相关的作用机制和临床效果，还需要进一步的研究来确认。经颅超声刺激（TUS）近年来发展也非常快，它通过低强度脉冲超声波透过颅骨等组织而作用于大脑皮层或深部脑区，从而引起神经活动变化与经颅电刺激、经颅磁刺激等相比，在空间分辨率、穿透深度、与其他技术兼容性方面，有一定的优势，已被尝试应用于抑郁症、阿尔兹海默症等治疗。

脑 - 机接口（BCI）作为脑神经科学与工程技术结合的新产物，是脑科学研究、大脑认知机制解密的全新"窗口"，亦是临床神经功能康复与运动辅助控制的新技术。它通过检测大脑中枢神经系统（CNS）活动并将其思维意愿直接转化为控制外界设备操作指令以替代、修复、增强、补充或改善 CNS 的相应功能，可望为部分或完全丧失语言交流与肢体运动控制能力患者（如脑卒中、脊髓损伤、脊髓侧索硬化等疾病）提供全新的增强治疗与康复手段。中国在 BCI 方面的研究虽起步稍晚，但得力于国家大力支持，近些年来发展势头良好、速度迅猛，也取得了长足的进步，涌现了一批突出的技术成果。例如实现了目前世界上最快的视觉诱发 BCI 技术，创造了平均超 300 bit/min 的最高信息传输速率记录；实现了国际最大指令集的复合运动想象 BCI 技术并率先应用于脑卒中病人的临床康复；研制了适用于全肢体脑卒中康复的"纯意念控制"人工神经机器人系统等。

2.3 康复工程与辅具技术产业发展现状

2.3.1 产业发展总体情况

中国作为世界上人口数量最多、老年人人口最多、残疾人人口最多的国家，随着老龄化程度的日益加重，自然灾害及现代交通事故的多发，康复工程与辅具技术在养老、助残的社会保障中，越来越发挥着举足轻重的科技支撑作用，重视和大力发展康复工程与辅具技术产业具有重要的意义。2016 年 10 月，国务院发布了《关于加快发展康复辅助器具产业的若干意见国发〔2016〕60 号》，首次从国家政府层面把康复辅助器具作为一个单独的产业来推进发展。十九届五中全会明确指出"健全多层次社会保障体系，全面推进健康中国建设，实施积极应对人口老龄化国家战略"。

在产业平台搭建方面，以国务院 60 号文为响应，2017 年 9 月，民政部、发展改革委、科技部、工业和信息化部、质检总局、中国残联等 6 部门和单位联合印发了《关于开展国家康复辅助器具产业综合创新试点的通知》，决定在河北省秦皇岛市、内蒙古自治区呼和浩特市等 12 个地区组织开展国家康复辅助器具产业综合创新试点。2018 年 12 月，民政部、发展改革委、财政部、中国残联等 4 部门和单位联合印发了《关于开展康复辅助器具社区租赁服务试点的通知》，决定在 12 个地区组织开展康复辅助器具社区租赁服务试点，为探索创新康复辅助器具配置服务模式。此外，工业和信息化部、民政部、国家卫生健康委员会截至 2020 年 12 月 22 日，已先后公布四批智慧健康养老应用试点示范名单，其中涵盖了大量的康复工程与辅具技术企业及产品，为康复辅具产业的快速发展起到了助推器的作用。

在研究资助方面，科技部在国家重点研发计划中设立了"主动健康和老龄化科技应对"重点专项，将康复辅具领域作为该专项的组成部分。"主动健康和老龄化科技应对"重点专项在 2018 年正式启动实施，明确提出：推进养老、康复、护理、医疗一体化的老龄服务体系建设，构建连续性服务的生命全过程危险因素控制、行为干预、疾病管理与健康服务的技术产品支撑体系，为积极应对人口老龄化提供科技支撑。2018 年共资助项目 26 项，其中资助康复辅助器具领域相关项目 6 项。2019 年共资助项目 33 项，其中资助康复辅助器具领域相关项目 10 项。2020 年共资助项目 29 项，其中资助康复辅助器具领域相关项目 6 项。截至 2020 年"主动健康和老龄化科技应对"重点专项共支持康复辅助器具领域的科研项目 22 项，项目实施周期均为 3 年。特别是在 2019 年分别面向东部、西部、中部设立的"日常生活及运动康复辅具的智能适配及示范应用""典型功能障碍患者智能康复辅具研发及应用示范"和"面向西部地区的智能化康复辅具系统研发和标准化应用示范"3个康复辅具应用示范项目，对于康复辅助器具产业发展和推动具有积极的示范应用作用。同时，2016年以来，科技部在国家重点研发计划中先后设立"增材制造和激光制造""变革性技术关键科学问题""智能机器人"等重点专项，这些专项指南中均也包含部分康复辅助器具相关的研究内容，资助了一些康复辅助器具领域相关的重点研发计划项目，为康复工程与辅具技术的科学研究奠定了良好基础。

在企业规模方面，近五年以"康复辅助器具"和"康复辅具"为关键词新成立的企业激增了约82%。这与2016年国务院60号文的出台具有明显的联系。同时，目前我国康复辅具相关的企业和产业集群主要分布在长三角、珠三角等东南沿河地区，具体以福建、江苏、浙江、广东、山东等省市为主，且企业规模以小于50人的中小型股份制企业为主，占比约90%。在企业的注册资金方面，目前资金分布较为平均，100万元以内、100万~200万元、200万~500万元、500万元以上的分别占30%、25%、25%、20%，以100万元以内的企业居多。

然而，产业的发展还面临一些重要挑战。在产业认知方面，存在科普宣传缺失、大众产品认知度不足、理解不到位等问题；很多基层的实际需求，由于缺乏了解和认知，无法得到及时的满足。在产业推进方面，直接牵头负责的民政部长期以来主要以民生保障为主要职责，在产业发展方面缺乏直接的相应经验，地方民政系统对于国务院60号文的理解也存在一定的局限，这样导致地方落实措施的规划和定位存在一定的偏差，与当地的经济发展基础、产业特点不相符合。在产业管理方面，目前康复辅具的两大主管单位民政与残联系统，具有不同的管理机构和运行机制，一定程度上也存在着资源浪费、认识不统一、产业凝聚力不足等问题。在产品推广方面，目前很多康复辅具产品并未进入医保目录，需要使用者自己支付，这种单一的支付方式很大程度上限制了普通消费群体的需求。同时，对于老年人、残疾人、伤病人等残障群体，往往存在经济实力不佳等问题，进一步导致了实际消费活力不足，市场推广困难的现状。在产品研发方面，目前我国的康复辅具产品多处于中低端水平，在中高端产品方面还很缺乏。尤其是在传感器、电机等基础零部件及关键技术方面，尚缺乏自主知识产权，存在产业发展根基不牢固、创新能力不足等问题。

2.3.2 康复工程与辅具技术产品标准发展现状

标准具有促进性、规范性、引导性等特点，作为提高服务质量和管理效能的技术手段和技术保证，标准化工作能够有效提升康复辅具产业的发展水平。我国辅助器具标准化体系结构分为三层：第一层为基础标准、产品标准、服务标准和管理标准，产品标准是目前制定最多使用最广泛的；第二层由产品标准向下展开，按照康复辅助器具的分类目录，范围分为假肢矫形器、个人移动辅具、个人医疗辅具等12类；第三层按产品目录，有轮椅车、助听器等具体产品。

截至 2020 年 8 月，我国共发布的康复辅具领域国家标准和行业标准共有 126 项，包括 113 项国家标准和 13 项行业标准，其中假肢和矫形器方面的标准有 41 项（33%），轮椅车方面的标准有 21 项（17%），个人卫生方面的标准 16 项（13%），视听辅具方面的标准 12 项（10%），助行器方面的标准有 10 项（8%），康复训练辅具方面的标准 6 项（5%），剩余 20 项为分散的基础类、方法类及个别产品类的标准。经编写组统计，在 2020 年 8 月份，我国康复辅具领域正在制定的国家标准和行业标准共有 144 项，包括 110 项国家标准、34 项行业标准，其中假肢和矫形器方面的标准有 34 项（24%），轮椅车方面的标准有 30 项（21%），视听辅具方面的标准 25 项（17%），个人卫生方面的标准 17 项（12%），康复训练辅具方面的标准 8 项（6%），助行器方面的标准有 4 项（3%），剩余 31 项为分散的基础类、方法类及个别产品类的标准。从发布的和在研的标准制修订项目来看，假肢、矫形器和轮椅车产品方面的标准占据我国康复辅具标准数量的将近一半，这几种产品标准随着不断的修订，越来越成熟。另外，也发现视听辅具、卫生辅具和康复训练辅具产品等市场规模较少产品的标准制定项目也有所增加，这也是康复辅具产品市场细分程度不断增大的需求表现。

但我国的康复辅具行业也存在标准体系不健全，标准数量较少，产品、管理和服务标准不平衡，标准贯彻实施力度较弱，标准化工作保障激励机制尚未建立等问题。我国康复辅具标准化制定还不太均匀，一方面，部分类别的辅具标准相对比较完善，如轮椅车、助听器等辅助器具产品很多标准是等同采用国际标准，且已成为系列标准，较为完善；另一方面，多数产品还是无标准可依，还有一些类别的辅具标准还有待跟进。

康复工程与辅具技术产品的标准化是一项促进辅助器具发展、改善残疾人生活质量的基础性工作，下一步还需要在以下 4 个方面开展工作：建立更加有效的辅具标准化信息服务平台、加大我国辅具标准制定的数量和细分程度、拓展产品通用要求标准的制定、加快制定我国康复辅具行业中急需的服务标准与管理标准。

3 康复工程和辅具技术的热点领域与前沿领域

3.1 增材制造技术在假肢矫形器领域的应用进展与发展趋势

3.1.1 增材制造技术在假肢矫形器中的应用概况

增材制造（Additive Manufacturing，AM）是利用计算机辅助设计数据通过成型设备以材料逐层堆积的方式实现实体成型的技术，属于一种快速成型（Rapid Prototyping，RP）技术，通常又被称为 3D 打印技术。随着新材料的研发、技术的进步和打印机价格的下降，增材制造技术在各个领域得到广泛的应用。在假肢矫形器领域，增材制造技术展现出广阔的市场应用前景，有潜力为具有复杂结构成型和个性化定制特点的假肢矫形器制作提供新的解决方案。

在上肢假肢方面，英国的 Open Bionics 公司通过 3D 打印技术成功制作了仿生肌电手，其在价格上比传统肌电手更有优势；e-NABLE 利用 3D 打印技术为世界各地的残疾人设计制作免费和低成本的上肢假肢，提出并实现了一种新的模式。在下肢假肢方面，国家康复辅具研究中心利用增材制造技术制作了具有形变调控功能的下肢假肢接受腔，西安交通大学尝试利用增材制造技术打印了碳纤和玻纤的假肢接受腔，湖北省康复辅具中心利用增材制造技术尝试制作具有透气结构的一体化小腿假肢；德国 Mecuris 公司 3D 打印的假肢脚已通过欧盟的 CE 认证，使用时间可超过 3 年。

矫形鞋垫/鞋的增材制造的研究机构和厂家众多，SOLS 公司是世界上首家面向消费者 3D 打印定制矫形鞋垫的公司，推出了手机取型、远程设计与鞋垫 3D 打印的系统；惠普推出了 3D 打印鞋类解决方案 FitStation；北京航空航天大学和西安交通大学在糖尿病鞋垫 3D 打印与临床应用方面、香港理工大学在扁平足矫形鞋垫的优化设计和 3D 打印方面都开展了大量工作，并开发了专门的设计系统；易生公司等企业也开发了专门的打印机。

在脊柱矫形器方面，UNYQ 公司开发了一款平均重量仅有 300～600 克的 3D 打印脊柱侧弯矫形器，厚度仅有 3.5mm，可轻松隐藏在衣服中，美观性得到进一步提高；国家康复辅具研究中心发明了一种个性化 3D 打印脊柱侧弯矫形器的设计方法，可实现制作要求低、矫形效果一致性高和舒适性好的目标。

此外，上海交通大学医学院附属第九人民医院已成立专门的 3D 打印接诊中心，推出了 3D 打印定制式矫形器的服务项目，可制作多种类型的矫形器，实现了 3D 打印在矫形器方面的临床应用，"定制式增材制造膝关节矫形器"成为实行注册人制度以来，首个由科研机构获得的医疗器械注册证。

3.1.2 增材制造技术应用于假肢矫形器的关键技术

传统假肢矫形器制作技术是一种典型的手工制作技术，制作过程包括测量、取阴型、修阳型、适配、成型加工等步骤。假肢矫形器增材制造一般通过三维扫描或 MRI/CT 等方式获取人体的几何特征数据，再通过相关软件进行设计、评价和修改，最后通过打印设备进行打印，其核心步骤主要分为四个方面，分别为取型、设计、评价和打印。传统制作与 3D 打印制作的流程对比如图 4 所示。

取型是假肢矫形器设计制造的重要环节，只有取型结果准确反映人体几何形态特征和软组织特性，才有可能取得良好的适配效果。在增材制造假肢矫形器的几何特征获取方面，一些研究者和机构分开发了专用的 3D 扫描系统进行人体几何特征的获取，或者通过 MRI/CT 扫描与三维扫描相结合的方式，获取了兼有几何特征和软组织力学特性的模型，近些年来，照片重建三维模型的方式由于其简捷低成本的特点被更多关注。目前已有研究者尝试利用智能手机拍照的方式来为患者更换新的大腿假肢接受腔。软组织力学特性测量方面，常见的有超声成像测量、磁共振组织成像测量、单头压痕测量系统和多头压痕测量系统等。麻省理工的研究者们开发了一款测量下肢软组织力学特性的多压头测试装置，有较高的精度，但结构十分复杂、操作困难、便携性差，且只适用于残肢水平姿态下的测量。北京航空航天大学研发了基于接受腔环境模拟的下肢残肢软组织力学测量系统，可以实现模拟接受腔的真实受力环境、多姿态下测量、且具有便携性好等特点。

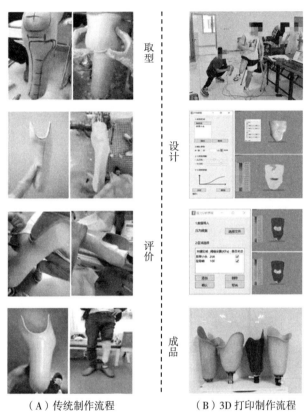

（A）传统制作流程　　　　　（B）3D 打印制作流程

图 4　传统制作与 3D 打印制作的流程对比

设计过程主要指的是传统的修型过程，在 3D 打印的应用中，计算机辅助设计代替了传统的修型过程。早在 20 世纪 80 年代，计算机辅助假肢矫形器的设计就有大量研究；然而，在过去的 30 多年中，其临床应用并不广泛，其主要原因在于：设计流程过于复杂，对于假肢矫形师来说入门困难；修型设计时仍需依靠假肢矫形师的手工操作，无法实现快速化；设计准则不明确，多依靠假肢工程师的经验；在增材技术大量应用以前，CAD/CAM 仍需要制作石膏阳型，使得其效率优势不明显。增材制造技术的发展和应用，可以减少制作石膏阳型的过程，实现从假肢矫形器数字模型到实际产品的直接制作，但如何设计出从功能性和舒适性都满足需求的假肢矫形器模型仍然比较困难。目前主流的设计软件有 BioSculptor，CanFit，Rodin4D，Omega 和 Gensole 等，但大部分软件的设计流程仍主要基于传统制作过程的视角，没有充分考虑增材制造的特点和优势。一些传统 CAD 软件也被用于增材制造假肢矫形器的设计中，但主要考虑了美观性与轻量化的特点，在功能性和舒适性方面上仍高度依赖于设计者的个人经验。香港理工大学和北京航空航天大学针对增材制造的特点，开发设计了矫形鞋垫设计系统和小腿假肢接受腔设计系统，前者可结合足形足压数据利用设计出变密度填充的微结构矫形鞋垫，后者可利用患者信息快速生成小腿假肢接受腔雏形。

在评价方面，传统的假肢矫形器制作通常需要进行多次的适配调整以实现舒适的要求，而舒适的标准通常由患者的反馈与假肢矫形器工程师的判断来决定。大量研究表明，人体和假肢矫形器之间的作用力可以作为重要的评价指标。对于完成设计和制造的假肢矫形器，可以利用传感技术来测量残肢和接受腔界面的应力分布，但是这在假肢矫形器的数字化设计中无法用来判断。有限元建模和分析可以直接对人体与假肢矫形器之间的相互作用进行模拟，假肢矫形器被制作出来之前就进行预测和评估，因此自20世纪80年代以来，已经有大量的相关的研究，然而，由于有限元的建模过程比较复杂，在临床应用受到很大限制。四川大学、香港理工大学、南洋理工大学等先后开发了针对假肢接受腔的有限元评价系统，可以实现个性化假肢接受腔的快速建模和有限元分析。另一方面，现有研究中关于舒适的定义与判断标准仍然没有定论。大多数研究采用压痛阈值作为评判标准，但影响压痛阈值的因素不仅与测试部位有关，与患者的肌肉强度、耐受性等个人因素也有很大关系。因此，如何建立适用于个体解剖特征的优化方式和量化准则仍是一大难题。北京航空航天大学尝试把人工智能和有限元结合来评估残肢－接受腔界面受力，同时结合组织特性、人体行为特征、舒适性主观评价，提出了雏形设计准则，提出了一种新的思路。

打印是增材制造假肢矫形器成品的最终环节，决定了产品的质量与安全。与传统的板材或热塑成型不同，打印环节可选用不同的打印技术与材料。不同的打印技术和材料决定着假肢矫形器的打印效果，尤其是在强度、韧性和耐久度方面。目前应用在假肢矫形领域的打印技术主要有3种，分别是FDM（熔融沉积成型）、SLS（激光烧结成型）和SLA（光固化成型）。常见的打印材料有尼龙、尼龙复合材料、硬性树脂、柔性树脂、TPU（热塑性聚氨酯）等。近年来，打印材料的发展促进了3D打印技术向假肢矫形领域更深层次的应用。由于假肢矫形器强度、刚度及与人体直接接触所产生的生物相容性要求，纤维增强树脂基复合材料近年来成为国际的研究热点和发展趋势。西安交通大学在连续纤维增强热塑性复合材料3D打印工艺研究方面，提出了同步复合浸渍－熔融沉积复合材料增材制造创新工艺，制备的碳纤维增强聚乳酸复合材料性能超过模压成形工艺产品，实现了复合材料轻质构件的一体化快速制造。

3.1.3　增材制造技术应用于假肢矫形器的前沿趋势

增材制造技术在康复辅具的个性化设计、远程服务等应用方面有着得天独厚的优势，是未来的重要发展趋势。因此，国内外众多团队围绕增材制造技术在假肢矫形器的应用方面开展了前沿研究。

变刚度设计可以充分发挥增材制造技术优势，是增材制造技术应用于假肢矫形器重要趋势。麻省理工学院的研究团队设计了一种可变刚度的下肢假肢接受腔，并通过实验证明变刚度的接受腔使得残肢骨突处的应力会更低。里斯本大学的研究团队提出了可调整的、自适应的接受腔–残肢装配概念，其在接受腔内集成了一个可变刚度的界面层，利用聚乳酸材料的特殊特性，实现了三维打印结构的形状记忆以及软刚性转变的功能，最大限度地提高接受腔的舒适性，减少受伤概率，解决残肢体积变化所带来的接受腔调整问题。在矫形鞋垫的设计方面也有类似研究，比如利用功能梯度结构特性来优化足底与鞋垫接触面的应力分布，降低足底接触压力的峰值。

新功能拓展是增材制造技术假肢矫形器的另一个趋势。阿克伦大学通过增材制造，在假肢接受腔腔壁添加一个螺旋的冷却通道来实现接受腔内部的热平衡，解决了由于假肢内衬套和接受腔的隔绝环境带来的残肢出汗问题。美国西北大学假肢矫形中心通过增材制造技术向接受腔的内表面添加了不同的纹理图案，可有效增加接受腔内腔界面的摩擦力，一定程度上解决了接受腔的横向控制问题。NYQ公司在开发的3D打印脊柱侧弯矫形器中配备了传感器，可跟踪用户的穿戴时间和压力点检测来保证矫形器的舒适性和功能性，并可提供给医生合适的建议。近期，美国华盛顿大学设计了一款可在行走过程中调整大小的接受腔，这可以帮助假肢使用者更快适应其肢体体积的变化。这些尝试将使接受腔和矫形器具有智能化的功能。

增材制造技术在假肢矫形器领域应用中已经展示出广阔的前景，目前在各环节的关键技术上都有一些新的突破。增材制造技术的应用，将从根本上改变假肢矫形器的设计制造的传统流程，更好地实现个性化、智能化，也有利于更有效地拓展新功能。未来几年，在新构型的设计、新设计制造系统的开发，以及相关标准和检测技术的完善等方面将会有新的突破。

3.2 虚拟现实技术在康复工程中的应用现状与发展趋势

3.2.1 虚拟现实技术在临床康复中的应用现状

虚拟现实技术（VR）可突破常规康复需要在现实场景中进行的模式，提供交互性（Interaction）、沉浸性（Immersion）、构想性（Imagination）即3I特性的多通道感觉刺激，并伴随着主动训练、即时反馈、激励驱动三位一体的机制，对于提升康复效率、缓解医疗资源短缺、改善医患交互环境等方面有显著而独特的优势。

在临床应用方面，VR在运动功能障碍、认知功能障碍、强迫症或恐惧症及其他精神障碍方面的康复，以及诊疗效果评估中都有应用，涉及脑卒中、帕金森病、脊髓损伤、多发性硬化、阿尔兹海默病、PTSD、精神分裂等多种疾病。在运动功能康复方面，VR以多通道丰富环境刺激和特定任务强化重复训练为核心，或结合多感觉刺激疗法进行具有针对性的运动康复；以脑卒中运动康复为例，相关的综述分析（包括72项研究，涉及2470名参与者）表明，VR 对运动康复的效果证据中等。在认知功能康复方面，VR 已经被运用到了主要由 AD、MCI 和脑卒中引发的神经认知障碍的诊断、认知训练和护理教育之中，并提升其执行功能；Alexander Moreno 等人近期对 22 项研究中的 564 位神经认知障碍患者在不同沉浸水平 VR 干预下的认知康复情况进行了系统综述，结果表明，VR 对 NCDs 患者的康复干预在不同认知水平和心理功能上都有显著改善。在心理或精神障碍康复方面，VR 对于传统疗法的优越性，主要体现在治疗效度的增强、虚拟环境的控制操作、个性化定制、实时自动的数据捕获、测量评估参与度的增加 5 个方面，但在临床指南推荐方面目前还有争议。

在产品系统方面，早在 2001 年罗格斯大学就开发了著名的虚拟现实脑卒中康复训练系统。目前，全球已有不同层次的产品得到临床应用，实现了 VR 康复产业化。全球 VR 康复行业重要企业包括 Motekmedical、Motorika Medical Ltd、Reflexion Health 等，产品涉及医院、康复中心、家庭护理各个层级。现有的 VR 康复产品大致三类，一是多功能综合性系统，主要应用于大型的综合性的康复医院，这类产品以 Motek Medical 的 CAREN 系统为代表；二是以康复机器人等设备为基础，结合虚拟场景、力反馈等技术的专业康复系统，主要应用于专业的康复机构，这类产品包括 Hocoma 和北航的上肢 VR 康复训练系统等；三是以体感交互设备为基础的轻量化系统，主要应用于社区和家庭，尤以基于任天堂 Wii、微软 Kinect 的应用为多。

3.2.2 虚拟现实康复系统的组成及关键技术

现有 VR 显示系统可分为 HMD、CAVE、大屏高分辨率投影（Powerwall）、标准计算机屏幕四类。HMD 如 Oculus Rift 系列、Oculus Quest、HTC Vive Pro、Sony PSVR 系列产品，大约 110° 宽视场和 60° 纵向视场宽度的近眼显示方案能够隔绝现实，相比其他显示方式更容易产生替换肢体或躯干的错觉，但对屏幕分辨率要求很高，且 HMD 本身的重量及其重量分布方式也对用户的体验有重要影响，是长时间实验导致疲劳的关键因素。

VR 中的交互系统一般包括触觉输入系统、运动捕捉系统，此外还有前庭觉刺激设备及一些生理信号探测设备也可以提供虚拟世界中的交互信号。运动跟踪技术根据跟踪信号类型可分为有标记的光学追踪、无标记的光学追踪、惯性追踪、磁追踪、超声追踪和机械连接追踪。无标记方式逐渐成了 HMD 头部追踪的重要途径，如 Oculus Rift S 通过集成四个摄像机，可以直接推演头部姿态和运动，无须任何标记。全身运动捕捉的有标记光学追踪系统有 OptiTrack、PhaseSpace、Vicon 等公司；无标记光学追踪系统通过计算机视觉技术识别运动人体，产品以微软的 Kinect 系统最为著名，还有 Leap Motion 等，其他跟踪系统有如 Polhemus 公司的磁跟踪系统、MetaMotion 公司的 Gypsy7 机械追踪系统、Xsens 公司的 MVN system、Animazoo 公司的 IGS system 惯性系统、国内诺依腾公司的惯性捕获系统等。触觉系统有压力、振动、温度等多种模态，主动力反馈设备如外骨骼设备 CyberGlove® 等，温度转换器有帕尔贴半导体公司的 Peltier elements；香港城市大学和美国西北大学的团队研发了模拟皮肤表面触觉的低功率无线触觉反馈表皮 VR 系统，可贴合皮肤表面，完美还原人类触觉，为未来 VR 系统拟真虚拟触觉的集成奠定了基础。

康复训练要求患者不断重复训练，并需要伴随着各种形式地反馈和激励。任务系统是 VR 技术在康复训练中的切入点，需要在对患者康复需求准确评定的基础上，个性化定制患者 VR 康复训练任务，并根据即时评定，将用户的实时反馈转化为对虚拟场景构建的需求，通过场景智能自动演化对患者康复任务进行同步调整，将"重复、反馈、激励"的康复机制集成到 VR 任务中，将 VR 康复训练的高效性最大化。

3.2.3　虚拟现实康复技术的发展趋势与研究前沿

VR 相对于传统康复治疗最大的优势就是对多通道协同刺激中各通道信号的自由分离与整合，但目前其作用机制还不明确，将是未来研究的重要内容。大量研究证实，多感觉通道刺激在脑损伤后神经重塑和运动模式重建过程中发挥着非常重要的作用，如 Bobath 技术、PNF 技术、Rood 技术等，而镜像疗法（MT）、运动想象（MI）、动作观察（Action Observation）等新疗法的临床效果表明，在没有运动输出的情况下，也可以应用躯体感觉输入来辅助运动功能的恢复，从而促进脑功能重塑和运动功能恢复。这些新疗法的核心思想是中枢神经系统储存有了特定行为模式的编码或者运动"图式"（schema），即使身体功能出现障碍，这些模式编码和运动"图式"可能仍保存完整或部分存在，通过外界的多通道感觉刺激，激发或恢复运动"图式"，促进脑功能重塑和运动功能恢复。这些多通道刺激康复疗法的机制研究，从范式、设备、方法、结果各方面对 VR 的机制研究具有重要的参考意义。

VR 康复系统的重要发展趋势之一是与其他一种或多种系统进行集成和融合。这些系统包括减重支持系统、机器人技术、脑机接口技术（BCI）、生理信号检测系统等。减重装置可从下肢 0%（完全负重）到 100%（完全不负重）调整下肢减重量；机器人技术在 VR 康复中可以针对上肢或下肢提供强化、重复、任务导向的训练，BCI 技术可以更好地训练场景。

生理信号同步检测是 VR 康复系统的另一个发展趋势。生理信号的检测分析结果一方面可以为治疗师提供患者准确的康复进程，另一方面这种即时反馈对患者主动康复依从性十分重要。目前生理信号测量在 VR 康复中应用有影像（fMRI、fNIRS 等）、脑电（EEG）、皮肤电反应（GSR）、心率、皮肤温度、表面肌电（sEMG）、瞳孔扩张度、眼动、呼吸、心血管信号等。

VR 康复技术应用规范和标准是 VR 康复系统临床应用急需重点解决的问题。可以综合参考现有康复训练类医疗器械及康复辅具产品质量检测指标及软件符合性评价指标，评价 VR 康复系统的可靠性；研究分析训练者在 VR 训练时的生理功能活动范围和心理特征，定量化评估系统安全性；以心流理论为切入点综合使用者技能、情绪、动机及其他与心流相关变量，评价 VR 系统在提高使用者康复训练娱乐性、依从性和交互性等方面的康复效果。

3.3 脑 – 机接口技术在康复辅具中的应用现状与发展趋势

3.3.1 脑 – 机接口技术的发展现状

脑 – 机接口系统（Brain–Computer Interface，BCI）应用信息科学的研究方法，探究大脑多层次神经信息的加工、处理和传输过程，实现大脑与外部设备的交互，在大脑和外部设备之间直接建立一座"信息通信的桥梁"（图 5）。因此，脑 – 机接口的研究对脑与认知、智能信息处理、仿脑工程和人工智能等的研究有重要的科学意义，有利于推动新型信息感知、复杂数据处理、模式识别、认知计算和人机交互等技术的发展，在挖掘人类认知潜能、残障人康复、神经疾病治疗，以及航天、国家安全等问题上都具有重要的社会意义和广泛的应用前景。

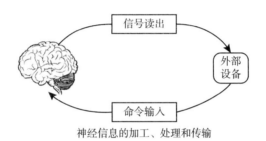

图 5　脑 – 机接口实现脑与机器之间的直接信息交互

按照获取神经信号的来源和方式的区别，脑 – 机接口可以分为非植入式和植入式两大类。非植入式脑 – 机接口，主要利用放置于头皮外的 EEG 电极来获取神经信息。该技术具有无创伤、无手术风险和易于开展研究等特点，在过去的 20 年中已经获得了一定的应用。EEG 电极获取的信号源来自透过头皮的大脑放电的宏观电活动，由于颅骨的低通效应，不能获得单个神经元的活动信息，限制了信号的空间分辨率。EEG 信号也存在稳定性较差、个体差异大，易受到环境干扰的问题，且通常受试者需要接受大量的训练，在解析自由度、信息传输率、实时精确控制等方面存在一定技术瓶颈。

植入式脑 – 机接口的研究可以追溯到 20 世纪 90 年代末。1999 年，Chapin 等人用人工神经网络算法将大鼠运动皮层神经集群电信号转换为水泵控制指令，首次实现了大脑对外部设备的直接控制。以美国为首的一些大学和研究机构在美国国家科学基金（NSF）、国立卫生研究院（NIH）和国防先进研究计划署（DARPA）的支持下，率先开展了非人灵长类动物（猴）的植入式脑 – 机接口研究，推动了该技术的快速发展并取得重大突破。近 15 年来，植入式脑 – 机接口逐步开始了在人类志愿者身上的测试和研究工作。2006 年，美国 Cyberkinetics 公司开发的 BrainGate™ 获得了 FDA 的认证，并先后成功地在 6 名高位瘫痪的病人身上进行了临床实验。该系统可将从患者运动皮层神经元电信号通过实时信号处理分析，转换成控制外部设备的指令，患者几乎无须训练就可以用意念移动屏幕上的光标或简单地控制假肢。到 2012 年，《柳叶刀》刊登了匹兹堡大学的研究成果，一位高位截瘫的女性志愿者仅凭借她大脑的"意念"控制床边的机械手臂将一块巧克力送到她自己的嘴里。2014 年，匹兹堡大学的研究团队进一步实现了对外部机械手臂包括肩、肘、腕和手指动作在内的 10 维度自由控制，是目前为止最为复杂的植入式脑－机接口控制机械手臂展示。通过一段时间的训练，患者能够通过脑电，控制外部机械臂的空间三维运动，手腕三维旋转运动，以及手指的 4 个维度的自由运动。患者可以借由该技术完成自由抓握摆放在桌子上的物体并移动到指定位置。同年，布朗大学的 Donoghue 研究团队也通过植入式脑－机接口技术，实现了实时采集瘫痪病人大脑的信息，控制三维空间的机械手臂完成自主喝咖啡的任务。国内的研究团队也在近年来逐步开展了植入式脑－机接口的研究。2019 年，浙江大学脑－机接口研究团队开展了国内首例植入式脑－机接口的临床转化工作。研究团队在一位 72 岁的全身瘫痪志愿者大脑运动皮层内植入两个 96 通道微电极阵列，通过实时的脑机融合计算实现全身瘫痪志愿者自主意念控制机械手臂完成"进食""饮水"和"握手"等动作。最近几年以来，植入式脑－机接口取得了更为广泛的基础和应用研究，研究方向逐步由单一的肢体运动控制扩展到更为广阔的感觉反馈、语言解码等前沿应用上。

早期的植入式脑－机接口研究主要以高校和研究机构为代表，近年来伴随着信息，材料，芯片等工程技术的进步，已经逐步有商业化运作的公司开始尝试涉足植入式脑－机接口的产品开发工作。Elon Musk 成立的美国 Neuralink 公司是植入式脑－机接口产业化的先锋和代表。从 Neuralink 公司发布的相关产品信息来看，通过对柔性高通量电极，神经信号处理芯片和特制的电极植入手术机器人的开发，Neuralink 公司希望真正实现植入式脑－机接口技术的产品化发展，治愈人类的脑部疾病，并赋予人脑更强大的功能。

3.3.2　脑－机接口技术在康复中的应用现状与挑战

人类的肢体具有较多的活动自由度，因此在植入式脑－机接口的运动控制过程中，追求对外部机械手臂更为灵活和精确的控制一直是研究人员主要的目标之一。部分团队进一步提出了利用志愿者自身瘫痪肢体的控制来替代外部机械手臂的技术方案。2017 年，克利夫兰医学中心通过结合植入式脑－机接口和上肢肌肉精确的功能电刺激技术，成功实现了高位截瘫志愿者利用自主的意识控制自身瘫痪手臂完成对水杯、勺子的抓握动作。研究通过在病人大脑植入了一个 4mm×4mm、拥有 100 个微电极的犹他电极阵列，实时采集其大脑的神经信号，经过计算机分析，解读出与"意念"相关的神经信号编码特征。与匹兹堡大学的机械手臂控制不同的是，克利夫兰的研究团队在患者的上臂和前臂肌肉内植入了刺激电极。计算机通过解码患者脑电内的运动意念并将之转换成肌电刺激信号，实现对不同肌肉群的刺激激活，从而帮助患者控制自己手臂的运动。2020 年 5 月，来自美国巴特尔纪念研究所和俄亥俄州立大学的研究团队发表在 *Cell* 上发表了最新的成果，利用植入式脑－机接口技术结合上肢皮肤表面的多通道阵列功能电刺激技术同时实现了对志愿者运动意念的解码和自身瘫痪上肢的抓握动作控制。在此基础上，研究团队进一步实现了对抓握部位和力量的反馈解码，使得志愿者可以有效的控制自身抓握的力量。这一研究成果不仅表明植入式脑－机接口可以实现脊髓损伤患者的感触觉反馈和解析，而且证明闭环的反馈解码结合感知觉提示可以有效的提升运动控制的效果，为提升植入式脑－机接口系统的有效性和实用性打下了基础。

脑－机接口技术也被尝试用于其他身体部位的运动控制，最具有临床转化意义的工作之一是对于下肢运动功能的治疗和康复。2016 年，瑞士洛桑联邦理工（EPFL）的神经科学家 Grégoire Courtine 带领的团队利用植入式脑－机接口控制脊髓内皮层电刺激构建的闭环神经调控技术，奇迹般地让两只脊髓损伤的猴子恢复了自主行走。在该项研究中，猴子的脑部被植入了记录电极用于解码下肢运动意图，同时在猴子损伤脊髓的下端安装了无线信号接收器和脊髓刺激电极用于接受解码得到的下肢运动意念驱动的刺激电流。研究小组发现，经过受控的脊髓电刺激后，下肢瘫痪的猴子可以逐步恢复正常的行走。该研究小组随后进一步将该项技术用于 3 位脊髓损伤长达 4 年的患者身上，帮助瘫痪病人恢复独立行走的能力。科学家们通过精确分析行走过程中脊髓相应区域的激活情况，针对性的施加硬膜外电刺激，并结合康复训练，实现了脊髓损伤治疗领域的新突破。借助穿戴式设备和手机 App，患者可以自主控制训练时间和刺激形式。更重要的是，他们发现这种精确地特异性电刺激可以增强大脑和脊髓神经元之间的联系，并且经过 5 个月的训练，患者即使在没有电刺激的情况下也能一定程度上恢复对瘫痪肌肉的控制能力。Edgerton 和同事 2018 年在 *Nature Medicine* 上发表文章称成功帮助一位 29 岁车祸导致第六胸椎以下完全性瘫痪的男子实现了行走。他们将刺激电极植入脊髓损伤区域下方的特定位置，通过康复训练结合电刺激，经过长达一年多的康复，患者实现了在跑步机上的独自站立或行走。同年，Harkema 等人在 NEJM 上发表的文章同样应用硬膜外电刺激和康复训练，帮助 4 位完全运动性脊髓损伤患者中的两位实现了地面行走。尽管这些成功案例表明脊髓损伤的治疗并不一定需要直接建立大脑和脊髓直接的连接，脊髓电刺激结合康复训练即能实现下肢功能的康复，但是闭环神经调控技术可以更精确地实现主动康复功能，让患者可以"想动就动"，对未来脑－机接口的发展具有更重大的意义。

2019 年 10 月，来自法国格勒诺布尔大学的研究团队在 *Lancet* 上发表了最新的研究成果。利用植入于瘫痪志愿者大脑硬膜上的 ECoG 电极和无线神经信号采集系统，结合可穿戴的全身外骨骼系统，瘫痪志愿者利用运动感觉皮层的场电位信号实现了控制外骨骼帮助下的模拟行走，以及八自由度的上肢伸抓任务和手腕转动。与前述需要植入到大脑皮层内部的微阵列电极相比，植入于硬膜外的 ECoG 电极对大脑的侵入程度较低，是半侵入性的，而其获取的神经信号在运动解码上具有相似的效率。因此这一方法有望减少植入式脑－机接口的损伤性，并实现长期稳定的植入。

除了对于肢体的运动控制以外，植入式脑－机接口的研究被用于对志愿者语言的解码也是近年来植入式脑－机接口研究工作的一大亮点。以 Edward Chan 教授带领的加州大学旧金山分校神经外科研究团队，通过在志愿者语音处理相关的脑区植入数百个微电极，记录志愿者在阅读过程中大脑内的神经电活动，结合深度学习方法把志愿者颅内的脑电信号翻译成了语音，倾听者能以接近 70% 的复述率成功识别合成语音的内容，而且达到每分钟 150 个单词。该研究的核心技术在于训练了一个可以将大脑内神经电活动转译成文字的深度循环神经网络模型。通过建立两层双向的循环神经网络模型，将志愿者说话时的脑皮质电图信号经由发音器官运动特征的中间解码层间接解码为人类可直接理解的语音。由于志愿者能够提供的有效语音样本较为有限，为了更加精准地建立神经信号到口腔运动信号（如嘴唇，舌头，喉和下颌的运动信号）的关联，研究人员收集了大量人的声道运动和语音数据辅助神经网络训练，有效提高了语音解码的准确性。

深度学习技术的发展有力加速了语音脑－机接口的探索和研发的进程。Edward Chan 的团队在 2019 年 7 月再次展示了利用高密度的 ECoG 阵列电极获取的脑皮层神经信号也可以同样用于对语言的解码。研究小组利用志愿者在对话过程中记录得到的神经信号，能够准确地确定志愿者何时在听，何时在说，并且能够预测所听或所说的内容。研究者根据解码后的问题来动态更新答案的先验概率，实现了更为准确的语言内容解码。这一成果证明植入式脑－机接口技术可以用于在交互式对话环境中的语音内容解码。在 2020 年 3 月，该团队进一步实现了一个可以将 ECoG 信号端到端"翻译"为连续文字的深度循环神经网络模型。该模型可以有效解码当前朗读的语句内容，并将翻译错误率大大下降。相关的研究成果发表于 *Nature Communication* 和 *Nature Neuroscience* 上，开启了植入式脑－机接口用于语言功能的全新研究方向。

3.3.3 脑－机接口的发展趋势与研究前沿

近几十年来，脑－机接口技术的发展得到了长足的进步。然而，无论是无创的非植入式脑－机接口还是有创的植入式脑－机接口仍主要停留在实验室阶段，当前可实现的性能距离真正大规模的实际应用还有很长的路要走。非植入式的脑－机接口目前已经可以逐步应用到偏瘫病人康复，精神类疾病的神经反馈治疗过程中，但由于受限于其信号包含的信息量少，设备的操作复杂，佩戴的舒适性以及长时间记录的可靠性还有待提高等问题，仍需要在便携化、可穿戴化等技术方向上得到进一步的发展。对于神经信号的分析处理方法也需要更为稳定，可靠以及个性化的方面得到改进。植入式脑－机接口虽然具有信号更为丰富精确的优点，但有创的植入方式决定了其在短期内无法获得大范围的推广。在植入电极的生物相容性，神经信号采集芯片的小型化、无线化，以及整体系统的产业化推广方面也具有极大的挑战。除了上述各项技术上的局限外，脑－机接口获得更多更为有效应用的关键挑战在于我们对大脑工作机制的了解还十分有限。对大脑工作机制的探索发现是脑－机接口系统实现的核心基础，而神经工程领域基于这些探索发现所提出的大脑计算神经模型、神经编码与解码方法，则为脑－机接口实践应用提供关键技术方法支撑。随着近年来世界各国纷纷启动"脑计划",如欧盟的 Human Brain Project、美国的 BRAIN Initiative、日本 Brain/Minds Project 等,有望在不久的将来在脑研究方面取得突破性的进展,从而为脑 – 机接口技术的进一步发展带来全新的机遇。预计下一个十年,利用信息技术认识脑的结构、功能及通信等,发展新的技术,建立新的理论,将为医学和新型计算体系提供较成熟的应用。有理由相信,基于脑 – 机接口技术的各类治疗技术和产业化应用将在未来迎来百花盛开的新时代。

3.4 先进传感技术在康复辅具中的应用现状与发展趋势

3.4.1 先进传感技术的研究进展现状

传感器是信息时代的感知层,接收海量数据和传递信息,同时也是人工智能的神经末梢和万物互联的核心器件。我国近年来非常重视先进传感技术的发展,国务院印发的"十三五"国家科技创新规划中将新型传感器列为发展新一代信息技术的重点。2017 年 12 月,工业和信息化部印发了《促进新一代人工智能产业发展三年行动计划(2018—2020年)》,将重点发展智能传感器,作为夯实人工智能产业发展的硬件基础。世界发达国家也非常重视先进传感技术的研发,例如,2017 年美国发布《国家创新战略》,其中九大重点领域中的四项都要通过传感技术进行突破。

微机电系统(MEMS)惯性传感器是目前应用较多的智能传感器。为应对多个传感器数据融合的新挑战,目前新一代 MEMS 惯性智能传感器已应运而生,包含多个 MEMS传感、信号调节、微控制器、数字端口和 ADC 等,具有指令和数据的双向的通信、全数字化传输、本地数字处理、自我测试、用户定义算法和补偿算法等特点。一些研究者采用 MEMS 可穿戴地面反应传感器阵列和接口 ASIC 的个人惯性导航系统,采用高度系统集成方法设计了低功耗的 CMOS 集成电路,并与有效的系统校准技术及传感器数据融合和处理算法相结合,实现惯性导航系统在 3 km 步行距离时,无 GPS 的位置精度达到 5.5m。MEMS 压力传感器具有小尺度、直接信号变换机制和成熟制造等特点,但在微压测量领域,传感器的灵敏度和线性度之间的权衡总是不可调和的。因此,减轻其敏感性和线性之间的矛盾是提高传感器精度的关键。目前,开发纳米尺度传感结构如碳纳管(CNT)、石墨烯和纳米线,用于压力传感器已成为重要发展方向之一,这些传感器表现出新颖的灵敏度、快速响应和高的空间分辨率等特点。碳纳米管具有小尺寸、好的电学和机械性能。

光纤传感技术将光作为载体进行信息传播,体现出灵敏度高的优势,可以应用于精密测量。同时,光纤传感系统采用光纤进行信息传递,信息传输通过光信号的改变,可以抵抗电磁干扰,对特殊环境的测量具有重要意义。根据光纤作用的不同,光纤传感器可分非功能型(传光型)光纤传感器和功能型(传感型)光纤传感器。光纤传感技术主要用于振动、温度检测以及医学成像等领域。目前,部分光纤测温产品测量距离达到 60km,测温精度达到 0.01℃,空间分辨率达到 1mm。

3.4.2　先进传感技术的在康复工程和康复辅具中的应用

随着现代传感技术日趋成熟，先进传感技术被广泛应用于康复领域，这为康复评定与治疗技术的发展提供了新的动力。在康复过程中，在适当时机采取正确的康复措施对患者的机能康复将产生重大作用。然而，鉴于患者病程的不同，标准化的康复处方往往难以满足患者的康复需求。因此，采用先进的传感技术对患者康复过程中的各项生理数据进行实时采集、监测，为医生制定更为严格、个性化的康复处方提供参数依据，在临床康复应用中是十分重要的。

康复中常见的物理传感技术有机械传感、压力传感等，多应用于患者的步态及动态平衡的评定及检测。机械传感由多个关节和可伸缩连杆组成，其通过检测可伸缩连杆的长度变化及转动关节中的角度变化，可检测患者在康复训练中上、下肢的运动轨迹。压力传感通常由数组压力传感器实现，如压力平板包含 10 万多个平均分布的压力传感器，可以实时反映康复患者步行时垂直、步幅、步速、步频、步宽、足偏角、步行周期等时空参数。

惯性传感同样也广泛运用于康复医学的研究与实践中，其通过让患者佩戴惯性陀螺仪、加速计及磁力计来捕捉康复患者的运动数据。康复研究中常见的惯性传感器有MEMS、Xsens 等，多用于步态分析，体态监测，以及进行患者的跌倒预防工作。例如，在患者胸部佩戴惯性传感器可对躯干旋转进行统计分析，在脚踝或鞋板上佩戴可实现防跌倒的预警及报警。惯性传感的特点在于患者运动时基本不受束缚，动态性能好、灵敏度高，便于佩戴且成本相对低廉。但也存在游走误差及测量噪声的问题，如何在对人体姿态进行精准跟踪的同时避免噪声随时间而积累，是目前亟待研究的问题。

声波传感技术已被用于检测骨骼肌的康复中。研究人员利用该技术，无损、客观的测量了康复训练过程中，脑卒中患者健、患侧腓肠肌、比目鱼肌以及肱二头肌的肌肉厚度和弹性指数，并对不同康复方法的临床效果进行了评价。声波传感技术的优点在于超声波具有人体穿透性，而且系统成本比较低廉，但其缺点同样明显，该技术对声波较为敏感，环境及物理噪声的干扰对其精度影响较大，误差补偿比较复杂。

在活动的细胞或组织中，通过离子的跨膜流动会产生与生命状态密切相关的且有规律的生物电信号。临床康复中通过获取生物电信号对患者的各项生理指标进行监测的电传感技术主要有：肌电、心电、脑电、眼电、皮电等。以肌电为例，其是在体表无创检测肌肉活动的重要方法。通过测定运动单位电位的时限、波幅，安静情况下有无自发的电活动，以及肌肉大力收缩的波型及波幅，可检测康复训练状态下肌肉生理参数有无异常。此外，在肌肉产生损伤后，电传感技术还可区别神经源性损害和肌源性损害，以便指定更为有利的康复处方。生物电传感由于具有较高的时间分辨率，并具有非侵入性、无创伤、操作简单等优点，在康复医学方面有重要的实用价值。随着检测技术和信号处理手段的发展，用生物电信号进行全面临床无损诊断已成为生物医学和医学界研究的热点问题之一。然而人体的生物电信号很微弱、易受干扰，测量难度大，如何有效采集提取信号已成为生物电传感技术应用的关键技术之一。

近红外光谱（fNIRS）是近些年新兴的一项成熟的无损检测技术，它已经被证明能够非常有效地用于从大脑皮层中检测血氧浓度，目前已逐步应用于临床康复的研究与检测当中。与脑电等其他非侵入性脑检测技术相比，fNIRS 的主要优势在于能够检测脑组织微循环中的氧合血红蛋白和脱氧血红蛋白浓度的水平的变化，具有较好的时间、空间分辨率。此外，便携式 fNIRS 设备安全、方便、便宜，对运动的限制较小，且不受环境干扰，适合检测患者在康复运动状态下的大脑功能。通过采集患者氧合血红蛋白和脱氧血红蛋白浓度的变化，医生及研究人员可在心率、呼吸、肌源性、神经源性和内皮细胞代谢活动等范围内，评估康复训练对患者的各脑区激活情况、脑区间功能连接及效应连接情况等脑功能参数的影响程度。

3.4.3　先进传感技术的发展趋势与研究前沿

小型化、集成化是传感器的重要发展趋势。随着技术的进步，20 世纪 90 年代末，微机电系统（MEMS）的特征尺寸突破 100 nm 以下，纳机电系统（NEMS）概念被提出。由于纳米级结构所产生的量子效应、界面效应和纳米尺度效应等，使 NEMS 传感器具有更优异的性能，与 MEMS 传感器相比，NEMS 具有更高的灵敏度、更低的功耗、更小的体积及更高的频率。随着人类社会进入"后硅器时代"，纳米传感器将成为传感器技术发展的主流方向。

随着可穿戴技术的发展需要，柔性传感器收到越来越广泛的关注。柔性力学传感器具有随形性、柔韧性和延展性等特点，相较于传统的刚性传感器具有更广阔的应用空间与更强的环境适应性。尤其在健康监测领域，智能纺织品受到越来越广泛的关注。它既保留纺织品原有特征，满足传统服装穿着、保暖等基本要求，又能感知环境的刺激并做出适当反应，具备感知、反馈、响应以及自诊断、自修复等功能，具有良好的柔韧性，能大面积贴合人体的形态，不影响正常身体活动，长期穿戴、大幅变形下都不易改变产品功能，从而使得柔性可穿戴技术实现了更多样、更稳定的功能。

此外，在经历了硅化材料、超导材料之后，石墨烯、钙钛矿、液态金属等新型智能材料的研究和开发逐渐受到关注。智能材料是指材料本身就具备传统传感器的功能，能够对外界及自身性能的变化进行识别和判断，进而通过一定功能的转换，最终采取相应的行动来调整以适应外界变化和避免自身性能受损。人工智能材料的研发和应用将为传感器技术带来全新的发展。

3.5　智能康复辅具的应用现状与发展趋势

3.5.1　康复机器人的现状与发展趋势

康复机器人是医疗机器人的一个重要分支，主要功能是针对运动障碍患者（如因老龄化、肢体残疾、脑卒中、创伤性神经损伤等因素）进行运动辅助和康复训练，具有精度高、可重复性好、可操作性强等特点。随着人口老龄化和各类运动功能障碍患者的增多，康复机器人具有巨大的发展潜力和应用市场。目前，康复机器人已经取得了长足的发展和应用，并呈现出技术融合创新。但由于我国康复机器人起步较晚、技术尚不成熟、政策尚需完善等多方面因素，使得康复机器人这一新兴医疗器械在我国的发展仍面临很大的挑战。

中国的康复机器人自 2017 年起步以来，2018 年市场规模已达到 2.1 亿元，预计将以 57.5% 的年复合增长率增长至 2023 年的 20.4 亿元。根据康复机器人临床应用角度，将康复机器人分为肢体康复训练机器人、辅助行走与护理的康复机器人和智能假肢等。

在康复机器人广泛应用的背景下，标准化发展在 2019 年度取得了突破。2019 年 7 月，ISO/TC 299（国际标准化组织／机器人标准化技术委员会）发布了第一个有关康复机器人的国际标准：IEC 80601-2-78：2019。该标准规定了有关康复机器人的基础安全性和基本性能的要求细则，特别是用于运动功能障碍患者的康复（Rehabilitation）、评定（Assessment）、代偿（Compensation）或缓解（Alleviation）的医疗机器人，但不包括假肢（使用 ISO 22523）、电动轮椅（使用 ISO 7176）、诊断性成像设备（如：MRI 使用 IEC 60601-2-33）和个人护理机器人（使用 ISO 13482）等。与该标准配套的规范性表格也正在陆续发布。我国康复机器人相关技术标准都采用国际医疗机器人标准，康复机器人相关技术标准主要包括通用机械电气软件设计和安全、产品及试验方法等规范。2017 年 8 月，我国发布了新版《医疗器械分类目录》，其中出现了医用康复器械的说明。在《医疗器械分类目录》中，规定运动康复训练器械中的康复机器人，按第二类医疗器械申报（CFDA）。目前，我国也正在根据 IEC 80601-2-78：2019 制定中国国家标准，即将公布。

国外康复机器人起步较早，产品性能较好。美国食品药品监督管理局（FDA）和欧盟市场产品安全控制的监管机构（CE），对康复机器人的开发和推广的审批流程也较完善。欧盟及欧洲国家制定了康复机器人领域相应的技术标准，主要集中在家庭机器人、个人护理机器人，以及残疾人辅助产品器具等的性能安全、一般要求和测试方面。目前，IEC 80601-2-78：2019 已经被转化为欧洲多个国家的标准。

肢体康复训练机器人主要可分为牵引式上肢康复机器人、牵引式下肢康复机器人和悬挂式下肢康复机器人。其中，牵引式上肢康复机器人是一种以普通连杆机构或串联机器人机构为主体机构，使机器人末端与患者手臂连接，通过机器人运动带动患者上肢运动来达到康复训练目的。美国麻省理工学院的研究小组设计完成了第一台上肢康复机器人 MIT-MANUS，其商业应用版本 InMotion ARM 已获得美国 FDA 认证。该系统能够给患者上肢提供柔顺的机器助力，同时能够测量运动过程中的运动学信息进行康复评价。目前，该康复机器人系统已经广泛应用于临床康复训练，并能帮助病人取得了良好的康复训练效果。Hocoma AG 公司发布了两款商业化上肢康复机器人 Armeo Power 和 Armeo Spring。这两款机器人能够在三维任务空间内给患者同时提供肩肘腕关节的康复训练，并且能够给患者手臂提供减重支撑。同时，该康复机器人系统还设计了逼真的虚拟现实反馈和有挑战性的训练任务，以鼓励患者根据特定的治疗目标实现伸展或抓握动作。上海傅利叶智能科技有限公司设计了基于力反馈进行运动控制的康复机器人系统 Fourier M2，该系统可用于上肢肩、肘关节的复合康复运动治疗，它能够提供多样的目标导向性训练，包括抗阻运动、主动运动、助力运动和等速运动。同时，该系统通过视觉反馈提供沉浸式的交互体验，其设计的多元化游戏场景能够充分提高患者的主动参与度，以快速提升训练效果。

牵引式下肢康复机器人又称为坐卧式康复机器人，多用于运动功能完全丧失的瘫痪患者和脑卒中患者的康复训练前期。其优势在于在运动训练过程中，患者处于坐立、斜躺或平躺的姿态，无须下肢为身体提供支撑。Swortect 公司研发了自主运动康复机器人 MotionMaker™，该系统将机器人运动训练与功能性电刺激（FES）相结合，相对于传统的被动机器人训练，它通过肌肉电刺激模仿肌肉动员的模式生成自然的运动。同时，它具有的双侧髋 – 膝 – 踝电动运动矫正器能为患者提供准确的动作指导，确保训练动作按要求完成。广州一康医疗设备实业有限公司推出了一款下肢智能反馈训练系统 A1，该系统在减重状态下改变患者体位，进行踏步运动训练，模拟人体正常行走的生理步态，最大程度的恢复患者行走的功能，抑制异常步态。它支持在 0 ~ 80° 倾斜角的渐进性站立训练，能够有效控制患者下肢的生理载荷，实现循序渐进的下肢主被动踏步运动训练。悬挂式下肢机器人又称为直立式康复机器人，多用患者中后期康复训练。相对于坐卧式训练，这更加贴近于日常生活中下肢活动方式，有利于激发患者自主地为身体提供支撑。Hocoma AG 公司推出了 Lokomat 康复机器人系统，由于具有独特的动态减重系统，它适用于严重神经损伤患者，如脑卒中、脑外伤、脊髓损伤等。该系统不仅可以确保实现符合人类生理特征的步态训练模式，而且还能够量化增加患者的双腿负重能力和自主步行能力。另外，为避免康复训练枯燥，该系统可以通过收集到的实时反馈，鼓励患者完成各项训练，并通过视觉反馈的形式对患者进行实时的鼓励。广州一康医疗设备实业有限公司推出了一款步态训练与评估系统 A3，作为一种悬挂式减重辅助型步行训练系统，它基于神经系统重塑理论，通过重复不断的训练来刺激患者脑功能重塑，从而帮助其重新获得已丧失的正确运动模式。

康复机器人本体结构的仿生性、柔顺性和轻量化设计是未来的重要趋势。现有的康复机器人系统的人机相容性和轻量化设计不足，使得患者使用过程中的舒适感较差。人体本身是一种由骨骼、肌肉、皮肤等不同组织构成的"刚 – 柔 – 软"系统，理想的康复机器人也应该具有这一结构特性。基于柔性传递介质的康复机器人具有负载/重量比高、惯量低、结构紧凑、顺应性好等特点，能够适应康复训练过程中较为复杂的外界环境。哈佛大学为促进脑卒中患者恢复正常步态模式研发了一款柔性可穿戴外骨骼服。它可以通过类似服装的功能性纺织固定在腰部和小腿上，并通过绳索将执行器产生的机械功率传输给穿戴者，帮助患者实现更为自然的行走。同时，该软外骨骼内置可穿戴传感器、集成能源等配件也都采用了轻型化、顺应人体特征的设计，从而在最大程度上贴近人体日常穿戴衣物的生活场景。

高功率重量比的柔性驱动器研究是未来的热点之一。增加外骨骼康复机器人关节驱动器的柔顺性，有利于为病人提供安全性、舒适性和较好的康复效果。目前康复机器人中常用的柔性驱动器有气动肌肉执行器，弹性串联驱动器（SEA），变刚度驱动器（VSA）等。华中科技大学团队设计了一款可穿戴便携式上肢康复机器人 RUPERT。该款康复机器人适用于临床和家庭治疗，其利用气动肌肉驱动外骨骼在虚拟环境中辅助患者完成三维空间的日常训练任务。迈步机器人科技有限公司推出了一款柔性外骨骼康复机器人 BEAR-H1，相比于现在市场上的刚性驱动器外骨骼机器人，其能实现精确稳定的力反馈控制，同时提高患者康复训练期间的舒适度和安全性。

新型的传感模式和多模态控制方式结合也是康复机器人的发展趋势。脑机接口或者多模态信息（脑电、肌电、足底压力等）为康复机器人提供了一种全新的传感、通信和控制方式。中国科学技术大学将脑-机接口与表面肌电信号相结合成功开发了外骨骼机器人脑-肌混合控制方法。利用脑电信号和神经网络方法实现运动任务意图的识别，利用受试者前臂肌电信号的强度灵活地调整步态的高度和宽度，最终驱动动力外骨骼帮助受试者完成了规定的运动任务。

安全高效、可靠、高密度、长续航时间的集成动力能源供应，是外骨骼康复机器人能否实现室外使用的核心问题之一。目前市场上销售使用的外骨骼康复机器人受电池能量密度和自身重量的限制续航时间一般都较短。其中，HAL 外骨骼康复机器人只能连续工作 2 小时 40 分钟；Rewalk 外骨骼康复机器人只能持续辅助行走 3 ~ 4 小时；PHOENIX 外骨骼康复机器人可以连续工作 4 小时；Ekso 外骨骼康复机器人持续运行 6h。目前国内外骨骼康复机器人公司在续航方面有了显著的改善，上海傅利叶智能科技有限公司自主研发的外骨骼康复机器人 FourierX1，其配备了完善的模块化电池管理系统，能够连续运行 7 小时。尖叫智能科技（上海）有限公司研发了的下肢外骨骼康复机器人"踏云"，其续航能力在 5 天左右，足以满足一般的康复需求和家庭场景的使用。

3.5.2　智能轮椅和助行器的现状与发展趋势

智能轮椅是将智能机器人技术应用于电动轮椅，融合多个领域的研究，包括机器视觉、机器人导航和定位、模式识别、多传感器融合及用户接口等。近年来，国内外研究机构将智能机器人技术应用于智能轮椅取得了一定的成效，研制出了很多面向行动不便人群的智能产品。

美国 MIT 开发的 Wheelesley 智能轮椅采用虹膜扫描技术检测用户眼睛运动方向与轨迹来预判用户行为，并采用多传感器构建环境地图用以实现室内自主导航。西班牙 SIAMO 智能轮椅系统集成了操控器、语音、头部运动识别、呼吸控制及眼电信号控制等多种人机交互接口。在多姿态调节方面，以瑞典 Permobil 和德国 Ottobock 公司的轮椅产品为代表，注重舒适性和个性适配等。日本松下公司与 WHILL 公司共同研制的 WHILL NEXT 智能轮椅产品，已在日本成田机场实地开展自动驾驶测试。我国智能轮椅研究起步较晚，在机构的复杂性、灵活性和控制器的智能控制技术上和国外相比有一定差距，但也根据自身特色从事智能轮椅的研究。中科院自动化所的 Robo Chair 采用多模态人机交互接口，可实现在室内非结构化环境中的精确定位和导航。上海交大的"交龙"智能轮椅采用触摸屏、手势、语音和脑机接口实现多模态人机交互，具有人机共享控制与自主导航等多级自主导航模式，并配有协作型机械臂提供操作辅助。近几年，多模态的电动轮椅车逐步得到关注，因为具有手动操控、语言交互、姿态调整、康复功能站立式结构设计的多模态智能轮椅除提供了多种日常生活所需的功能，能够帮助使用者大幅度改变身体位姿，有效减少压疮的产生，站立可以增强心肺功能，辅助锻炼腿部肌肉，活络筋骨；平躺式结构设计可用于休息，也可辅助锻炼腰腹肌肉，并且方便使用者在轮椅和床之间的转移。多模态多功能的电动轮椅不仅可以为残障人代步而且有利于进行身体康复锻炼。目前，国家康复辅具研究中心研制的多模态轮椅可以实现多姿态柔顺调节、多模态操控，已成功应用于养老院等多个场景。

智能助行器可以针对不同环境情形下的助行需求，通过不同的功能实现对使用者给予不同的助行援助。目前，国内外在智能助行器方面已开展了大量研究，形成了一些成熟的成果，根据功能可以分为两大类：一类是针对具有一定行走能力但视力较弱的人群，以导航避障功能为主的移动式导盲机器人。另一类是在日常行走或康复训练中提供物理辅助支撑的移动式助行机器人。韩国理工大学研发道德智能助行器 WAR，用户可通过触觉传感器操作扶手驱动助行器前进。日本东北大学研发了被动式步行支撑助行机器人 RT-Walker，通过适当的调节两个伺服刹车系统的控制来控制机器人的运动，还具备防跌倒的功能。日本北陆先端科技大学院大学设计助行机器人 JARoW 具有全向移动底盘，通过检测人体运动自主调整运动方向与速度，实现上下坡自动跟随助力。欧洲 ACANTO 项目开发的 FriWalk 助行器，通过步态识别监测用户潜在的健康风险。葡萄牙科英布拉大学开发助行器 ISR–AIWALKER，可预测用户意图并识别步态。上海交通大学开发 WalkMate 助行机器人，可升降机身辅助用户站立，并基于激光 SLAM 和 GPS 实现室内外定位，具有防跌倒和健康数据监测等功能。北京理工大学研发助行系统 ARSD，具有定位、地图构建与导航功能；上海理工大学研发的智能助行器，具有智能步态学习功能，实现动态平衡调节和用户行走速度跟踪；华中科技大学与国家康复辅具研究中心共同开发的智能助行系统具有基于力传感器的人 – 机交互接口，同时也可基于人工势场法和紧急避障控制策略的共享控制方法为使用者规划安全路径。

目前智能轮椅和助行器技术有了较大的发展，能够较好地满足各种残障人士和老年人的需要，但是在实用性能上还需要进一步完善和提高。主要表现在一些高技术仍处于研发和试验阶段，成本较高，结构化、系统性不强。

针对智能轮椅和智能助行器，需要突破基于人机功效学的本体机构优化设计、基于多传感器信息融合的智能感知、面向主动安全的多级自主导航控制、面向个性化适配的多模态人机交互、系统检测与应用有效性评估等一系列关键技术。突破复杂环境对患者独立移动能力的限制，有效提升动态环境自主性、坡道与障碍物路面安全性、人－机－环境多模态交互与协同的共融性，实现对患者独立生活能力的显著改善。

3.5.3 智能假肢和矫形器的现状与发展趋势

膝、踝关节的缺失，严重影响了下肢截肢者的运动能力和生活质量，他们需要安装下肢假肢来代偿健康肢体功能，恢复运动能力，提高生活质量。传统的下肢假肢虽然在外形上和人类的肢体相似，但在功能上却和人类的肢体存在很大的差距。在行走过程中，传统假肢关节不能像人类的膝、踝关节一样实时调整角度、阻尼和力矩，也不能向人体提供动力，导致截肢者的步态僵硬，两侧肢体运动不协调，相较于健康人行走速度更慢、能量消耗更大。为了改善截肢者的行走步态，提高他们的运动能力，智能下肢假肢逐渐成为假肢研究的热门方向。

智能小腿假肢根据能否提供动力，可分为智能动力小腿假肢和智能非动力小腿假肢。目前市场上有代表性的智能非动力小腿假肢有英国英中耐公司研发的艾伦（elan）仿生电子踝脚和冰岛奥索公司研发的普欧仿生智能脚（ProprioFoot）。相对于传统被动小腿假肢，这两款智能小腿假肢均可改善穿戴者行走的流畅性和穿戴舒适性。但在行走过程中，它们不能为穿戴者提供额外的动力。Collins等人研发了一款智能小腿假肢（CESR）。在行走过程中，CESR只是控制了能量的储、释能过程，Au等人研发了一款智能动力小腿假肢，该款假肢可以降低穿戴者的能量消耗7%至20%。基于Au等人研发的假肢样机，BiOM公司已经研发出商业的智能动力小腿假肢产品。近年来国内在智能动力小腿假肢产业化方面也取得了突破性进展，北京工道风行智能技术有限公司依托于北京大学工学院的机器人技术，研发了一款智能动力小腿假肢（风行者）。其在坐、站、平地行走、上下斜坡、上下楼梯、骑行等日常运动中可最大限度地模拟人体踝足功能，自主调节踝关节角度、阻尼和力矩，帮助截肢患者获得更自然舒适的步态。

智能膝关节假肢根据能否提供动力，可分为智能动力膝关节假肢和智能非动力膝关节假肢。目前市场上有代表性的智能非动力膝关节假肢包括德国奥托博克公司研发的C-LEG智能膝关节假肢和冰岛奥索公司研发的RHEO智能膝关节假肢。这类假肢继承了纯被动假肢重量轻、抗扰动能力强、低噪音的优点，同时通过可控的膝关节阻尼调节进一步提升了假肢在支撑期抗扰动的能力，但这类假肢由于没有搭载动力系统，无法主动屈膝。冰岛奥索公司研发了一款纯电机驱动的智能动力膝关节假肢Power Knee，可提供全程电机驱动的支撑期控制和摆腿期的轨迹追踪。智能动力膝关节假肢可以提供主动屈膝和伸膝的能力，使残障者可以交替腿上、下楼梯、斜坡。为了提高动力和功能，动力系统需要支持大范围的速度和力矩变化，其代价便是假肢能耗上升、重量变大、结构更加复杂。

近些年，有研究提出混合动力膝关节假肢的概念。研究者们将动力系统加入到被动假肢中，希望能够实现轻量、低能耗的同时，为残障者提供相较于被动假肢更多的主动功能。已有的研究已经证实这类假肢相较于被动假肢有着潜在的优势。加州大学伯克利分校课题组提出了一种基于齿轮泵的电动液压缸驱动的低动力型混动膝关节假肢，在智能液压调节的基础上，可以提供一定的动力。麻省理工学院课题组提出了在纯电机驱动假肢基础上加入弹性串联元件，在支撑期，通过调节弹性串联元件代替大电机做功，以此降低行走的支撑期和站立时的电机能耗问题。犹他大学课题组提出传动比可调的多连杆传动装置，使用被动液压缸和小电机，在行走中提供被动液压阻尼，但同时也可以提供大动力的交替上楼梯功能。范德堡大学课题组提出基于电机、丝杠、齿轮的电动液压缸的混合动力膝关节，也可在智能液压调节的基础上，可以提供一定的摆腿助力。相较于纯电机驱动主动膝关节假肢，混合动力假肢利用了阻尼元件的机械特性，更加仿照人的肌肉做功机理，主被动结合，有更大的潜力优化假肢重量和能耗。而相较于被动假肢，混合动力假肢可以在运动过程中提供一定的动力支持，弥补了被动假肢动力不足带来的功能上的缺失，如交替腿上楼梯和助力摆腿。

智能矫形器目前发展的较好的是截瘫行走矫形器。截瘫行走矫形器，亦称截瘫步行器，是一类为辅助截瘫患者站立行走的矫形器，按照 ISO 的定义为：胸腰 / 腰骶髋膝踝足矫形器，即围绕躯干腰部区域、髋关节、膝关节、踝关节和足的矫形器。智能截瘫行走矫形器（即截瘫行走机器人）是指能够行走的截瘫机器人，实质上是一种基于行走机器人技术的特殊功能性智能行走辅具。它的基本条件是靠外力驱动关节的活动，而且必须有反馈机制使各个动作协调一致，是现代智能技术在截瘫行走矫形器中的应用。同类产品目前在国内外有很多，如外骨骼式行走器、外骨骼机器人、动力外骨骼系统、助行动力外骨骼、下肢助力外骨骼、助力外骨骼机器人、可穿戴式下肢机器人、可穿戴外骨骼机器人、行动辅助机器人、机器裤等。目前，国外主要用于脊髓损伤患者的截瘫行走机器人代表性产品如下：以色列 ReWalk Robotics 的 Rewalk、美国伯克利分校的 Ekso、美国 Parker Hannifin 公司的 Indego、日本筑波大学的 HAL–5、俄罗斯 ExoAtlet 公司的 ExoAtlet；以及电子科技大学的 AIDER 布法罗机器人、上海傅利叶公司的 Fourier X1、北京大艾机器人的 AiLegs 等。

3.5.4 人工智能技术在康复评价、训练中的现状和发展趋势

国内外研究人员基于多种传感器信息、脑电肌电生理信息、核磁、近红外脑功能等技术，利用人工智能算法进行患者运动功能、脑功能的康复定量评估、康复训练及疾病的预警。比如，应用强化学习设计外骨骼系统的非线性控制器，基于长短时记忆神经网络的脑血管疾病康复预测，基于贪心神经网络优化神经损伤患者上肢康复训练方案，融合传感器技术和人工智能开展基于深度学习的脑卒中手臂运动功能障碍、手部运动功能障碍和上肢活动能力自动评定，基于深度学习的脑电及功能磁共振信号的识别研究等。

智能感知是智能辅具的重要前提。在传感信息呈现和表达上，多来源、多模态数据还增加了鲁棒性，特别是人的健康状态评估会受到环境、心情等各个复杂外界因素的变化，

医护人员也需要综合多方面的信息进行综合评价。因此多传感多模态信息数据的融合与集成是提高数据分析质量的重要基础。在大数据时代，物联网提供大量数据，云计算提供大数据处理能力，在此背景下，多模态的信息感知研究将成为智能康复技术的另一个研究热点。通过运动学、动力学、生理信号等多种信息感知，基于深度学习、大数据等先进技术，研究多种运动、电生理等信息感知处理技术，提取最优数据特征，进而研究与脑神经元间产生新的连接和重塑之间的关系，探索神经可塑性的研究范式，为智能化康复训练和定制康复方法奠定基础。

智能交互和控制是智能辅具的重要内容。随着人机智能系统所面临任务和场景的复杂化，根据人体简单肢体动作进行意图识别的方法误判率较高，现在更多的研究是利用生物信号来进行人机智能系统的认知交互，通过采集人机交互过程中用户的生理电信号来识别其运动意图，再将运动意图作为一种控制指令来控制人机智能系统。常用的生理电信号有表面肌电信号（sEMG）、脑电信号（EEG）以及眼电信号（EOG）。未来在智能人机交互将研发运动－脑感知、环境建模、优化决策等关键技术，强化人机交互体验与人机协作效能，更好地完成复杂的人机协同任务，最终实现人类和机器人在应用场景中的自然互融。在多传感器信息支持下，未来的智能控制技术将结合深度学习等人工智能技术，通过对大量数据有效分类、归纳，提取可靠有效信息，并具有强大的学习能力，能够根据任务变化自适应调整。智能控制技术与个性化动态适应的机器学习、仿人技术相结合将大幅度提高康复训练智能化水平。

虽然人工智能技术发展在康复工程领域已经进行了很多研究，但康复是面向人个体的，看似有规律可循，实际上个体差异大，变量多，充满未知和不可控因素。因此，在康复领域中基于人工智能技术应用的实例相对较少，人工智能技术仍需不断深化研究，同时也面临着许多挑战。

首先，缺乏大量样本的标准康复数据库。由于大数据技术的出现和使用时间还不长，各类康复评估、训练的基础数据不论从数量上还是从质量上来看，都尚需要较长时间的积累。一方面，基于运动、脑电、核磁、近红外脑功能、肌电等在不同肢体部位、认知方面康复评估数据集严重不足。另一方面，已有规模化的基础数据集（比如：核磁、超声）不仅数据质量良莠不齐，而且都是基于某一类肢体障碍或者特定条件的数据，缺乏标准统一化。

其次，需不断探索新的人工智能算法应用场景。一方面，继续深度学习算法的深化和改善研究，如深度强化学习、对抗式生成网络、深度森林、图网络、迁移学习等，以进一步提高深度学习的效率和准确率。另一方面，研究新的类脑智能算法，将脑科学与思维科学的一些新的成果结合到神经网络算法之中，形成不同于深度学习的神经网络技术路线，如胶囊网络等。

最后，主流的人工智能模型（深度学习等）还存在一定的局限性。因康复评估和康复训练是以人为基础，人的功能评估和康复训练会受到环境、心情等各个复杂外界因素的变化，而深度学习存在黑箱问题，不能解释其自身做出决策的原因，因此人工智能技术具体应用到人的康复评估和训练方面还存在一定的距离。

参考文献

［1］ World Health Organization.（2001）. International classification of functioning，disability and health：ICF. World Health Organization.

［2］ World Health Organization，USAID & International Disability Alliance.（2016）. Priority assistive products list：improving access to assistive technology for everyone，everywhere. World Health Organization.

［3］ 李杰，陈超美. citespace 科技文本挖掘及可视化［M］. 第 2 版. 北京：首都经济贸易大学出版社，2017：137-207.

［4］ 樊瑜波，张明. 康复工程生物力学［M］. 第 1 版. 上海交通大学出版社，2017.

［5］ Duan JK，Wang C，Tongbo L，et al. Tai Chi Is Safe and Effective for the Hip Joint：A Biomechanical Perspective［J］. Journal of Aging and Physical Activity，2019，28（3）：415-425.

［6］ Jungsoo L，Ahee L，Heegoo K，et al. Different Brain Connectivity between Responders and Nonresponders to Dual-Mode Noninvasive Brain Stimulation over Bilateral Primary Motor Cortices in Stroke Patients［J］. Neural plasticity，2019：3826495（1-10）.

［7］ Stinear MC，Byblow DW，Ackerley JS，et al. Predicting Recovery Potential for Individual Stroke Patients Increases Rehabilitation Efficiency［J］. Stroke，2017，48（4）：1011-1019.

［8］ Hordacre B，Moezzi B，Ridding MC. Neuroplasticity and network connectivity of the motor cortex following stroke：A transcranial direct current stimulation study［J］. Human Brain Mapping，2018，39（8）：3326-3339.

［9］ Ekhtiari H，Tavakoli H，Addolorato G，et al. Transcranial Electrical and Magnetic Stimulation（tES and TMS）for Addiction Medicine：A consensus paper on the present state of the science and the road ahead［J］. Neuroscience Biobehavioral Reviews，2019，104：118-140.

［10］ Poo MM，Du JL，Ip NY，et al. China Brain Project：Basic Neuroscience，Brain Diseases，and Brain-Inspired Computing［J］. Neuron，2016，92（3）：591-596.

［11］ 国务院关于加快发展康复辅助器具产业的若干意见［J］. 中华人民共和国国务院公报，2016，（32）：39-43.

［12］ GB/T 20000.1—2014，标准化工作指南第 1 部分：标准化和相关活动的通用术语［S］. 2014.

［13］ 杨晓芳，李晓亮，母瑞红，等. 中国医疗器械检验机构现状与发展［J］. 中国医疗器械杂志，2014，38（1）：57-60.

［14］ 樊瑜波. 抓住机遇乘势而上推动我国康复辅助器具产业大发展——关于对《国务院关于加快发展康复辅助器具产业的若干意见》的思考［J］. 中国民政，2016，（021）：40-42.

［15］ Kate JT，Smit G，Breedveld P. 3D-printed upper limb prostheses：a review［J］. Disability & Rehabilitation Assistive Technology，2017，12（3）：300-314.

［16］ Chen RK，Jin YA，Wensman J，et al. Additive Manufacturing of Custom Orthoses and Prostheses – A Review［J］. Additive Manufacturing，2016，12（part_PA）：77-89.

［17］ Barrios-Muriel J，Romero-Sánchez F，Alonso-Sánchez FJ，et al. Advances in Orthotic and Prosthetic Manufacturing：A Technology Review［J］. Materials，2020，13（2）：295.

［18］ O'Brien L，Cho E，Khara A，et al. 3D-printed custom-designed prostheses for partial hand amputation：

Mechanical challenges still exist［J］. Journal of Hand Therapy, 2021, 34（4）: 539-542.

［19］ Porras DC, Siemonsma P, Inzelberg R, et al. Advantages of virtual reality in the rehabilitation of balance and gait: Systematic review［J］. Neurology, 2018, 90（22）: 1017-1025.

［20］ Rose T, Nam CS, Chen KB. Immersion of virtual reality for rehabilitation – Review［J］. Applied Ergonomics, 2018, 69: 153-161.

［21］ Zhang B, Li D, Liu Y, et al. Virtual reality for limb motor function, balance, gait, cognition and daily function of stroke patients: A systematic review and meta-analysis［J］. Journal of Advanced Nursing, 2021, 77（8）: 3255-3273.

［22］ Rutkowski S, Kiper P, Cacciante L, et al. Use of virtual reality-based training in different fields of rehabilitation: A systematic review and meta-analysis［J］. Journal of Rehabilitation Medicine, 2020, 52（11）: jrm00121.

［23］ Adamovich SV, Fluet GG, Tunik E, et al. Sensorimotor training in virtual reality: A review［J］. Neurorehabilitation, 2009, 25（1）: 29-44.

［24］ Fmj V P, Esther O, Sergi B, et al. Neurorehabilitation using the virtual reality based Rehabilitation Gaming System: methodology, design, psychometrics, usability and validation［J］. Journal of NeuroEngineering and Rehabilitation, 2010, 7（1）: 48（1-14）.

［25］ Lewis G N, Rosie JA. Virtual reality games for movement rehabilitation in neurological conditions: how do we meet the needs and expectations of the users?［J］. Disability & Rehabilitation, 2012, 34（22）: 1880-1886.

［26］ 任宇鹏, 王广志, 程明, 等. 基于脑–机接口的康复辅助机械手控制［J］. 中国康复医学杂志, 2004, 19（5）: 7-10.

［27］ 高上. 神经工程与脑–机接口［J］. 生命科学, 2009, 21（02）: 177-180.

［28］ 明东, 王坤, 何峰, 等. 想象动作诱发生理信息检测及其应用研究: 回顾与展望［J］. 仪器仪表学报, 2014, （9）: 1921-1931.

［29］ 赵正平. MEMS 智能传感器技术的新进展［J］. 微纳电子技术, 2019, 56（01）: 1-7.

［30］ Wan S, Bi HC, Zhou YL, et al. Graphene oxide as high-performance dielectric materials for capacitive pressure sensors［J］. Carbon, 2017, 114: 209-216.

［31］ Phan HP, Dinh T, Kozeki T, et al. The Piezoresistive Effect in Top-Down Fabricated p-Type 3C-SiC Nanowires［J］. IEEE Electron Device Letters, 2016, 37（8）: 1029-1032.

［32］ Thakur C, Ogawa K, Tsuji T, et al. Soft Wearable Augmented Walking Suit With Pneumatic Gel Muscles and Stance Phase Detection System to Assist Gait［J］. IEEE Robotics Automation Letters, 2018, 3（4）: 4257-4264.

［33］ Huo C, Li X, Jing J, et al. Median Nerve Electrical Stimulation-Induced Changes in Effective Connectivity in Patients With Stroke as Assessed With Functional Near-Infrared Spectroscopy［J］. Neurorehabilitation neural repair, 2019, 33（12）: 1008-1017.

［34］ Esquenazi A, Talaty M, Packel A, et al. The ReWalk Powered Exoskeleton to Restore Ambulatory Function to Individuals with Thoracic-Level Motor-Complete Spinal Cord Injury［J］. American journal of physical medicine & rehabilitation, 2012, 91（11）: 911-921.

［35］ Vorobyev AA, Petrukhin AV, Zasypkina OA, et al. Exoskeleton as a New Means in Habilitation and Rehabilitation of Invalids（Review）［J］. Sovremennye tehnologii v medicine, 2015, 7（2）: 185-192.

［36］ Lahat D, Adal T, Jutten C. Multimodal Data Fusion: An Overview of Methods, Challenges and Prospects［J］. Proceedings of the IEEE, 2015, 103（9）: 1449-1477.

撰稿人: 樊瑜波　张　明　蒲　放　李增勇　任韦燕

纳米医学工程

1　引言

　　纳米技术在众多领域具有广阔的应用前景，因此受到了全球范围内的极大关注。我国对纳米技术的重视程度主要体现在宏观政策、技术支持、资金投入等方面。在此基础上，我国的纳米技术蓬勃发展，部分研究已达到国际领先水平，应用市场规模不断扩大，产业集群化趋势愈发明显，极大促进了国内企业的快速发展。国家"十四五"规划建议提出要大力建设科技强国、网络强国、数字中国，重点瞄准人工智能、量子信息、集成电路、生命健康、脑科学生物育种、空天科技、深地深海等前沿领域，实施重大科技项目。"十四五"规划100个重大项目中更是明确指出要大力发展石墨烯、超材料等纳米功能高端材料。此外，地方"十四五"规划中也将纳米技术列为优先发展目标，如苏州园区计划打造五大千亿元级先进制造业集群，其中就包括纳米技术应用领域。

　　纳米医学作为纳米技术的重要分支，服务于基础和临床医学，承担着守护人类健康的重要职责。纳米医学能否完成捍卫"人类命运共同体"的历史使命，主要取决于重大研究成果的转化。因此，纳米医学的发展任重道远，需要一代又一代的纳米医学相关科研工作者的不懈努力和持续攻关。

2　纳米技术的发展现状

　　近年来，纳米技术基础理论研究和新材料开发等应用研究得到了快速的发展，尤其是在光电材料、环境和能源、生物医学、航天和航空等领域得到了广泛的应用。纳米技术的应用正逐渐从实验室向产业化方向转移。目前，除少数国家可以量产部分纳米材料外，大多纳米材料等产品仍处于开发研制阶段。尽管我们在纳米技术应用方面取得了一定进步，但距离纳米技术的普及化应用还有相当一段路要走。随着全球化程度的不断提高、科研资金的大量投入以及科研工作者的通力合作，纳米技术的产业化进程也必将迎来新的春天。

纳米技术在发展过程中也暴露出诸多问题：

（1）尚未形成跨学科、跨领域的联合研发体制

纳米技术具有跨学科、跨领域等特点，这一特点要求相关科研工作者紧密配合，共同促进纳米技术的进步和发展，但由于专业背景、科研体制等原因，各专业人员间还未实现强强联合，这一问题可能需要从顶层进行设计，为实现纳米技术的应用贡献源源不断的力量。

（2）缺乏专业人才

纳米技术领域需要复合型的科研人员，更好地推动相关技术的发展和进步。尽管我国约有5000人的纳米技术研究队伍，但主要以其他领域转到或延伸到纳米领域为主，其基础理论知识相对缺乏，专业人才缺口非常明显。因此，如何培养新一代的专业人才是我们所面临的一大难题。

（3）成果转化较少

纳米技术领域的文章和专利申请数量逐年增多，但是在成果转化方面未出现对应性的显著增长，严重制约了纳米技术的应用发展。因此，在关注基础研究的同时也要注重成果转化，真正实现科技服务生活。

3　学科最新的研究进展

3.1　药物共载纳米系统的构建

由于肿瘤供血血管通常具有相似的特征，因此靶向促凝血剂诱导的肿瘤血管选择性血栓闭塞是肿瘤治疗的一个重要研究方向。肿瘤特异性靶向凝血诱导蛋白组织因子（tTF）的胞外结构域，是血液凝固的主要起始因子，已通过配体工程实现靶向多种肿瘤血管标志物，但在临床上仍缺乏成功的应用。与tTF不同，凝血酶能够通过直接激活血小板并在没有其他辅助因子的情况下将循环的纤维蛋白原转化为纤维蛋白而立即诱导血栓形成。因此，凝血酶应产生更有效和局部的闭塞作用，但肿瘤会复发。此外，肿瘤血管靶向/阻断与细胞毒性药物的结合可以更有效地抑制肿瘤的生长。但是，在先前的研究中，这两种药物是依序给药的，有可能会导致两种疗法彼此相对。国家纳米科学中心聂广军研究员、赵宇亮院士等人在《自然·生物医学工程》（*Nature Biomedical Engineering*）报道了一种将凝血酶和化疗药物阿霉素（Dox）整合到单个纳米载体中以同时杀死肿瘤的药物共递送纳米系统。与两种药物的顺序给药相反，研究人员假设这样的纳米系统将通过同时影响肿瘤活力的两个独立方面（即肿瘤血液供应和癌细胞增殖）来引发协同效应，从而避免了与两种单独给药的次优给药和调度相关的问题。由于大分子壳聚糖的生物相容性和生物可降解

性，研究人员将其作为本研究中构建药物共载纳米系统的基石，从而开发更经济可行的纳米载体，促进将血管阻断疗法转化为临床实践[1]。具体来说，研究人员首先采用离子凝胶法成功制备了壳聚糖基高分子纳米粒（NPs），该纳米粒对 Dox（约 17%）和人凝血酶（约 78%）具有较高的包封率。将具有 CREKA 序列的肿瘤归巢五肽移植到 NPs 表面，产生具有活性肿瘤组织靶向能力的 NPs。CREKA 肽能够特异性地识别纤维蛋白 – 纤维连接蛋白复合物（肿瘤血管壁和肿瘤基质中独特地过度表达）。由此产生的 NPs 在肿瘤部位表现出凝血酶的受控释放，局部引发肿瘤内血栓形成，从而剥夺了肿瘤的营养，同时积累了 Dox，通过肿瘤内扩散杀死肿瘤细胞，包括位于肿瘤边缘的细胞（图 1）。

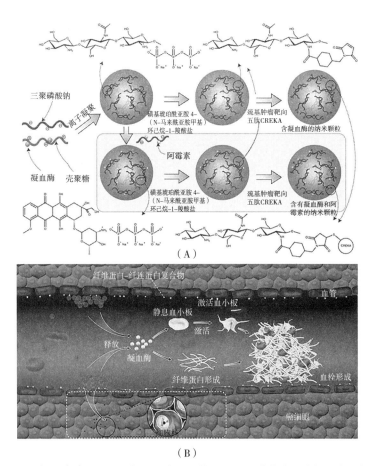

图 1　A. 纳米载体的合成及凝血酶与阿霉素的共载；B. 纳米载体在肿瘤组织中活性的示意图

在肿瘤临床治疗过程中多药联合使用可同时作用于多通路和多靶点发挥协同增效作用，但不同药物的理化性质、药代动力学和组织分布等差异较大，按单药规定剂量给药时难以实现治疗效果最大化，限制了临床应用。因此如何利用纳米药物递送系统精准调控药物多组分灵活荷载，实现抗肿瘤增效减毒仍是我们面临的一大难题。

3.2 纳米酶催化活性的调节

纳米酶是具有与酶类似特性的纳米材料。由于纳米酶能够解决天然酶稳定性低、成本高和存储困难等局限性，已引起越来越多的关注。特别是，通过结合其独特的物理化学性质和催化活性，纳米酶显示出了广泛的应用。虽然纳米酶已被广泛开发，但其较低的催化活性和较差的动力学性能严重限制了其性能和进一步的应用。清华大学李亚栋院士、中科院生物物理研究所阎锡蕴院士等人在《自然·催化》（*Nature Catalysis*）报道通过精确地配位磷（P）和氮（N）来调节单原子铁（Fe）活性中心，开发了一种原子级别的 FeN_3P 单原子过氧化物纳米酶（FeN_3P–SAzyme），以模仿高度进化的催化中心和天然酶的高选择性。研究人员首先通过溶剂热法制备沸石咪唑盐骨架 8（ZIF-8）（作为碳和氮的前体）作为原料。P 物质是许多天然酶的重要组成部分，在协助电子从底物到酶的活性中心的隧穿中起着关键作用。因此，研究人员在合成系统中采用 P 作为前体来锚定金属活性中心，同时调节局部配位结构。然后，通过聚合将 Fe 离子和 PZM 聚合物的单体包裹在 ZIF-8 的表面上，得到 Fe/ZIF-8@PZM 核-壳复合材料[2]。单原子纳米酶可以为开发人造酶作为天然酶的最有利替代品开辟了一条有希望的途径。此外，开发的单原子纳米酶还将在酶催化、均相催化和多相催化之间架起一座桥梁（图 2）。

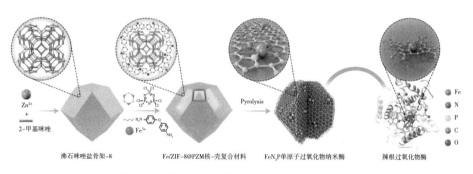

沸石咪唑盐骨架-8　　　　Fe/ZIF-8@PZM核-壳复合材料　　　　FeN_3P单原子过氧化物纳米酶　　　　辣根过氧化物酶

图 2　单原子过氧化物酶纳米酶的合成示意图

除此之外，纳米酶普遍具有多酶活性，虽然多酶活性的级联反应为疾病诊疗提供了新思路，但是也存在纳米酶在体内的催化活性难以预测与调控的问题。同时，多数纳米酶难以在生物体内分解代谢，严重制约了体内转化应用的可能性。因此，寻求一种相对专一并且可以被细胞有效分解代谢，具有良好的生物相容性的纳米酶，为突破体内应用的瓶颈提供了一种新思路。

3.3 人血清白蛋白药物应用新突破

血脑屏障具有阻止有害物质由血液进入大脑的功能。与此同时，血脑屏障还阻止了大多数小分子药物和大分子（例如肽、蛋白质和基于基因的药物）的转移。在脑部疾病治疗过程中通常需要口服或静脉注射药物，但由于血脑屏障的存在导致脑部疾病相关药物的临床进展十分缓慢。天津大学常津教授团队另辟蹊径，采用一种共载 Clioquinol（金属离子螯合剂）和 Donepezil（乙酰胆碱酯酶抑制剂多奈哌齐），并修饰了 TAT（跨膜肽）和 GM1（具有靶向 Aβ 功能的单唾液酸四己糖神经节苷脂）的人血清白蛋白纳米粒（dcHGT NPs）对阿兹海默病治疗机制的研究[3]。研究结果表明：TAT 和 GM1 可显著效提高载药人血清白蛋白药物递送纳米系统的入脑效率和脑内滞留能力；dcHGT 纳米粒可在体外显著抑制和消除 Aβ 聚集，减轻小胶质细胞乙酰胆碱相关的炎症反应，并减轻 Aβ 寡聚体对原代神经细胞的毒性；在阿尔兹海默病小鼠模型中，dcHGT 纳米粒可有效减少 Aβ 沉积，改善神经元形态学改变，挽救记忆障碍并显著提高乙酰胆碱调节能力，从而减缓疾病的发病进程。此外，通过从鼻腔滴入药物，绕开血脑屏障"抄近路"进入大脑，为药物治疗大脑疾病找到了一条"捷径"（图3）。

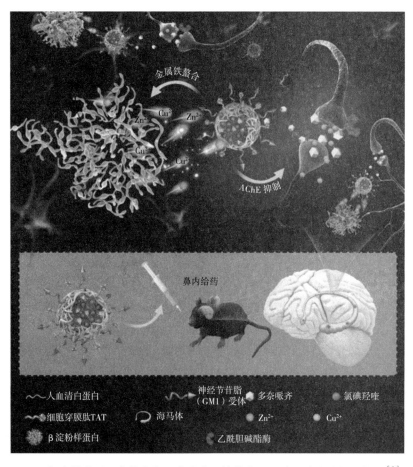

图 3　经鼻给药后，药物在海马中的金属铁螯合和乙酰胆碱酯酶抑制作用[3]

随着日益严重的人口老龄化问题，神经退行性疾病的治疗面临严峻挑战，如何有效突破血脑屏障的药物递送策略仍是业界的重难点。近期美国哥伦比亚大学、新加坡国立大学联合芝加哥大学的研究人员在《自然》（*Nature*）上发文揭示了一种将 Omega-3 运输到大脑中的分子工作机制，该机制可能是解锁血脑屏障的关键，从而为开发出能够更好地穿过血脑屏障的神经疾病药物提供了新思路和方法。

3.4　纳米诊断技术辅助癌症治疗

癌症干细胞（CSC）具有自我更新的潜力，并且还会在肿瘤块中引起分化的非 CSC。由于 CSC 的增长速度很慢，因此它们会表现出休眠状态并且具有治疗耐受性。日本北海道大学 Shinya Tanaka、龚剑萍等人在《自然·生物医学工程》（*Nature Biomedical Engineering*）报道了一种创新的水凝胶－双网络（DN）凝胶，可以将分化的癌细胞快速重编程为癌症干细胞。研究人员还发现钙通道受体和蛋白骨桥蛋白对于诱导癌症干细胞至关重要。此外，在 DN 凝胶上培养过的患者的脑癌细胞产生了称为血小板衍生的生长因子受体的受体。通过添加这些受体的分子抑制剂，它们能够靶向并根除癌症干细胞，这表明 DN 凝胶可用于选择治疗药物。更重要的是，在 DN 凝胶上培养的脑癌细胞在移植到小鼠脑中后能有效地形成肿瘤，这表明该癌细胞具有干性[4]。这一成果为研究针对癌症干细胞的药物铺平了道路，有望增强癌细胞类型诊断和生产个性化药物，从而改善癌症患者的预后（图 4）。

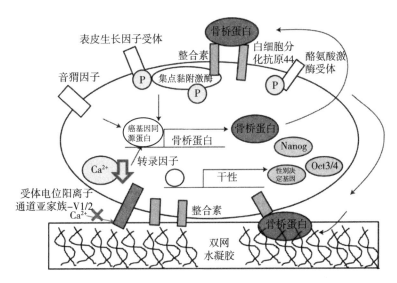

图 4　水凝胶活化重编程现象的分子机理

目前已实现部分新技术应用于临床疾病诊断，但通常情况下还是当组织发生可见的病变后才能检测出癌症。同时伴有大量的恶性细胞分化和转移，导致错过最佳的治疗时间。因此，利用纳米技术辅助肿瘤早期诊断应当作为纳米医学研究人员今后的研究重点之一。

3.5　纳米药物的临床转化

纳米药物表面的设计通常会遵循从"隐形"到"黏性"的转变即通过用一些聚合物（例如，PEG 和聚两性离子）或仿生白细胞膜覆盖其表面，使纳米药物在血液循环中隐身，然后用靶向或结合配体进行功能化以恢复其细胞结合能力。因此，纳米药物需要与发挥不同功能的成分结合在一起。但是，这种结合使得纳米药物的各成分在体内的药动学和药效学难以控制和监测，严重制约了复杂纳米药物的商业化生产。浙江大学申有青教授课题组在《自然·生物医学工程》（*Nature Biomedical Engineering*）报道了一种不结合蛋白质的磷脂结合型两性离子，能够有效地进行癌症药物输送。研究表明，小分子抗癌药物（SN38）与聚［2-（N- 氧化物 -N，N- 二乙氨基）甲基丙烯酸乙酯］（OPDEA）结合物，能够可逆地与细胞膜结合，而且与磷脂的相互作用很弱[5]。聚两性离子 - 药物结合物吸附到肿瘤内皮细胞上，然后再吸附到癌细胞上，有利于它们通过胞吞作用介导的外渗进入肿瘤间质和浸润到肿瘤中，从而实现肿瘤治疗（图 5）。这种简化结构但保留功能的独特设计策略有助于设计临床转化的抗癌纳米药物。

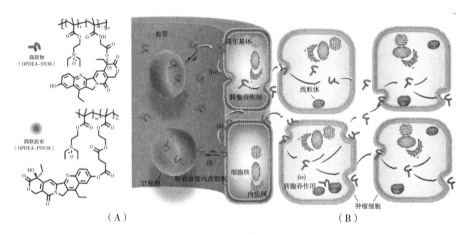

图 5　A. OPDEA 偶联物（OPDEA– sn38）和偶联嵌段共聚物（OPDEA–PSN38）的分子结构，
B. 静脉给药后，OPDEA 偶联物或胶束在血浆中循环或可逆地附着在红细胞上

随着纳米技术的快速发展，一系列功能化纳米药物应运而生，纳米药物转化也进入了收获期。但是纳米药物的安全性仍然是实现临床转化最大的障碍，我们应着重加强对纳米药物毒理学机制，纳米药物小试中试制备规范差异性引发的安全性、一致性和疗效差异等问题进行的研究，促进纳米药物更好地实现临床转化，造福更多患者。

3.6　纳米医学在新冠病毒领域的应用

迄今为止，新冠病毒疫情已经感染了上亿人且仍处于蔓延阶段。面对如此严重的疫情，世界各地的研究人员开发了多种方法用于诊断、预防和治疗新冠病毒感染及其引发的肺炎。

芝加哥大学黄俊教授课题组从肿瘤细胞分泌 PD-L1 外泌体来抑制 T 细胞杀伤中获得启发,开发了纳米病毒捕获器(Nanotraps)用于阻断新型冠状病毒以对新冠肺炎进行治疗。在 Nanotrap 的设计中,研究人员使用 FDA 批准的可降解聚乳酸作为内核,提供 Nanotrap 的机械稳定性并用于控制其尺寸(其作用类似细胞骨架),再用磷脂双分子膜包裹聚合物。由于新冠病毒通过其刺突蛋白与靶细胞的 ACE2 作用后进入细胞,同时将这种纳米病毒捕获器表面进一步安装上高密度的 ACE2 重组蛋白或者新冠病毒中和抗体。这种设计赋予 Nanotraps 对病毒刺突蛋白的高亲和力,从而可以高效捕获并遏制新冠病毒的感染[6]。这种 Nanotraps 治疗新冠肺炎的新策略对治疗和控制新冠肺炎,以及其他病毒引起的重大传染病具有一定的指导的意义和临床应用前景(图 6)。

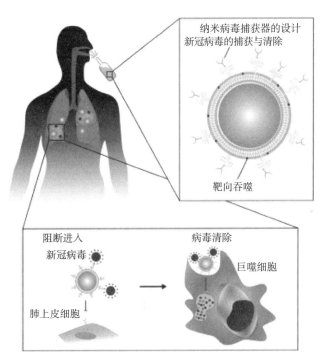

图 6　纳米病毒捕获器用于阻断新型冠状病毒对新冠肺炎进行治疗的示意图[6]

除此之外,在新冠的检测诊断方面,金纳米颗粒凭借优秀的光电特性,成为众多快速检测试剂盒的核心材料;石墨烯具有很高的导电性,被用在一些便携式检测仪中;磁性纳米颗粒有利于检测物的分离,也在几种检测方法中发挥作用。在新冠疫苗的开发中,脂质体纳米颗粒是使用最广泛的纳米材料。辉瑞和莫德纳的新冠疫苗,都使用了脂质体纳米颗粒来包裹和递送信使核糖核酸(mRNA)。此外,在治疗新冠病患方面,多种临床前研究使用纳米颗粒为载体,包裹和递送有治疗效果的酶或是信使核糖核酸。虽然疫情仍处于蔓延发展状态,但基于以上相关研究内容,我们相信纳米医学一定会在未来的防疫、抗疫和医疗中，发挥越来越重要的作用，疫情也终将会被消灭。

4　学科吸引点及最前沿热点的描述

4.1　学科吸引点——纳米医学工程促使传统医学"旧貌换新颜"

纳米技术已成为划时代的高新技术，纳米医学工程学科以前沿学科交叉为导向，以微纳技术与微纳生物技术为基础，实现了纳米与医学的交叉融合，着重培养创新型医学工程人才，促进纳米医学领域产学研的发展。

4.2　前沿热点的描述

4.2.1　纳米检测医学

纳米检测医学是指利用纳米材料功能特殊性及生物相容性好的特点，通过对待检物标记、示踪、探测，信号增强或转化，实现对核酸、氨基酸、蛋白质、细胞的高灵敏和高特异性检测，主要包括微纳米芯片、纳米试纸、纳米传感器。

4.2.1.1　微纳米芯片

佛罗里达大学曾勇等学者发现利用纳米微型芯片对细胞外囊泡进行分子和功能分析，可以微创监测乳腺肿瘤的生长和转移。与现有技术主要仅对细胞外囊泡分子组成进行分析不同的是，该研究通过纳米工程微细加工技术，将多种功能像集成电路一样全部集成于一块微型芯片，如同一个实验室，能够自动完成肿瘤相关细胞外囊泡功能和分子表现型的整合分析。该研究还开发了一种通用的高分辨率胶体喷墨打印方法，能够可靠且可扩展地制造三维纳米图案化设备。同时利用该纳米芯片平台对癌细胞株和小鼠模型的细胞外囊泡基质金属蛋白酶 MMP14 表达水平和蛋白水解活性进行整合分析，可以检测体外细胞浸润和监测体内肿瘤转移[7]（图 7）。

4.2.1.2　纳米试纸

纳米试纸是将膜层析技术与免疫标记纳米材料相结合的检测技术。最近的研究表明，hsa–microRNA 5010–3p（miR–5010）和 hsa–microRNA 331–5p（miR–331）对于检测帕金森病（PD）至关重要。研究人员构建了一种基于高荧光猝灭探针的反向荧光增强侧流试纸（rLFTS），以实现 miR–5010 和 miR–331 的同步检测。黑洞淬灭剂 2（BHQ2）涂层金纳米粒子（AuNPs）的形成有效增强了探针的荧光淬灭性能，从而大大提高了检测灵敏度[8]。该 rLFTS 还可与"入侵堆叠引物"等温扩增反应结合使用，以实现快速，灵敏，特异的与PD 相关的 microRNA（miRNA）的同步检测，整个检测时间更短（35 分钟），并且检测限达到了 fM 水平。对于 PD 的高精度诊断，通过将荧光分子标记在不同的 T 线上，在一个 rLFTS上成功实现了 miR–5010 和 miR–331 的同步测定。该 rLFTS 还可以检测 PD 患者全血样品中的总 microRNA 提取物中的 miRNA，这在 PD 诊断和生物医学研究中具有重要价值（图 8）。

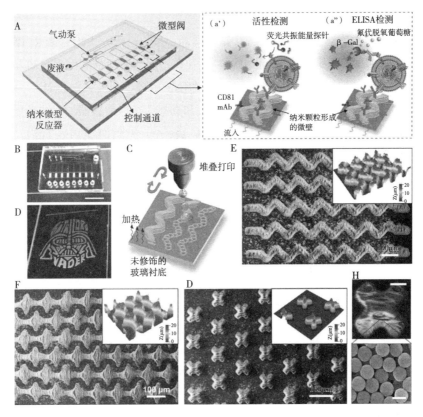

图 7 EV-CLUE 芯片喷墨创建纳米图案

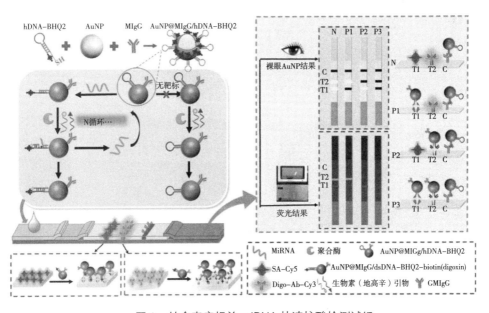

图 8 帕金森病相关 miRNA 快速核酸检测试纸

4.2.1.3 纳米传感器

钾离子（K⁺）浓度在各种生物过程中都会波动。虽然已经开发出许多 K⁺ 探针来通过光学成像监测这种波动，但是当前可用的 K⁺ 探针在检测活体动物的生理波动方面还不够灵敏。此外，短波长激发不适用于深层组织的监测。因此，研究人员设计了一种用于活细胞和动物中近红外（NIR）K⁺ 成像的高灵敏度和选择性纳米传感器。该纳米传感器是通过将上转换纳米颗粒（UCNP）和 K⁺ 封装在介孔二氧化硅纳米颗粒的中空腔内，然后涂覆 K⁺- 选择性滤膜。膜从介质中吸收 K⁺ 并滤出干扰阳离子。UCNP 将 NIR 转换为紫外线，从而激发 K+指示剂，从而可以检测培养细胞和完整小鼠大脑中 K+浓度的波动[9]（图 9）。

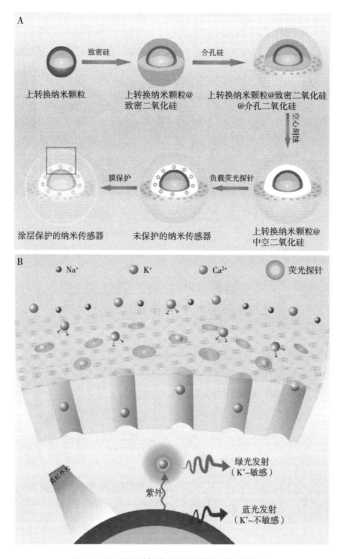

图 9　K⁺ 纳米传感器的构建及传感机制

4.2.1.4 纳米影像学探针

纳米酶作为模仿天然酶样活性的人工酶，在癌症治疗中受到了极大的关注。然而，设计在肿瘤中精确发挥其活性而不对周围正常组织产生脱靶毒性的纳米酶仍然是一个巨大的挑战。因此，研究人员设计了一种通过纳米酶和肿瘤血管正常化相结合来破坏肿瘤的协同增强策略，这种策略基于肿瘤微环境（TME）的"解锁"。这种纳米酶不仅具有光热特性，而且可以在 TME 的刺激下有效产生活性氧。此外，该纳米酶还在第二近红外区域的荧光成像和用于体内可视化追踪的磁共振成像中显示出显著的成像性能[10]（图 10）。联合疗法对乳腺癌的治疗效果显著。这项研究通过多功能纳米酶和肿瘤血管正常化之间的合作为乳腺癌的强化联合治疗提供了一种治疗策略。

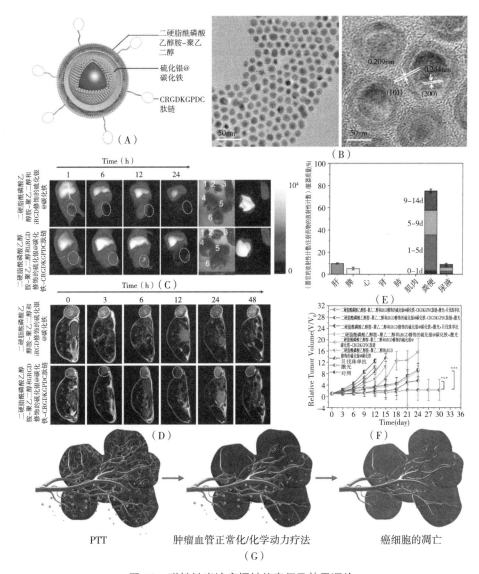

图 10 磁性纳米诊疗探针的表征及效果评价

4.2.2 纳米治疗医学

纳米治疗医学是指利用纳米材料的结构和功能特性，开发纳米药物/基因靶向给药系统，并通过内/外源控制技术，达到纳米靶向给药系统的智能化控释，实现对重大疾病的高效治疗。主要包括纳米靶向系统、纳米控释系统、纳米再生系统三个方面。

4.2.2.1 纳米靶向系统

近年来，纳米医学实现了从生物惰性到智能化系统的演变，更大程度提高了其在体内功能。目前，纳米靶向系统构建的研究主要集中在（图11）：基于脉管系统特征和组织微环境或可用的外源性刺激的响应和/或主动靶向；组织微环境重编程策略；转胞吞作用；肿瘤免疫治疗等方面[11]。

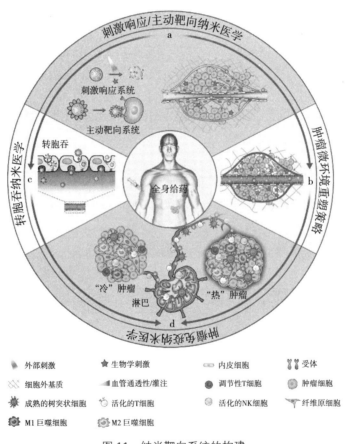

图 11　纳米靶向系统的构建

4.2.2.2 纳米控释系统

刺激反应性药物释放在癌症治疗中具有相当重要的意义。近期，研究人员开发了一种上转换发光的 DNA−偶氮苯纳米泵，可快速有效地释放药物。通过将偶氮苯修饰的 DNA 链组装在上转换纳米颗粒（UCNP）上来制备纳米泵。小分子药物阿霉素（DOX）通过插入 DNA 螺旋中而被装载到纳米泵中。在近红外光下，UCNP 发出紫外光和可见光促进偶氮的光异构化，偶氮作为叶轮触发 DNA 杂交和去杂化，从而实现 DOX 控制释放（图12）。此外，通过在纳米泵上装载肽和透明质酸，可以实现癌细胞核的靶向，这种高效的药物输送纳米泵有助于化学疗法的进一步发展[12]。

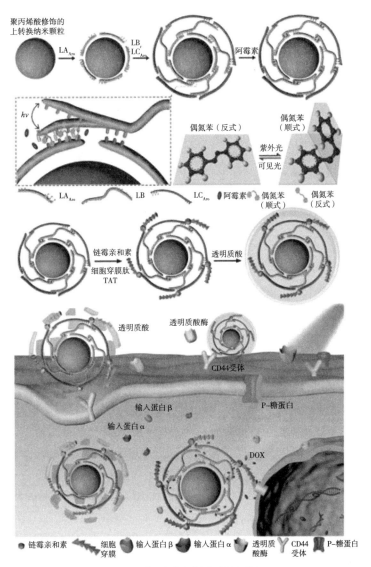

图12　近红外响应纳米控释系统

4.2.2.3　纳米再生系统

对于患有神经外伤和神经退行性疾病的患者而言，精确的神经电刺激是促进神经元再生的一种有效的方案。近期，研究人员通过将 S.Platensis 与磁性 Fe_3O_4 纳米颗粒和压电

BaTiO$_3$集成在一起，制造了一种多功能生物混合软微电机。该微电机系统可以在低强度旋转磁场下以高度可控的方式实现导航，同时可以实现单细胞定向运动，然后通过压电效应将超声能量转化为电信号，从而精确地诱导定向神经干细胞的分化（图13）。这种对神经干样细胞进行高精度刺激的新方法为微电机开辟了新的应用领域，并且在精确的神经元再生治疗方面具有巨大的潜力[13]。

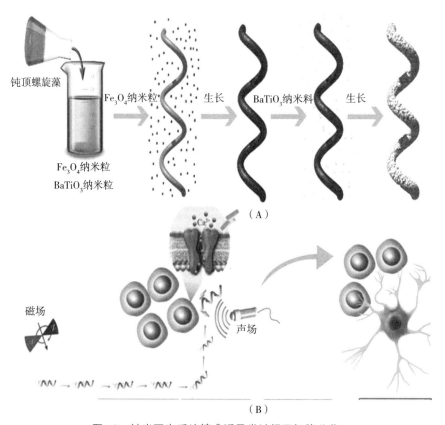

钝顶螺旋藻　Fe$_3$O$_4$纳米粒　生长　BaTiO$_3$纳米料　生长

Fe$_3$O$_4$纳米粒
BaTiO$_3$纳米粒

（A）

磁场　声场

（B）

图13　纳米再生系统精准诱导类神经干细胞分化

4.2.3　纳米交叉医学

纳米交叉医学是指在纳米检测和纳米治疗之外，还有其他一些有相关新型技术，包括纳米发电机、微纳米机器人、纳米孔测序技术等。

4.2.3.1　纳米发电机

近日，美国莱斯大学的科学家们研发出一种可以对人体可穿戴式医疗设备进行充电的小型便携式纳米发电机，患者可以通过日常的活动对该发电机进行充电[14]。该充电设备不含金属材料，当安装在患者的鞋子或衣服上的时候，可收集躯干及手臂摆动产生的静电，随时对可穿戴式医疗设备进行充电，该设备不仅便于携带，而且环保节能（图14），今后有望在可穿戴式医疗设备市场得到广泛应用。

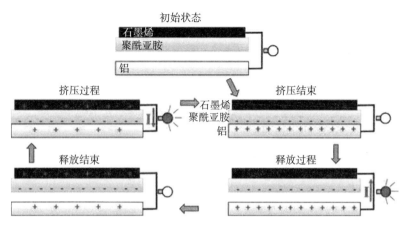

图 14 利用双层膜介导的纳米发电机示意图

4.2.3.2 微纳米机器人

微纳米机器人由于具有非常微小的尺寸以及很好的运动可操控性，因而可以以微创甚至无创的方式进入人体内一些狭小和常规医疗方法难以到达的组织和器官中，对诸多疾病的治疗具有巨大的应用前景。

近些年来，微纳米机器人在疾病诊断、微创手术、靶向药物或细胞递送、伤口愈合等具体生物医学问题上发挥了巨大的作用。此外，集群型微纳米机器人群中，个体间的协同作用将是未来开发医用微纳米机器人诊疗系统的重要策略。对于进一步推动微纳米机器人在体内和未来在临床上的应用，我们应该从材料开发、驱动控制技术和定位追踪手段等方面入手，开发驱动控制系统和定位追踪技术相结合的微机器人一体化平台，结合具有特定功能性的微纳米机器人执行单元集群，从而利用微纳米机器人技术来解决许多生物医学领域的难题。相比于被动扩散的胶体粒子或纳米载体，微纳米机器人具有更好的主动性，有利于优化和增强载体在病灶部位的定向富集[15]。

4.2.3.3 纳米孔测序技术

纳米孔测序技术作为新兴的单分子测序技术，无须扩增，可以根据碱基自身的理化性质来读取核酸序列，是最直接的核酸测序检测方法。然而，现有纳米孔测序技术更多关注于长的基因组或转录组的直接测序，对于极短的非编码 RNA 的直接测序还没有相关报道。在技术层面上，现有纳米孔测序平台亦不适用于分析诸如 miRNA 在内的极短非编码 RNA。

近期，研究人员将 DNA-miRNA 嵌合链用做纳米孔测序的模板链（图 15）[16]。嵌合链可以通过使用 T4 RNA 连接酶连接待测 miRNA 3 端和 DNA 5 端来构建。在 NIPSS 测序过程中，DNA 聚合酶合成 DNA 时，产生驱动力拉动嵌合链整体向 cis 侧移动，由于"位差"的存在，其连接的 miRNA 碱基逐个通过纳米孔识别位点，miRNA 序列从而被纳米孔直接读取。原理上，NIPSS 技术的读长由聚合酶合成位点与纳米孔识别位点之间的"位差"决定，其长度等价于该工作中所使用的 MspA 纳米孔道的高度，亦对应于 miRNA 3 端的 15 个碱基。虽然该读长不足以完美覆盖 miRNA 的全长，基于对现有全部人类 miRNA 的生物信息学分析，该读长足以直接区分 99.5% 的人类 miRNA，已具备直接的应用性。

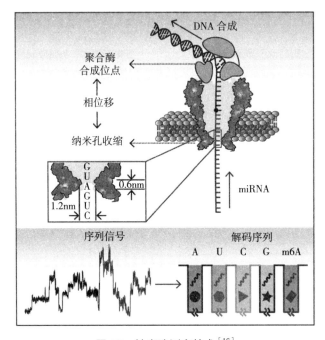

图 15 纳米孔测序技术[16]

5 结语

近年来，纳米医学涌现了一批新技术和新方法助力相关领域的快速发展，尤其在肿瘤的预防、诊断、治疗中扮演了十分重要的角色。当下，纳米医学的研究仍存在许多未知，相关研究人员也面临众多挑战。因此，我们要努力解决当前研究的局限性，突破瓶颈，同时也要立足基础、面向应用，争取为纳米医学的发展贡献更大的力量。

参考文献

［1］ Li S, Zhang Y, Ho S H, et al. Combination of tumour-infarction therapy and chemotherapy via the co-delivery of doxorubicin and thrombin encapsulated in tumour-targeted nanoparticles［J］. Nature Biomedical Engineering,

2020, 4（7）：732–742.

［2］ Ji S, Jiang B, Hao H, et al. Matching the kinetics of natural enzymes with a single–atom iron nanozyme［J］. Nature Catalysis, 2021, 4（5）：407–417.

［3］ Yang H, Mu W, Wei D, et al. A Novel Targeted and High–Efficiency Nanosystem for Combinational Therapy for Alzheimer's Disease［J］. Advanced Science 2020, 7（19）：1902906–1902918.

［4］ Suzuka J, Tsuda M, Wang L, et al. Rapid reprogramming of tumour cells into cancer stem cells on double–network hydrogels［J］. Nature Biomedical Engineering, 2021, 5（4）：914–925.

［5］ Chen S, Zhong Y, Fan W, et al. Enhanced tumour penetration and prolonged circulation in blood of polyzwitterion–drug conjugates with cell–membrane affinity［J］. Nature Biomedical Engineering, 2021, 5（5）：1019–1037.

［6］ Chen M, Rosenberg J, Cai X, et al. Nanotraps for the containment and clearance of SARS–CoV–2［J］. Matter, 2021, 4（6）：2059–2082.

［7］ Zhang P, Wu X, Gardashova G, et al. Molecular and functional extracellular vesicle analysis using nanopatterned microchips monitors tumor progression and metastasis［J］. Science Translational Medicine, 2020, 12（547）：2878–2895.

［8］ Chen M, Li H, Shi Z, et al. High fluorescence quenching probe–based reverse fluorescence enhancement LFTS coupling with IS–primer amplification reaction for the rapid and sensitive Parkinson Disease–associated MicroRNA detection［J］. Biosensors and Bioelectronics, 2020, 165：112278–112285.

［9］ Liu J, Pan L, Shang C, et al. A highly sensitive and selective nanosensor for near–infrared potassium imaging［J］. Science Advances, 2020, 6（16）：9756–9757.

［10］ Wang Z, Li Z, Sun Z, et al. Visualization nanozyme based on tumor microenvironment "unlocking" for intensive combination therapy of breast cancer［J］. Science Advances, 2020, 6（48）：8733–8743.

［11］ Li J, Kataoka K. Chemo–physical Strategies to Advance the in Vivo Functionality of Targeted Nanomedicine：The Next Generation［J］. Journal of the American Chemical Society, 2021, 143（2）：538–559.

［12］ Zhang Y, Zhang Y, Song G, et al. A DNA–Azobenzene Nanopump Fueled by Upconversion Luminescence for Controllable Intracellular Drug Release［J］. Angewandte Chemie–International Edition, 2019, 58（50）：18207–18211.

［13］ Liu L, Chen B, Liu K, et al. Wireless Manipulation of Magnetic/Piezoelectric Micromotors for Precise Neural Stem–Like Cell Stimulation［J］. Advanced Functional Materials, 2020, 30（11）：1910108–1910115.

［14］ Stanford M G, Li J T, Chyan Y, et al. Laser–Induced Graphene Triboelectric Nanogenerators［J］. ACS Nano, 2019, 13（6）：7166–7174.

［15］ Wang B, Kostarelos K, Nelson B J, et al. Trends in Micro–/Nanorobotics：Materials Development, Actuation, Localization, and System Integration for Biomedical Applications［J］. Advanced Materials, 2021, 33（4）：2002047–2002090.

［16］ Zhang J, Yan S, Chang L, et al. Direct microRNA Sequencing Using Nanopore–Induced Phase–Shift Sequencing［J］. iScience, 2020, 23（3）：100916–100927.

撰稿人：常　津　许海燕　席建忠　王汉杰　李　楠　刘　健

组织工程与再生医学

1　引言

组织工程学（Tissue Engineering），是指利用生物活性物质，通过体外细胞培养、体内或体外构建组织或器官，最终实现体内组织修复及器官再造的技术。它涉及生物学、材料学和工程学等多学科，目前组织工程技术可应用于复制各种组织，如肌肉、骨骼、软骨、腱、韧带、人工血管和皮肤；生物人工器官的开发，如人工胰脏、肝脏、肾脏等；人工血液的开发；神经假体和药物传输等方面。

近年来，传统的组织工程概念得到不断的延伸和扩展，能够引导组织再生的各种方法和技术均被引入到组织工程的范畴之内，多学科渗透和交叉的发展趋势也愈加显著。

本专题报告聚焦于组织工程与再生医学研究领域，从组织工程学、再生医学中的细胞学、生物材料与再生医学这三个代表性方向入手，分别收集这三个方向发表的相关论文，从论文发表趋势、主要国家与研究机构、重点研究人员、领域研究热点和前沿等角度进行了深度分析，从而了解整个领域近5年来的研究概况。

报告以 Scopus 数据库作为文献的数据来源，通过科学合理地制定检索策略，从 Scopus 数据库中检索获得研究领域的相关论文，结合领域专家的专业辨别，最终共得到领域近5年来（2015年至今）的相关文献，其中，组织工程学领域相关论文 49455 篇、细胞治疗与再生医学领域相关论文 44322 篇，生物材料与再生医学领域又分成3个研究方向：金属/无机材料与再生医学领域方向 22280 篇、高分子合成材料与再生医学方向 20310 篇、天然分子材料与再生医学方向 19563 篇。

2015年至今，组织工程学领域全球范围内共发表文献 49455 篇。除 2015—2016 年外，2016—2019 年领域年度发文量呈持续增长态势，增速保持在 3%~4%，并于 2019 年到达峰值（2020—2021 年数据暂时不全，不作分析）（图1）。

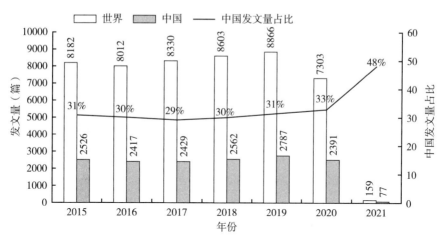

图1　组织工程学领域全球与中国2015年至今的发文趋势

　　2015年至今，组织工程学领域中国共发表文献15189篇，占世界发文总量的31%。中国发文趋势与世界发文趋势整体较为一致，2015—2016年发文量稍有下降，2016—2019年持续增加，增速则保持在4%～9%，至2019年年度发文已达到2787篇。中国发文量占世界总发文量的比例近年来基本稳定在30%左右，2020虽然数据尚不全，但也体现出良好的发展趋势，说明中国在该领域全球研究中承担着非常重要的角色。从分布国家来看，高产国家方面，中国和美国是组织工程学领域发文的第一、二名，发文均过万。高影响力国家方面，美国的总被引居首，中国则仅次于美国，但我国组织工程学领域论文的平均质量和影响力仍有待提高。高质量论文方面，美国、中国分列高产机构第一、二位；而美国以绝对优势列高影响力机构第一，中国次之（图2）。

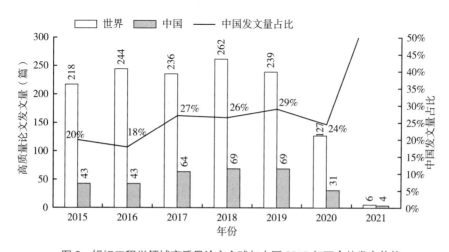

图2　组织工程学领域高质量论文全球与中国2015年至今的发文趋势

2015 年至今，组织工程学领域高质量论文[①]全球范围内共发表文献 1332 篇，2015—2019 年间发文量略有起伏，在 210～270 篇之间，发文高峰 262 篇出现在 2018 年（2020—2021 年数据暂时不全，不作分析）。

2015 年至今，组织工程学领域高质量论文中，中国共发表文献 323 篇，占高质量论文世界发文总量的 24%。2016—2018 年间中国发文持续增长，其他年份则保持稳定，2018 和 2019 年年度发文均达到峰值 69 篇。中国发文量占世界总发文量的比例近年来在 18%～29% 之间，2019 年占比最高为 29%。虽然中国高质量论文发文占比与该领域所有论文中国发文占比相对稍低，但总体呈现出稳中有升的趋势。

从领域研究热点和前沿来看：组织工程学领域近年值得关注的研究热点词包括 Tissue Engineering、Scaffold、Mesenchymal Stem Cell、Hydrogel、Biomaterial、Polyethylene Glycol Dimethacrylate Hydrogel 等；Organoid、Bioprinting 和 3d Printer 等词研究关注度增长迅速。

重要热点主题包括：① T.8060：生物打印、印刷适印性、组织工程；② T.3938：水凝胶、聚乙二醇二甲基丙烯酸酯水凝胶、透明质酸；③ T.2862：组织工程、聚己酸内酯、选择性激光烧结；④ T.104：静电纺丝、纳米纤维、聚己酸内酯；⑤ T.7574：细胞外基质、组织工程、糖胺聚糖；⑥ T.797：生物活性玻璃、羟基碳磷灰石、玻璃陶瓷；⑦ T.5437：血管假体、血管组织、聚己酸内酯；⑧ T.4570：E 4031、多能干细胞、心肌细胞；⑨ T.282：丝素蛋白、丝素纤维、牵引绳索；⑩ T.5721：软骨生成、软骨、X 型胶原等。

重要前沿主题包括：① T.3059：胰岛移植、海藻酸盐、药物制剂；② T.21337：多能干细胞、内胚层、肝细胞；③ T.2472：脊髓再生、雪旺细胞、软骨素 ABC 裂合酶；④ T.12198：亚氨基酸、胶原蛋白提取、胃蛋白酶 A；⑤ T.16555：生物陶瓷、钙硅酸盐、透辉石；⑥ T.7265：电磁场、极低频、电刺激；⑦ T.23300：无定形磷酸钙、羟磷灰石、钡玻璃填料；⑧ T.13704：肝再生、急性肝衰竭、间充质干细胞移植；⑨ T.3556：骨接合剂、磷酸氢二钙、碳酸磷灰石；⑩ T.2181：聚氨酯、二异氰酸酯、弹性体等。

组织工程学领域高质量论文研究中，近年值得关注的研究热点词有 Tissue Engineering、Bioprinting、Hydrogel、3d Printer、Scaffold、Biomaterial 等；Bioceramic、Organ-on-a-chip、Organoid 和 Self-healing 等词的研究热度增长迅速；T.8060（生物打印、印刷适印性、组织工程）等主题是领域高质量论文研究中十分重要的热点和前沿主题，值得关注。

---

① *Nature*、*Science* 与 *Cell* 这三个全球公认顶级期刊收录的论文，以及总被引次数位列全球前 1% 的论文形成的数据集合。

2 发展现状

2.1 细胞与组织工程

机体组织在损伤后或疾病状态下，通常需要招募内源性干细胞参与修复、重建和再生。然而，部分组织自身的再生能力较弱，或因病理情况而无法招募获得足够的干细胞进行修复再生。组织工程技术包含三个基本要素，即种子细胞、支架材料和生长信息，所以利用该技术提供充足数量和保持生物学活性的外源性干细胞能够有效解决临床上面临的细胞移植这一难题[1-3]。

2015年至今，中国在干细胞治疗与再生医学领域共发表相关文献11381篇，且呈逐年递增趋势。在高质量论文中，中国共发表文献241篇，占高质量论文世界发文总量的19%。该部分研究总引用量达2.2万次，排名第二。近年来，细胞治疗与再生医学领域间充质干细胞、移植物抗宿主病、再生牙髓、软骨生成等仍是研究的热点主题。其中涉及间充质干细胞和移植物抗宿主病的论文量占该领域论文总量的25.6%，增长率7.7%居于首位。该主题的研究主要包括间充质干细胞在疾病治疗中的免疫调节作用和机制研究，不同组织来源的间充质干细胞的分化潜能和免疫调节作用的对比研究，以及间充质基质细胞的免疫抑制调节作用的研究等。

目前国际和国内已在干细胞应用转化初步形成了试剂、耗材、设备、采集存储、制备、包装、转运和应用的完整产业链。但用于临床的干细胞培养基等上游产品均为GMP级别，产品标注均为科研级别。尽管如此，全球已有近20款干细胞产品上市，所在国家和地区为美国、加拿大、韩国、日本、澳大利亚、欧洲和印度。干细胞治疗目前仍处在临床试验阶段，截至2020年12月1日，已在clinicaltrials.gov网站注册且处于有效状态的全球应用干细胞开展的临床试验总计4809项，其中中国330项。截至2020年11月23日，中国共计111家医疗机构获得国家药品监督管理局干细胞临床研究备案，100个干细胞项目获得临床研究备案。

2.1.1 骨和软骨组织工程领域

理想的用于软骨组织工程的细胞应易于分离培养和扩增，可持续分泌软骨特异性细胞外基质，植入体内能耐受机体免疫应答并保持良好的生物相容性。当前处于研究前沿的细胞有软骨细胞、不同组织来源的间充质干细胞、胚胎干细胞、诱导多能干细胞等。

中国在骨和软骨组织工程领域已经积累了一定数量的顶尖研究成果。浙江大学欧阳宏伟教授课题组解答了成体软骨组织中干/祖细胞的起源问题，发明了从0.1g微量软骨组织中快速（2~3周）有效扩增出千万级软骨干细胞/细胞的技术，在国内外率先建立组织工程软骨移植医疗技术体系和临床示范，治愈了国际软骨修复学会（ICRS）公认的难治性关节软骨缺损，达到再生和保留关节的效果，挽救了中青年患者原本需要置换的关节（Stem

Cell 网站专门评述，Nat Rev Rheumatol 高亮引用），获得 2012 年教育部科技进步奖一等奖和 2019 年教育部技术发明奖一等奖[4, 5]。

上海交通大学曹谊林教授研究课题组采用小耳软骨细胞扩增、复合生物可降解支架材料和体外培养技术，在体外构建了具有患者特异性的耳形软骨，并对小耳畸形患者进行了耳廓重建，在组织工程化人耳形软骨的临床移植方面取得了重大突破。

2.1.2 神经组织工程领域

目前，间充质干细胞、胚胎干细胞、诱导多功能干细胞、神经干细胞等已广泛用于中枢神经系统疾病，如阿尔茨海默病、帕金森病、脑卒中、脊髓损伤以及周围神经损伤等的研究，但大部分仍然处于临床前阶段。近年来，神经再生领域前沿热点主要为脊髓损伤后的轴突再生机制研究以及 3D 生物打印技术的应用等。针对更长的神经缺损修复难题，顾晓松院士近年来开展了一系列干细胞神经缺损修复研究，创新性地研制出了新一代细胞基质化丝素组织工程神经，并获中国发明专利及美国、欧亚、澳大利亚等国际发明专利。从骨髓中获取了神经脊源细胞，用于周围神经损伤修复取得了良好的效果，扩充了用于神经再生的种子细胞来源。团队所创建的自体骨髓间充质干细胞结合壳聚糖神经导管的组织工程神经用于修复长距离神经缺损的新技术方法，成功修复成人正中神经干 8cm 缺损，术后患者功能恢复良好，为我国组织工程神经研究与转化走在国际前沿做出了突出贡献[6-8]。

2.1.3 皮肤组织工程领域

皮肤干细胞是皮肤组织工程的重要种子细胞。通过组织工程技术实现皮肤各层组织，特别是汗腺组织和毛囊的再生，构建组织工程皮肤是满足临床治疗需求的重要方向[9, 10]。

付小兵院士所带领的团队在国际上首次采用自体骨髓间充质干细胞体外诱导培养成功再生汗腺，应用谱系重编程技术将表皮角质细胞转分化为汗腺样细胞，并在体外构建三维培养体系，诱导工程化的汗腺样细胞自组装为汗腺类器官，以实现汗腺功能性修复，为解决严重创烧伤患者后期的出汗难题提供了理论基础，被国际同行评价为"里程碑式的研究"；发现了中国人体表慢性难愈合创面流行病学变化的新特征，推动了中国慢性难愈合创面防控新体系的建立并取得显著效果[11-15]。

2.1.4 牙组织工程领域

牙髓再生的研究展开，包括牙髓干细胞的增殖分化能力研究，外泌体的诱导调控作用研究及牙本质生长因子释放的研究等。牙髓干细胞可以多向分化为成牙本质细胞、成骨细胞、软骨细胞、脂肪细胞等，且易于获得。与骨髓干细胞、胚胎干细胞等相比，牙髓干细胞更具优势。第四军医大学金岩教授通过大量研究，证实了利用牙髓干细胞再生富含神经及血管的牙髓组织的可行性，在此基础上模拟牙发育原理，建立基于干细胞自组装的细胞聚合体技术，利用脱落乳牙干细胞成功实现了全牙髓组织的功能性再生，开展国际首个全长牙髓再生的临床研究并取得了良好效果[16]；首次发现了移植外源性间充质干细胞治疗持久恢复宿主间充质干细胞功能的机制，拓展了对于细胞治疗的认识[16-18]。

2.1.5 肝脏组织工程

近年来，体细胞重编程诱导多能干细胞及多能干细胞定向肝分化技术的逐渐成熟，为细胞诱导的无支架培养肝脏类器官提供了重要基础。目前用于再细胞化的细胞包括未成熟肝细胞、胚胎干细胞或者与内皮细胞的组合等。在肝脏基质支架再细胞化时，输注细胞的数量和密度都会影响细胞功能和定植效率。随着对肝脏再生研究的不断深入及细胞培养技术、干细胞技术、基因工程技术的发展，通过干细胞与组织工程进行人造肝脏正逐步成为现实。尽管如此，距离能够直接满足肝移植需求的阶段还有一定的距离，进一步研究胚胎时期肝脏发育的相关因素，对于体外构建出质量更高的肝脏类器官具有重要意义[19]。

2.1.6 心脏组织工程

成体心肌细胞的不可分裂性，导致目前常规的治疗方式无法逆转梗死后心肌的转归，而心脏组织工程技术的出现和发展，有望使心肌细胞再增殖、心脏组织再生得以实现，有望为未来心血管疾病的治疗带来新的方向和选择。目前，应用于心脏组织工程的细胞有心肌细胞、骨骼肌细胞、成纤维细胞、骨髓来源干细胞、胚胎干细胞、诱导多能干细胞、月经血干细胞。中国少数机构在心脏组织工程领域基础研究竞争中跻身全球前列。

浙江大学王建安教授团队提出心肌梗死后心脏功能重建的重要理论，包括低氧及小分子预处理、基因过表达间充质干细胞提高心脏功能的理论和方案，发现重要的旁分泌物质和分子机制；大样本实验验证胚胎干细胞来源的心脏祖细胞治疗心肌梗死的疗效，为其临床研究奠定基础；构建细胞外囊泡缓释水凝胶体系为心肌梗死治疗提供新思路[20-22]。

2.1.7 角膜组织工程

角膜盲是第二大致盲性眼病，目前角膜移植是唯一治愈方法，但角膜供体匮乏和免疫排斥严重制约治疗。人造角膜是解决这个问题的有效途径，1999 年 Griffiths 等用胶原制作了角膜等价物，开始了角膜组织工程的新纪元[23]，Boston KPro 等产品光学性能优良，但很难与组织愈合[24]。Chirila 与娄峡等采用 pHEMA，研发了一体式 AlphaCor，解决了此问题，成为广泛使用的人工角膜[25]。2014 年美国 NIH 调研后指出，人工角膜无生物活性，晚期并发症多，仅可作为常规角膜移植失败的双眼角膜盲患者的最后选择。2004 年欧盟委员会斥资 437 万欧元实施角膜组织工程，由于支架不佳，未获成功。近年研究报道的胶原、壳聚糖等角膜材料在体外可获得 ≥ 90% 透光率，但植入后不能维持长期透明，且力学强度不及正常角膜 1/10。金岩教授团队发明的脱细胞角膜基质，2015 年获得国家食品药品监督管理总局颁发的医疗器械注册证书。艾欣瞳现由中国再生医学国际有限公司推广，这是国际第一个生物型角膜产品[25]。随后广东冠昊公司和青岛中皓公司的生物角膜产品也陆续获得产品注册证。可以说在角膜组织工程领域，我国处于国际先进水平。

2.1.8 类器官技术

考虑到细胞培养和动物模型的一些限制，3D 类器官系统可以为器官机制的发展提供新的方法，解决生物及临床领域的重要挑战。类器官是促进个体疾病和个性化治疗研究的强大系统，这项技术的出现提高了药物用于临床前治疗和模仿器官复杂性的机会，同时它为人类疾病建模、组织工程、药物开发、诊断和再生医学提出了多种方法[26]。

将3D类器官转化为临床应用具有很大的挑战性，许多研究现在都集中在类器官在个性化医疗、药物开发、基因治疗和再生医学中的治疗潜力，这将推动更多经批准的类器官的出现并转化为临床试验。

2.2 生物材料与组织工程

生物材料是组织工程研究的重要组成部分，也是影响组织构建的关键因素之一。组织工程生物材料必须具有可降解性、良好的生物相容性、低免疫原性以及一定的空间结构、孔隙率、降解速率等特性。

2.2.1 骨生物材料

由创伤性损伤、肿瘤切除或先天性疾病引起的巨大骨缺损对重建手术构成了巨大的挑战。骨组织工程支架材料在骨修复中发挥着至关重要的作用，是骨组织工程的关键要素之一。无机生物活性材料（如生物活性玻璃、生物陶瓷和生物活性聚合物等）是一类良好的骨生物材料，在骨再生过程中具有明显的促进作用，同时通过调整材料的理化性能、力学性能、表面微结构以及通过3D打印技术构建仿生结构，从而实现骨缺损再生修复[27-32]。张兴栋院士团队多年来致力于磷酸钙陶瓷材料的制备与研究。该团队制备了纳米结构和微纳米杂化磷酸钙生物陶瓷、高掺锶缺钙羟基磷灰石多孔双相磷酸钙陶瓷，以及通过三维打印 – 微波烧结法制备的多孔羟基磷灰石等多种材料用于骨缺损修复及骨诱导的研究[33-36]。刘昌胜院士研制出自固化磷酸钙"人工骨"系列产品，并获得国家食品药品监督管理总局第一张此类产品注册证。其团队发明并制备出重组人工骨高活性修复材料，已应用于临床研究，可明显提高骨再生速率，对大段骨缺损及骨再生能力弱患者的治疗具有重要意义。另外国外研究者如Barba等利用3D打印制备磷酸钙支架，研究其纳米结构和空隙结构对于成骨的诱导[37]。吴成铁研究员带领科研团队经过大量的研究证实硅酸盐生物活性陶瓷材料具有明显的骨组织再生促进作用[38, 39]。应用3D打印等技术，实现了具有有序仿生多尺度结构的新型生物材料的精确构建，以及硅基和钙磷基等生物陶瓷及其高分子复合材料多孔支架大孔尺寸、规则大孔形貌以及支架表面微纳米结构的有效调控[40-43]。系统研究和揭示了有序仿生结构宏观与微观结构单元精确控制对生物陶瓷支架力学强度和连通性，以及促进成血管和成骨性能的调控作用规律。尽管生物玻璃和陶瓷等无机材料与骨成分相似，具有良好的生物相容性、骨诱导、骨传导等特性，是很有前途的生产骨再生支架材料。但是机械性能不足和降解性能过快或过慢等局限性仍然存在。因此，对于骨生物材料的性能优化和临床应用的研究和探索仍然是临床上骨缺损重建的重要挑战。

2.2.2 软骨生物材料

关节软骨是一种结缔组织，通常通过其深度变化的细胞和基质特性，在长骨的末端提供一个承重、低摩擦、耐磨的组织。软骨病变可发展为继发性骨关节炎，并在许多患者中引起严重的临床问题。由于其自身的修复能力有限，所以目前体外构建软骨组织有望成为修复局灶性软骨缺损的替代治疗方法。目前组织工程已成为修复受损软骨和骨组织的一种很有前途的策略。

多种生物材料已被探索用于软骨组织工程方面的应用。主要包括天然材料（如琼脂糖、海藻酸钠、壳聚糖和透明质酸等）以及合成材料（如聚乙二醇、聚乙醇酸或聚乳酸等）。张兴栋院士发现生物材料可诱导软骨等形成，提出"组织诱导性生物材料"，并在胶原支架以及功能化胶原/透明质酸水凝胶网络微结构促进间充质干细胞向软骨形成等方面进行了大量研究，开拓了生物材料发展的新方向[44, 45]。软骨组织工程支架应具有较高的机械强度和良好的孔隙结构，为功能组织再生提供合适的微环境。Nur 等以冰颗粒孔剂为模板制备了具有较高力学性能和可控的连通孔结构的 PLGA-胶原复合支架用于促进软骨细胞的增殖以及软骨组织再生[46]。Sheida 等通过静电纺丝法制备了明胶纳米纤维用于软骨组织工程，并通过甘油醛改善纳米纤维的力学性能，降低纤维的溶胀率支架[47]。国外学者 Ozbolat 和 Daly 等总结了三维生物打印在骨软骨组织制备等方面的应用[48-50]。欧阳宏伟教授团队致力于骨软骨原位修复与再生技术，与吴成铁团队合作开发的硅酸盐基双系生物陶瓷支架对于骨软骨缺损修复与再生也具有明显的促进作用[51, 52]。吴成铁研究员团队研究制备的含有多种人体微量元素（Li、Cu、Fe、Mn、Mo 和 Sr 等）[53-57]和无机离子（Ca 和 Si）的系列新型复合硅基生物陶瓷，利用多离子联合作用探索硅基生物材料促进骨-软骨修复的双向生理功能及作用机制，实现对骨髓间充质干细胞成骨分化和软骨细胞成软骨分化的双向诱导作用，从而实现骨-软骨缺损一体化修复。

2.2.3 韧带/肌腱相关生物材料

肌腱作为肌肉骨骼系统的重要组成部分，在肌肉和骨骼之间传递力量。损伤肌腱愈合能力差，常出现腱膜粘连等问题，使临床治疗面临巨大的挑战。目前，肌腱组织工程应用的生物材料主要有天然高分子材料和合成高分子材料两大类。其功能是替代损伤的肌腱组织，同时具有刺激干细胞腱向分化的能力。因此，国内外研究者在力学强度、弹性模量和表面化学等方面对生物材料进行改性和修饰，促进干细胞腱化，并实现肌腱组织再生修复[58-60]。欧阳宏伟教授带领团队多年致力于肌腱分化与再生的研究，该团队使用自沉积技术制造了新型壳聚糖支架以及负载小分子曲古抑菌素 A 的聚乳酸纤维支架等，有效指导了干细胞分化以及肌腱的发生[61, 62]。莫秀梅教授团队以丝素蛋白和聚（l-丙交酯-己内酯）共混物为基础，制备出一种新型电纺取向纳米纱线增强纳米纤维支架，具有较强的机械性能和细胞浸润性[63]。Foraida 等利用唾液上皮细胞自组织和极化的弹性蛋白修饰 PLGA 的疏水表面制备的复合电纺纳米纤维支架，从而增强 PLGA 支架材料表面的细胞黏附力，促进肌腱组织再生[64]。最近的研究进展表明免疫细胞将有利于组织再生的发生。因此，研究人员将注意力转向开发和设计免疫再生生物材料以增强肌腱再生[65, 66]。理想的基于生物材料的肌腱组织工程结构可能并不总是复杂的。在临床应用方面的重大进展很可能取决于对细胞－材料相互作用的研究，从而实现基于材料的肌腱组织工程疗法向临床使用的转化。

2.2.4 皮肤相关生物材料

事实上，一种功能性的伤口敷料应该能以最少的时间和成本支出来实现伤口的愈合。生物材料在提供表皮覆盖、真皮替代和表皮／真皮替代方面发挥重要作用。用于组织工程皮肤的生物支架材料通常分为天然材料与合成材料。皮肤创伤辅料多采用胶原蛋白、明胶、透明质酸和纤维蛋白等材料作为，用于皮肤组织再生修复[67]。但是，这些天然材料的机械性能较差[68]。所以，目前大量研究已经倾向于兼顾天然材料和合成材料两者优点的复合材料的探索和研究。Heliane 等将再生纤维素纳米纤维与聚乳酸相结合制备出一种双分子膜应用于皮肤组织工程中，该双层膜在角质形成细胞生长方面表现优越的细胞代谢活性[69]。近年来，越来越多的证据表明生物陶瓷具有调节干细胞分化和调节干细胞与组织特异性细胞（包括软组织细胞）相互作用的生物活性，在软组织工程和再生医学领域具有巨大的发展潜力[70, 71]。吴成铁研究员团队在皮肤再生修复方面进行了大量的研究。首先提出了"基于生物陶瓷的化学和结构信号产生的生物学功能及相关作用机制对生物陶瓷进行设计，也就是通过精确控制生物陶瓷成分和结构，实现对于促进组织再生最佳的生物陶瓷"的理念[71]。并研制了多种含功能离子（Ca^{2+}、Si^{4+}、Cu^{2+} 和 Mo^{4+} 等）的生物陶瓷复合水凝胶、纤维膜材料，以及具有光热转功能的智能水凝胶等用于皮肤组织再生修复[72-76]。能够促进皮肤相关细胞的增殖、迁移、血管再生和胶原沉积，从而明显加速皮肤创面的愈合，实现损伤皮肤组织的修复与再生。目前临床使用的生物材料仍然存在重大安全问题。尽管没有一种伤口敷料是理想的，但在伤口管理过程中必须满足快速愈合的最低要求、患者的合理成本、美学和感染的预防。因此，探寻具有良好的创伤修复功能的生物材料仍然是目前临床上的巨大挑战。

2.2.5 心肌相关生物材料

理想的心脏修复支架材料需要具有良好的机械性能、生物相容性、可降解性能，而且能够为种子细胞的成熟和分化提供良好的微环境。国内外学者对于心脏组织支架材料的研究主要集中在胶原蛋白、纤维蛋白、壳聚糖、细胞外基质（ECM）和水凝胶等[77-79]。上述材料制备的心肌补片，可用于长期有效替代和修复缺损的心脏组织并恢复其结构和功能。纤维蛋白支架补片在临床试验表明具有安全性与可行性[80]。常江研究员和杨黄恬教授将无机材料硅酸钙与壳聚糖相结合制备了水凝胶心脏补片，通过生物活性离子和纳米结构的协同作用促进心肌梗死后心肌细胞活性和心肌功能[81]。而电导性对于心肌补片材料具有重要的作用。所以各种电导水凝胶材料，如三维打印明胶复合透明质酸、金纳米棒－明胶基电导材料以及可喷涂快速黏合导电水凝胶材料被广泛用于制备心脏治疗补片[82-84]。

针对目前制备心肌补片的材料缺乏伸缩性及机械强度等问题。具有良好机械性能的聚丙交酯－共－ε－己内酯（PLCL）也被用于心肌心梗部位的治疗并为能够为其提供良好的机械支撑，而且具有可控的降解速率和较低的细胞毒性，使其成为组织工程心肌补片支架材料的良好选择[85]。但是，该材料生物相容性差，需与其他材料结合以提高其生物相容性，进而促进细胞的黏附和增殖。因此，寻找一种理想的组织工程心脏修复材料仍然是当前的研究重点，而天然材料与合成材料共同发挥作用的复合支架是未来的主要选择。

2.3 信号分子与组织工程

当组织出现较大面积的缺损或者局部功能丧失的情况下，机体内源性信号在类型或者数量上的不足往往会影响受损组织的再生修复过程。因此，在受损部位添加外源性信号分子，模拟生理状态下组织修复与再生的微环境，是促进组织再生修复的一种有效手段。考虑到信号分子在组织工程中的重要性，本部分将重点讨论各种类型的信号分子在组织工程中的应用及其产业化发展现状。

2.3.1 单一信号分子

2.3.1.1 生长因子

生长因子是由多种细胞分泌的多肽类物质，可通过与细胞膜上的特定受体进行特异性结合，在细胞增殖、迁移、细胞外基质合成及细胞分化等过程中发挥重要的调节作用。

（1）骨形态发生蛋白－2（Bone Morphogenetic Proteins－2，BMP－2）

BMP 蛋白家族对胚胎骨形成及出生后成骨有重要的作用，其中 BMP－2 是最主要的骨形成调控因子，可诱导干细胞向成骨细胞分化，促进成骨相关蛋白的分泌及 Col I、VEGF 等基因表达的上调[86]。近年来，国外掺杂了人重组骨形态发生蛋白－2（rhBMP－2）的骨修复产品主要有美敦力公司的 Infuse Bone 和史赛克的 OP－1，合计年销售额为 20 亿~ 30 亿美元。受到巨大市场需求的拉动，国内企业也不断探索 rhBMP－2 相关产品的研发。国内目前已上市的产品有九源基因公司通过脂质体包封 rhBMP－2 的骨修复产品"骨优导"。

（2）表皮生长因子（Epidermal Growth Factor，EGF）

EGF 可通过调控酪氨酸残基磷酸化作用促进多种细胞的增殖，还可加速内皮细胞、上皮细胞及成纤维细胞的迁移并促进多种与创面修复相关的细胞外大分子如透明质酸等的合成[87]。因此它既可作为化妆品的添加剂用于面部整形手术，也可用于皮肤创面、褥疮、口腔溃疡及各种皮炎的临床治疗。2013 年至 2018 年，国内重组人 EGF 市场规模由 3.16 亿元增长至 6.34 亿元，复合增速达 14.9%，处于快速增长期。目前，我国生产销售重组人 EGF 的主要企业分别是深圳市华生元基因工程发展有限公司、华诺威基因药业及昊海生科。据南方医药经济研究所预计，该市场 2019—2022 年有望实现近 20% 的复合增长。

（3）神经生长因子（Nerve Growth Factor，NGF）

NGF 在组织中主要以前体的形式存在，在颌下腺中加工形成成熟的 NGF。NGF 对于延缓神经退行性病变，或者刺激脊髓损伤患者运动神经的生长具有良好的治疗效果；此外，NGF 也被用来加速烧伤康复，治疗压疮和根除角膜溃疡[88]。目前 NGF 在国内已拥有数十亿的市场规模。但因为在 2019 年国家医保目录中被移除，相关市场已出现萎缩现象。公开资料显示，主营产品为 NGF 的海特生物公司，2019 年的鼠神经生长因子销量同比下滑27.24%。

（4）碱性成纤维细胞生长因子（Basic Fibroblast Growth Factor，bFGF）

bFGF 是成纤维细胞生长因子的异构体之一，可调控内皮细胞、上皮细胞、成骨细胞及神经胶质细胞的增殖与分化，可有效促进血管再生与神经损伤修复，在皮肤损伤修复及慢性溃疡的治疗上具有较大的潜力[89]。国内市场发展迅速，已开发出喷雾剂、冻干粉和凝胶等剂型，可应用于临床皮肤创面及慢性溃疡修复、医美激光微整形后的皮肤恢复及滴眼液等方面。国内主要企业及产品有亿胜生物科技公司的贝复舒、双鹭药业的扶济复和南海朗肽的盖扶等。

2.3.1.2　RNA 分子

信使 RNA（Messenger RNA，mRNA），微小 RNA（MicroRNA，miRNA），小干扰 RNA（Small Interfering RNA，siRNA）等 RNA 分子能够在基因水平上改变细胞功能，调节组织再生过程，在组织再生修复过程中起到重要的作用。其作用机制如图 3 所示[90]。

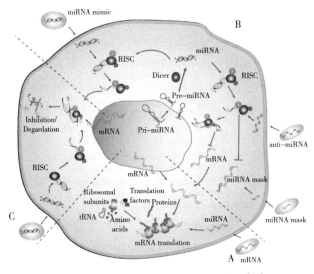

图 3　各种 RNA 分子调控细胞的机制[90]

mRNA 携带大量遗传信息，是真核细胞体内蛋白质的合成模板[91]。因此，通过体外转录 mRNA 代替内源性 mRNA，实现修复相关蛋白的可控合成，在组织再生与修复领域具有巨大的应用潜力。目前，可通过物理方法（电转染[92]或显微注射[93]）和化学方法[94]（阳离子聚合物和脂质体等）将 mRNA 传递到细胞质。与物理方法相比，化学方法因其成本低、使用方便的特点在组织再生修复中得到了更广泛的应用。脂质体纳米颗粒是其中较为有效的 mRNA 传递工具，具有较大的产业化潜力。在最近的一项研究中，研究人员开发的新型可降解的脂质纳米颗粒，可将 mRNA 运送到肝脏用于 CRISPR/Cas9 基因编辑，效率高达 90%[95]。

miRNA 可通过与 RISC（RNA-Induced Silencing Complex，RISC）结合形成 miRISC 而发挥基因沉默的作用[96]。例如，miR-103a[97] 和 miR-467g[98] 可以直接靶向骨发育过程中重要的转录因子 Runx2，抑制 Runx2 的表达，影响骨组织的再生；而 miR-135 靶向 Runx2 的负调控因子 Hoxa2，从而促进成骨细胞的分化[99]。因此，既可通过设计与 miRISC 结合的 anti-miRNA 信号分子从而沉默互补的 miRNA，也可以模仿内源性 miRNAs 设计 miR-Mimics 信号分子以降解相关 mRNA 或抑制其蛋白质翻译[100]。

内源 siRNAs 作用机制与 miRNA 较为相似，但是相对于 miRNA，siRNA 具有更高的特异性，每种类型的 siRNA 只靶向与其互补的 mRNA，而一种类型的 miRNA 可以同时与多种 mRNA 结合。利用 siRNA 的这种特异性沉默机制，研究人员通过对骨形成负性调控基因如肿瘤坏死因子 α[101]、酪蛋白激酶 -2 相互作用蛋白 -1[102] 和核因子 κB 受体激活剂[103] 等基因的 siRNA 干扰，促进了骨缺损的再生修复。

近年来，由于 RNA 的独特优势，基于 RNA 的疾病治疗方法引起了产业界的浓厚兴趣[104]。目前国际上被公认为 mRNA 三巨头的公司分别是 CureVac、BioNTech 和 Moderna。其中，CureVac 主要研发管线包括肿瘤免疫疗法（癌症疫苗）、治疗罕见疾病的抗体疗法和针对感染性疾病的预防性疫苗，BioNTech 的个性化 mRNA 技术则涵盖了癌症免疫疗法、传染病疫苗、蛋白质替代等三个治疗平台，而 Moderna 产品也跨越了多个治疗领域。这三家公司都在新冠肺炎疫情中发挥了重要的作用。美国 FDA 已经接连紧急批准 BioNTech 和 Moderna 的 mRNA 疫苗用于抗击新冠肺炎疫情，而 CureVac 的 mRNA 新冠疫苗也可能将在近期获得批准进入市场。国内也有多家企业开始在 mRNA 产业中崭露头角。其中，艾博生物在 mRNA 疫苗研发、分子设计、递送系统等领域具有较大优势，已完成多轮融资，其中 B 轮融资达 6 亿元，在新冠肺炎疫情期间，艾博生物联手军事医学科学院、沃森生物开发的新冠 mRNA 疫苗，实现了我国 mRNA 疫苗"零"的突破。斯微生物则拥有自主的 mRNA 合成平台和脂质多聚物纳米载体技术平台，其产品涉及 mRNA 个体化癌症疫苗、mRNA 传染病疫苗、蛋白缺陷类疾病 mRNA 药物和遗传病 mRNA 药物等，目前已获得了西藏药业 3.51 亿元的战略投资。然而，基于 RNA 的治疗方法在组织再生修复领域中的应用仍处于初级阶段。虽然有文献报道 RNA 可在体外稳定释放超过 50 天[105]，但如何延长 RNA 信号分子在体内的有效时间仍需要进一步的研究。此外，RNA 信号分子的递送还存在成本较高的问题，需要建立一种低成本、稳定有效的 RNA 递送体系。

2.3.1.3　其他

除了生长因子及各种 RNA 分子，还有许多常用的信号分子如抗生素和激素等在组织再生修复中也起到重要的作用。抗生素一般被加入组织工程支架中以对抗在支架植入期间和之后可能引入的细菌和非细菌炎症，从而降低伤口处的炎症水平，促进伤口的愈合。例如，在聚己内酯膜上负载万古霉素，可有效控制骨缺损位置的感染、减少炎症细胞浸润从而促进骨的再生修复[106]。此外，由内分泌腺或内分泌细胞分泌至血液中的各种激素，也在组织再生修复过程发挥了重要的作用。但是激素需要在特定的时间点输送至特定部位，并遵循一定的释放模式才能发挥其促组织再生修复的作用。例如，当给予外源性甲状旁腺激素（Parathyroid Hormone，PTH）治疗时，脉冲式 PTH 给药促进骨形成，而持续的 PTH 暴露则会导致骨吸收[107]。

2.3.2　PRP

富血小板血浆（Platelet-Rich Plasma，PRP）是通过离心自体血提取的血小板浓聚物，可释放多种高浓度的生长因子如 TGF-β1、PDGF、bFGF、VEGF、EGF、BMP-2 和骨保护素等[108]。不同生长因子之间可发挥协同作用，引导组织再生向着更加合理的方向发展，从而增强了组织的再生修复能力。研究表明，相对于单一的信号分子制剂，PRP 具有更全面的修复功能[109]，不仅能够迅速止血止痛并加快伤口的愈合，也可减少术后瘢痕的形成，并大大提高深二度烧伤后的创面愈合率[110]。

对于难愈合的组织损伤，如糖尿病足创面、褥疮、下肢静脉溃疡、肌腱和软骨损伤等，PRP 由于具有"强化的组织修复再生能力"，其治疗效果与传统方法相比尤其明显。国内 301 医院、华西医院、协和医院和朝阳医院等一大批医疗机构也都将 PRP 用于临床治疗，并取得了较为满意的效果。目前，在国内外市场上有多种专门用于制备 PRP 的商业化套装，例如瑞士的 REGEN LAB SA（瑞珍）、韩国的 REV-MED Inc（瑞维）、德国的 Arthrex GmbH（锐适）、美国的 Harvest Technologies Corp. 以及中国的威高。但这些产品价格较为昂贵，患者难以承担，并且敞开环境操作，增加了感染风险，不利于临床推广。

2.3.3　外泌体

外泌体，是一种能被大多数细胞分泌的直径 40~150 nm 的微小膜泡，具有脂质双层膜结构，其中含有多种可调节细胞行为的细胞因子、mRNA 和 miRNA 等，能作为信号分子传递给其他受体细胞，从而调控多种生理病理过程[111]。外泌体作为组织再生中的信号分子具有免疫原性低、内容物丰富且稳定、易于保存等优点[112]和靶向特定细胞或组织的优点[113]。

外泌体作为近几年生物领域及再生医学的前沿之一，不仅在科研领域受到的关注正在急剧增加，也获得了资本市场的追捧。一些专注于外泌体应用的新兴初创企业正不断涌现，如首先开展外泌体液体活检的 Exosome Diagnostics 公司、构建特有外泌体深加工平台 engEx 并开发出多种新型外泌体肿瘤治疗药物的 Codiak BioSciences 公司（2020 年 10 月已在美国纳斯达克 IPO 上市）、专注于再生医学美容的 ExoCoBio（目前已募集了 5000 多万美元）等。国内也有企业开始布局于外泌体产业，如致力于液体活检领域的外泌体技术及肿瘤诊疗相关产品开发的北京恩泽康泰，将外泌体产品应用于眼部药物及医学护肤的厦门艾赛生物科技有限公司。针对外泌体产量及收集效率较低的问题，辽宁润基生物科技有限公司利用专利技术解决了临床液体活检血清 / 血浆样本外泌体自动化提取问题，通过浓缩柱和纯化柱解决了大体积干细胞培养液外泌体提取和纯化问题，更好地推动了外泌体产业的发展。但总体而言，国内相关产业尚处于初步阶段，需要进一步的政策扶持及资本投入才能得到更好的发展。

2.4 组织工程设备、设施

目前虽然组织工程取得了众多进展，皮肤、软骨、骨、肌腱、角膜等多种工程化组织已开始试用于临床，但这些已应用的组织主要局限于简单的结构重建，并不是真正意义的功能再生，如目前皮肤产品中无附属器，角膜产品中不含细胞。在健康危害更大、临床需求更迫切的软骨 – 骨复合生物关节、功能性气管、含附属器皮肤、多层角膜等复杂组织以及肝、肾、心脏、肺脏等器官构建领域尚未实现临床突破。造成这一缺憾的关键在于人工组织器官结构的复杂性和体外培养构建过程中缺乏与人体组织相应的生理和应力微环境，而生理和应力环境对组织器官的结构发育和功能成熟起着至关重要的作用。建立一个能够模拟特定组织器官综合性力学及各种组织器官特异性生理微环境的组织工程生物反应器为核心的全自动化智能化技术平台，对于组织工程及器官工程临床转化具有重大意义。

2.4.1 3D 打印技术

3D 打印近年来引起了极大的关注和研究，并已成为一种很有前景的人体组织器官的构建技术。在过去的几十年中，生物 3D 打印已被广泛地应用于构建如皮肤、血管、心脏等诸多组织 / 器官原型，这不仅为器官替换的宏伟目标奠定基础，也可作为体外病理模型服务于药物筛选、器官发育及病变等领域。考虑到器官 / 组织有复杂的结构，种类繁多的生物 3D 打印方法被开发出来用以针对不同的应用场景。

与天然组织 / 器官相比，目前生物打印技术的主要缺点是打印的精度较低。而另一个常见缺点是大尺寸复杂结构的打印速度慢，特别是涉及多材料交替打印。此外，作为生物 3D 打印关键应用的体外组织模型不仅在尺寸上需要标准化，在生物相容性能和力学性能上也需要标准化，这就对生物打印技术的均匀性和再现性提出了更高的要求。

Rice 大学 Jordan Miller 等通过三维光刻技术；使用生物相容的水凝胶；3D 打印了一个包含血管和气道的肺脏模型；在其中实现了血液的氧合；还构建了一小块肝脏；移植到小鼠体内后成功存活；相关研究获得 Science 封面推荐[114]。哈佛大学 Lewis 实验室应用 3D 打印技术制造与肾近端小管并排的微血管[115]。这使得"通过管状 – 血管交换主动重新吸收溶质"成为现实，象征着生物 3D 打印技术离打印功能全面肾脏又近了一步。美国维克森林大学（WakeForest University）再生医学研究所研发出的一款 3D 生物打印机。使用这种"集成型组织 – 器官打印机"（IntegratedTissue-OrganPrinter），研究人员成功地打印出了大尺寸的"活"的组织，包括一个外耳形状的软骨、下颚骨、头盖骨以及肌肉组织。把这些组织移植到老鼠身上后，这些组织都能够长时间地存活下来，并且逐渐"融入"到了周围的组织里。这项新的突破使科学家距离 3D 打印出组织甚至器官，并将其用于临床治疗又近了一步[116]。美国 Organovo 公司宣布通过生物 3D 打印的肝脏 exVive3D 进入上市前的临床试验，并计划向医药公司出售 3D 打印肝脏。

2015 年 7 月，由北京大学第三医院和北京爱康宜诚医疗器材有限公司联合研制的 3D 打印人工髋关节植入体获得国家食品药品监督管理总局（CFDA）批准，这是我国首个 3D 打印人体植入物。2016 年 7 月，基于三维精准构建技术研发的脊柱椎间融合器正式获得了 CFDA 批准，这也是我国首例获得 CFDA 上市许可的金属 3D 打印椎间融合器产品。西安铂力特激光成形技术有限公司生产的钛合金肱骨、肋骨、关节补片等体内植入物成功应用于临床，术后患者恢复情况良好。

清华大学机械系生物制造实验室率先在国内开展相关研究工作，并取得了一系列进展：针对关节软骨损伤治疗，基于低温沉积三维制造的骨软骨一体化支架在山羊体内进行了 6 个月的动物实验，修复效果良好；基于 RP 溶芯 – 涂覆工艺，实现了多层多分支血管支架的成形；可降解冠状动脉支架的 3D 打印技术实现了血管支架的个性化定制，即将开展动物实验；宫颈癌 Hela 细胞体外三维肿瘤模型的研究工作一经发表，便获得了英国广播公司等权威媒体的高度关注[117]。此外，四喷头生物 3D 打印设备和生物反应器等领域的研究工作也取得了进展。与此同时，商业化生物 3D 打印公司也推出了相关产品。上普国际生物科技股份有限公司，从事生物三维打印创新性装备、生物墨水和高级生物 3D 打印产品研发及在精准医疗、高端医疗器械、体外药物筛选模型、个性化肿瘤治疗和组织工程产品制造中的应用。捷诺飞生物科技股份有限公司 3D 打印肝单元组织制品 Regen–3D–liver，已经被 Merck 等制药公司用于药物临床前筛选。

2.4.2　生物反应器

生物反应器作为装置，需要形成规范化的产品，为各种组织工程人工组织提供标准化生产设备。国外目前已有 TA Instruments、INSTRON、Ebers 等公司所生产的定型产品，可提供拉 / 压应力及流体剪切力，用于骨、软骨、肌腱、血管等组织体外构建，但这些设备以科研实验为主，存在力学加载模式单一、操作复杂、易污染、价格昂贵等问题，并未在国内外临床大规模推广使用。国内生物反应器目前也以科研单位自主研发使用为主，和国外相比有技术优势，已可实现多种力学加载模式，主要相关机构有上海交通大学、湖南大学、第四军医大学、华东理工大学、重庆医科大学、军事医学科学院卫生装备研究所、北京航空航天大学等，已获得国家重点研发计划项目、国家 863 科技计划、自然科学基金仪器专项等国家级资助，积累了大量生物反应器研发基础，技术上处于国际先进水平，但仍需进一步加强产学研结合实现产业转化覆盖临床需求，获得生物反应器及组织工程产业国际竞争的领先优势。

针对当前生物反应器中组织器官仿生再生实验研究中的重复操作效率低、实验迭代优化自动化程度低、再生体实验设计智能化程度不足等问题，研究智能化平台与实验操作机器人技术，将大幅度提高重复实验操作效率、保证参数一致性；研究基于计算机视觉检测、实验反馈调节优化等人工智能技术，提升再生实验迭代优化的自动化水平；研究综合组织器官创伤临床治疗、组织器官再生实验、再生人体适应体验等大数据分析技术，探索基于组织器官再生治疗大数据机器学习的智能化实验设计方法。建立组织器官工程产品标准化操作工艺与流程，实现人工组织器官全自动化、智能化及无人工厂式的产业化定制。

建立具备精确的传感和软件控制系统（包括添加细胞数量的控制、加液、换液的量的控制），并能针对不同组织，提供"专一性"的需求。自动化生产方案的设计可便于培养液的均匀混合，并提供精确地控制和在线实时监控，使各营养成分和培养液的 pH 值变化尽量减少。培养液混合方式使剪应力对细胞的损伤降到最低。开发组织工程产品的在线监测的方法，包括葡萄糖浓度、pH、CO_2 浓度、溶氧浓度等指标，确保组织工程产品生产的稳定性及合格率。

生物反应器的开发与应用在组织工程化组织体外构建中起关键作用。通过力学家、工程学家、机械制造学家等多学科专家的共同努力，我国已初步研制出几种适用于不同组织构建的生物反应器，并在体外成功构建出多种不同的组织工程化组织，如皮肤、肌腱、软骨等。然而，对于反应器作用力的大小、刺激频率等参数仍然缺乏深入的了解，如何正确模拟生理状态下的物理学刺激并能顺应不同构建阶段的需求有待进一步的研究。今后的生物反应器将不再是单一的培养装置，正在基于人工智能和大数据技术快速向自动化、智能化、高效率发展，将组建出适用于体外构建及功能成熟的通用工程化组织构建系统平台，实现人工组织自动化、智能化及无人工厂式的产业化定制制备，使我国组织工程技术在工程化组织器官及临床转化方面达到世界领先水平。

2.4.3 培养体系

组织器官构建需模拟体内的微环境系统，确保组织工程产品生长微环境的精确控制，包括：针对不同组织的构建条件进行优化，确定相应组织培养的适宜参数；模拟多细胞间的相互作用关系；支架材料与细胞间相互作用；多种生物活性因子及生物活性材料在组织修复不同阶段的重要调节作用。最终研究开发具有引导诱导组织再生、多种生长因子共同有序作用的精准调控技术。

通过体外培养体系，实现在三维支架上的定向诱导分化；植入体内后的转归及安全性。同时建立高效的诱导体系和多种种子细胞共同作用的构建体系，实现多细胞参与组织构建。需要进一步明确干细胞在相应微环境条件下的分化，功能状态及转归；充分研究研究组织工程器官在体内与宿主的愈合过程，营养、代谢、神经支配等对目标器官的生物学结构、生理功能、生长环境的影响与整合。

3 组织工程与再生医学未来发展

3.1 细胞与组织工程

组织工程与再生医学涉及干细胞、生物材料、活性因子、组织工程构建技术、新技术新产品研发、临床试验、技术与产品标准制定等，只有在安全性和有效性得到客观评价后，才能将组织工程研究成果转化应用于人体。目前种子细胞面临诸多问题：①种子细胞来源；②种子细胞最佳分化阶段的选取；③细胞移植的方式：注射或外科手段等；④干细胞在体外形成完整的器官困难重重；⑤细胞与机体的相互作用并不十分明确；⑥临床研究方案的设计；⑦临床研究评价指标；⑧细胞产品的质控、储存及管理。这些难题制约了组织工程的发展。

如何有效地将种子细胞应用于组织工程便成为未来研究的重点：①扩充可使用的种子细胞的来源及数量。包括通过非侵入性方式获取自体干细胞、种子细胞自身特性的探索、构建具有多向分化潜能且低免疫原性的同种异体组织工程种子细胞库、模拟体内细胞生长微环境，利用多种培养方式建立有利于干细胞自我更新的种子细胞扩增培养体系。②降低宿主或移植物免疫排斥反应。③探索避免干细胞致瘤的新技术。④用于临床转化种子细胞的质量控制与标准化，包括供体的准入标准、细胞获取和制备、细胞库的建立、细胞产品检验等[118, 119]。

3.2 生物材料与组织工程

现阶段，应用于各种组织（如骨、软骨、皮肤、肌腱和心肌等）修复的组织工程生物支架材料仍然存在较多的问题，如材料的机械性能，降解速率和细胞相容性等未能与天然的组织完全匹配，从而导致支架材料在组织修复过程中的失败。因此，对于支架材料的性能优化仍然是目前的研究重点之一。另外，组织工程生物支架材料主要集中于针对单一组织（如骨、软骨、肌腱、血管和神经等）的原位调控有序再生的研究。然而复杂组织结构的有序再生则涉及多种组织及多种内源性细胞之间的相互作用。因此，具有结构异质性以及机械和成分特性梯度的软骨 – 软骨下骨结构和肌腱 / 韧带 – 骨界面等复杂组织结构的原位调控则是目前研究的重点和难点。因此，需要构建一种生物支架，通过其复杂的仿生结构、表面的修饰以及释放无机离子和生长因子等功能性因素，实现组织修复过程中营养物质的内部传输，并引导细胞和组织的长入，促进前期的血管生成以及后期的组织再生，从而实现异质组织结构的再生修复。有推动围绕仿生理念的生物材料和人工智能材料的研发、再生医学与组织工程的研究领域发展，并有望解决人体复杂组织再生有序调控所面临的问题。

3.3 信号分子与组织工程

多种信号分子的组织修复功能虽然被发现的时间较早，但是由于制备技术及现有递送体系的限制，目前在临床应用中依然是将远超生理水平的大剂量单一信号分子递送至组织损伤部位，以确保局部组织的信号分子浓度达到治疗水平，实现组织再生修复的目的。这种递送方式的弊端在于它不仅提高了患者治疗的成本，也容易产生其他不良反应。此外，由于体内生理环境的复杂性，释放单一信号分子往往只能加速某一特定的修复过程，难以通过协同作用促进受损部位多种功能的恢复以实现组织的高效原位再生修复。

因此，在未来的组织工程与再生修复领域，为了实现受损组织的快速再生修复，应该针对不同创伤的修复特点，按所需种类、合适剂量、最佳比例甚至时空顺序来释放多种信号分子以实现损伤组织的超级愈合。近年来，随着 RNA-seq 及蛋白质谱等高通量检测方法及生物信息分析技术的发展和普及，PRP 及外泌体等多因子信号体系的应用成本被极大降低，日渐受到国内外科研届及产业界的关注及重视。在精准递送体系及对组织再生修复过程深入理解的基础上，用复杂的信号分子 Cocktail 应对复杂的体内再生修复微环境，实现低剂量 Cocktail 信号分子的精确递送及长期释放或将成为实现组织原位超级愈合的重要手段之一。

3.4 组织工程设备、设施

复杂组织及重要器官的构建：基于复杂组织解剖结构和生化组成，研制多相复合支架仿生模拟复杂组织和重要器官的特异微环境。联合生物反应器、3D/4D 打印及发育关键信号分子，调控多细胞相互作用、定向组织再生、有序组装及界面整合。重点开展可行性较强、具有自主知识产权的器官组织工程及再生研究，包括心血管系统、消化系统（如肝脏、胰腺、肠道等）、泌尿生殖系统（如肾、膀胱、子宫等）、口颌系统（如牙齿、牙颌联合体、唾液腺等）、骨骼肌肉系统（如不同类别骨骼组织、软骨－骨关节复合组织、骨－肌腱等）、其他组织（如含附属器复合皮肤组织、复层角膜组织、大块肌肉组织、中枢神经等）。

参考文献

［1］ C.M. Madl, S.C. Heilshorn, H.M. Blau Bioengineering strategies to accelerate stem cell therapeutics［J］. Nature, 2018, 557（7705）: 335-342.

［2］ S. Patel, J.M. Caldwell, S.B. Doty, et al. Integrating soft and hard tissues via interface tissue engineering［J］. J Orthop Res, 2018, 36（4）: 1069-1077.

［3］ A. Seidi, M. Ramalingam, I. Elloumi-Hannachi, et al. Gradient biomaterials for soft-to-hard interface tissue engineering［J］. Acta Biomater, 2011, 7（4）: 1441-1451.

［4］ S. Zhu, P. Lu, H. Liu, et al. Inhibition of Rac1 activity by controlled release of NSC23766 from chitosan microspheres effectively ameliorates osteoarthritis development in vivo［J］. Annals of the rheumatic diseases, 2015, 74（1）: 285-293.

［5］ Y. Jiang, Y. Cai, W. Zhang, et al. Human Cartilage-Derived Progenitor Cells From Committed Chondrocytes for Efficient Cartilage Repair and Regeneration［J］. Stem cells translational medicine, 2016, 5（6）: 733-744.

［6］ Y. Gu, Z. Li, J. Huang, et al. Application of marrow mesenchymal stem cell-derived extracellular matrix in peripheral nerve tissue engineering［J］. Journal of tissue engineering and regenerative medicine, 2017, 11（8）: 2250-2260.

［7］ Y. Gu, J. Zhu, C. Xue, et al. Chitosan/silk fibroin-based, Schwann cell-derived extracellular matrix-modified scaffolds for bridging rat sciatic nerve gaps［J］. Biomaterials, 2014, 35（7）: 2253-2263.

［8］ N. Hu, H. Wu, C. Xue, et al. Long-term outcome of the repair of 50 mm long median nerve defects in rhesus monkeys with marrow mesenchymal stem cells-containing, chitosan-based tissue engineered nerve grafts［J］. Biomaterials, 2013, 34（1）: 100-111.

［9］ 刘雪婷, 白春雨, 关伟军, 等. 表皮干细胞的生物学特性及其潜在应用［J］. 生物技术通报, 2016, 32（1）: 29-32.

［10］ 廖新化. 皮肤干细胞治疗的发展历程［J］. 自然杂志, 2020, 42（2）: 91-95.

［11］ Z. Zhao, M. Xu, M. Wu, et al. Direct reprogramming of human fibroblasts into sweat gland-like cells［J］. Cell cycle（Georgetown, Tex.）, 2015, 14（21）: 3498-3505.

［12］ Z. Sheng, X. Fu, S. Cai, et al. Regeneration of functional sweat gland-like structures by transplanted differentiated bone marrow mesenchymal stem cells［J］. Wound repair and regeneration: official publication of the Wound Healing Society［and］the European Tissue Repair Society, 2009, 17（3）: 427-435.

［13］ S. Sun, J. Xiao, J. Huo, et al. Targeting ectodysplasin promotor by CRISPR/dCas9-effector effectively induces the reprogramming of human bone marrow-derived mesenchymal stem cells into sweat gland-like cells［J］. Stem cell research & therapy, 2018, 9（1）: 8.

［14］ B. Yao, J. Xie, N. Liu, et al. Direct reprogramming of epidermal cells toward sweat gland-like cells by defined factors［J］. Cell death & disease, 2019, 10（4）: 272.

［15］ B. Yao, R. Wang, Y. Wang, et al. Biochemical and structural cues of 3D-printed matrix synergistically direct MSC differentiation for functional sweat gland regeneration［J］. Science advances, 2020, 6（10）: eaaz1094.

［16］ K. Xuan, B. Li, H. Guo, et al. Deciduous autologous tooth stem cells regenerate dental pulp after implantation into injured teeth［J］. Science translational medicine, 2018, 10（455）.

［17］ J. Zhou, S. Shi, Y. Shi, et al. Role of bone marrow-derived progenitor cells in the maintenance and regeneration of dental mesenchymal tissues［J］. Journal of cellular physiology, 2011, 226（8）: 2081-2090.

［18］ S. Liu, D. Liu, C. Chen, et al. MSC Transplantation Improves Osteopenia via Epigenetic Regulation of Notch Signaling in Lupus［J］. Cell metabolism, 2015, 22（4）: 606-618.

［19］ 杨扬, 王励. 肝脏组织工程研究进展［J］. 器官移植, 2017, 8（5）: 337-343.

［20］ K. Zhu, Q. Wu, C. Ni, et al. Lack of Remuscularization Following Transplantation of Human Embryonic Stem Cell-Derived Cardiovascular Progenitor Cells in Infarcted Nonhuman Primates［J］. Circulation research, 2018, 122（7）: 958-969.

［21］ X. Hu, Y. Xu, Z. Zhong, et al. A Large-Scale Investigation of Hypoxia-Preconditioned Allogeneic Mesenchymal Stem Cells for Myocardial Repair in Nonhuman Primates: Paracrine Activity Without Remuscularization［J］. Circulation research, 2016, 118（6）: 970-983.

［22］ X. Hu, X. Huang, Q. Yang, et al. Safety and efficacy of intracoronary hypoxia-preconditioned bone marrow mononuclear cell administration for acute myocardial infarction patients: The CHINA-AMI randomized controlled trial［J］. Journal of the American College of cardiology, 2015.

［23］ M. Griffith, R. Osborne, R. Munger, et al. Functional human corneal equivalents constructed from cell lines［J］. Science, 1999, 286（5447）: 2169–2172.

［24］ A.J. Kanellopoulos, G. Asimellis Long–term safety and efficacy of high–fluence collagen crosslinking of the vehicle cornea in Boston keratoprosthesis type 1［J］. Cornea, 2014, 33（9）: 914–918.

［25］ C.R. Hicks, G.J. Crawford, X. Lou, et al. Corneal replacement using a synthetic hydrogel cornea, AlphaCor: device, preliminary outcomes and complications［J］. Eye（London, England）, 2003, 17（3）: 385–392.

［26］ L. Shariati, Y. Esmaeili, S.H. Javanmard, et al. Organoid Technology: Current Standing and Future Perspectives［J］. Stem Cells, 2021.

［27］ X. Wang, J. Xue, B. Ma, et al. Black Bioceramics: Combining Regeneration with Therapy［J］. Advanced Materials, 2020.

［28］ S. Pan, J. Yin, L. Yu, et al. 2D MXene–Integrated 3D–Printing Scaffolds for Augmented Osteosarcoma Phototherapy and Accelerated Tissue Reconstruction［J］. Advanced ence, 2020, 7（2）: 1901511.

［29］ J. Ratnayake, M. Mucalo, G.J. Dias Substituted hydroxyapatites for bone regeneration: A review of current trends［J］. Journal of Biomedical Materials Research Part B Applied Biomaterials, 2017, 105（5）: 1285–1299.

［30］ T. Li, B. Ma, J. Xue, et al. Bioinspired Biomaterials with a Brick ˇ nd cm ortar Microstructure Combining Mechanical and Biological Performance［J］. Advanced Healthcare Materials, 2020, 9.

［31］ C. Feng, B. Ma, M. Xu, et al. 3D Printing of Scaffolds with Synergistic Effects of Micro–nano Surface and Hollow Channels for Bone Regeneration［J］. ACS Biomaterials Science and Engineering, 2020.

［32］ Y. Chen, X. Wang, M. Bing, et al. 3D–Printed Bioactive Ca_3SiO_5 Bone Cement Scaffolds with Nano Surface Structure for Bone Regeneration［J］. Acs Applied Materials & Interfaces, 2017, 9（7）: 5757.

［33］ Y. Zhu, K. Zhang, R. Zhao, et al. Bone regeneration with micro/nano hybrid–structured biphasic calcium phosphate bioceramics at segmental bone defect and the induced immunoregulation of MSCs［J］. Biomaterials, 2017, 133–144.

［34］ Y. Deng, M. Liu, X. Chen, et al. Enhanced osteoinductivity of porous biphasic calcium phosphate ceramic beads with high content of strontium incorporated calcium deficient hydroxyapatite［J］. Journal of Materials Chemistry B, 2018, 6 10.1039.C1038TB01637B–.

［35］ B. Zhang, H. Sun, L. Wu, et al. 3D printing of calcium phosphate bioceramic with tailored biodegradation rate for skull bone tissue reconstruction［J］. 2019, 002（003）: 161–171.

［36］ X. Pei, L. Ma, B. Zhang, et al. Creating hierarchical porosity hydroxyapatite scaffold with osteoinduction by three–dimensional printing and microwave sintering［J］. Biofabrication, 2017.

［37］ B. Albert, M. Yassine, D.E. Anna, et al. Osteogenesis by foamed and 3D–printed nanostructured calcium phosphate scaffolds: Effect of pore architecture［J］. Acta Biomaterialia, 2018, 79 S1742706118305208.

［38］ C. Feng, W. Zhang, C. Deng, et al. 3D Printing of Lotus Root–Like Biomimetic Materials for Cell Delivery and Tissue Regeneration［J］. Advanced Science, 2017, 4（12）.

［39］ T. Li, D. Zhai, B. Ma, et al. 3D Printing of Hot Dog mm ike Biomaterials with Hierarchical Architecture and Distinct Bioactivity［J］. Advanced Science, 2019, 6（19）: 1901146.

［40］ M. Zhang, RongcaiLin, XinWang, et al. 3D printing of Haversian bone–mimicking scaffolds for multicellular delivery in bone regeneration［J］. Science advances, 2020, 6（12）: eaaz6725.

［41］ W. Zhang, C. Feng, G. Yang, et al. 3D–printed scaffolds with synergistic effect of hollow–pipe structure and bioactive ions for vascularized bone regeneration［J］. Biomaterials, 2017: 85–95.

［42］ C. Deng, R. Lin, M. Zhang, et al. Micro/Nanometer–Structured Scaffolds for Regeneration of Both Cartilage and

Subchondral Bone［J］. Advanced Functional Materials，2019，29（4）：1806068.1806061–1806068.1806015.

［43］ Qian，Zhang，Lei，et al. Lithium–calcium–silicate bioceramics stimulating cementogenic/osteogenic differentiation of periodontal ligament cells and periodontal regeneration – ScienceDirect［J］. Applied Materials Today，2019（16）：375–387.

［44］ Y. Gao，B. Li，W. Kong，et al. Injectable and self–crosslinkable hydrogels based on collagen type II and activated chondroitin sulfate for cell delivery［J］. International journal of biological macromolecules，2018，118 S0141813018306524.

［45］ Y. Liu，J. Yang，Z. Luo，et al. Development of an injectable thiolated icariin functionalized collagen/hyaluronic hydrogel to promote cartilage formation in vitro and in vivo［J］. Journal of Materials Chemistry B，2019.

［46］ N. Putri，X. Wang，Y. Chen，et al. Preparation of PLGA–collagen hybrid scaffolds with controlled pore structures for cartilage tissue engineering［J］. Progress in Natural Science，2020.

［47］ S. Aliakbarshirazi，A. Talebian Electrospun gelatin nanofibrous scaffolds for cartilage tissue engineering［J］. Materials today：proceedings，2017，4（7）：7059–7064.

［48］ G. O'Connell，J. Garcia，J. Amir 3D Bioprinting：New Directions in Articular Cartilage Tissue Engineering［J］. ACS Biomaterials Science and Engineering，2017，acsbiomaterials.6b00587.

［49］ I.T. Ozbolat Bioprinting of osteochondral tissues：A perspective on current gaps and future trends［J］. 国际生物打印期刊，2017，003（002）：19–30.

［50］ A.C. Daly，F.E. Freeman，T. Gonzalez–Fernandez，et al. 3D Bioprinting for Cartilage and Osteochondral Tissue Engineering［J］. Advanced Healthcare Materials，2017，1700298.

［51］ W. Yan，S. Zhu，L. Ping，et al. A bi–lineage conducive scaffold for osteochondral defect regeneration［J］. 生物材料，2014，24（28）.

［52］ V. Bunpetch，X. Zhang，T. Li，et al. Silicate–based bioceramic scaffolds for dual–lineage regeneration of osteochondral defect［J］. Biomaterials，2018，192.

［53］ L.A. Lu，B. Yl，B. Cf，et al. Lithium–containing biomaterials stimulate bone marrow stromal cell–derived exosomal miR–130a secretion to promote angiogenesis［J］. Biomaterials，2019，192：523–536.

［54］ R. Lin，C. Deng，X. Li，et al. Copper–incorporated bioactive glass–ceramics inducing anti–inflammatory phenotype and regeneration of cartilage/bone interface［J］. Theranostics，2019，9（21）：6300–6313.

［55］ X. Wang，T. Li，H. Ma，et al. A 3D–printed scaffold with MoS2 nanosheets for tumor therapy and tissue regeneration［J］. Npg Asia Materials，2017，9（4）：e376.

［56］ W.D.A. B，T.L. C，B.L. A，et al. A bifunctional scaffold with CuFeSe2 nanocrystals for tumor therapy and bone reconstruction – ScienceDirect［J］. Biomaterials，2018，160：92–106.

［57］ Xing，Min，Wang，et al. Bone tissue engineering strategy based on the synergistic effects of silicon and strontium ions［J］. Acta biomaterialia，2018.

［58］ N.J. Turner，A.J. Yates，D.J. Weber，et al. Xenogeneic extracellular matrix as an inductive scaffold for regeneration of a functioning musculotendinous junction［J］. Tissue Engineering Part A，2010，16（11）：3309–3317.

［59］ A. Sambit Sahoo，C.B.G. B，M.C. C，et al. Effect of pretension and suture needle type on mechanical properties of acellular human dermis patches for rotator cuff repair［J］. Journal of Shoulder and Elbow Surgery，2012，21（10）：1413–1421.

［60］ Lin，Junxin，Zhou，et al. Cell–material interactions in tendon tissue engineering［J］. Acta biomaterialia，2018，70：1–11.

［61］ H. Liu，L. Yang，E. Zhang，et al. Biomimetic Tendon Extracellular Matrix Composite Gradient Scaffold Enhances Ligament–to–Bone Junction Reconstruction［J］. Acta Biomaterialia，2017.

［62］ C. Zhang，X. Wang，E. Zhang，et al. An epigenetic bioactive composite scaffold with well–aligned nanofibers for functional tendon tissue engineering［J］. Acta Biomaterialia, 2017, S1742706117306086.

［63］ C. Yang, G. Deng, W. Chen, et al. A novel electrospun-aligned nanoyarn-reinforced nanofibrous scaffold for tendon tissue engineering［J］. Colloids & Surfaces B Biointerfaces, 2014, 122: 270-276.

［64］ Z.I. Foraida, T. Kamaldinov, D.A. Nelson, et al. Elastin-PLGA hybrid electrospun nanofiber scaffolds for salivary epithelial cell self-organization and polarization［J］. Acta Biomaterialia, 2017, 116.

［65］ A. Mauro, V. Russo, L.D. Marcantonio, et al. M1 and M2 macrophage recruitment during tendon regeneration induced by amniotic epithelial cell allotransplantation in ovine［J］. Research in Veterinary Science, 2016, 105: 92-102.

［66］ Y. Okabe, R. Medzhitov Tissue biology perspective on macrophages［J］. Nature Immunology, 2015, 17（1）: 9.

［67］ H. Bi, J. Yan Current progress of skin tissue engineering: Seed cells, bioscaffolds, and construction strategies［J］. Burns & Trauma, 2013, 1（2）: 63-72.

［68］ T. Hodgkinson, A. Bayat Dermal substitute-assisted healing: enhancing stem cell therapy with novel biomaterial design［J］. Archives of Dermatological Research, 2011, 303（5）: 301-315.

［69］ H.R. Amaral, J.A. Wilson, R. Amaral, et al. Synthesis of bilayer films from regenerated cellulose nanofibers and poly （globalide）for skin tissue engineering applications［J］. Carbohydrate Polymers, 2021, 252（8）: 117201.

［70］ L. Gao, Y. Zhou, J. Peng, et al. A novel dual-adhesive and bioactive hydrogel activated by bioglass for wound healing［J］. NPG Asia Materials, 2019.

［71］ Y. Zhou, C. Wu, J. Chang Bioceramics to regulate stem cells and their microenvironment for tissue regeneration - ScienceDirect［J］. Materials Today, 2019, 24（C）: 41-56.

［72］ Haiyan, Li, Jin, et al. Bioglass promotes wound healing by affecting gap junction connexin 43 mediated endothelial cell behavior［J］. Biomaterials, 2016.

［73］ H. Ma, Q. Zhou, J. Chang, et al. Grape Seed-Inspired Smart Hydrogel Scaffolds for Melanoma Therapy and Wound Healing［J］. ACS Nano, 2019.

［74］ X. Wang, B. Ma, J. Xue, et al. Defective Black Nano-Titania/Thermogels for Cutaneous Tumor-Induced Therapy and Healing［J］. Nano Letters, 2019.

［75］ Q. Yu, Y. Han, X. Wang, et al. Copper Silicate Hollow Microspheres-Incorporated Scaffolds for Chemo-Photothermal Therapy of Melanoma and Tissue Healing［J］. Acs Nano, 2018, acsnano.7b08928.

［76］ Wang, Xiaocheng, Fang, et al. Electrospun Micropatterned Nanocomposites Incorporated with Cu2S Nanoflowers for Skin Tumor Therapy and Wound Healing（Vol 11, pg 11337, 2017）2017.

［77］ Prosper, F., Garbayo, et al. Heart regeneration after myocardial infarction using synthetic biomaterials［J］. Journal of Controlled Release: Official Journal of the Controlled Release Society, 2015.

［78］ K. Maryam, K. Reza, E. Sahar, et al. Application of Tissue-Engineered Pericardial Patch in Rat Models of Myocardial Infarction［J］. Journal of Biomedical Materials Research Part A, 2018.

［79］ J.S. Wendel, L. Ye, R. Tao, et al. Functional Effects of a Tissue-Engineered Cardiac Patch From Human Induced Pluripotent Stem Cell-Derived Cardiomyocytes in a Rat Infarct Model［J］. Stem cells translational medicine, 2015, 4.

［80］ M. P, V. V, H. A, et al. Transplantation of Human Embryonic Stem Cell-Derived Cardiovascular Progenitors for Severe Ischemic Left Ventricular Dysfunction［J］. Journal of the American College of Cardiology, 2018, 71（4）: 429-438.

［81］ Xiaotong, Wang, Leyu, et al. Chitosan/Calcium Silicate Cardiac Patch Stimulates Cardiomyocyte Activity and Myocardial Performance after Infarction by Synergistic Effect of Bioactive Ions and Aligned Nanostructure［J］. ACS applied materials & interfaces, 2019, 11（1）: 1449-1468.

［82］ R. Gaetani, D.A.M. Feyen, V. Verhage, et al. Epicardial application of cardiac progenitor cells in a 3D-printed gelatin/ hyaluronic acid patch preserves cardiac function after myocardial infarction［J］. Biomaterials, 2015, 61: 339-348.

［83］ A.N. A，H.S. A，W.C.B. C，et al. Gold nanorod-incorporated gelatin-based conductive hydrogels for engineering cardiac tissue constructs - ScienceDirect［J］. Acta Biomaterialia，2016，41：133-146.

［84］ S. Liang，Y. Zhang，H. Wang，et al. Paintable and Rapidly Bondable Conductive Hydrogels as Therapeutic Cardiac Patches［J］. Advanced Materials，2018，e1704235.

［85］ K. Zhang，Q. Fu，J. Yoo，et al. 3D bioprinting of urethra with PCL/PLCL blend and dual autologous cells in fibrin hydrogel：An in vitro evaluation of biomimetic mechanical property and cell growth environment［J］. Acta Biomaterialia，2017，50：154-164.

［86］ W. Huang，B. Carlsen，I. Wulur，et al. BMP-2 exerts differential effects on differentiation of rabbit bone marrow stromal cells grown in two-dimensional and three-dimensional systems and is required for in vitro bone formation in a PLGA scaffold［J］. Exp Cell Res，2004，299（2）：325-334.

［87］ J. Hardwicke，D.Schmaljohann，D.Boyce，et al. EPIDERMAL GROWTH FACTOR THERAPY AND WOUND HEALING - PAST，PRESENT AND FUTURE PERSPECTIVES［J］. Surgeon，2008，6（3）：172-177.

［88］ A. Micera，E. Vigneti，D. Pickholtz，et al. Nerve growth factor displays stimulatory effects on human skin and lung fibroblasts，demonstrating a direct role for this factor in tissue repair［J］. PNAS，2001，98（11）：6162-6167.

［89］ J. Peng，H. Zhao，C. Tu，et al. In situ hydrogel dressing loaded with heparin and basic fibroblast growth factor for accelerating wound healing in rat［J］. Mater Sci Eng C Mater Biol Appl，2020，116：111169.

［90］ Q. Leng，L. Chen，Y. Lv RNA-based scaffolds for bone regeneration：application and mechanisms of mRNA，miRNA and siRNA［J］. Theranostics，2020，10（7）：3190-3205.

［91］ W. Zhao，X. Hou，O.G. Vick，et al. RNA delivery biomaterials for the treatment of genetic and rare diseases［J］. Biomaterials，2019，217：119291.

［92］ V.F.I.V. Tendeloo，P. Ponsaerts，F. Lardon，et al. Highly efficient gene delivery by mRNAelectroporation in human hematopoietic cells：superiority to lipofection and passive pulsing ofmRNAand to electroporation ofplasmid cDNAfor tumor antigen loading ofdendritic cells［J］. Blood，2001，98（1）：49-56.

［93］ M.J. Layden，E. Rottinger，F.S. Wolenski，et al. Microinjection of mRNA or morpholinos for reverse genetic analysis in the starlet sea anemone，Nematostella vectensis［J］. Nat Protoc，2013，8（5）：924-934.

［94］ K.J. Kauffman，M.J. Webber，D.G. Anderson Materials for non-viral intracellular delivery of messenger RNA therapeutics［J］. J Control Release，2016，240：227-234.

［95］ J. Liu，J. Chang，Y. Jiang，et al. Fast and Efficient CRISPR/Cas9 Genome Editing In Vivo Enabled by Bioreducible Lipid and Messenger RNA Nanoparticles［J］. Adv Mater，2019，31（33）：e1902575.

［96］ C.M. Curtin，I.M. Castano，F.J. O'Brien Scaffold-Based microRNA Therapies in Regenerative Medicine and Cancer ［J］. Adv Healthc Mater，2018，7（1）.

［97］ B. Zuo，J. Zhu，J. Li，et al. microRNA-103a functions as a mechanosensitive microRNA to inhibit bone formation through targeting Runx2［J］. J Bone Miner Res，2015，30（2）：330-345.

［98］ J. Kureel，A.A. John，M. Dixit，et al. MicroRNA-467g inhibits new bone regeneration by targeting Ihh/Runx-2 signaling［J］. Int J Biochem Cell Biol，2017，85：35-43.

［99］ Q. Xie，Z. Wang，H. Zhou，et al. The role of miR-135-modified adipose-derived mesenchymal stem cells in bone regeneration［J］. Biomaterials，2016，75：279-294.

［100］ S. Kang，K. Im，J. Baek，et al. Macro and small over micro：macromolecules and small molecules that regulate microRNAs［J］. Chembiochem，2014，15（8）：1071-1078.

［101］ H.H. Guo，C.C. Yu，S.X. Sun，et al. Adenovirus-mediated siRNA targeting TNF-alpha and overexpression of bone morphogenetic protein-2 promotes early osteoblast differentiation on a cell model of Ti particle-induced inflammatory response in vitro［J］. Braz J Med Biol Res，2013，46（10）：831-838.

［102］ Z.C. Zhou，L. Che，L. Kong，et al. CKIP-1 silencing promotes new bone formation in rat mandibular distraction osteogenesis［J］. Oral Surg Oral Med Oral Pathol Oral Radiol, 2017, 123（1）: e1–e9.

［103］ D. Sezlev Bilecen, H. Uludag, V. Hasirci Development of PEI–RANK siRNA Complex Loaded PLGA Nanocapsules for the Treatment of Osteoporosis［J］. Tissue Eng Part A, 2019, 25（1–2）: 34–43.

［104］ B.A. Sullenger, S. Nair From the RNAworld to the clinic 2016, 352（6292）: 1417–1420.

［105］ Y. Wang, K.K. Tran, H. Shen, et al. Selective local delivery of RANK siRNA to bone phagocytes using bone augmentation biomaterials［J］. Biomaterials, 2012, 33（33）: 8540–8547.

［106］ S. Wei, C. Jian, F. Xu, et al. Vancomycin–impregnated electrospun polycaprolactone（PCL）membrane for the treatment of infected bone defects: An animal study［J］. J Biomater Appl, 2018, 32（9）: 1187–1196.

［107］ L. Qin, L.J. Raggatt, N.C. Partridge Parathyroid hormone: a double–edged sword for bone metabolism［J］. Trends Endocrinol Metab, 2004, 15（2）: 60–65.

［108］ F. Khadivi, M. Koruji, M. Akbari, et al. Application of platelet–rich plasma（PRP）improves self–renewal of human spermatogonial stem cells in two–dimensional and three–dimensional culture systems［J］. Acta Histochem, 2020, 122（8）: 151627.

［109］ M. Kieb, F. Sander, C. Prinz, et al. Platelet–Rich Plasma Powder: A New Preparation Method for the Standardization of Growth Factor Concentrations［J］. Am J Sports Med, 2017, 45（4）: 954–960.

［110］ C.Y. Yeung, P.S. Hsieh, L.G. Wei, et al. Efficacy of Lyophilised Platelet–Rich Plasma Powder on Healing Rate in Patients With Deep Second Degree Burn Injury: A Prospective Double–Blind Randomized Clinical Trial［J］. Ann Plast Surg, 2018, 80（2S Suppl 1）: S66–S69.

［111］ R. Kalluri, V.S. LeBleu The biology, function, and biomedical applications of exosomes［J］. Science, 2020, 367（6478）.

［112］ Y. Cai, W. Liu, L. Lian, et al. Stroke treatment: Is exosome therapy superior to stem cell therapy?［J］. Biochimie, 2020（179）: 190–204.

［113］ X. Li, A.L. Corbett, E. Taatizadeh, et al. Challenges and opportunities in exosome research–Perspectives from biology, engineering, and cancer therapy［J］. APL Bioeng, 2019, 3（1）: 011503.

［114］ B. Grigoryan, S.J. Paulsen, D.C. Corbett, et al. Multivascular networks and functional intravascular topologies within biocompatible hydrogels［J］. Science, 2019, 364（6439）: 458–464.

［115］ K.A. Homan, D.B. Kolesky, M.A. Skylar–Scott, et al. Bioprinting of 3D Convoluted Renal Proximal Tubules on Perfusable Chips［J］. Scientific reports, 2016（6）: 34845.

［116］ H.W. Kang, S.J. Lee, I.K. Ko, et al. A 3D bioprinting system to produce human–scale tissue constructs with structural integrity［J］. Nature biotechnology, 2016, 34（3）: 312–319.

［117］ T. Zhang, H. Zhang, L. Zhang, et al. Biomimetic design and fabrication of multilayered osteochondral scaffolds by low–temperature deposition manufacturing and thermal–induced phase–separation techniques［J］. Biofabrication, 2017, 9（2）: 025021.

［118］ 韩倩倩, 赵君, 王苗苗, 等. 组织工程产品用种子细胞的质量控制与标准化［J］. 组织工程与重建外科, 2020, 6（4）: 324–327.

［119］ 吴骏, 王昱凯, 王磊, 等. 人胚胎干细胞的临床转化研究进展［J］. 中国细胞生物学学报, 2018, 40（13）: 2116–2128.

撰稿人：欧阳宏伟　吴成铁　张勇杰　张智勇　陈　晓　张　琪

穿戴主动健康

1 主动健康

1.1 主动健康的内涵与外延

1.1.1 主动健康的内涵

主动健康是相对于被动医疗而言，其定义为主动获得持续的健康能力、拥有健康完美的生活品质和良好的社会适应能力。主动健康贯穿于生命全过程，创新并倡导了"零级预防"的理念和方法，完善和补充了三级预防体系，是提升国民健康素质、缓解医疗卫生资源短缺状况、大幅度降低医疗卫生支出、建设"健康中国"的重大发展方向。主动健康技术包括了生命全过程中各阶段健康相关支持技术，从健康风险监测、评估、干预技术，到健康生活方式支持技术、临床疾病诊疗、康复和护理技术，以及老年长期照护所需要的产品和解决方案。

2015 年我国各领域专家跨界联合提出了主动健康的概念，"主动健康"一词也就此确定，成为中国为人类健康事业提出的原创概念[1]。2021 年国务院发布国家"十四五"规划和 2035 目标纲要；将主动健康干预技术研发作为临床医学与健康的科技前沿领域攻关，将新型穿戴设备列入数字化应用场景，将人工智能关键算法列为应加强的关键数字技术创新应用。主动健康的国家政策方针制定回顾如下。2017 年 5 月 16 日，科技部联合国家卫生计生委、国家体育总局、国家食品药品监管总局、国家中医药管理局、中央军委后勤保障部印发《"十三五"卫生与健康科技创新专项规划》的通知，重点突破"人体健康状态量化分层、健康信息的连续动态采集、健康大数据融合分析、个性化健身技术等难点和瓶颈问题"。《国务院关于实施健康中国行动的意见》（国发〔2019〕13 号）明确指出，加快推动从以治病为中心转变为以人民健康为中心，实施"健康中国"行动。标志主动健康将成为我国未来健康保障体系的重要组成部分。

主动健康是中国面向未来大数据时代，针对健康医学模式提出的未来方案，与西方发达国家在同步同期启动的新探索。我国在健康数据资源、市场规模、用户需求等方面还具备先天优势，较有希望在该领域突破欧美竞争对手的限制。智能穿戴、大数据和人工智能发展迅猛，为主动健康提供技术支持，通过采集多维、实时的人体健康信号，实现全方位、全天候的连续检测和分析，将疾病防治阵地由医院前移到社区和家庭，提高国民健康意识和健康素养，延长健康寿命，推动健康技术、健康产品、健康服务模式和健康产业的发生与发展，为国民经济发展提供更多的资源与市场空间，促进健康产业与社会经济的发展[2]。

根据《国务院关于实施健康中国行动的意见》，我国将实施健康知识普及行动，目标是到 2022 年和 2030 年，全国居民健康素养水平分别不低于 22% 和 30%[3]。所谓健康素养，就是指一个人有能力获取和理解基本的健康信息和服务，并做出正确的判断和决定，以主动维持并促进自己的健康。当前，我国国民的健康水平令人担忧，国家医疗保障面临巨大挑战。从国家统计局网站上获得的最新数据看，2008—2017 年，我国每年卫生总费用从 2008 年年度总费用的不到 1.5 万亿元，经过 10 年时间，增至 5.3 万亿元，增幅高达 362%，平均增长率达 17.1%。在我国 GDP 占比 4.5% 增至 6.4%，在不考虑通货膨胀等因素的情况下，2025 年的卫生总费用预计将突破 11 万亿元，占 GPD 的 9.8%，2030 年将突破 16 万亿元，将占 GPD 的 10% 以上。尽管总卫生费用会受老龄化等因素的影响，但其总发展趋势也表明如果不加以遏制，根据我国卫生医疗费用的增长速度，政府财政和社会将不堪重负，甚至可能影响我国经济的发展。

"越主动，越健康"的理念契合了国家的医疗卫生方针"防治结合，以防为主"，把疾病的防治中心前移，变被动疾病治疗为主动健康管理，认识到预防大于治疗的健康真谛，最终提高全民科学的主动健康意识，加强全民科学健康监测，提前预防、提前治疗，提高国民身体素质。发展主动健康体系的核心目的是针对健康的决定因素进行跨界统筹治理，重构被碎片化了的国民健康保障体系，以创造健康价值为核心，以保障生命安全、提高生命质量为目标，对我国经济社会活动的全过程进行创新、融合、升级，由此形成新的生产方式、生活（消费）方式、产业结构和社会文化。实施将健康融入所有政策和相关产业的"主动健康"经济行动，为破解世界难题，提供中国式解决办法。

1.1.2 主动健康的内涵发展与外延

主动健康也是一种健康的医学模式。根据现代医学模式发展轨迹，依稀可以看出其中的基本演变逻辑，也观察到以生物学为基础、分析为手段所建立的现代医学，在面对人类疾病谱的变化时不断变革，逐步吸收创新的过程。首先，它正视自身体系的不足，逐步从生物学发展到生物－心理－社会学模式；其次，它积极吸纳多元医学模式补充自身体系，构建循证科学体系试图解决多元医学的规范化应用，深入分子水平尝试推进医学的个性化和精准化，走向整合探索服务生命全周期。由此可见，现代医学发展是自身否定之否定，由分到合的过程。

当然，现代医学对运动科学的影响非常深远，甚至运动科学的很多内容是来源于现代医学。如果要发挥运动科学在主动健康医学的重大作用还面临很多挑战。①需要建立复杂性运动科学范式。人体是复杂巨系统，人类行为是离散的随机过程，运动成绩的衰退和增长、疾病的产生和消除均不符合线性牛顿式的确定性科学规律。然而，当前运动科学是建立在还原论的科学基础上，在实践中往往对人体复杂性进行了大幅度简化，基于非确定性复杂系统的运动科学理论尚待建立。②需要建立大时间尺度下运动行为大数据测评方法体系。经典的人体功能评测方法是基于横断面体检式测量，通过抽样建立常模，比较微观指标进而评价系统整体。这种方法在简单、可机械累加的系统中是适用的。然而，面对复杂的人体，试图通过微观指标判断宏观整体状态则是徒劳的。人体不遵循简单的加减规律，人体健康状态和运动员竞技能力是系统性的整体表现。且当前各类高精度传感器、超低功耗物联网、超高速运算等已具备较高的技术能力，可建立基于连续动态测量数据的人体运动行为整体功能评测技术。③需要建立自身动态演化的研究方法。传统研究方法是绝对的、机械的、静止的，虽然通过增加分组方式逼近个性化和动态化，终归还是有限逼近。人体是不断进化的系统，根据现代人体生理学可知，正常的人体组织，每秒约有 600 万个新生红细胞替代相同数量死亡的红细胞，人体始终处在动态过程中。健康状态的变化不是一次刺激的结果，它类似运动员需要长周期的反复训练才能引起成绩的变化。因此，若要做到真正个性化、科学化，还需要增加个体纵向时间维度上的动态分析及随机过程的研究[1]。

1.2 展望

1.2.1 主动健康是一个尚待构建和完善的医学模式

主动健康医学理念尽管已经提出，但无论是基础理论体系，还是方法工具，其成熟度与现代疾病医学还相差甚远。当然，主动健康医学不是把其他医学的经验、方法、工具和产品简单堆砌。主动健康需要构建区别于被动医学的、完整的科学理论体系，攻克相关关键技术，才能建立独有的完善的学科体系，方可成为一门科学。

1.2.2 主动健康是大数据和 AI 技术支撑的科学

主动健康医学是基于长周期动态数据对人整体功能状态进行识别和干预，为此，需要精度更高、功耗更低、实时在线的智能健康设备。随着未来网络技术的发展，超高清晰度音视频数据，以及医院外获取健康数据的精度越来越高，数量越来越多。随着人工智能技术发展，AI 将取代医学工作者大量机械性、重复性且消耗大量人工的工作。视频、语音识别、自然语言处理、人机交互等方式也将改变传统的医学跟踪、随访、指导、干预等工作，健康实时预警、新型医学手段将大量应用。

1.2.3 主动健康与生物医学工程学科发展 – 医工结合

生物医学工程学科的其中一个分支是通过生理信号的无创检测，进行数字化（个体化）的人体功能状态的检测和辨识。能通过无创检测得到的生理信号主要是体温、血压、脉搏（波）、呼吸、血氧饱和度和心电（ECG）、脑电（EEG）、肌电（EMG）等电生理信号。实践表明，真正要用它们来表征、评估人体功能状态，短时间的检测是不够的，必须作长时间（24 小时或更长）的连续动态监测、分析，才有可能得到有真正有用的信息。因此，20 世纪 80 年代以来，24 小时心电图动态记录和分析系统（Holter）、危重病人监护等成为现代化医院必不可少的设备。20 世纪 90 年代中期以来，睡眠状态监测和分析越来越为人们所重视。而数字化、多工位（群体）人体（人体化）功能状态动态连续监测和分析系统，既是以个体化医疗为特征的数字化诊断治疗系统的一个重要组成部分，又是以"治未病"为首要目标的社区医学系统工程的核心技术——个体化健康状态辨识和亚健康状态调控的关键技术和装备，其关键技术有二：一是信号的获取。准自然状态医学信息动态连续监测技术。即监测过程尽可能不干扰被测者的自然（心－身）状态。主要是准自然状态睡眠监测和穿戴技术（Wearable Technology）。前者我国目前处于世界领先水平，且正在产业化过程中；后者我国与发达国家处于同一起跑线上。二是信号处理和分析。非线性、非平稳的多通道综合分析成为 20 世纪 90 年代以来生理信号分析的主要特点。其中较突出的有：以小波变换和维格纳分布为代表的非平衡信号分析，和多道信号的同步观察与综合处理（主分量分析、奇异值分解及独立分量分析）。与人工智能，特别是专家系统的结合更突破了信号分析的传统框架，进入了模糊性领域，把以符号处理为特点的经验表达和以数据分析为特点的信号处理结合起来，这对于心身整体状态的研究至关重要。而 21 世纪心身整体（个体化）生命活动状态的动态连续监测和辨识，要求医学信号分析向信息挖掘和信息融合（Data Mining and Data Fusion）方向深入。

而主动健康与人体运动、生理、生化方面的信息采集是密不可分的，因此，主动健康是新的理念，通过生物医学工程的分支穿戴技术、人工智能技术以及大数据技术实现主动健康的宏伟目标。

2 穿戴设备与主动健康

2.1 穿戴设备与主动健康的发展现状和展望

主动健康与穿戴技术密不可分。医学穿戴设备就是将具有各种穿戴技术和功能的电子设备嵌入日常穿戴中，为人们带来医疗便利，智能穿戴设备可以很好地渗透健康医疗场景。穿戴技术特点为低负荷、可移动操作、支持长时连续工作、无线数据传输等。医学穿戴设备基于 5G 的基础上传感器更灵敏，传输数据更精准，数据分析操作更高效。

2.1.1 穿戴设备的市场国内外现状和分类

Y. Athavale 等 2017 年[4]中指出，北美的穿戴设备市场预计将达到约 3.85 亿用户，并且很可能会改变消费者收集和使用其重要身体信号信息进行健康监测和改善生活质量的方式。市场上目前大约有 335 种穿戴设备，其种类按穿戴身体部位划分如图 1（A）所示，按应用领域市场划分如图 1（B）所示。然而，从图 1 中可以看出，垂直应用于医疗应用领域的穿戴设备仅约 55 种。通过穿戴技术带来的医疗保健的"远程监控"方面，预计北美的医疗保健系统在未来 15 ~ 20 年内就能获利超过 10 亿美元。其团队还对穿戴设备在生物信号和疾病监测中的临床应用进行了回顾，比较从穿戴设备和临床等价物中获得的一些重要生物信号，这将有助于确定设计临床相关穿戴设备的具体标准。这些穿戴设备包括基于脑电（EEG）、肌电（EMG）、心电（ECG）的穿戴设备。临床相关的穿戴设备需要考虑几个方面：信号因素、医学因素、环境因素、经济因素。

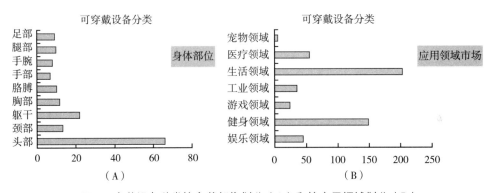

图 1　穿戴设备种类按穿戴部位划分（A）和按应用领域划分（B）

在国内，穿戴设备的发展同样迅速，穿戴设备中已有结合主动健康管理和专业运动指导的荣耀手表 ES。它搭载了心率监测技术，采用了双收光模组方案，具有更强的穿透力，让光线更容易深入血液里，从而有效地提升动态心率以及血氧的监测准确度，支持全天心率监测，帮助用户筛查心脏的房颤和早搏。它还通过深度优化硬件光路和算法，多光源融合，利用含氧血红蛋白和脱氧血红蛋白对特定光的反射吸收率不同的特点，进行信号萃取、信号增强、算法训练、异常抑制等措施，从而测量到脉搏血氧饱和度，并且提供参考值。还采用心率和运动传感器进行睡眠监测、压力监测和运动状态识别。

全球规模最大的主动健康研究——301 心脏健康研究，HUAWEI Research 平台及华为穿戴设备已连接到全球最大的主动健康研究——301 心脏健康研究，为消费者提供心律失常房颤与早搏的筛查，2 年时间招募 180 多万研究用户，通过大数据分析，对用户进行风险分级管理，在用户授权之下将高风险用户推送至 MAFA 平台回访确诊，实现主动健康管理。301 医院基于 HUAWEI Research 平台和华为只能穿戴设备进行的心脏健康研究的最新成果，已经于 8 月 31 日被纳入欧洲心脏病学会发布的房颤管理指南。

2020 年 9 月 10 日，华为发布了全新一代高端户外智能手表——华为 WATCH GT 2 Pro，相比华为 WATCH GT 2，它带来了健康监测全面升级，不仅首次搭载 TruSeen TM4.0+

心率监测技术，更在血氧监测方面有所提升。此外，在运动方面，华为 WATCH GT 2 Pro 支持百余种运动类型，新增滑雪运动模式、高尔夫练习场模式和专业轨迹返航。新品的发布更加印证华为运动健康将延续整合专业运动资源的品牌态度，持续发力推广科学训练体系，指导更多运动爱好者进行专业的科学化训练。

2.1.2 按组成部分分类

2.1.2.1 穿戴生物传感器

现有的穿戴应用的医学传感器技术大体上包括新型生物传感器、纳米传感器、可消化传感器、柔性传感器和可植入传感器几种类别，这几种传感器又可以相互组合面向特定应用重新设计。另外一种分类方法可以是针对传感器采集的数据类型进行分类，包括生理生物数据传感器、环境数据传感器、物理数据传感器等（图2）。

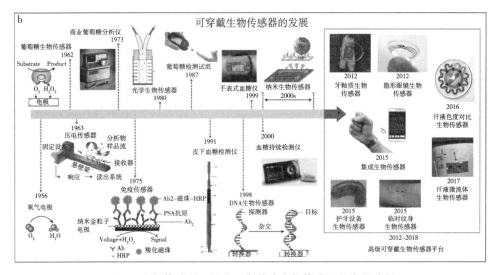

图 2　生物传感器元器件及穿戴式生物传感器的发展途径

穿戴传感器领域的早期努力集中在重点监测移动和生命体征的物理传感器，如步数、燃烧的卡路里或心率。近年来，穿戴设备的面貌发生了迅速变化，研究人员从跟踪体育锻炼活动扩展到专注于解决医疗保健应用中的重大挑战，如糖尿病管理或老年人远程监控。为了实现这些目标，研究人员为穿戴生物传感器的开发投入了大量的努力，这些传感器被定义为将生物识别元件纳入传感器操作中的传感设备（例如，酶、抗体、细胞受体或细胞器）。一个典型的生物传感器包含两个基本的功能单元：一个负责选择性识别目标分析物的"生物受体"（例如，酶、抗体或 DNA）和一个物理化学传感器（例如，电化学、光学或机械），将这个生物识别事件转化为一个有用的信号。这种装置最初是用于在受控（实验室或护理点）设置下的体外测量或用于一次性的家庭测试（例如，血糖测试条）而开发的。现代穿戴生物传感器的无创生物监测应用，作为血液监测生物医疗设备的替代品，将涉及广泛的医疗保健应用。J. Kim 等 2019 年发表于 *Nature Biotechnology* 期刊的文章对健康检测的穿戴生物传感器最近的发展做了综述[5]，集中在电化学和光学生物传感器上，以及包括代谢物、细菌和激素在内的生物标志物的无创监测方面的进展。生物传感器由于其高特异性、速度、便携性、低成本和低功耗的要求，在穿戴应用中具有相当大的前景。

表皮穿戴式生物传感器在各种穿戴生物传感器中受到了最大的关注，因为表皮覆盖了我们身体的大部分部位。这些装置依赖于皮肤表面的汗水或 ISF 取样，以及这些生物流体在生物传感器表面上的运输。这种生物传感器通常依赖不同的转导模式（例如光学、电化学和机械）结合生物催化和离子识别受体。进一步集成数据处理和传输组件。最新研究通过直接将传感器转移到皮肤上（使用电子皮肤或印刷临时纹身），通过传感器并入腕带和贴片，或将传感器直接嵌入纺织品，以确保与皮肤紧密接触，同时允许传感器承受在身体运动中遇到的机械压力来实现设备。穿戴生物传感器很有前景，但我们需要更好地了解血液中分析物浓度和无创生物液体之间的相关性来提高可靠性。需要一套扩展的体内生物亲和力检测和更多的感知策略，使得更多的生物标记易于监测。需要对穿戴生物传感器性能的大队列验证研究，以支持临床验收。

另一方面，智能穿戴服装的织物传感器和柔性传感器设计也成为热点。柔性穿戴电子器件因其优异的灵敏度、可延展性、耐久性以及与人体皮肤的相容性而受到广泛的研究。特别是自供电智能穿戴设备，能够有效地将各种机械运动转化为电能，解决了穿戴式电子设备电源体积大、刚性差的缺点。其中，高灵敏度、高耐久性的织物基底的压电压力传感器是穿戴应用的一个重点研究内容。中国科学院深圳先进技术研究院王磊研究员团队谭永松等发表在 *NanoReserach* 期刊文章中设计了一种基于 ZnO 纳米棒结构的新型柔性织物基底压电压力传感器，并采用纤锌矿晶体结构的 ZnO 纳米棒和 PVDF 膜来赋予压电效应。该应用证明传感器可以检测多种人体运动，如手腕的弯曲/放松运动和每个手指的弯曲/拉伸运动。所制备的织物基底压电传感器可用于构建自供电压电传感器，并可用于实时监测人体信息。J. Tabor[6] 等 2021 年发表于 *IEEE Sensors Journal* 期刊上的文章提出一个基于纺织品的电容压力传感器，用于模拟的假肢环境中，利用基于纺织业的传感器研究双侧胫骨截肢者的发育状况。易红霞[7] 等将传感器以镀银导电纱线的形式编织在智能穿戴服装上，运用 ZigBee 的无线网络来采集人体的呼吸信号，继而存储于终端设备以备日后查询，推动了具有生理参数监测功能的智能穿戴服装的发展。压力舒适性是服装整体舒适性的重要评价标准。王金凤等[8] 以局部添纱的形式将镀银导电锦纶纱线织进柔性传感器，简化了服装压力的测量，实现测量无缝内衣对于人体腹部产生的压力与服装舒适性。而智能柔性穿戴产品，是一种由功能部件、显示部件和绑定部件组成，具有穿戴性、便携性、智能性的特征，并且能够穿戴在用户身体上进而发挥其特定功能的智能产品。新加坡国立大学 X. Tian 等 2021 年发表于 *Nature Electronics* 期刊的文章[9] 提出了使用导电织物制成的服装，形成身体传感器网络（BSN），传输效率与传统的没有超材料纺织物的辐射网络相比提高三个数量级，并将无线通信限制在内部身体的 10cm。该方法可以提供无线功率传输，是鲁棒性的运动和纺织无线触摸感应技术。

穿戴式生物传感器预计将变得更加流线型，远离手腕，转向融入佩戴者日常生活的纺织品和时尚配饰。其中一些设备将需要一次性部件来解决污染问题。未来的穿戴生物传感器将非侵入性地监测各种生物标记（包括蛋白质和核酸），最终使全面的医疗诊断和性能评估成为可能。如果医学界接受这些非侵入性生物传感器，将需要在人类测试中进行广泛和成功的验证，并提高对传感器信息的临床相关性的理解。鉴于穿戴生物传感器的竞争性研究和巨大的商业机会，我们预计在不久的将来会有令人兴奋的新发展。因此，穿戴传感器市场将继续快速增长，继续改变和改善人们生活的轨迹。

2.1.2.2 IC 芯片

IC 芯片是穿戴设备重要的组成部分，通常包含以下模块：模拟前端、数模转换、数字信号处理。IC 芯片和传感器、天线等组成一个穿戴系统。目前第一种穿戴设备由刚性的硅片集成电路元件组成，这些元件利用柔性或弹性层封装或连接层集成到织物中。这些穿戴设备由于有刚性的硅片元件，减少了用户的舒适程度。例如基于 IC 的穿戴心电传感器，电极嵌入到一件棉 T 恤中，心脏传感器的刚性 IC 封装在弹性层中，可拉伸的"电子文身"用于心电图和温度监测，以及具有柔性微电极的便携式皮质电成像系统。第二种为具有传感器和 / 或前端的穿戴设备是基于灵活的材料 / 基底，而系统的其余部分是用刚性硅集成电路实现。在这种混合类型的解决方案中，传感器用于与人体的对接，而刚性电子（传统硅）用于信号处理和通信功能，如放大、滤波、数字化和数据传输。基板与良好的信号采集相结合以及刚性部件的加工能力，具有灵活性的灵活性和符合性。由于处理需要结合灵活和刚性部件。此外，刚性部件可能会导致减少了病人的舒适度和由于运动而引起的测量结果干扰。例如穿戴传感器的类别包括用于 ECG 电生理传感阵列的丝网印刷电极，使用有机电化学晶体管的自动力超柔性电子设备，大脑的植入传感器，一种与柔性基底兼容的有机材料的脉搏血氧计等。第三种为柔性电子设备构建所有组件的穿戴设备。在这些柔性材料中所利用的材料设备重量轻，完全符合人类的要求，确保最大的用户舒适度。这样的穿戴式传感器例子包括灵活的心电图监测装置，具有可进行神经刺激的可拉伸多电极阵列的假体皮肤等。尽管所有这些例子都显示了它的灵活可行性或兼容，柔性薄膜晶体管技术的固有弱电动性能导致了这类穿戴设备的电子功能有限。例如，所有的智能生物信号传感器都只基于灵活的组件缺乏测量信号的数字化和数据传输能力。M. Zulqarnain 等[10] 2020 年发表于 *NPJ Flexible Electronics* 的文章提出了一种在自对齐型薄膜晶体管上实现的柔性心电图贴片，实现了基于柔性电子产品的生物医学应用，在柔性基板上制备的非晶态钢镓氧化锌薄膜晶体管，用于与人体兼容、低生产成本的柔性穿戴设备。该贴片智能能够获得电子信号，放大并将其转换为一系列比特序列。该系统通过实验实现了 67.4dbcmrr、58.9dbpsrr 和 16.5mω。来自电极的信号转换为 105.9 kB/S 曼彻斯特编码的串行比特流，可通过近场通信无线发送到智能手机。数字部分的功耗为 15.4 MW，模拟部分为 MW。S. Liu 等 2020 年发表于 *Nature Communications* 期刊上的文章[11]提出一个穿戴的运动捕捉设备，用于监测人体下肢的动态运动。

2.1.2.3 穿戴设备天线研究现状

穿戴设备中天线设计是很重要的方向。可穿戴传感器利用近场通信（NFC）功能可以非常方便快捷地测量和读取人体的一些生理参数，在人体运动传感、生物医疗等领域有着广泛应用。柔性 / 可拉伸天线是基于 NFC 的可穿戴传感器设计中的关键环节，利用传统金属材料、柔性金属材料分别与柔性衬底结合可以制备柔性 / 可拉伸 NFC 天线[12]。NFC 天线设计相关的重要参数有谐振频率、输入反射系数、带宽和品质因数等。与传统的有线内镜方法相比，无线胶囊内窥镜（WCE）有许多优点。利用脉冲辐射宽带（Ir–UWB）等高频通信系统，可以提高 WCE 设备的性能，从而实现低功耗的高数据速率传输。低频通信，如 MHz 频段通信，是降低人体信号衰减的一种可行方法，尽管数据速率慢限制了其应用范围。Y.X. Peng[13]提出了一种用于红外无线胶囊内窥镜（WCE）通信系统信号接收的摩擦体线圈天线，并进行了实验验证。WCE 通信系统通常由四个部分组成：WCE 中的发射天线，连接到患者身体的接收天线阵列，患者腹部的数据接收盒和查看器以及带有图像分析软件的工作站。该天线包含三个频带（工作频率：38.5、48.2 和 57.6MHz）在 10 ~ 60MHz 频段。2019 年，Y.X. Peng[14]设计了两个用于无线胶囊内镜（WCE）医学图像传输的线圈天线，包括一个可放置在 WCE 内的小尺寸双波段发射天线和一个可安装在人体腹部的相应接收天线。所提出的天线可以由包含 MHz 频段五个信号峰的电池供电脉冲无线电收发器馈电，并选择两个信号峰（38.5MHz 和 57.6MHz）进行天线设计，以实现具有较高数据速率的双频通信。

J.J. Shi[15]提出了一种工作在 20 和 50 MHz 左右的 MHz 频段的小型化双谐振天线系统，用于频移键控脉冲无线电（FSK–IR）体内通信。该天线系统包括直径为 10 mm，长度为 30 mm 的空心圆柱状可吞咽螺旋线圈内置天线，以及两个尺寸为 79 mm × 72 mm 的单波段人体匹配平面螺旋线圈天线，将人体天线放置在等效幻像表面上，在植入的发射天线周围增加了 1 mm 厚的空气层，并且从体表到接收天线还设置了 1 mm 的气隙，以保持接近实际应用场景。仿真和测量结果如图 3 所示，其中红色曲线组表示在具有不同生物学特性的立方均质体模中的模拟结果，蓝色曲线组表示在人体解剖模型中不同典型植入位置处的体模。注意模拟在均质模型的情况下，或者在解剖人体模型的情况下，曲线几乎重叠。仿真和测量结果表明，所提出的双谐振天线适用于 FSK–IR 系统，可以预期在 MHz 波段实现生物医学植入应用的数据速率高达 10 Mb/s。

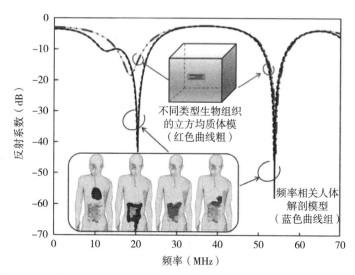

图 3　模拟的具有不同生物学特性的立方均质体模（红色曲线组）和频率依赖的解剖人体模型在心脏、大肠、小肠或胃的典型植入位置的立方同质幻象中的植入式双谐振发射天线（蓝色曲线组）

2.1.2.4　穿戴设备供能技术（电热能收集、运动供电）

针对穿戴设备的电热能研究是一个热点问题。全球对无电池指标和健康监测设备的需求，促使领先研究机构及其下属中心将收集人类能量和自供电穿戴技术作为主要研究目标之一。人体可以是一个有用的能源来源产生的日常活动，如散步、跑步、游泳或代谢热耗散。这些能量可以通过传感器收集，为小型设备生产电力。能量收集可以通过主动机制，如压电、电磁和静电或被动机制，包括热电和热电。能源自主性是下一代便携式和可穿戴式系统的关键。传感器、执行单元、电子设备等需要集成在电子皮肤，并需要为它们供电而不添加重电池，已经推动了开发紧凑的柔性能源系统，以实现自动力或能源自主的电子皮肤。由能量收集组成的能源系统、储能设备、低功率电子设备和高效/无线电源技术转移的技术，预计将彻底改变可穿戴系统的市场，尤其是电子皮肤的市场。

C.G. Nunez[16] 2019 年发表于 *npj Flexible Electronics* 期刊文章回顾自动能量收集电子皮肤领域的发展，特别关注现有的能量收集技术，高容量储能设备和高效输电系统。A. Nozariasbmarz 等 2020 年 1 月发表于 *Applied Energy* 上的文章[17]讲述了穿戴设备电热能收集。太阳能电池和摩擦发电机最近已被用于穿戴设备中的发电。太阳能电池是固态设备，可以根据光伏效应将光直接转换为电能。尽管与其他能量收集器相比，太阳能电池的转换效率通常更高，但它们在穿戴设备中的应用受到限制，因为它们只能在足够的环境光下有效工作。在常规室内照明下，它们的效率会大大降低。然而，只要穿戴设备接收到足够的光线，它们就可以给诸如电池之类的存储单元充电。大量研究表明，太阳能电池在穿戴设备中的潜在用途是不断发展的，并且正在进行更多工作。摩擦发电机的工作原理是基于摩擦电效应，即在两种不同材料接触时产生静电的常见效果，其中一种材料充当电子给体，另一种材料充当受主。当在摩擦发电机上施加机械力时，在每个接触材料的表面上会产生相等数量的带有相反符号的电荷，这些电荷可以存储到以后的功率电子设备中。摩擦电动纳米发电机由于功率密度高，最近也引起了很多关注。文章还介绍了其团队在辅助中心开发的热采集装置嵌入 T 恤和臂章，如图 4 所示。人体能量采集器在为穿戴设备提供动力方面的应用是一个新领域，仍然需要进一步的研究和开发才能创造出可行的技术。由身体能量驱动的穿戴设备可以减少电池对全球环境的影响，并节省数百万美元。每年在能源成本上的损失高达十亿美元。通过消除对穿戴设备的频繁充电的需求，期望这种设备具有广泛的市场接受度。

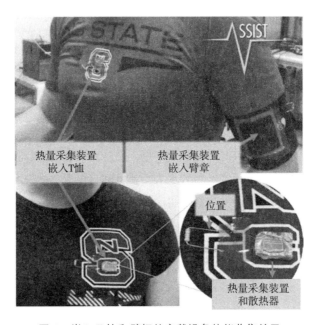

图 4　嵌入 T 恤和臂标的穿戴设备热能收集单元

加州理工学院高伟教授研究团队 2020 年 9 月发表于 *Science Advances* 的 "*Wireless battery-free wearable sweat sensor powered by human motion*" 文章[18]采用一体式柔性电路板加工技术，实现了自由式摩擦纳米发电机与柔性电路模块的集成制备，配合电化学传感单元，在高效采集人体运动能的同时，实现汗液中多项生物信息的原位监测与蓝牙无线传感，为全集成自供能穿戴传感研究提供了新的研究思路。美国加州大学圣地亚哥分校 L. Yin[19] 2021 年发表在 *Nature Communication* 期刊的论文提出一种自我可持续的穿戴式多模块化电子纺织品的生物能源微电网系统。不像早期的混合式穿戴设备系统，提出的电子纺织微电网仅依赖人类活动协同工作，三轴发电机利用基于汗液的生物燃料电池获取生物化和生物力学能量，并通过超级电容器调节收集的能量大功率输出。通过能源预算，电子纺织系统可以有效地供电。液晶连续显示或一个汗液传感器 – 电致变色显示系统。实现灵活的、基于纺织的生物能源微电网，为高效、可持续和自主的穿戴系统的设计和运行提供了有吸引力的前景。

2.1.3 按穿戴设备与主动健康的应用分类

2.1.3.1 按运动分类

2.1.3.1.1 穿戴设备用于日常活动（ADL）的评测建模

主动健康包括日常生活活动（Activity of Daily Living，ADL）的识别，它提供了许多有关的不同应用重要信息，如体能监测、饮食监测、生活协助和远程健康监测，都受益于 ADL 识别系统提供的上下文信息[20]。穿戴传感技术的发展为通过智能手表和智能手机等各种设备了解 ADL 的数据行为提供了一个很好的机会。对于穿戴传感器收集的数据处理，可以通过严格的机器学习模型来分析，以建立一个系统来识别这些日常生活活动（ADL）[18, 20]。然而，对某一用户进行培训的给定模型可能不会很好地推广到新用户，因为涉及人们执行特定的活动。A. Akbari[20] 2020 年发表于 *IEEE Transactions on Biomedical Engineering* 期刊的文章提出了个性化活动识别模型，使用穿戴设备通过量化不同类型的不确定性，将底层机器学习模型个性化给新用户。

2.1.3.1.2 穿戴设备测量人体的体育活动和睡眠时间

主动健康包含对体育活动和睡眠的监测。低成本的穿戴设备有望为消费者和研究人员检测运动和睡眠行为。L. Degroote 等 2020 年发表于 *JMIR mHEALTH AND uHEALTH* 期刊[21]的文章研究了用低成本的穿戴设备测量自由生活条件下成年人的体育活动和睡眠时间，这项研究是第一个检验低成本追踪器并发有效性的方法。研究采用 6 款低成本活动追踪器测量步数，中低强度活动和高强度活动的有效性。研究表明，这些低成本的穿戴设备在测量步数，中低度运动和睡眠行为时，具有较高的有效性。K. Ng 等 2020 年发表于 *J. Med. Internet Res.* 期刊研究的文章[22]提出青少年使用体育活动跟踪器（PATS），如应用程序和穿戴设备（如运动手表、心率监视器）。该研究表明虽然芬兰青少年报告的 PATS 所有权比爱尔兰青少年更多，但使用和所有权的模式在队列中仍然相似。身体活动行为与穿戴设备用户和应用程序用户呈正相关。这些发现在男性和女性之间是相似的。鉴于这些数据的横截面性质，使用应用程序或穿戴设备与增强体力活动行为之间的关系需要进一步研究。

2.1.3.1.3 穿戴传感器评估工人起重负荷的安全水平

穿戴传感器可用于评估工人起重负荷的安全水平。F. Pistolesi[23] 2020 年发表于 *IEEE Transactions on Industrial Informatics* 的文章介绍了一种基于人工智能（AI）的系统，该系统包括一个可反射信号的安全夹克，配有两个 Shimmer 3 惯性测量单元（IMU）传感器，一个三轴加速度计和三轴磁强计。传感器在夹克衫中连续记录工作时的信号。然后，系统将两个气压高度计的数据融合在一起，以检测工人何时有举重负荷。一个神经分类器使用加速度计和磁力计所记录的信号来确定是否安全地执行任务。系统对 30 名工人进行了测试，准确率为 95.6%。

2.1.3.2　按生理信号分类

多模态穿戴设备也已被证明，可拉伸的传感器能够监测几种脑电图（EEG）、心电（ECG）、肌电图（EMG）等。心电图是一种测量心脏性能的方法，肌电图是一种测量肌肉对神经刺激的反应活动，脑电图是对神经刺激性能的一个指标，大脑活动和电眼波图。光电容积描记（Photoplethysmography，PPG）是监测心率和氧饱和度最常见、最简单的方法之一。呼吸的记录对评估病人的健康很重要。医学研究还表明，休息时每分钟吸入的空气量（6 升 / 分钟），在患者不健康［心脏病 12（±3）升 / 分钟、糖尿病 15（±2）升 / 分钟和囊性纤维化 11～14 升 / 分钟］时大大增加。这些功能被广泛用作无创设备，特别是在护理点设置中。此外，可穿戴设备的无创性还具有使治疗程序简单功能，并降低了风险感染。传统上 ECG 通过使用基于凝胶的 ag/agcl 电极进行监测，对于佩戴者来说并不舒适。对于基于纺织物的 ECG 监测，石墨烯功能布料已嵌入到 ECG 传感器中。因为石墨烯的优良的材料性能和与基于传统凝胶监测有高相关性。然而，石墨烯化的电子纺织品电极具有较高的电极皮肤阻抗（87.5～55KΩ）大于传统的交流电阻（50.9～50KΩ），这会使心电图扭曲，需要额外的组件，例如缓冲器放大器和自适应滤波器。阿基利亚等[24]开发了一个基于将电子电极缝入纺织品中的心电图系统，而不是使用凝胶电极。可穿戴设备在医疗保健领域发现了许多应用，包括生理疾病，如心血管疾病、高血压和肌肉障碍到神经认知障碍，如帕金森病、阿尔茨海默病等。为此目的使用了不同类型的可穿戴设备，例如，基于皮肤的可穿戴设备，包括基于文身的可穿戴用品、基于纺织品的可穿戴设备和基于生物纤维的可穿戴设备[25]。最近，可穿戴设备也表现出令人鼓舞的表现，例如改进药物输送系统；因此，加强其对个性化医疗保健的效用。

2.1.3.3　按生化应用分类

生化应用方面的穿戴设备用于生物液体化学分析，如汗液，眼泪、唾液或间质液（ISF）。汗水、眼泪、唾液和 ISF 以无创的方式取样，这意味着它们可以很容易地获得，而不破坏身体皮肤的最外层的保护层（角质层），也不容易接触血液。因此，无创传感方法对伤害或感染的风险最小，通常对用户更友好。穿戴监控平台可以通过对与佩戴者的健康和性能相关的生物标记进行连续的实时监控，从而深入洞察这些生物素的动态生化过程。这种实时监测可以提供有关健康和健康的信息，加强对慢性疾病的管理，并提醒用户或医疗专业人员出现异常或不可预见的情况。穿戴生物传感器可以通过动态、无创地测量生物流体中的生化标记物（如汗水、眼泪、唾液和间质液）提供连续、实时的生理信息。多路复用生物传感、微流控采样和传输系统的结合已经被集成、小型化、与柔性材料相结合，以提高耐磨性和易于操作。使用穿戴生物传感器技术对生理信息进行准确、可靠的实时传感将对我们的日常生活产生广泛的影响。

生化穿戴设备还包括汗液还包括身体的某种成分检测，例如尼古丁监测。汗液具有监测烟雾暴露的机会，因为汗液中含有丰富的生物分子，而且很容易获得。Tai Li-Chia 等 2020 年发表于 *ACS sensors* 的文章[26]研究了穿戴汗带对尼古丁的检测，提出了一种穿戴的汗液带，用于监测香烟中的主要成分尼古丁，作为定量评估佩戴者吸烟暴露程度的可行方法。吸烟者和正常受试者都进行了测试，以演示使用该设备进行与吸烟有关的健康监测。吸烟的受试者在进行体育锻炼之前先抽一支烟。一支标准香烟含有大约 13 毫克的尼古丁。志愿者们以 100 瓦的自行车功率（Kettler E3 立式健身车）骑固定式测力计骑行。尼古丁传感器（按 s 波段包装）安装在自行车的顶部。受试者在整个骑行过程中的手腕。温度校准曲线用于将在受试者皮肤温度下工作的传感器的安培响应转换回室温下的电流水平，在该温度下对传感器进行表征。然后使用在身体运动实验之前获得的校准曲线将电流水平转换为尼古丁浓度。转换成尼古丁浓度的原始数据在个人计算机上进一步过滤（MATLAB Hampel Function 和 Smooth Function）。在传感器表征期间，使用了统计程序。传感器对尼古丁的敏感度已合并到直方图中（10 个传感器）。平均值，中位数和标准偏差分别为 4.4nA /μM，4.6 nA /μM 和 1.4 nA /μM。他们的研究结果显示，可证实的是，吸入香烟烟雾的受试者汗液中的尼古丁水平升高。这种连续和个性化的汗液传感设备是一种杠杆作用，以监测烟雾污染的潜在广泛的人口。

2.2 穿戴设备与主动健康的发展展望

2.2.1 穿戴式传感器物联网在医疗保健中的巨大潜力

2.2.1.1 穿戴传感器设备在改善患者参与度方面具有巨大潜力，从而有助于预防、诊断和制订治疗方法

A. Azodo 等 2020 年在 *Journal of Medical Internet Research* 上发表的文章[27]进行了定性的和基于访谈的研究，以社会技术系统理论为基础，有目的地对医疗、技术、商业、创新和社会科学领域的国际专家进行了抽样调查。研究的目标是探索来自穿戴传感器设备的数据在医疗保健中的使用所带来的机遇和挑战。他们使用了深度访谈采访了 16 位专家来捕获有关穿戴传感器设备在卫生保健中数据的开发，设计和使用的观点，并利用 NVivo 对访谈笔录进行了主题分析，以促进编码。该分析围绕四个主要主题生成了数据，这些主题展示了穿戴式传感器物联网在医疗保健中的巨大潜力，但同时也突出了围绕数据来源和质量的问题；转变健康和护理关系；业务、消费者、健康和临床界限模糊；以及有关隐私、机密性和数据所有权的问题。他们的工作表明，穿戴设备在健康和护理环境中的有意义使用是通过围绕特定用例的互连设备和数据用户的平台实现的。该平台代表了医疗保健的知识，实践和背景的总和，旨在改善医疗保健系统，而不是仅关注特定设备。因此，使参与系统设计和开发的相关利益相关者参与进来对于最大化规模，影响和采用至关重要。尽管在健康和护理中，使用穿戴式传感器设备的数据在改善患者参与度方面具有巨大潜力，但利益相关者仍需要协商许多问题才能实现这些益处，这些问题包括当前数据创建与有意义

的解释之间的差距。健康和护理环境，将数据集成到医疗护理专业决策中，协商消费者和医疗服务之间的界线模糊以及在以前断开连接的环境中对健康进行全面监控。但是，如果系统可以使业务、专业、个人和卫生系统的议程保持一致，则此类技术最有可能成功实现这一潜力。

2.2.1.2 主动健康的心理调适对老年健康的方面有着影响及干预作用

时勘等[28]将进行影响老年人健康的生理生化指标的探索研究，从而获得心理健康相关指标的综合评价体系；在此基础上开发出心理调适的适宜技术，并实施促进心理健康的干预性研究；接着，开展心身健康个体化综合促进指导方案的研究；最后，选择一些条件好的社区和医院，开展老年人心理健康促进技术体系与指导方案的示范应用。确定的研究内容如下：①心理因素对正常老年人的健康影响的指标系统研究；②心理因素对有疾病老年人健康影响的指标系统研究；③心理健康相关指标的综合评价体系研究；④心理调适适宜技术及干预有效性研究；⑤心身健康个体化综合促进指导方案的研究；⑥老年人心理健康促进技术体系与指导方案研究，以期获得心理调适对老年健康的影响因素和干预方法[28]。

2.2.1.3 智能穿戴设备在女性健康领域得到的应用是一个新兴的方向

女性健康类智能穿戴设备定义为用于发现或解决女性健康问题的智能穿戴设备。目前市场上的女性健康类智能穿戴产品根据功能可分为3类：女性健康监测类、女性养生保健类、女性安全防护类，目的在于监督、预防与警示各类健康及安全问题。保障产品功能的同时还要满足女性用户对于美观的需求。目前市场上的相关产品还存在很多问题，包括同质化严重、体验感差、时尚感不足、功能性及安全性缺失等，难以满足女性各方面的需求。美国康奈尔大学时装设计专业的学生Blake Uretsky设计了一款智能孕妇装，可追踪孕妇的生命特征，帮助孕妇密切关注自身身体变化。通过在高腰裙中缝入银纤维，利用传感器来感知记录穿衣人的体温、心率、血压和呼吸，并通过腰带上的设备将这些数据传至手机App。如果其生命体征出现紊乱，使用者可以设置应用程序发出声响，并得到医生的帮助。"暖蓝"的智能首饰，主打作用是用来缓解女性痛经，提供中医热灸、精准显示安全期、私人健康云报告等功能。据介绍，"暖蓝"采用了中医热灸关元穴缓解痛经的临床经验，配合红外线来达到热灸驱寒、活血、止痛缓解痛经的效果，使用方法很简单，将它放置在肚脐上即可。平时还可将作为配饰来使用，比如项链、手环、胸针。另外，它还能通过对女性运动、睡眠及经期等数据的分析，精准的预测使用者下一经期并提前2~3天进行提醒，还带有贴心制定的运动及睡眠建议。

2.2.2 穿戴设备的应用面临的挑战

2.2.2.1 穿戴设备的一个技术挑战就是穿戴设备的个人校准

K. Guk等2019年发表于*Nanomaterials*的文章[29]讲述了目前开发的穿戴设备，并对其临床应用进行了综述。常用穿戴在身体部位上的便携式医疗和保健设备如图5所示。特

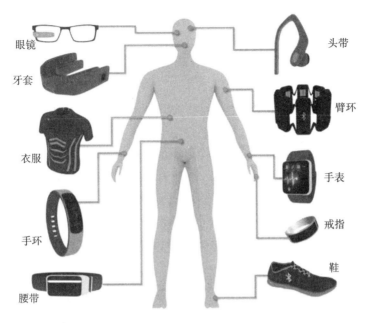

眼镜

牙套

衣服

手环

腰带

头带

臂环

手表

戒指

鞋

图 5　穿戴在身体部位上的便携式医疗和保健设备

别是，由于全球老年人口的不断增加，穿戴设备对于长期健康监测变得越来越重要。早期疾病诊断的症状因人而异，因为每个人都是独一无二的，各种因素都可能影响个人健康（如家族病史、遗传和饮食）。因此，使用穿戴设备更准确、更恰当地监测患者的健康状况，需要基于机器的个人数据分析和设备的个人校准。

2.2.2.2　另一个挑战是穿戴设备的错位，这会影响测量的质量和准确性

需要更智能的设计来容忍这种偏差，例如通过使用计算方法和引导类似恒星的内部参考或自校准协议。考虑穿戴设备在人体生理和不同器官的大小或 3D 构造方面的差异尤为重要。

2.2.2.3　老年人的接受仍然是一个挑战

TG. Stavropoulos 等 2020 年发表于 *Sensors* 的文章[30]指出全球人口日益老龄化导致与老年有关的疾病激增，但同时也产生了对一般老年人护理以及积极健康的老年生活的普遍需求。而互联的传感技术为通过环境辅助生活进行客观，可靠和远程的监控，评估和支持提供了一种有前途的解决方案。在过去的十年里，物联网穿戴传感器和设备的市场渗透和文献研究都有了很大的增长，并在生活方式和医疗保健的许多方面得到了应用。老年人对穿戴设备的接受要求包括硬件和软件用户界面的易用性，舒适性，尺寸，重量以及电池寿命等。通常需要将这些参数和性能，准确性以及对医疗保健中的生物识别应用的更高适应性之间实现最佳平衡。

2.2.2.4　穿戴设备缺少互操作性和通用平台

大多数研究都集成了传感器并实现了自己的数据采集技术。但是各个研究之间的数据互操作性获取受到限制。

2.2.2.5　安全性、隐私权和道德仍然是关注的问题

尽管标准的安全存储和身份验证技术已存在并已在大多数系统中实现，但该行业可以从 IoT 特定框架中受益，从而实现设备的更高效或自主身份验证。每次研究还以临时方式管理隐私和道德规范，并且可以受益于跨供应商和组织建立的共同框架。

2.2.2.6　穿戴主动健康设备与常规检测设备在佩戴者多种生活情景下的数据差异问题

田美策等 2020 年在中国医刊上发表的文章[31] 初步分析穿戴主动健康设备与常规以用检测设备在佩戴者多种生活情景下的数据差异。首先进行穿戴主动健康设备及常规医用检测设备的标准化测量。随后按照随机数字表法将 300 名受试者随机分为 4 组，每组 75 名，分别在电极片接触不良、运动干扰、电磁干扰、导联错误情境下穿戴主动健康设备（快速心电检测仪）及常规医用检测设备（动态心电图仪）各检测 1d，测量心率以及心率变异性、动态心电，并将多种测量方式后的数据进行整合与差异化描述。两组心率及心率变异性、动态心电图在标准测量结果的比较如表 1 所示，在不同设定情境下测量结果的比较如表 2 所示。结果标准化测量结果显示，穿戴主动健康设备检出的总心搏 >10 万的比例低于常规医用检测设备，差异有显著性（$P<0.01$），其他参数的判断方面均差异无显著性（$P>0.05$）。不同情境下的测量结果与标准化测量结果比较，电极片接触不良时主动健康设备及医用设备的总心搏 >10 万的检出率均偏低；存在运动干扰时，两种设备早搏及 ST 段 /T 波改变的检出率有增高趋势；存在电磁干扰时，两种设备各测量参数未见明显差异化趋势；存在导联错误时，两种设备对心律失常的检出率均未受影响，但 ST 段 /T 波异常的检出率有增高趋势。不同情境下穿戴主动健康设备与常规医用检测设备在各参数的判断方面差异均无显著性（$P>0.05$）。结论在规范测量及佩戴的前提下，动态心电设备具备较高的精确度及良好的可靠性，有必要普及相关规范，将穿戴主动健康设备用于主动健康管理，从而提高人群自我健康管理能力，降低心血管事件发生率。F.Fioriello 等（2020 年）提出了一种针对自闭症谱系障碍儿童的可穿戴式心率测量设备。该研究评估了心率（hr）作为与自闭症语言障碍儿童压力反应的可能指标。

虽然以上研究针对了穿戴设备与常规设备的对比，但是穿戴设备与常规设备的一致性和容错度都是在很多领域中要解决的问题。

表 1 两组心率及心率变异性、动态心电图标准测量结果比较

组别	例数	心率（次/min）	总心博>10万[例（%）]	窦性心律[例（%）]	窦性心律不齐[例（%）]	偶发/成对房性早博[例（%）]	偶发/成对室性早博[例（%）]	阵发房颤[例（%）]	ST段改变/T波异常[例（%）]
可穿戴主动健康设备	300	70.6±25.2	256（85.3）	298（99.3）	55（18.3）	97（32.3）	65（21.7）	3（1.0）	26（8.7）
常规医用检测设备	300	71.8±31.8	279（93.0）	299（99.7）	67（22.3）	115（38.3）	81（27.0）	6（2.0）	26（8.7）
P		0.85	<0.01	1.00	0.27	0.15	0.15	0.51	1.00

表 2 两组心率及心率变异性、动态心电图在不同设定情境下测量结果比较

指标	接触不良			运动干扰			电磁干扰			导联错误		
	可穿戴主动健康设备	常规医用检测设备	P	可穿戴主动健康设备	常规医用检测设备	P	可穿戴主动健康设备	常规医用检测设备	P	可穿戴主动健康设备	常规医用检测设备	P
心率（次/min）	68.4±20.5	70.8±32.7	0.87	76.9±42.6	78.8±36.2	0.75	71.5±28.7	75.7±21.6	0.34	72.0±30.6	71.7±28.5	0.58
总心博>10万[例（%）]	59（78.7）	63（84.0）	0.53	73（97.3）	74（98.7）	1.00	68（90.7）	71（94.7）	0.53	69（92.0）	70（93.3）	1.00
窦性心律[例（%）]	65（89.3）	68（90.7）	0.61	72（96.0）	73（97.3）	1.00	73（97.3）	72（96.0）	1.00	74（98.7）	75（100）	1.00
窦性心律不齐[例（%）]	13（17.3）	15（20.0）	0.83	17（22.7）	18（24.0）	1.00	15（20.0）	16（21.3）	1.00	14（18.7）	15（20.0）	1.00
偶发/成对房性早博[例（%）]	17（22.7）	20（26.7）	0.71	29（38.7）	32（42.7）	0.74	20（26.7）	24（32.0）	0.59	19（25.3）	29（38.7）	0.12
偶发/成对室性早博[例（%）]	13（17.3）	15（20.0）	0.83	20（26.7）	24（32.0）	0.59	15（20.0）	18（24.0）	0.69	16（21.3）	20（26.7）	0.57
阵发房颤[例（%）]	0（0.0）	0（0.0）	NS	0（0.0）	1（1.3）	1.00	1（1.3）	1（1.3）	1.00	0（0.0）	0（0.0）	NS
ST段改变/T波异常[例（%）]	5（6.7）	6（8.0）	1.00	8（10.7）	7（9.3）	1.00	4（5.3）	6（8.0）	0.74	8（10.7）	11（14.7）	0.62

3 AI 技术与主动健康

3.1 AI 技术与主动健康的研究现状

3.1.1 穿戴式健康管理系统及穿戴 AI 生物传感器网络

在"健康中国 2030"背景下，健康管理这种新型的医疗模式应运而生。健康管理是对身体进行健康监测以及时发现异常或疾病，尽早干预和治疗。但是目前健康管理的健康监测只限于医院体检中心固定时间的体检，不能实现连续、实时的监测，不能及时发现和尽早治疗疾病。连续监测血压、血氧、体温、呼吸数据对心脑血管等疾病的防治具有重要意义，而人体的姿态，比如跌倒的监测对于老年人的健康管理尤为重要。高凤梅、吴攀等 2020 年 4 月发表在《现代信息科技》的文章[32]介绍了一种基于嵌入式 AI 的穿戴健康管理系统，着重对血压、血氧、体温、呼吸、身体姿态生理参数的监测。一些生理参数，比如血压的连续无创测量精度不高，可采用人工智能（Artificial Intelligence，AI）算法提高测量准确度。AI 算法由于数据量大，算法模型复杂，目前在 PC 端或数据中心运行的比较多，而在嵌入式系统中运行 AI 算法，对硬件计算速度要求比较高。虽然在大样本的深度学习算法中 GPU 比 CPU 速度快，但 GPU 功耗高、价格；也有在 FPGA 上实现 AI 算法运行的系统，但 FPGA 的综合调度能力较差。嵌入式 AI 是在嵌入式设备中运行 AI 算法，可以使设备更加智能，比如对健康的实时监测，视频和语音识别率更高。物联网（IoT）和人工智能（AI）在未来几年中将在改善辅助系统方面发挥至关重要的作用。物联网设备利用多个传感器设备，这些传感器设备能够收集不同域中的大量数据，这些数据由 AI 技术处理以做出有关辅助问题的决策。因此，将 AI 分析与穿戴设备相结合，诞生出穿戴式的健康管理系统，是非常具有前景和效果的新型医疗模式。X.F. Jin[33]提出了穿戴人工智能生物传感器网络（WAIBN）（图 6 所示），将传感器合并到穿戴 AI 生物传感器网络，以捕获人类受试者的整体模型。

3.1.2 按方法分类

穿戴 AI 生物传感器网络的一个研究热点是基于传感器数据的人体活动识别（Human Activity Recognition，HAR）。使用穿戴设备生成的传感器数据已成为人体运动研究领域的主导。因为它们在分析、活动监控和检测方面，比其他传感器模式具有明显优势。基于移动和穿戴传感器的方法为人类活动识别系统的实时实现提供了更好的优势。此外，穿戴设备不受位置的影响，成本效益高，易于部署且不会对辐射造成健康危害。基于传感器数据的 HAR 能够有效地避免基于视频数据动作识别带来的隐私泄露等问题，且计算复杂度比视频数据低，使得基于传感器的 HAR 研究更加具有现实意义。目前，HAR 的研究应用包括健康监控、智慧家庭、工业环境和运动员监测等，例如：老人通过佩戴智能手环检测是否有走路姿态异常；工人通过佩戴传感器来记录和规范操作动作。因此，准确地识别和记

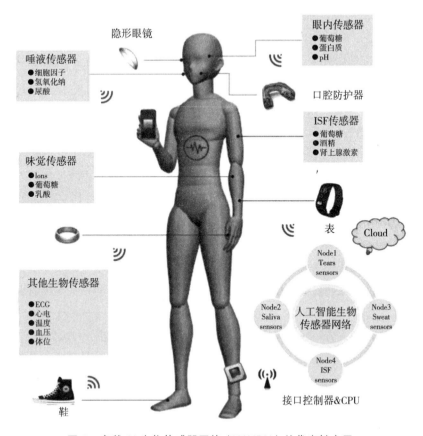

隐形眼镜

眼内传感器
- 葡萄糖
- 蛋白质
- pH

唾液传感器
- 细胞因子
- 氢氧化纳
- 尿酸

口腔防护器

ISF传感器
- 葡萄糖
- 酒精
- 肾上腺激素

味觉传感器
- Ions
- 葡萄糖
- 乳酸

表

Cloud

其他生物传感器
- ECG
- 心电
- 温度
- 血压
- 体位

人工智能生物传感器网络

Node1 Tears sensors

Node2 Saliva sensors

Node3 Sweat sensors

Node4 ISF sensors

鞋

接口控制器&CPU

图6　穿戴 AI 生物传感器网络（WAIBN）的代表性应用

录人体的活动姿态，能够为人们提供更为精确的服务。

Yan Wang、Shuang Cang、Hongnian Yu 于 2019 年发表在 *Expert Systems With Applications* 的文章[34]指出，基于传感器的人类活动识别（HAR）是支持老年人日常生活的最有希望的辅助技术之一，它在以人为中心的应用中具有巨大的潜力。将穿戴传感器分为惯性传感器，身体健康传感器，环境传感器，相机、麦克风、GPS 等其他传感器几种类型。其中惯性传感器应用良好，有可提供丰富的运动信息，体积小，易于使用等优点，但缺点是电池寿命限制，任意信号伴随活动；身体健康传感器可以传递与活动相关的丰富生命信号，可用于康复和健康状况检测等，但却由于尺寸、精度、价格等问题，无法获得大规模应用；环境传感器提供与活动有关的周围信息，通常与惯性传感器一起使用但会产生噪声信号；等其他传感器一般作为上述传感器的补充信息，但却存在隐私问题，应用的复杂算法等其他问题。

HAR 过程很复杂，大致遵循以下五个步骤：①选择适当的传感器并将其部署到人体或环境中，以捕获用户的行为或用户执行活动的环境的变化；②根据特定任务从传感器中收集和预处理数据；③从传感器数据中提取有用的特征以用于分类；④用适当的机器学习算法训练分类模型以推断活动；⑤测试学习模型以给出决策和绩效报告。在过去的几十年中，HAR 的进展促使研究人员以不同的方式在更现实的环境下提高 HAR 的识别性能和实用性。

3.1.2.1 传统的特征提取方法

面对多形态多位置的复杂传感器数据，如何利用传感器数据特点提取具有良好的特征以提高 HAR 准确率，是具有研究价值和现实意义的研究问题。基于传感器数据的 HAR 特征提取方法包括传统特征提取和深度学习特征提取两种方法。传统方法需人工对划分的数据抽取统计学意义特征向量，包括时域特征、频域特征以及其他特征向量。Wang JD，Chen YQ2018 年在 *Pattern Recognition Letters* 发表的文章[35] 指出，常规的模式识别（Pattern Recognition，PR）方法通过采用机器学习算法（例如决策树、支持向量机、朴素贝叶斯和隐马尔可夫模型）在 HAR 方面取得了巨大进步。在某些只需要少量标记数据或某些领域知识（例如某些疾病问题）的受控环境中，传统的 PR 方法完全能够获得令人满意的结果。但是，在大多数日常 HAR 任务中，这些方法可能严重依赖于启发式的手工特征提取，这通常受到人为领域知识的限制。此外，这些方法只能学习浅层特征，从而导致无人监督和增量任务的性能下降。由于这些限制，传统的 PR 方法的性能在分类准确性和模型泛化方面受到限制。图 7 给出了使用常规 PR 方法的 HAR 的典型流程图。首先，从几种类型的传感器（智能电话、手表、Wi-Fi、蓝牙、声音等）获得原始信号输入。其次，基于人类知识从这些读数中手动提取特征，例如传统机器学习方法中的均值、方差、DC 和幅度。最后，这些功能用作训练 PR 模型的输入，以便在实际的 HAR 任务中进行活动推断。传统的模式识别方法在 HAR 中取得了巨大的进步。

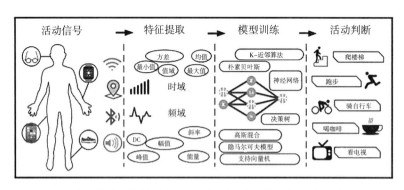

图 7　常规模式识别方法的 HAR（人体动作识别）的典型流程图

但是，传统的 PR 方法有几个缺点。首先，总是通过启发式和手工制作的方式来提取特征，这种方式在很大程度上依赖于人类经验或领域知识。这些人的知识可能在某些特定于任务的设置中有所帮助，但是对于更一般的环境和任务，这将减少构建成功的活动识别系统的机会和时间。其次，根据人类的专业知识只能学习浅层特征。这些浅层特征通常引用一些统计信息，包括均值、方差、频率和幅度等。它们只能用于识别诸如步行或跑步之类的低级活动，并且难以推断高级别或上下文感知的活动。例如，喝咖啡更复杂，几乎不可能仅使用浅浅的特征就可以识别。最后，传统的 PR 方法通常需要大量标记良好的数据来训练模型。但是，大多数活动数据在实际应用程序中仍未标记。因此，在无人监督的学习任务中这些模型的性能会受到损害。相反，现有的深度生成网络能够利用未标记的样本进行模型训练。而且，大多数现有的 PR 模型主要集中于从静态数据中学习。现实生活中的活动数据不断涌现，需要强大的在线和增量学习方法。

3.1.2.2 深度学习算法用于 HAR 应用

传统方法所抽取的特征都是浅层的，深度学习倾向于克服这些限制。图 8 显示了深度学习如何在不同类型的网络中对 HAR 进行工作。与图 7 相比，在深度学习模型中特征提取和模型构建过程通常同时执行。这些功能可以通过网络自动学习，而无须手动设计。此外，深度神经网络还可以提取深层的高级表示，使其更适合复杂的活动识别任务。当面对大量未标记的数据时，深度生成模型能够利用未标记的数据进行模型训练。而且，通常可以将在大规模标签数据集上训练的深度学习模型转移到标签很少或没有标签的新任务中。深度学习技术可以直接从原始数据自动地抽取更复杂的深层的特征无须人工干预；同时，深度学习可以有效地解决类内差异和类间相似的问题。在 HAR 中，深度学习被用于各种任务中，例如估计老年人的运动方式变化、人类活动序列的标签，使用脑电图（EEG）识别需要帮助的人的情感和使用生理信号检测健康异常。为了有效地实现这些，需要自动特征表示。因此，深度学习方法提供了有效的特征表示方法以改善分类错误并降低人类活动识别中的计算复杂性。

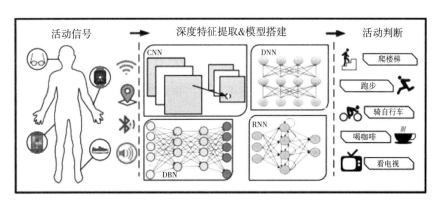

图 8　基于深度学习方法的 HAR（人体动作识别）流程图

卷积神经网络（Convolutional Neural Network，CNN）和递归神经网络是深度学习方法中研究较多的特征抽取方法。

卷积神经网络和递归神经网络是重要的深度学习方法。该技术在多模式和多传感器活动识别框架中很常见[36]。邓诗卓、王波涛[37]等2019年发表在 *Journal of Software* 期刊上的文章，利用卷积神经网络（Convolutional Neural Networks，CNN）无须领域知识抽取原始数据良好特征的特点，针对现有基于传感器的 HAR 忽略三轴向传感器单一轴向多位置数据空间依赖性的不足，提出了两种动作图片构建方法 T-2D 和 M-2D，构建多位置单轴传感器动作图片和非三轴传感器动作图片；进而提出了卷积网络模型 T-2DCNN 和 M-2DCNN，抽取三组单一轴向动作图片的时空依赖性和非三轴传感器的时间依赖性，并将卷积得到的特征拼接为高层次特征用于分类；为了优化网络结构，减少卷积层训练参数数量，进一步提出了基于参数共享的卷积网络模型。该团队在公开数据集上与现有的工作进行对比实验，默认参数情况下，该方法在公开数据集 OPPORTUNITY 和 SKODA 中F1 最大提升值分别为 6.68% 和 1.09%；从传感器数量变化和单类识别准确性角度验证了模型的有效性；且基于共享参数模型，在保持识别效果的同时减少了训练参数。马来西亚大学计算机科学与信息技术学院信息系统系的 Henry Friday Nweke、Ying Wah Teh 于 2018年发表在 *Expert Systems With Applications* 105 的文章[38]深入概述了提供深度学习方法用于移动和穿戴式的人类活动识别。该综述介绍了方法的独特性，优势及其局限性，并将研究分为生成法、判别法和混合法，而且还突出了它们的重要优势。X.Li，R.A.Farneth 在2017 年 *arXiv preprint arXiv* 期刊上的文章[39]研究了使用 CNN 和 LSTM 识别活动。作者将编码器引入到输出二进制代码预测中，该预测表示活动是否正在进行。此外，该架构可以接受来自不同模态的传感器的输入。同样，Ordóñez，F. J.，& Roggen，D.[40]提出了一种卷积神经网络和长短期记忆，以自动学习由加速度计和陀螺仪传感器组成的多峰传感器的平移不变特征并建立时间依赖性模型。网络中的合并层已替换为对时间序列建模的递归层（LSTM），而最后一层是产生类预测的 SoftMax 回归。提出了卷积神经网络与双向长期短期记忆（BLSTM）的集成，用于使用加速度计和声发射进行健康监测数据。CNN 提取局部特征，而用 BLSTM 编码时间依赖性、模型顺序结构和过去与现在的上下文信息。A.ROHAN，M. Rabah 等于 2020 发表在 *IEEE Access*，*vol. 8* 上的文章[41]应用 AI 技术与穿戴设备相结合，提出了一种方法，其中将人的步态姿势估计与 CNN 结合在一起，以在人的正常步态和异常步态之间进行分类，并能够从提取的骨骼图像中实时提供有关检测到的异常的信息，以帮助了解步态异常及其与某种基础医学状况的关系，以更好地诊断和预后。

传感器数据处理是经典的时间序列学习[42]，需要高输入传感器数据适应性才能有效处理。穿戴传感器数据会在一维（1D）中生成时间序列传感器数据。使用高维深度学习架构来处理运动传感器是一项挑战。目前已经主要提出了两种方法来对传感器数据预处理以适合深度学习算法。这些包括基于通道或模型的方法。基于通道的方法[43]利用传感器维度作为网络架构的维度，并从每个轴提取特征以进行活动识别和跌倒检测。传感器核用于执行一维卷积以提取显著特征，然后在完全连接的层上合并。基于模型的方法[44]使用传感器数据的时间相关性将传感器数据转换为 2D 图像描述，并进行 2D 卷积运算以提取特征。这些在人类活动识别的卷积神经网络中很常见，并且提出频谱图表示将运动传感器数据（加速度计和陀螺仪）转换为局部时间卷积以减少计算复杂性。在 HAR 中用于运动传感器的输入适应类型取决于应用领域。其他工作修改了卷积神经网络的卷积核，以捕获来自多个传感器的时间依赖性。因此，先前关于人类活动识别的深度学习实现的研究采用这些输入数据自适应方法从原始传感器数据中自动提取相关特征。

3.1.2.3　深度学习算法用于 HAR 应用

深度学习算法可以分为生成模型、判别模型和混合模型。生成模型是表示传感器数据中独立或相关分布的图形模型，其中图节点表示给定传感器数据和弧的随机变量代表变量之间的关系。生成模型通过识别具有相关类的联合统计分布来捕获更高阶的相关性此外，生成模型使用未标记的数据集，这些数据集通过贪婪逐层方法预先训练，然后与标记数据进行微调，然后用经典的机器学习分类，如支持向量机（SVM）或 HMM。在这些类别的深度学习算法中，包括受限玻尔兹曼、自动编码器、稀疏编码和深度高斯混合。对于判别模型，后验分布在标签传感器数据的分类和建模中提供了判别能力。卷积神经网络是判别的一个重要类别深学习模型。其他包括递归神经网络、人工烃和深层神经模型。混合模型用于通过部署生成模型生成的特征输出来对数据进行分类。这涉及对数据进行预训练以增加计算时间，然后使用经典机器学习算法进行分类。生成模型通过优化和规范程序加强了混合模型。为了克服与单个传感器模态有关的挑战并提高泛化性，许多研究提出了一种信息融合策略，该策略融合了多个传感器模态或分类器，以提高鲁棒性、可靠性，得出不同分类器之间的置信度并降低识别系统的复杂性。通过增加不同形式的传感器来实现人类活动识别中的信息融合。信息融合技术在手工特征和使用深度学习的自动特征学习中都很普遍。这些深度学习方法可以堆叠到不同的层中，以形成深度学习模型，从而提供增强的系统性、灵活性、鲁棒性，并且消除了对传统手工功能的依赖。

3.1.3　按应用分类——基于 AI 技术的人体传感器网络

H. Fouad，Azza.S.Hassanein 等 2020 发表在期刊 *Measurement* 上的文章[45]提出了基于 AI 的穿戴人体传感器网分析患者健康信息，以改善未来的患者援助。文章指出，对于这些问题，文章提出使用带 AI 的 IoT 传感器来预测患者的确切信息，例如健身追踪器、医疗报告、健康活动、体重、温度，以及其他有助于选择正确协助程序的医疗保健信息。医疗保健移动应用程序用于实现此目标并收集患者的信息。此信息在云环境中共享，可通过应用优化的机器学习技术来访问和处理该信息。H. Fouad，Azza.S.Hassanein 等[45]并且实现了一个使用迭代黄金分割优化的深度信念神经网络创建医疗监控和患者辅助系统。使用优化的分类器分析新的传入特征，该分类器通过使用迭代权重更新过程，学习功能和激活功能成功识别患者的活动。通过使用优化的学习概念和智能技术，可以改善患者监测过程的卓越性。根据迭代的黄金分割优化的深度信念神经网络（IGDBN）处理收集的患者详细信息。引入的网络从先前的健康信息中检查患者的详细信息，有助于预测未来方向的确切患者健康状况。

由于穿戴智能传感器可以从人体收集生物信号，并通过支持智能网络的网关将其传输到云服务。健康信号会经过一个分析阶段，该阶段包括应用数据挖掘和机器学习算法，这些算法可以与人类相当的准确性诊断状况。这样，智能系统可以提供对生理参数的连续安全监控，以便检测可能代表异常的模式。这种方法可以自动建议从以前的病例中学到的生活方式的变化。如果情况危急，可以在疾病转变为危险或昂贵的疾病之前提醒相应的医疗保健专业人员按时采取行动，这些智能系统可以优化针对更苛刻病例的资源分配。Y. Meidan 等，2017 年发表在 *Proc. Symp. Appl. Comput* 的文章[46]研究了穿戴设备物联网（IoT）的机器学习（ML）技术的发展。Granados、T.Westerlund、Z.Zou 等在 2018 年发表在 *Research and Practical Issues of Enterprise Information Systems* 上的文章[47]指出基于穿戴设备与深度神经网络技术，实现了一个用于医疗保健的基于物联网传感器的实时健康监测系统。该系统完全专注于实时心电图数据分析，以预测心脏活动的变化以识别心血管状况，如图 9 所示。由智能 ECG 传感器，基于智能手机的 Web 网关和用于监视和管理与深度神经网络集成的设备（用于信号分类）的云服务器组成。通过在传感器节点上使用蓝牙 LE GATT 通知以及在网关和云服务器链接上使用 Websocket 来强调实时功能的实现。不仅可以实现近乎实时的数据传输，而且可以组装一个基础通信通道，在该通道上可以构建设备管理和控制框架。同样，使用 GATT 配置文件来定义传感器资源和服务并将其转换为其他 Internet 协议。通过标准化从网关到传感器的访问以及将传感器配置文件轻松映射到类似于约束应用协议（CoAP）的专用 Web 传输协议。最后，在多层卷积神经网络上将心电图分类为不同的异常模式并托管在云中。有监督和无监督学习方法用于将信号分类为正常，异常以及作为心血管疾病（例如特定类型的心律不齐）的一部分。该平台还包含一个 Web 工具，专家 ECG 技术人员可以在其中注释 ECG 记录，这些记录可以用作监督培训网络的输入。此外，该系统准备以较低的成本提高疾病识别率。基于物联网传感器的 ECG

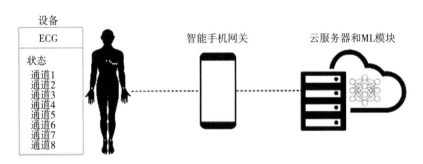

图 9　基于 ECG 分析和物联网传感器的用于医疗保健的实时健康监测系统

监控系统的成功开发降低了复杂性，并改善了患者与医疗保健部门之间的互动，从而增强了治疗过程。

基于 AI 技术的人体穿戴传感器网已应用于预测心血管疾病和糖尿病。例如 S. K. Mohan 等在 2019 年发表在 *IEEE Access* 上的文章[48] 将穿戴设备与人工智能结合应用于预测心血管疾病，识别心脏信息的原始医疗保健数据的处理将有助于长期挽救生命，并及早发现心脏病。在这项工作中使用了机器学习技术来处理原始数据并提供对心脏病的新的识别。该研究团队结合随机森林（RF）和线性方法（LM）的特点，使用了提出的混合随机森林方法，创建了一个有效的基于物联网传感器的心脏病预测系统。开发的系统通过智能设备收集心脏细节，并使用优化的机器学习技术对其进行处理，从而成功预测了心血管疾病。事实证明，HRFLM 在预测心脏病方面非常准确。这项研究的未来过程可以将机器学习技术与更好的预测技术结合起来使用。使用基于物联网传感器设备的检查过程减少了临床检查过程中涉及的困难，并有助于有效地做出决定。创建的系统在从收集的物联网传感器数据分类心血管疾病的同时，确保了 88.7% 的准确性。G. Alfian、M.Syafrudin 等在 2018 年发表在 *Sensors* 上的文章[49] 指出，糖尿病患者可以配备一个自我监测血糖（SMBG）的便携式设备以及连续葡萄糖监测（CGM）传感器，并且它们可以与相应的操作立即响应。由穿戴传感器，网关和云系统组成的葡萄糖监测系统是改善糖尿病管理的最佳选择。此外，由于患糖尿病的风险增加，当前的研究使用了诸如机器学习算法之类的先进信息技术，这些信息技术可用于根据患者的当前状况来预测糖尿病，从而可以帮助他们发现患糖尿病的早期风险。另外，机器学习算法可以用来预测未来的血糖水平，这可以帮助患者获得未来的血糖水平读数，以便在发生严重的低血糖/高血糖事件之前产生预防警报。Ganjar Alfian 团队使用蓝牙低功耗（BLE）传感器设备 IoT，开发了一种为糖尿病患者提供个性化的医疗保健监控系统。BLE 设备收集患者的信息，例如通过智能手机捕获的体重、心率、血压和葡萄糖水平。使用 Apache Kafka 平台处理了收集到的传入糖尿病信息的传感器数据，并将其存储在 MongoDB 中以检查患者的健康状况。通过利用实时数据处理，可以实时处理来自基于 BLE 的传感器设备的大量连续数据（例如 BG、心率、血压、体重和其他个人数据）。此外，基于多层感知器（MLP）的分类算法用于对糖尿病患者进行分类，而长期短期记忆（LSTM）用于预测 BG 水平，该网络成功地识别了患者活动中出现的变化。此外，通过使用患者的日常体育活动和饮食来改善创建的系统，有助于有效控制其异常健康状况。

A. Subasi 等 2018 年发表在 *Learning and Technology Conference*（*L&T*）的文章[50] 提出一种基于物联网技术的智能移动医疗系统，利用数据挖掘技术提供普适的人体活动识别。A. Subasi 团队提出了一种基于用户依赖的离线人体活动分类数据挖掘方法，并基于物联网技术开发了一种鲁棒、精确的人体活动识别模型。这种基于物联网技术的智能移动医疗系统，利用数据挖掘技术提供普适的人体活动识别。结果表明，该系统具有

99.89% 的准确率，在不同的活动中提供移动医疗保健服务具有较高的有效性、鲁棒性和可靠性。

3.2 AI 技术与主动健康的展望

尽管先前的工作取得了进展，但是基于人工智能的穿戴设备仍然面临挑战。Wang JD，Chen YQ 等 2018 年在 *Pattern Recognition Letters* 发表的文章[51]，以及马来西亚大学的 H. F. Nweke 与 Y. W. Teh 于 2018 年发表在 *Expert Systems With Applications* 上的文章[38] 都提出了需要进一步讨论以下研究挑战：

1）在线和移动深度活动识别的实现是很大的问题。与深层 HAR 有关的两个关键问题是：在线部署和移动应用程序。由于模型通常是在某些远程服务器上脱机训练的，因此移动设备仅使用训练后的模型。这种方法既不是实时的，也不是增量学习的友好方法。

2）需要进行更准确的无监督活动识别。深度学习的性能仍然严重依赖于标记的样本。获取足够的活动标签既昂贵又耗时。因此，无监督的活动识别是十分迫切的。

3）识别高级活动的灵活模型的挑战。除了简单的日常活动外，还需要识别更复杂的高级活动。由于高层活动包含更多的语义和上下文信息，因此很难确定其层次结构。现有方法常常忽略信号之间的相关性，因此它们无法获得良好的结果。

4）需要开发轻量级深模型。深度模型通常需要大量的计算资源，而穿戴设备无法使用这些资源。此外，模型通常是离线训练的，无法实时执行。但是，较简单的模型（例如浅层 NN 和常规 PR 方法）无法实现良好的性能。因此，有必要开发轻型深度模型来执行 HAR。

5）非侵入性活动感测的问题。传统的活动收集策略需要使用更多的非侵入性方法进行更新。非侵入性方法倾向于在不干扰受试者的情况下收集信息并推断活动，并且需要更灵活的计算资源。

6）深度学习算法需要在移动和穿戴设备上实时和在线实现。在移动和穿戴设备上在深度上实现深度学习算法将有助于降低数据存储和传输的计算复杂性。但是，该技术受到当前移动和穿戴设备中受限的数据获取和内存的阻碍。此外，大量的参数调谐和初始化在深学习的增加计算时间，不适合用于低能量的移动设备。因此，利用诸如最佳压缩和使用支持移动电话的 GPU 之类的方法迫切需要最大限度地减少计算时间和资源消耗。可以提供用于实时实现的启用技术的其他方法是利用移动云计算平台进行培训，以减少培训时间和内存使用。通过这种类型的实现，系统可以变得自适应，并且需要最少的用户输入来获取新的信息源。

7）需要对学习算法上的预处理和超参数设置进行全面评估。预处理和降维是人类活动识别过程的重要方面。降维提供了一种机制，可通过将高维传感器数据投影到低维向量中来最大限度地减少计算复杂性，尤其是在具有有限计算能力和内存的移动和穿戴设备中。但是，深度学习性能的预处理方法和范围是一个开放的研究挑战。为了了解对深度学习方法的性能，计算时间和准确性的影响，需要试验多种预处理技术，例如标准化，归一化和不同的降维方法。诸如学习速率优化以加速计算并减少模型和数据大小，内核重用，过滤器大小，计算时间，内存分析和学习过程之类的问题仍然需要进一步研究，因为当前的研究依赖于启发式方法来应用这些超参数。此外，在支持较低能耗，动态和自适应应用程序的基于移动的深度学习方法上使用网格搜索和进化优化方法，以及使移动 GPU 减少计算时间的新技术是非常重要的研究方向。

8）基于深度学习的决策融合在移动和穿戴设备人体活动识别中的实现是一个问题。决策融合是通过将多个架构，传感器和分类器组合为一个决策来提高人类活动识别系统的性能和多样性的重要步骤。需要进一步研究的典型领域是异构传感器融合，将专业知识与深度学习算法相结合，以及不同无监督特征学习方法的结合，以提高活动识别系统的性能。

9）需要解决深度学习在移动和穿戴人体活动识别中的类不平衡问题。在人类活动识别和异常活动检测的数据集中可以发现类不平衡问题。类不平衡问题在健康监护中是至关重要的，尤其是跌倒检测，而构成真正跌倒是困难的。对于基于移动和穿戴传感器的人体活动识别，类不平衡可能是数据集和传感器数据校准失真的结果，从而降低了性能的普遍性。已有的研究提出了一系列的解决方案，如基于混合核的加权树外学习机和代价敏感学习策略。然而，对于类不平衡如何影响深度学习的实现，特别是移动穿戴传感器，目前还没有研究。因此，利用深度学习方法减少类的不平衡将显著提高人类活动的识别能力。

10）需要增强移动和穿戴传感器数据，以提高深度学习性能。开放研究挑战的另一个方面是使用数据增强技术来提高基于卷积神经网络的运动传感器（加速度计、陀螺仪等）的人体活动识别的深度学习方法的性能。数据挖掘方法利用有限的可移动和可磨损传感器数据，将已有的训练传感器数据转换成新的数据。这些过程非常重要，因为它有助于生成足够的训练数据以避免过拟合，提高对传感器方向、变形和变化的平移不变性，尤其是在卷积神经网络（CNN）模型中。在图像分类中，数据增强是常用的训练策略。然而，需要评估数据增强在移动和穿戴传感器人体活动识别中的影响和性能，以生成更多的训练示例，并防止小数据集导致的过度拟合。不同的数据增强方法，如传感器位置的改变、任意旋转、位置随传感器事件的排列、时间偏移和尺度变换等，将为提高基于深度学习的人体行为识别的性能提供有效手段。

对于上述问题与挑战，部分解决方案为：

（1）针对在线和移动深度活动识别的问题

1）减少移动设备与服务器之间的通信成本；

2）增强移动设备的计算能力。

（2）针对更准确的无监督活动识别的需求

1）利用人群。最新研究表明，利用人群中的知识将有助于完成任务。除了被动地获取标签之外，研究人员还可以开发更复杂，更注重隐私的方式来收集有用的标签；

2）深度迁移学习。迁移学习通过利用来自其他辅助域的标记数据来执行数据注释。有许多与人类活动有关的因素，可以通过深度迁移学习将其用作辅助信息。需要解决诸如网络之间的权重共享，活动相关领域之间的知识利用以及如何找到更多相关领域之类的问题。

（3）针对识别高级活动的灵活模型问题

1）混合传感器。混合传感器提供的详细信息可用于识别细粒度的活动。通过利用混合传感器的协作，应特别注意对细粒度活动的识别。

2）利用上下文信息。上下文是可用于表征实体情况的任何信息。诸如 Wi-Fi、蓝牙和 GPS 之类的上下文信息可用于推断有关该活动的更多环境知识。利用资源丰富的上下文信息将极大地帮助识别用户状态以及更具体的活动。

（4）针对开发轻量级深模型的需求

1）结合人为的和深刻的特征。最近的工作表明，人为制作的深度特征可以共同实现更好的性能。对活动的一些预先了解将大大有助于深度模型中更强大的特征学习。研究人员应考虑将具有人类经验和机器智能的两种功能应用于 HAR 的可能性。

2）深层和浅层模型的协作。深层模型具有强大的学习能力，而浅层模型则更有效。这两个模型的协作具有执行精确和轻量级 HAR 的潜力。一些问题，例如如何在深度模型和浅层模型之间共享参数。

（5）针对非侵入性活动感测的问题

深度学习中的机会活动感知（Opportunistic Activity Sensing）。机会感测可以动态地利用非连续活动信号来完成活动推断。在这种情况下，应精心设计深层模型的反向传播。

4 大数据分析与主动健康

4.1 大数据分析与主动健康的发展现状

4.1.1 大数据分析与主动健康的政策回顾

当前，随着社会信息化发展，信息科技对于健康医疗服务的影响日益增加，以大数据、物联网和人工智能等新兴信息技术为新兴动力的时代已经到来，这不仅推进了健康医疗大数据应用蓬勃发展，而且加速了健康医疗领域新业态的不断涌现，从而为人口健康信息化提供了广阔空间，也为医疗健康行业加剧了职能转变，提升了综合治理能力。健康医疗大数据具有极大的研究价值，挖掘健康医疗大数据中的价值信息对于疾病诊断，治疗方案确定，流行病预测，药物副作用分析和医学研究等方面具有重要的意义。医疗保健领域的大数据分析（BDA）可以帮助确定疾病的原因，生成有效的诊断。通过提高医疗保健提供的效率和治疗的有效性和可行性，增强 QoS 保障，生成准确的再入院预测，增强临床护理，并找出节约成本的机会。从某种意义上讲，健康医疗大数据系统对于改善人类生活环境，提高生活质量，获得更高的幸福指数均有重要的作用。

总的来说，健康医疗大数据涉及健康医疗领域的方方面面及各个环节，主要应用于临床医疗、药品研发、管理决策、健康管理等方面。健康医疗大数据除了具备大数据的"规模性、高速性、多样性、价值性"特点外，还具有时效性、不完整性、隐私性、冗余性等特点。自 2012 年联合国发布《大数据促发展：挑战与机遇》白皮书之后，大数据迅速成为国内外各行各业的热门议题，而云计算、大数据技术在健康医疗领域的应用更是引发了一场跨界革命[52]。我国自 2015 年起发布了《促进大数据发展行动纲要》《关于促进和规范健康医疗大数据应用发展的指导意见》《"健康中国 2030"规划纲要》《"十三五"全国人口健康信息化发展规划》等一系列与健康医疗大数据相关的政策文件，推动大数据在健康医疗领域的应用，相关研究也从理论介绍向实践转变。特别是《关于促进和规范健康医疗大数据应用发展的指导意见》的出台，明确了促进和规范健康医疗大数据应用发展的重点任务和重大工程，提出"夯实健康医疗大数据应用基础""全面深化健康医疗大数据应用""规范和推动'互联网＋健康医疗'服务""加强健康医疗大数据保障体系建设"等具体内容。随后，国家卫生计生委高度重视，联合多部委印发了《关于促进和规范健康医疗大数据应用和发展的指导意见重点任务分工方案的通知》，明确了 16 个部委的 48 项任务分工，明确责任分工加快各项工作落实[53]。健康医疗大数据作为如今国家级重要数字战略资源，其有效利用必将带来健康医疗的新模式，在深化医药卫生体制改革的今天，优化医疗资源供给，提升健康医疗服务质量，不断满足人民日益多样化的健康需求。今后，健康医疗大数据将带来更多的健康红利。

健康医疗大数据是大数据在医疗领域的一个分支，是指在与人类健康相关的活动中产生的与生命健康和医疗有关的数据。而健康医疗大数据主要由临床大数据，健康大数据，生物大数据等组成。当数据量很小时，很少的几台机器就能解决。慢慢地，当数据量越来越大，最牛的服务器都解决不了问题时，这时就要聚合多台机器的力量，大家齐心协力一起把这个事搞定，众人拾柴火焰高。大数据需要云计算，云计算需要大数据。只有云计算，可以为大数据的运算提供资源层的灵活性。而云计算也会部署大数据放到它的 PaaS 平台上，作为一个非常重要的通用应用。大数据是为了发掘信息价值，而云计算主要是通过互联网管理资源，提供相应的服务。

安全和隐私是云计算中的主要关注点，因为用户对不同服务提供商管理的远程位置的存储数据的访问有限，这些都变得更加具有挑战性，特别是对于从穿戴设备生成的数据，因为它在性质上是高度敏感和异构的。文献中报道的大多数现有技术都具有较高的计算和通信成本，并且容易受到各种已知的攻击，这降低了它们在实际环境中的适用性。J.

Srinivas 2020 年发表在 *IEEE Transactions on Dependable and Secure Computing* 的文章[54]提出了一种新的基于云的用户认证方案，用于医疗数据的安全认证。在用户和穿戴传感器节点之间成功的相互身份验证后，两者都建立了用于未来安全通信的秘密会话密钥。基于正式安全分析的广泛使用的真实或随机（ROR）模型和基于正式安全验证的广泛接受的互联网安全协议和应用程序（Avispa）工具的自动验证表明，该方案提供了会话密钥安全和保护主动攻击。该方案还进行了非正式分析，以显示其对其他已知攻击的复原力。此外，还对通信和计算成本以及安全性和功能特性进行了详细的比较分析，证明了它与其他现有的同类方案相比的效率。

4.1.2 大数据分析与主动健康的典型应用

4.1.2.1 利用大数据来更好的治疗双相情感障碍

M．Manchia 等于 2020 年在 *European Neuropsychopharmacology* 上发表的文章[55]研究了。人们一致认为，准确识别双相障碍的病理生理学基础是通过更好的治疗和预防方案实现重大健康益处的基础。然而，要实现这些目标，需要协调一致的行动和创新的方法来促进双相障碍的神经生物学基础的发现，并将研究发现迅速转化为开发和测试更好、更专业的治疗方法。为此，作者在此提出，只有大规模的协同行动才能成功地将国际大数据方法与现实世界的临床交互结合起来。来自抑郁症和双相情感支持联盟和米尔肯研究所（Altimus，2019）的 6000 多名患有抑郁症和 BD 的人的最新调查显示，患者希望得到更好的治疗。但是，患者定义成功结果的方式可能与研究人员和研究机构计划的传统目标不一致。这项调查确定了拥有独立生活和自我决定生活的能力是重中之重。只有 20% 的受访者认为减少 BD 的传统症状可以衡量健康状况。医护人员如何衡量结果必须尊重患者的期望和对真正重要问题的看法。为此，医护人员需要在规划研究计划时将个人与 BD 更好地融合在一起。这将有助于研究人员将消费者的观点（患者和拥护者）与患者相关的结局指标（PROMS）（Calvert 等，2018）和个人恢复目标（Jonas 等，2012）纳入研究范围。除此之外，患者还非常重视了解他们为什么会患 BD 以及客观的诊断措施。总的来说，这些研究结果表明，患者的偏好对于在临床层面上确定和完善干预措施，以及制定与医疗保健服务组织和研究资金相关的政策至关重要。事实上，BD 领域的开创性研究来自一些举措，比如那些登记在案的机构，它们见证了临床护理和用户研究的融合。研究发现和临床指南的传播应该为患者提供，就像最近用锂治疗双相障碍患者的例子一样。随着数据科学的发展，现在人们通过基于机器学习和模式识别的新型数据挖掘方法，可以使用现有的临床影像数据库作为训练集来识别与特定诊断类别相关的临床预测性脑模式，然后将这些模型应用于临床表征治疗反应或来自 RCT 的测试样品。的确，通过将机器学习算法应用于纯临床数据，最近的一项研究已经能够识别出 1266 名 BD 患者中假锂阳性率特别低的准确的锂治疗反应预测模型。作者认为，在全球范围内，BD 对医疗保健和社会经济体系是极为重要的挑战。现在是时候逐步改变我们的理解、预防和治疗方法的时候了。这可以通过将新型大数据方法与临床研究相结合的创新模型来实现。

4.1.2.2 使用智能服装大数据持续监测患者的情绪

医疗保健中的大数据来自大型电子医疗数据集。使用常规的硬件和软件很难管理这些数据集。N.Vasuki 等人于 2020 年发表于 *Soft Computing* 上发表文章[56]提出了智能服装将各种生物传感器协调到可适应的材料中，以收集人体的大量重要生理数据。研究人员给出了一个通信子系统智能着装框架（SAF）的设计，对检测人体生理信息很有帮助。该设计框架结合了最新的低功耗远程通信创新、分布式计算和大量信息的医疗检查。它提供了有关如何在 Hadoop 分布式文件系统上存储大量图像并使其可用于有效的分布式处理的解决方案。为了开发多功能框架的总体布局，保证服装与外界之间的远程关联，降低能源消耗率，对此智能服装的编程包括了从生理信号获取到远程通信、信息存储、预警框架。

4.1.2.3 早期发现残疾的儿童发育迟缓的健康保险大数据分析：算法开发和验证

S-H. Jeong 2020 年发表在 *Jmir Medical Informatics* 的文章[57]通过分析健康保险数据库中的大数据来调查在临床注册之前发现导致残疾的儿童发育迟缓的可能性。研究选取了 2412 名年龄在 13 岁以下的儿童，使用 6 个类别（无残疾、有身体残疾、有大脑损伤、有视觉障碍、有听力障碍和有其他情况）进行划分，特征通过基于树的模型按重要性排序进行选择。研究使用了多种分类算法来找到每个年龄段的最佳模型。作者使用额外的树算法进行特征选择，这是一种使用候选特征对节点进行随机分区，然后在其中选择最佳分区的方法，而不是为分区节点随机生成树的最佳阈值。研究使用了四种算法：k 近邻算法、随机森林算法、逻辑回归算法和梯度提升算法。研究表明儿童有可能在 3 岁或 4 岁时就能准确查出残疾，这比平均诊断年龄 4.99 岁要早。这就说明，可以根据医疗记录对可能因各种风险而面临残疾风险的儿童进行早期筛查，并可以接受适当治疗，从而降低残疾程度。除了用于此分析的已诊断疾病和处方药的记录以外，国家健康保险局还要收集健康体检数据。整合这些附加数据以克服上述限制可能会导致开发用于早期残疾检测分析的更复杂模型。

4.1.2.4 大数据时代临床数据库在肿瘤研究中的应用

卢姗姗等 2020 年发表于《传染病信息》期刊上的文章[58]研究了大数据时代临床数据库在肿瘤研究中的应用。随着生物信息技术的迅速发展和精准医学大数据的崛起，世界各地的研究人员构建了大量功能不同的癌症数据库，利用现代生物信息技术对大量临床医疗数据进行深度挖掘与分析。数据库的建立为癌症的机制学研究提供了丰富的数据来源和人群支持。在众多疾病死亡谱中，建立以肿瘤为代表的癌症数据库已成为全球势不可挡的发展趋势。临床数据库是患者医疗大数据和社会统计学信息的存储库，是对某些特殊疾病的发病状况和暴露情况进行管理、归纳、分析的数据库。肿瘤数据库旨在收集肿瘤患者临床病例资料，包括肿瘤患者的基本信息、生化检验结果、影像数据、病理信息、诊疗方式、疗效评估、随访结局及各种组学信息等，具有存储容量大、临床信息多样、导出方便、便于统计分析等特点，已成为全球研究肿瘤流行病学、诊断学、发病机制、治疗效果、生存预后的有效工具。

我国肿瘤临床数据库的建设起步较晚且发展速度较慢。起初，都是国内一些癌症高发地区简单的对癌症的发病率进行登记，随着癌症登记平台的不断发展，经过多年的不断探索，同时借鉴国外肿瘤数据库的建设经验，国内肿瘤临床数据库也开始慢慢出现。目前我国肿瘤领域的数据库正处在发展阶段，但是随着信息技术的不断发展，有效的记录肿瘤患者诊疗经过和随访结局，建立起标准化、多中心乃至全国性的肿瘤数据库是顺应大数据时代的潮流，甚至联合国外医疗机构也将会成为一种趋势，这也是突破地域性限制，满足医护人员临床研究"多中心，大数据"的迫切需求，是建立高质量、高水准、高效能肿瘤数据库的有效途径[26]。同时，患者的血液、尿液、唾液、脑脊液、病变组织等生物样本中蕴含着大量的生物信息，可能与肿瘤的发病机制、临床特点、治疗靶点或预后生存等有关，均可用于肿瘤领域的临床与基础性研究。因此，与临床医疗数据相匹配，有规划性的、目的性的、标准化的收集、处理、冻存患者的生物样本，建立国内外肿瘤临床数据兼生物标本信息的综合性数据库是发展的必然趋势，这也将会促进肿瘤领域大数据与精准医学的迅速发展，为世界性的临床研究做出巨大贡献。

4.2　大数据分析与主动健康的展望

健康医疗大数据是国家重要的基础性战略资源，它的应用发展将带来健康医疗模式的深刻变化，有利于提升健康医疗服务效率和质量，为建设健康的社会提供有力支撑。

4.2.1　大数据分析在医疗保健（患者护理）领域的见解

S.Imran 等 2020 年在 *IEEE/CAA Journal of Automatica Sinica* 上发表的文章[59]介绍了大数据分析在医疗保健（患者护理）领域的见解。医疗保健行业目前正面临来自多个不同来源的海量大数据。因此，BDA 是有效治疗患者和顺利运行所有数据相关临床操作的核心要求。

4.2.2　利用医疗大数据开发干眼病个性化药物

T. Inomata 等 2020 年在 *Cornea* 上发表的文章[60]介绍了利用医疗大数据开发干眼病个性化药物。干眼病（DED）是一种慢性、多因素导的眼表疾病，其病因多种，导致泪膜不稳定。目前还没有发现非侵入性、可靠且易于复制的生物标志物，目前 DED 的主流治疗依赖于滴眼液缓解症状，没有有效的预防疗法。医疗大数据分析，从多组学研究和移动医疗应用中挖掘信息，可能为管理慢性疾病（如 DED）提供一种解决方案。T. Inomata 团队提出了一种超声治疗 DED 的跨层次综合研究方法。随着高性能计算硬件的可访问性的增加，在研究 DED 中致病因素的基因组方面时，已经实施了大数据分析。基因组学是个人基因组成的基础，对于诊断，预防和治疗多种疾病（例如基因疗法）以改变遗传环境作为治疗手段至关重要。虽然 DED 组学研究是相对假设自由的，但 DED 背后的病理的偏差独立和整体快照可能有助于阐明尚未发现的生物标志物，因此需要对其发现的病因进行更多的研究。大数据分析与基因组学和其他组学分支学科的整合，可能会识别诊断 DED 的生物标志物，导致新的预防和预防性治疗。作者指出，随着移动医疗应用和基于全基因组的 DED 研究的不断进展，新的疾病生物标志物的识别有望阐明 DED 的病理，并为其治疗提供新的思路。移动医疗应用和多重组学技术的实施将在医疗大数据的帮助下引发医疗保健行业的变革。识别新的疾病生物标志物将有助于推进精准和个性化医学。

4.2.3 基于生活方式模式的大数据对健康状况模拟

L. Wang 等 2020 年发表于 *Journal of Medical Engineering & Technology* 期刊的文章[35]提到大数据分析在医学工程和医疗保健用例中越来越受欢迎。利益相关者发现大数据分析降低了医疗成本，并使每个病人的医疗服务个性化。大数据分析可以用于大规模遗传学研究、公共卫生、个性化和精准医学、新药开发等。该文介绍了大数据在医疗保健中的类型、来源和特点，大数据应用、大数据分析在医疗保健中的好处是理解医疗保健大数据的关键。介绍了医学工程和医疗保健大数据分析的主要方法、平台和工具，大数据分析在医疗保健中的进展和技术进步，包括拥有大数据的人工智能（AI）、基础设施和云计算、高级计算和数据处理，隐私和网络安全、健康经济成果和技术管理以及具有传感、穿戴设备和物联网的智能医疗保健（物联网）。大数据和大数据分析在处理医疗工程和医疗保健领域面临的挑战包括以下几点：①具有巨大体积，高维或多样性格式的数据；②不平衡的数据、带有噪声的数据以及数据质量和可信度差（准确性问题）；③由医疗保健提供者（特别是医院）的数据巩固和处理分段；④汇总和分析非结构化数据或半结构化数据；⑤索引和处理连续数据流，特别是快速移动流数据；⑥在分析基因组数据的计算密集型任务；⑦大数据可视化；⑧数据所有权、数据治理、隐私和网络安全。许多医疗保健提供者不愿意分享他们的数据是由于市场的竞争，即使病人的隐私受到保护。在保护病人和维护数据的可用性或数据完整性之间保持适当的平衡往往是困难的。开放访问、标准化和可使用和可读数据的集成是挑战。

I. Seiya 等于 2020 年发表于 *Nutrition Reviews* 的文章[61]研究了数据科学和精准医疗。精确医疗在老年人社会生活中发挥着至关重要的作用，它提供了个性化的医疗保健计划，以改善个人的健康状况和预防疾病。为了实现精确的医疗保健，数据科学是关键。它允许对与健康相关的大数据进行分析。医学大数据目前用于改善个人健康状况和预防疾病；对医疗大数据的这种使用可以称为精确医疗保健。尽管疾病患者的数据非常重要，但他们无法提供足够的信息来实现精确的医疗保健。从许多健康人那里收集数据以定义健康的指标至关重要。使用来自前瞻性队列研究的数据是一种有前途的解决方案。此外，医学检查或健康检查是定期收集来自许多健康人的健康相关数据的另一种有效的方法。数据科学的一项重要任务是分析此类健康医疗大数据，以实现精确的医疗保健并为每个人制定具体的行动计划。在文章中，作者介绍了一种统计方法，属于分析时间序列健康检查数据的一类状态空间模型。他们的分析有 3 个目标。第一个目标是建立一个数学模型，用于预测基于个人环境因素（包括年龄、身体特征、生活方式等）的医疗变量值，包括血检值、血压和骨密度。在该模型中，医学变量与环境因素之间的关系（有时是因果关系）被自动检测出来。第二个目标是基于所构建的预测模型，对环境因素或生活方式的各种情景进行模拟。为了促进个体的行为改变，将生活方式改变对医学变量的影响形象化是很有价值的。第三个目标是使用遗传数据将模拟模型扩展到更个性化的模型。文中还强调了要想实现真正个性化的健康风险预测模型，关键在于整合医学信息，这是当前数据科学研究领域的一个具有挑战性的问题。

4.2.4 医学工程和医疗保健中的大数据分析：方法、进展和挑战

目前，医疗保健数据的获取和使用方面还是比较困难的。一方面来讲，保护患者隐私的法律限制了数据的获得，因为医疗保健数据包含患者敏感信息。另一方面来讲，海量数据的不断发掘，而不仅仅是数据的机械积累，也是一个面临的挑战。

Kim.HH 在 2019 年发表于 *Journal of Medical Internet Research* 的一篇文章[62] 研究了各医疗领域的数据使用现状和机构在去身份识别过程中的努力和困难。他们调查了 118 名使用过医疗大数据的志愿者，对他们进行问答。多数参与者在综合医院或大学工作（多项选择答案分别为 62/118、52.5% 和 51/118、43.2%）。超过一半的参与者回答说，他们需要临床数据（82/118、69.5%）和公共数据（76/118、64.4%）。此外，有85.6%（101/118）的受访者在使用数据时进行了身份识别措施，他们认为僵化的社会文化会是身份识别过程中的障碍（28/101、27.7%）。此外，他们需要数据链接（98/118，占83.1%），并且他们提议放松管制和数据标准化以允许访问医疗保健数据链接（分别为 33/98、33.7% 和 38/98、38.8%）。在将响应的数据需求和将卫生保健数据用于公共目的或商业目的的组中进行链接的比例方面，没有显著差异。这项研究从实用的面向用户的角度提供了横断面视图，涉及用户发现有价值的数据类型，表征过程的努力和障碍以及用户对数据链接的需求。大多数受访者寻求使用临床和公共数据，而且，大多数实施去身份识别措施。虽然我们确认他们想要相关医学数据，但受到法规的限制，无论其目的是商业目的还是公共目的，个人的数据还是应该受到保护，建立在数据利用和保护上的法律体系是必要的。

Luo 等 2020 年发表于《大众标准化》上的文章[63] 提到了大数据在健康产业中的应用探究，大数据技术能将人体健康的各种指标合理的，有效的整合，可以更加自动，智能的管理人体健康。该文介绍了大数据在健康产业中应用的一般过程：健康数据的获取，大数据的预处理，健康数据的存储，健康数据的分析与挖掘以及健康数据的可视化。通过研究广西壮族自治区的乳腺癌发表年龄是否与民族有关为例，收集相关临床数据，再对数据进行处理后得到不同民族的乳腺癌发病年龄均值折线图，即实现了数据的可视化。对后期各民族制订相应的乳腺癌筛选及预防方案提供参考。要想大数据技术在健康产业中产生良好

的共鸣，首先需要政策的引导，得制定和完善相关的法律，明确数据的获取与使用权限，加强对个人隐私的相关保护。要注重人才培养，大力培养创新型科技人才。

M. chaochao 等 2020 年发表于临床生物化学的文章[64]讲述了实验室医学中现实世界大数据研究的定义，优势和挑战。随着数据的丰富和信息技术的发展，包括实验室医学在内的各个行业已经进入了以数据为核心的时代。基于实验室大数据的现实世界的大数据研究似乎是将临床实验室从自动化过渡到 AI 的一个很好的解决方案。

由于医疗健康数据每年呈现几何级的增长趋势，运用大数据技术对包括病历数据、影像数据、检验检查结果、诊疗费用等在内的各种数据进行筛选、分析，为医务人员、广大患者、科研人员及政府决策者提供服务和协助，必将成为未来医疗领域工作的重要方向。对于个人而言，大数据技术通过整合医疗诊断信息、体检信息形成个人的全健康档案，可以使患者得到更有针对性和个性化的治疗方案。大数据作为新的自然资源，其数量、多样性和复杂性尤为突出。例如，一个癌症患者的基因组就相当于 500GB 数据。尽管各行业信息量呈爆炸式增长，但目前全球仅有不到 1% 的数据得到了分析利用。人工智能可以充分利用结构化数据和非结构化数据中隐藏的数据来进行发掘、洞察、决策、支持和对话。基于人工智能开发的系统可以自主构建知识、学习和了解自然语言，与传统可编程系统相比，人工智能与人类能够进行更加自然的互动。人工智能将会从根本上改变医疗保健行业。未来的医疗数据收集也将不再局限于诊室。借助穿戴设备的开发，智能眼镜血糖监测、家庭床上血糖监测与数据远程传输等应用已经在小范围应用。通过疾病管理，进而深度开发这些大数据，提取有价值的信息，有望开启医疗产业的新黄金时代。随着信息化技术在医疗卫生各领域的不断深入，大数据技术将成为医疗卫生事业发展的重要推动力，医疗大数据带给人们的将不仅仅是更加优化的诊断与治疗手段，而是一种与众不同的生活方式。如何打破医疗界坐井观天的思维方式和互联网的僵化思维，是值得众多资本投资者和互联网医疗创业者深思的课题。当下，我们需要思考如何在互联网应用不断推陈出新，以及在海量数据中不断发掘，而不仅仅是数据的机械积累。通过医疗大数据的挖掘和筛选，还能前瞻性地发现何种生活方式可能是更有利的，从而给政府、医保政策制定者、医院以及大众更好的生活方式指导[65]。

4.3 穿戴 AI、穿戴大数据与穿戴设备结合的其他应用

AI 和穿戴传感器是实现为个别患者量身定做最佳精准药物治疗的两个重要领域。这两个领域的集成可以更好地获取病人数据，并改进穿戴传感器的设计，以监测佩戴者的健康、健康及其周围环境。目前，随着物联网（物联网）、大数据和大健康从概念转向实施，具有适当技术特征的人工智能生物传感器面临着新的机遇和挑战。

X.F. Jin[33] 2020 年发表于 *Biosensors and Bioelectronics* 期刊综述了从生物传感、穿戴生物传感到人工智能传感等未来穿戴和植入技术关键阶段的最新进展。材料创新、生物识

别元件、信号采集与传输、数据处理和智能决策系统是最重要的部分。文章还指出，在过去十年中，人们越来越强调将智慧嵌入世界。生物信息的智能处理改变了生物传感器。AI和生物传感器的结合构建了 AI 生物传感器的跨学科概念。AI 生物传感器也是一个蓬勃发展的领域。AI 生物传感器由三个主要要素组成：信息采集、信号转换和人工智能数据处理。此外，文章还讨论了人工智能生物传感器向未来医学设备迈进的挑战和机遇。

奥克兰大学的 G.Sinnapolu，S.Alawneh 于 2020 年发表在 *Internet of Things* 上的文章[66]提出了用于车载的健康监控系统，实现了一种高分辨率穿戴传感器，其耳朵处具有可编程的 LED 电流，而电变化传感器与胸部处的电极一起，可在驱动时测量心率和心率变异性数据，并将这些结果进行比较以整合数据并进行人工智能分析，在特殊情况和驾驶人需要帮助时予以显示，此数据也存储在云中，以供医生在驾驶时监控各种情况。南京信息工程大学的徐冬冬、闫嘉琪[67]等研究开发与设计了一套人体脊柱实时监测系统穿戴智能设备，设备包含穿戴背心、弯曲度传感、模块、数据处理模块、无线数据传输模块、震动模块、手机终端及电源模块。系统将 BP 智能优化算法应用于智能仪器的非线性校正，利用 BP 算法具有的非线性映射能力对传感器标定数据进行输入 – 输出特性的反非线性逼近，将其作为智能传感器系统的非线性校正软件，使传感器在该软件的支持下提高测量精度，具有精度高、功耗低、数据查看分析方便等特点，对人体脊柱状态具有监测和保护作用，可为脊柱类疾病的预防和治疗提供相应的参考数据。

参考文献

［1］李祥臣，俞梦孙. 主动健康：从理念到模式［J］. 体育科学，2020，40（2）：83-89.

［2］李祥臣. 大数据和主动健康［C］// 第十一届全国体育科学大会论文摘要汇编. 北京市：中国体育科学学会，2019：3.

［3］白剑峰. 以健康素养促进"主动健康"［J］. 人民日报，2019，005.

［4］Y. Athavale and S. Krishnan. Biosignal monitoring using wearables：Observations and opportunities［J］. Biomedical Signal Processing and Control，2017，38：22-33.

［5］J. Kim，A. S. Campbell，B. E.-F. de Avila，et al. Wearable biosensors for healthcare monitoring［J］. Nature Biotechnology，2019，37（4）：389-406.

［6］J. Tabor，Talha Agcayazi，Aaron Fleming，et al. Textile-Based Pressure Sensors for Monitoring Prosthetic-Socket Interfaces［J］. IEEE Sensors Journal，2021，21（7）：9413-9422.

［7］易红霞，龙海如，李家成. 基于针织柔性传感器无线传输系统构建与测试［J］. 针织工业，2015，04：59-62.

［8］王金凤，钟斌悦，陈慰来. 基于柔性传感器的无缝内衣任意围度压力研究［J］. 针织工业，2018，12：55-58.

［9］X. Tian，Pui Mun Lee，Yu Jun Tan，et al. Wireless body sensor networks based on metamaterial textiles［J］.

Nature Electronics, 2019, 2（6）: 243-251.

［10］ M. Zulqarnain, S. Stanzione, G. Rathinavel, et al. A flexible ECG patch compatible with NFC RF communication［J］. Flexible Electronics, 2020, 4（13）.

［11］ S. Liu, J. Zhang, Y. Zhang, et al. A wearable motion capture device able to detect dynamic motion of human limbs［J］. Nature Communications, 2020, 11（5615）.

［12］ 孙英, 刘乃源, 余臻伟, 等. 基于 NFC 的可穿戴传感器中柔性 / 可拉伸天线的研究进展［J］. 仪器仪表学报, 2020, 41（12）: 122-137.

［13］ Y. Peng, K. Saito, K. Ito. Antenna Design for Impulse-Radio-Based Wireless Capsule Endoscope Communication Systems［J］. IEEE Transactions on Antennas and Propagation, 2018, 66（10）: 5031-5042.

［14］ Y. Peng, K. Saito, K. Ito. Dual-band antenna design for wireless capsule endoscopic image transmission in the MHz band based on impulse radio technology［J］. IEEE JOURNAL OF ELECTROMAGNETICS, RF, AND MICROWAVES IN MEDICINE AND BIOLOGY, 2019, 3（3）: 158-164.

［15］ J. Shi, Hailian Liu, Xin Wang, et al. Miniaturized Dual-Resonant Helix/Spiral Antenna System at MHz-Band for FSK Impulse Radio Intrabody Communications［J］. IEEE Transactions on Antennas and Propagation, 2020, 68（9）: 6566-6579.

［16］ C. Garc í a Núñez, L. Manjakkal, R. J. N. F. E. Dahiya. Energy autonomous electronic skin［J］. Flexible Electronics, 2019, 3（1）.

［17］ A. Nozariasbmarz, Henry Collins, Kelvin Dsouza, et al. Review of wearable thermoelectric energy harvesting: From body temperature to electronic systems［J］. Applied Energy, 2020, 258.

［18］ Y. Song, Jihong Min, You Yu, et al. Wireless battery-free wearable sweat sensor powered by human motion［J］. Science Advances, 2020, 6（40）: 9842.

［19］ L. Yin, Kyeong Nam Kim, Jian Lv, et al. A self-sustainable wearable multi-modular E-textile bioenergy microgrid system［J］. Nature Communications, 2021, 12（1）: 1542.

［20］ A. Akbari, R. Jafari. Personalizing Activity Recognition Models Through Quantifying Different Types of Uncertainty Using Wearable Sensors［J］. IEEE Transactions on Biomedical Engineering, 2020, 67（9）: 2530-2541.

［21］ L. Degroote, Gilles Hamerlinck, Karolien Poels, et al. Low-Cost Consumer-Based Trackers to Measure Physical Activity and Sleep Duration Among Adults in Free-Living Conditions: Validation Study［J］. Jmir Mhealth and Uhealth, 2020, 8（5）: e16674.

［22］ K. Ng, Sami Kokko, Tuija Tammelin, et al. Clusters of Adolescent Physical Activity Tracker Patterns and Their Associations With Physical Activity Behaviors in Finland and Ireland: Cross-Sectional Study［J］. Journal of Medical Internet Research, 2020, 22（9）: e18509.

［23］ F. Pistolesi, B. Lazzerini. Assessing the Risk of Low Back Pain and Injury via Inertial and Barometric Sensors［J］. IEEE Transactions on Industrial Informatics, 2020, 16（11）: 7199-7208.

［24］ K. Arquilla, A. K. Webb, A. P. Anderson. Textile electrocardiogram（ECG）electrodes for wearable health monitoring［J］. Sensors（Switzerland）, 2020, 20（4）: 1013.

［25］ S. Iqbal, I. Mahgoub, E. Du, et al. Advances in healthcare wearable devices［J］. Flexible Electronics, 2021, 5（1）: 9.

［26］ L.-C. Tai, Christine Heera Ahn, Hnin Yin Yin Nyein, et al. Nicotine Monitoring with a Wearable Sweat Band［J］. ACS Sensors, 2020, 5（6）: 1831-1837.

［27］ I. Azodo, R. Williams, A. Sheikh, et al. Opportunities and Challenges Surrounding the Use of Data From Wearable Sensor Devices in Health Care: Qualitative Interview Study［J］. Journal of Medical Internet Research, 2020, 22（10）: e19542.

［28］ 时勘, 胡平, 董妍, 等. 主动健康: 心理调试对老年健康的影响及干预作用［C］// 第二十二届全国心理

学学术会议摘要集 . 北京市：中国心理学会，2019：1.

[29] K. Guk, Gaon Han, Jaewoo Lim, et al. Evolution of Wearable Devices with Real–Time Disease Monitoring for Personalized Healthcare[J]. Nanomaterials, 2019, 9（6）：813.

[30] T. G. Stavropoulos, A. Papastergiou, L. Mpaltadoros, et al. IoT wearable sensors and devices in elderly care: A literature review[J]. Sensors（Switzerland）, 2020, 20（10）：2826.

[31] 田美策，翟文轩，吴岳，等 . 可穿戴主动健康设备与常规医用检测设备在心血管系统主动健康管理中的研究［J］. 中国医刊，2020，55（09）：947–950.

[32] 高凤梅，吴攀 . 基于嵌入式 AI 的可穿戴健康管理系统设计［J］. 现代信息科技，2020，4（15）：95–97.

[33] X. Jin, C. Liu, T. Xu, et al. Artificial intelligence biosensors: Challenges and prospects[J]. Biosensors & Bioelectronics, 2020, 165：112412.

[34] Y. Wang, S. Cang, H. Yu. A survey on wearable sensor modality centred human activity recognition in health care[J]. Expert Systems with Applications, 2019, 137：167–190.

[35] L. Wang, C. A. Alexander. Big data analytics in medical engineering and healthcare: methods, advances and challenges[J]. Journal of medical engineering & technology, 2020, 44（6）：267–283.

[36] M. Z. Ahmad, M. Saeed, S. Saleem, et al. Seizure detection using EEG: A survey of different techniques[C]// 2016 International Conference on Emerging Technologies（ICET）, 2016：1–6.

[37] S.–Z. Deng, B.–T. Wang, C.–G. Yang, et al. Convolutional Neural Networks for Human Activity Recognition Using Multi–location Wearable Sensors[C]// 2016 International Joint Conference on Neural Networks（IJCNN）, 2016：381–388.

[38] H. F. Nweke, Y. W. Teh, M. A. Al–garadi, et al. Deep learning algorithms for human activity recognition using mobile and wearable sensor networks: State of the art and research challenges[J]. Expert Systems with Applications, 2018, 105：233–261.

[39] X. Li, Y. Zhang, J. Zhang, et al. Concurrent Activity Recognition with Multimodal CNN–LSTM Structure[J]. ArXiv, 2017.

[40] F. J. Ordonez, D. Roggen. Deep convolutional and LSTM recurrent neural networks for multimodal wearable activity recognition[J]. Sensors（Switzerland）, 2016, 16：115.

[41] A. Rohan, M. Rabah, T. Hosny, et al. Human pose estimation–based real–time gait analysis using convolutional neural network[J]. IEEE Access, 2020, 8：191542–191550.

[42] J. Gamboa. Deep Learning for Time–Series Analysis[J]. ArXiv, 2017, arXiv：1701.01887.

[43] S. S. Khan, B. Taati. Detecting unseen falls from wearable devices using channel–wise ensemble of autoencoders[J]. Expert Systems with Applications, 2017, 87：280–290.

[44] D. Ravi, C. Wong, B. Lo, et al. A Deep Learning Approach to on–Node Sensor Data Analytics for Mobile or Wearable Devices[J]. IEEE Journal of Biomedical and Health Informatics, 2017, 21（1）：56–64.

[45] H. Fouad, A. S. Hassanein, A. M. Soliman, et al. Analyzing patient health information based on IoT sensor with AI for improving patient assistance in the future direction[J]. Measurement：Journal of the International Measurement Confederation, 2020, 159：107757.

[46] Y. Meidan, Michael Bohadana, Asaf Shabtai, et al. ProfilIoT：A machine learning approach for IoT device identification based on network traffic analysis[C]// Proceedings of the Symposium on Applied Computing, 2017：506–509.

[47] J. Granados, T. Westerlund, L. Zheng, et al. IoT platform for real–time multichannel ECG monitoring and classification with neural networks[C]// CONFENIS 2017. Shanghai：Springer Verlag. 2017, 310：181–191.

[48] S. Mohan, C. Thirumalai, G. Srivastava. Effective heart disease prediction using hybrid machine learning techniques[J]. IEEE Access, 2019, 7：81542–81554.

［49］ G. Alfian, M. Syafrudin, M. F. Ijaz, et al. A personalized healthcare monitoring system for diabetic patients by utilizing BLE-based sensors and real-time data processing［J］. Sensors（Switzerland）, 2018, 18（7）: 2183.

［50］ A. Subasi, M. Radhwan, R. Kurdi, et al. IoT based mobile healthcare system for human activity recognition［C］// 2018 15th Learning and Technology Conference（L&T）, 2018: 29-34.

［51］ J. Wang, Y. Chen, S. Hao, et al. Deep learning for sensor-based activity recognition: A survey［J］. Pattern Recognition Letters, 2019, 119: 3-11.

［52］ 牟敏. 浅析健康医疗大数据的应用发展［J］. 中国人口报, 2020-11-09（003）.

［53］ 刘立, 刘智勇. 我国健康医疗大数据应用发展模式分析［J］. 智慧健康, 2020, 6（23）: 1-4, 10.

［54］ S. Jangirala, A. K. Das, N. Kumar, et al. Cloud Centric Authentication for Wearable Healthcare Monitoring System［J］. IEEE Transactions on Dependable and Secure Computing, 2020, 17（5）: 942-956.

［55］ M. Mirko, Eduard Vieta, Olav B.Smeland, et al. Translating big data to better treatment in bipolar disorder - a manifesto for coordinated action［J］. European neuropsychopharmacology, 2020, 36: 121-136.

［56］ N. Vasuki, A. Rajiv Kannan. Big healthcare data for Trivial client having Novel Smart Attire（NSA）［J］. Soft Computing, 2020, 24: 18367-18378.

［57］ J. SeungHyun, L. T. Rim, K. J. Bae, et al. Analysis of Health Insurance Big Data for Early Detection of Disabilities: Algorithm Development and Validation［J］. JMIR medical informatics, 2020, 8（11）: e19679.

［58］ 卢姗姗, 贾晓东, 张宁, 等. 大数据时代临床数据库在肿瘤研究中的应用［J］. 传染病信息, 2020, 33（04）: 301-306, 311.

［59］ S. Imran, T. Mahmood, A. Morshed, et al. Big Data Analytics in Healthcare - A Systematic Literature Review and Roadmap for Practical Implementation［J］. IEEE/CAA Journal of Automatica Sinica, 2021, 8（1）: 1-22.

［60］ T. Inomata, Jaemyoung Sung, Masahiro Nakamura, et al. Using Medical Big Data to Develop Personalized Medicine for Dry Eye Disease［J］. Cornea, 2020, 39（11）: S39-S46.

［61］ S. Imoto, T. Hasegawa, R. Yamaguchi. Data science and precision health care［J］. Nutrition Reviews, 2020, 78: 53-57.

［62］ H. H. Kim, B. Kim, S. Joo, et al. Why Do Data Users Say Health Care Data Are Difficult to Use? A Cross-Sectional Survey Study［J］. Journal of Medical Internet Research, 2019, 21（8）: e14126.

［63］ 罗涛, 陈敏, 李敏杰. 大数据在大健康产业中的应用探究［J］. 大众标准化, 2020, 20: 166-167.

［64］ C. Ma, Xinlu Wang, Jie Wu, et al. Real-world big-data studies in laboratory medicine: Current status, application, and future considerations［J］. Clinical Biochemistry, 2020, 84: 21-30.

［65］ 金磊. 大数据医疗的发展现状及未来展望［J］. 安徽科技, 2017, 11: 42-43.

［66］ S. GiriBabu and A. Shadi. Intelligent wearable heart rate sensor implementation for in-vehicle infotainment and assistance［J］. Internet of Things, 2020, 12: 100277.

［67］ 徐冬冬, 闫嘉琪. 人体脊柱实时监测系统可穿戴智能设备的开发与设计［J］. 信息通信, 2020, 6: 38-39.

撰稿人: 王　磊　刘澄玉　李慧慧

现代技术在中医装备中的应用

1 引 言

中医学是中华民族的瑰宝，为中华民族繁衍生息作出了巨大贡献，对世界文明进步产生了积极影响。党和政府高度重视中医药工作，特别是党的十八大以来，以习近平同志为核心的党中央把中医药工作摆在更加突出的位置，中医药改革发展取得显著成绩。同时也要看到，中西医并重方针仍需全面落实，遵循中医药规律的治理体系亟待健全，中医药发展基础和人才建设还比较薄弱，中医传承不足、创新不够、作用发挥不充分。传承创新发展中医药是新时代中国特色社会主义事业的重要内容，是中华民族伟大复兴的大事，对于坚持中西医并重、打造中医药和西医药相互补充协调发展的中国特色卫生健康发展模式，发挥中医药原创优势、推动我国生命科学实现创新突破，弘扬中华优秀传统文化、增强民族自信和文化自信，促进文明互鉴和民心相通、推动构建人类命运共同体具有重要意义。因此，遵循中医药原创理论和自身发展规律，以构建中医诊疗装备创新体系为核心，汇聚融合多学科力量，搭建现代科学技术阐释中医传统理论的桥梁，将中医原创知识优势和丰富资源转化为体系化的健康产品与服务，对加速中医现代化，推动中医器械产业化发展和国际化进程，提升中医供给能力，切实增强人民群众健康获得感，将起到重要作用。

2 中医诊疗装备的发展现状与趋势

在中医药理论指导下，发挥中医特色优势，从整体、动态的角度分析和评价人体健康，开发新型中医诊疗装备，通过"弯道超车"，在中医诊疗装备关键领域形成主导权，研制一批具有重大国际影响力的成果，形成新型健康产业体系，对于开拓我国医疗设备原创领域、丰富中医诊疗装备产业、推动中医药现代化发展、提升中医诊疗装备普惠水平都具有重要意义。挑战与机遇并存，中医药传承不足、创新不够、质量不高，急需对其科学内涵和作用规律进行现代化诠释。解决先进理念和落后技术之间的矛盾，必须进一步深入推进中医药现代化发展，开展中医诊疗装备研发是实现中医药现代化最重要的切入点和最有效的路径。

2.1 中医诊疗装备产业仍处起步阶段

中医在全民健康服务的地位越发凸显，中医医疗服务市场也不断扩大，但目前中医诊疗装备发展仍处于起步阶段。从产业规模来看，中医诊疗装备产业规模较小，销售收入仅占全国医疗器械销售收入的 2% 左右，中医诊疗装备生产企业数量仅占全国医疗器械生产企业数量的 1.4%；在市场占有率方面，据国家药监局数据统计，2018 年当年全国发放Ⅱ类医疗器械注册证 7801 张，其中中医诊疗装备只有 14 张，占比很小；目前Ⅰ类中医诊疗装备产品聚焦在拔罐类产品、刮痧类产品、穴位贴等产品。Ⅱ类中医诊疗装备产品主要有针灸针、皮内针类、有源针灸仪器等产品。国内Ⅰ类、Ⅱ类中医诊疗装备生产企业的专利总数为 2768 件，其中Ⅱ类中医诊疗装备生产企业专利数量共计 2451 件，中医诊疗装备注册产品种类还比较单一，科技含量和技术附加值不高[①]。目前我国国产和进口医疗器械注册证总数为 167321 个，其中中医诊疗装备产品注册证为 578 个，仅占医疗器械注册证总数的 0.34%。从市场规模上看，2018 年我国医疗器械市场规模约为 5304 亿元，中医器械仅占我国医疗器械市场规模的 1.79%[②]。

2.2 中医诊疗装备的现代科技应用不足

我国从"六五"期间开始实施中医药科技发展规划，在中医诊疗装备领域进行科技部署。"十二五"期间，对中医药领域的科技投入达到 16.3 亿元，其中中医诊疗装备的支持经费约为 4364 万元，仅占 2.68%。中医诊疗装备所对应的中医工程未能形成独立的学科，人才培养体系尚未完全建立，全国范围内从事该专业的研究团队和省级以上的研究平台不足 10 个。目前声、光、电、磁等现代技术在中医诊疗装备中普遍得到应用，但在产品研发过程中缺乏集成创新，对可穿戴技术、人工智能等现代科技成果的应用远远不够，其核心技术、产品功能和工艺流程等滞后，技术升级缓慢，产品同质化现象严重。

2.3 中医诊疗装备种类及服务市场

我国医疗设备市场规模逐年增长，2019 年市场规模规模近 3555 亿元，中医类医疗机

---

① 数据来源：《2018 年中国中医诊疗装备产业发展报告》
② 数据来源：《2018 中国中医医疗器械产业发展报告》

构诊疗服务量在医疗服务总量占比缓慢上升，家庭 / 个人应用中医药方法的养生保健、理疗康复需求增加，引发中医药保健服务和产品市场呈现爆发式增长趋势；近年来中医诊疗装备数量及规模不断扩大，中医诊疗装备生产企业增长迅速；中医机构数量增长率超过40%，年均增长率超过 5%[①]。中医诊疗装备在治未病中的主导作用、重大疾病治疗中的协同作用、疾病康复中的核心作用日益凸显。

3 挑战与机遇

3.1 挑战

中医理论关键科学技术问题有待突破。经穴、脏腑、气血等中医理论的各个要素与现代医学可测量的各种生物指标存在复杂性联系，依据单一机制、单一靶点的还原方法研发的中医诊疗装备，无法充分体现中医特色和优势，方法学亟待实现突破。中医诊疗机理有待进一步明确。中医诊断的物理学参数采集、各种治疗技术、生物学效应及其量效关系等问题都是困扰中医诊疗装备发展的瓶颈问题。

中医诊疗装备标准体系有待完善。中医诊疗装备在信息采集手段和操作规范等方面存在问题，导致各种中医诊疗装备技术参数的不可比、使用方法不规范等问题，限制了后续临床研究、操作规范的有序发展。在国家食品药品监督管理总局的医疗器械分类目录中，中医器械涵盖了Ⅰ类、Ⅱ类和Ⅲ类医疗器械，但仍有相当数量中医诊疗装备缺乏相关国内和国际标准。亟待制定中医器械相关标准，推动中医诊疗装备标准体系进一步完善。

中医诊疗装备国际竞争形势严峻。我国在中医诊疗装备研发方面起步较早，但日韩等国近年来在中医诊疗装备方面发展迅猛，所研制产品在采用新技术方面具有领先性，在ISO 国际标准提案中与我国展开了激烈竞争。在中医治疗领域，欧美等国凭借新技术、新材料的优势，加速与中医治疗原理结合，采用先进技术，研发一系列中医治疗新产品，不断冲击我国的引领地位。

3.2 机遇

中医诊疗服务规模快速增长。全国每年在医院就诊的近 20% 患者都选择了中医药服务，全国中医类诊疗人次从 2013 年的 8.14 亿人次增长到 2017 年的 10.19 亿人次，全国中医类医疗机构收入年均增速持续保持在 10% 以上。同时中医医疗服务体系也在不断壮大，91.2% 的社区卫生服务中心、80.2% 的乡镇卫生院、70.7% 的社区卫生服务站和 64.9% 的村卫生室都能够提供中医药服务，适用于中医医疗机构的中医诊疗装备市场潜力巨大[②]。

---

① 数据来源:《2021—2026 年中国医疗器械行业市场需求预测与投资战略规划分析报告》
② 数据来源:《2017 年中国中医药年鉴》

中医康复养老服务规模快速增长。当前我国 65 岁以上人口占比已超过 12%，老年人群康复养老的需求迫切。据调查老年人群两周就诊率高达 26.4%，40 岁以上人群年龄每增长 10 岁，对中医药的认可度就提高 8%。据不完全统计，2020 年，能提供不同形式的中医药服务的养老机构超过 60%，将催生一大批适应养老市场的健康产品与中医诊疗装备的研发和生产[①]。

中医养生调理服务规模快速增长。中医药养生保健器具的应用有深厚的民间基础，根植于中医药的传统健身、经络调理、艾灸刮痧、推拿拔罐等方法广受民众欢迎。大型医疗机构治未病科（中心）、国医堂、中医诊所和艾灸馆等多种形式的中医养生保健服务机构快速发展，面向社区和家庭的中医诊疗装备将成为中医药消费的热点产品。

中医国际认可度不断提升。目前已有 183 个国家或地区开设了中医相关诊疗机构，103 个会员国认可使用针灸。其中 29 个国家或地区设立了传统医学的法律法规，在 18 个国家或地区传统医学被纳入健康保险。中医针灸被联合国教科文组织列入人类非物质文化遗产代表作名录，中医针灸已被国际主流医学逐步认可。随着国际中医药发展的需求不断提升，中医诊疗装备的国际市场迅速发展[②]。

3.3 发展趋势

在科技引领和需求驱动下，我国中医诊疗装备产业近年来呈现迅速发展的态势，研发了一批科技含量高、中医特色显著的中医诊疗装备，形成国家及行业标准 20 个，主导制定 ISO/TC 249 国际标准 5 个。各种新型中医器具和中医诊疗装备的应用范围不断扩大，对中医健康服务能力的支撑作用正在凸显。中医诊疗装备国际关注度越来越高，已成为美国等西方国家的研发热点。目前全美开展针灸器械研究的机构多达 30 多个，已设立针灸研究项目 200 多项[③]。2018 年美国国立卫生研究院（NIH）专门投入 2.38 亿美元启动了外周神经刺激改善机体状态（SPARC）研究项目，旨在通过神经调节精准治疗常规药物无法有效治愈的疾病。这些研究项目涉及针灸作用机制和临床评价等，可望为中医诊疗装备的突破提供新的科学依据。

采用现代科学技术对中医诊疗关键技术和器具创制经验加以发掘和融合，可以激发我国中医医疗装备开展原始创新，引领转变当前我国医疗装备跟踪仿制、引进消化吸收再创新、集成创新的跟跑并跑局面。同时，随着广大民众对中医医疗健康服务的需求正在迅速增长，中医诊疗装备市场潜力巨大。加强中医诊疗装备创新，可为培育和壮大这一特色产业提供强大驱动力，也是我国在世界范围内牢牢把握产业主导权和市场份额的重要途径。

---

① 数据来源：世界卫生组织：中国老龄化与健康国家评估报告
② 数据来源：《中国的中医药》白皮书
③ 数据来源：国家中医药管理局中国中医药文献检索中心

由此可见，融合红外、激光、超声、中医人工智能、可穿戴、大数据等新技术和新方法以提升中医传统器具和装备科技品质，有效推动中医诊疗装备的定量化、规范化、标准化发展，对于保持发挥中医特色优势，丰富中医临床诊疗康复手段，提高中医防病治病水平和临床疗效，体现与保护中医自主知识产权具有重要价值，是推动中医药现代化的必要途径。

4 红外技术在中医中的应用

近年来，艾灸的生物物理特性研究取得了一些新的进展，从生物物理学的角度探讨灸疗的作用机制研究发现，艾灸的治疗作用并不单纯是温热效应，而是光谱辐射、生物热效应及非热生物效应等综合作用的结果[1]。目前艾灸的生物物理特性研究已被广泛关注，并应用多学科交叉手段开展研究。同时，红外热成像技术在中医疾病早期筛查、中医辨证与中医疗效评估中得到了广泛应用，为中医学提供了一个相对直观的、可视化的技术手段，从而促进了中医基础理论的发展和临床辨证论治水平的提高[2]。同时，对开发中医红外装备的研究提供了新的思路和方法。

4.1 艾灸的生物物理效应研究

20世纪80年代科研人员应用现代物理技术开展对艾灸的生物物理特性研究，并对其产生的生物效应等进行了实验观察和分析。研究结果[3]发现，艾灸的治疗作用并不单纯是温热效应，而是光谱辐射、生物热效应及生物非热效应等综合作用的结果，并通过刺激穴位引起一系列的生理、生化、免疫等方面的变化来调整机体，达到防病治病的目的。

4.1.1 艾灸的红外光谱特性

艾燃烧时不仅产生红外光谱，而且具有热辐射和光辐射，并由远红外产生热生物效应和近红外产生非热生物效应。有研究[4]表明，艾绒燃烧时的辐射光谱是在 $0.8 \sim 5.6\mu m$ 之间，其峰值在 $1.5\mu m$ 附近，属于近红外的波段。但由于检测光谱的方法及实验条件的不同，研究者们得出的结果有一定的差异，目前对艾绒燃烧时辐射光谱的检测有 $2.4\mu m$、$2.8\mu m$ 及 $3.5\mu m$ 等不同报道，而艾灸的远红外辐射波长在 $7.5\mu m$ 附近。

艾灸燃烧发出的红外光谱有着不同的生物效应和治疗作用，就光生物效应而言，近红外辐射比远红外辐射的波长短、能量强、穿透力也强，可以渗透到表皮、结缔组织、血管、神经系统，并为组织所吸收，起到治疗作用[5]。鉴于艾灸的光谱检测的方法和实验条件的不同，造成检测结果不尽相同，对进一步开展艾灸生物物理效应研究和治疗作用带来困难。为此要尽快建立艾灸光技术实验共享平台，在规范化、标准化及统一技术条件下检测艾灸的红外光谱参数，为艾灸的实验研究提供检测数据。

4.1.2 艾灸的生物热效应与温度变化

热效应是灸疗的一个重要作用，灸疗温热刺激不仅涉及表皮，还影响到皮下和肌层。在灸疗治疗的过程中，温度是重要的生物物理因素之一[6]。艾灸燃烧时产生的热量通过腧穴局部传入体内，能疏通经络气血，补虚助阳，温经散寒，从而起到防病治病的作用。

艾灸的局部温度变化有其各自的特点，所以研究艾灸时局部温度的变化曲线是一项非常有意义的工作。在研究[7]中发现，透热灸的温度曲线呈急剧的尖峰波形，在燃烧时温度虽高，但透入皮下的温度却比较低，其温度到达皮下深度的差别各异；而温灸则呈缓慢的渐增渐减波形，透入皮下的温度较高，具有较好的刺激作用；隔物灸的温度曲线较直接灸温度曲线上升得慢，但在温度下降时更慢，呈缓升缓降形，隔盐灸、隔附子饼灸、隔姜灸具有较类似的温度曲线变化。同体积的隔物灸中，以食盐透热最快，峰值温度高，附子饼灸次之，隔姜灸透热最慢，温度最低。一般透热快的隔物灸，其温度恢复也快，透热慢的隔物灸，其温度恢复也慢，这与所隔之物的导热性能有关。

在人体穴位温度的影响方面，着肤灸与隔姜灸的皮温曲线较近似，均呈单峰形；悬灸与聚光灸的皮温曲线亦相似，潜伏期与上升期均短促，达高峰值后将持续一定时间，导致曲线呈平台形。不同灸法皮温时相变化的差异，表现于各期时程之长短，上述各种灸法的皮温变化，在各个时程之间的差异都非常显著；同时，还发现不同灸法对动物或人体组织温度影响的结果具有相似性。施灸时艾炷的重量及炷数对艾灸局部的温度变化也有影响。在艾灸时，表皮上和真皮下都随艾炷重量增加而温度上升，持续时间、恢复时间与温度的变化随艾炷重量增加而延长，而表皮温度比真皮下温度变化更为显著。

值得注意的是，不同灸法与灸量会影响灸疗局部的温度变化，这种变化不仅涉及皮肤表面，而且还涉及皮下和肌层。目前灸法、灸量及其特异性与局部温度变化和临床疗效之间关系的研究尚显薄弱，有必要进一步加强研究。此外，在热的传递和辐射过程中，由于灸质的差异也会导致艾灸时燃烧发热量的不同，势必也会影响到灸疗局部的温度。因此，也有必要建立艾绒及其相关产品的质量标准并加大对其质量的监控力度，这样不仅有利于增强灸疗科研结果的可信性和可重复性，而且也有利于保证临床疗效。

4.1.3 艾灸生物非热效应与能量转化

生命活动是生物能量、物质和信息的相互变化、协调和统一的过程，它们有组织、有秩序地综合运动和相互协调变化则是一切生命的基础。人和一切生命体时刻都不断地从外界吸收大量的物质、能量和信息，以维持生命活动[8]。因此，艾灸在燃烧时不能将艾灸的治疗作用简单归为温热刺激的作用，而更要考虑艾灸时的非热生物效应，因为生物能量与信息的传输和转变是生命活动的最基本、最主要的过程，其生物信息的任何传递都是伴随着生物能量的传递而进行的。

艾灸治疗过程中不仅能辐射远红外产生热生物效应，而且还具有近红外产生非热生物效应，从某种意义上来讲，艾灸的近红外特性更为重要[9]。红外线对人体所产生的生物效应主要来自电磁波的非热生物效应，红外线吸收后能导致蛋白质分子中的酰胺键的量子振动，从而可使生物能量顺利地从一处传递到另一处，使生命体处于正常状态[10]。根据生物物理学原理，一般远红外线能直接作用于人体的较浅部位，靠传导而扩散热量；近红外线能量较强，可直接渗透到人体深层组织，并通过毛细血管传到更广泛的部位。近红外辐射较远红外辐射波长短、能量强，可穿透机体的深度近10mm，是远红外辐射的10倍，其光子能量能透入人体组织深部的血管、淋巴管、神经末梢及皮下组织并为这些组织所吸收，产生明显的光电作用和光生化作用，因而能刺激穴位，产生较强的得气感。近红外辐射波产生生物非热效应可调整机体的免疫功能、内分泌功能和自主神经功能，对全身性疾病具有较好的临床疗效。

艾灸的能量被机体吸收并进而引起一连串与经络相关的生物效应，线粒体三磷酸腺苷（ATP）可能是实现能量转化的关键物质。有研究资料显示，经穴能量系统是由线粒体ATP较多的细胞组成。人体穴位在 $2 \sim 2.5 \mu m$ 存在　个明显的红外辐射峰，这是ATP分子转化成二磷酸腺苷（ADP）时释放能量的结果，并且穴位点的值比其两侧旁开处甚高，说明穴位处的ATP能量代谢比周围要高[9]。ATP是人体细胞活动最重要的能量物质，它和ADP互相转变以释放或吸收能量。细胞的糖、脂肪、蛋白质和核酸的合成，细胞膜钠泵的运行、细胞的吞噬活动、神经冲动的传递及体液与内分泌的调节等都需要ATP提供所必需的化学能（高能磷酸键所释放的化学能）。

4.2　红外热成像技术在中医领域的应用

随着红外热成像仪器的逐渐发展与技术逐步成熟，红外热成像技术开始被应用于农业、工业、安防等各个领域。红外热成像技术与中医学理论结合，利用红外热图获得全身动态温度信息，为中医临床诊断治疗的客观化、数据化提供了有效手段[11]。

4.2.1　红外热成像与中医辨证

在中医八纲辨证中，寒热证候的准确辨识对临床疾病的辨证论治是十分重要的，利用红外技术对寒热辨别的特长，有助于提高中医辨证论治对寒热的辨别能力。红外热成像技术能够精确显示人体体表各个区域的温度，定量地分析温度变化，获取人体脏腑经络寒热信息，从整体上辨别疾病的寒热属性和脏腑的阴阳盛衰[12]。在一定程度上辨别疾病外在征象的寒热属性，机体各个区域热态与证候存在对应关系，在证候客观化、可视化、规范化研究与应用等方面提供新思路。

有研究者根据经典中医理论和现代物理理论，创立了中医脏腑定位，寒热偏离定性的红外分析方法，把脏腑经络穴位热能量状态与中医证候紧密联系到一起，初步证实了红外热成像检测能辅助中医辨识脏腑寒热虚实等各种不同证候，特别是临床复杂证候的定位定性，丰富了中医诊断信息的采集手段[13]。

4.2.2　红外热成像与疗效评价

在传统的中医临床诊疗过程中，疗效的评定目前主要依靠患者的主观感受、临床症状、实验室指标等[14]。红外诊疗技术作为非侵入性的仪器应用于诊疗，不仅不造成介入损伤，还可了解治疗先后机体代谢变化。经过中医中药、针灸疗法等治疗后，患者逐渐恢复阴阳平衡，在红外热成图中可表现为机体的寒热偏离得到纠正，红外热值分布趋向左右平衡[15]。

人体内脏发生病变之后，红外热像图显示出分布不均匀，左右失去对称性。经过治疗，病情好转，其红外面图亦随即得到调整，可趋于均匀和对称[16]。将红外热成像技术与证素辨证结合，从"宏观""微观"的角度联合观察中医药干预前后患者状态对比，对于评价中医辨证论治的临床疗效，都将具有一定的参考意义。

4.2.3 红外热成像与中医疾病早期筛查

正常人体是一个代谢基本平衡的热辐射体，若某一区域的新陈代谢出现异常活跃或减低，则提示该部位组织细胞出现了病理性改变。也就是说，疾病在发生表象变化之前已经有了内在基础功能代谢的改变，某一部位的代谢改变将显示出异常的热源信号。利用这一原理，红外热成像技术通过红外线传感装置对身体或器官的区域性温度进行测量，接收人体代谢过程中的热辐射信号，根据热图计算出热源的深度、强度和形状。其所形成的红外热像图对应人体各部位的细胞新陈代谢相对强度，对个体当前生理代谢状况及病理变化有更直观化的评估。

红外热成像技术已广泛应用于"治未病"工程中的体质辨识、慢性病的健康管理、疾病的中医辨证及疗效评估等方面，有助于对慢性病人群、亚健康状态人群或病前状态人群进行干预，从而达到靶点预防和定向治疗的目标：①未病先防。红外热成像技术可提前预警一些疾病的发生，其作为一种功能学影像技术，能够在疾病发生器质性病变之前，率先捕捉到由于代谢异常、血流改变等引起的功能异常，对其异常区域的定位、严重程度的定性能够做出评估，在器质性病变发生之前即进行干预。②既病防变。借助红外热成像检测可以早期发现疾病的源头，辅助辨别疾病证型，尽早辨证施治，扼制病势发展。③瘥后防复。若身体发生病变，红外检测时会出现异常高温或异常低温，或身体两侧温度不对称等，经积极治疗后，疾病好转或痊愈时，可再次运用红外热像仪检测，评估病情，观察身体的温度变化，若身体两侧的温度趋于平衡与对称，则疾病好转或痊愈[17]。

红外热成像技术因其操作简单、快捷，检查结果客观、直观、可量化，灵敏度高，信息量大，可续动态观察的优点，已成为中医人体信息检测手段，具有较高的实用价值[18]。通过研发新型中医红外热成像设备，获得人体热能量结构的信息，早期发现人体机能改变，为临床医生提供参考，追踪病情发展变化，为治疗方案的选择提供依据。

5 超声技术与中医治疗中的应用

超声技术在针灸领域中的应用，已经不仅仅满足于利用超声波对人体穴位的刺激来模拟针灸的效果。近年来，超声针灸已经着眼于传统针灸的临床特点，在模拟针灸一般物理刺激的基础上，开始着眼于模拟针刺手法，以期达到更好的传统针刺效果。同时，超声技术在针灸领域中的应用，也不仅仅局限于模拟针刺，而是开始将超声技术直接与针灸针结合，形成一种新的"超声针"，即在针上输出超声，达到超声和针刺双重效应。

5.1 超声针灸治疗仪的研发

中国科学院声学研究所以针灸治疗疼痛为载体，研制一种超声智能针灸系统，对二维相控阵超声应用于针刺手法模拟及量化分析进行了探索性研究，认为利用二维超声相控阵通过电子控制实现声能在皮下聚焦的深度、角度和强度的任意调节，准确模拟针刺手法，为针刺手法的量化研究、治疗手段的重复再现、治疗效果的科学计量提供了新的思路[19]。

刘氏利用二维面阵对超声"针灸"相控阵的垂直聚焦声场和偏转聚焦声场进行仿真分析，聚焦声场实际聚焦位置与预设位置误差小，可精准控制超声"针灸"作用的深度，且声场横向直径小于 0.8 mm，可满足超声"针灸"针形声场要求。同时仿真了垂直聚焦声场聚焦位置上下移动以及偏转聚焦声场移动的过程，模拟传统针灸的提、插手法以及进针角度的变化。结果表明，通过快速移动焦斑位置，改变声场在皮下汇聚的作用区域，可以模拟传统针刺"提""插"手法以及进针角度的变化[20]。

戚氏设计了一种超声与针灸针耦合的新技术，采用 $\lambda/4$ 换能器和 $\lambda/4$ 超声振子独立设计的思路对超声振子进行了设计，根据共振频率方程，实现了频率 60kHz，外径 10mm 的纵振超声振子的设计，并通过等效参数的优化计算以及仿真优化得出了尺寸的最优解，研究不同类型变幅杆尺寸变化对超声振子共振频率的影响规律，细长针与连接件的耦合特性，并对输出端的振动状态进行了分析；研究了超声振动作用到软组织（超弹性材料）上的振动特性；建立了超声振子的有限元简化模型，进行了超声振子"特征频率"和"频域"的研究，通过 ABAQUS 有限元对连接件与细长针进行了动力学仿真，验证了超声振动在细长针（毫针）上的可传递性；对均匀细长针的谐振长度进行了理论仿真分析，并对无负载、非共振情况下的细长针的振动输出波形进行研究，结果表明，细长针输出振动具有波动性，越接近谐振长度，波动性就越小。通过对超声振动作用到超弹性材料上的振动特性的仿真分析，获得了不同超声频率和不同振幅下超弹性材料随挤压量的应力分布规律[21]。

5.2 超声技术在中医临床中应用

近年来，超声技术在中医中的应用，主要体现在将传统中医的辨证分型与超声影像特征相结合，为中医辨证提供更加客观的依据，这类临床研究具有探索性价值，为中医的客观化研究提供了一个非常好的思路，也为传统中医辨证注入了新的方法和手段，使其过程更加客观化，可重复性强，有利于克服人为判断的局限性。另外的应用是将超声技术应用于中医临床的疗效评价，中医疗效的临床评价一直是中医临床的难题之一，传统中医对疾病的描述重定性，不重定量的特色，使得中医临床疗效的评价缺乏客观的依据，大大影响了中医药临床疗效的评价，人们应用超声技术在这方面开展了非常有意义的探索，只是这方面的文献相对较少。

5.2.1 超声影像特征与中医证候研究

现代影像学检查的特异性表现与中医证型相结合，可能是现代中西医结合诊断的一种新方法，也是现代科技在传统中医辨证分型中的尝试。

林氏探讨亚急性甲状腺炎超声特征与中医证型的相关性，发现亚急性甲状腺炎患者的超声特征与中医证型存在密切联系，不同中医证型患者的超声表现存在明显差异，主要表现在甲状腺肿大、片状低回声区、低回声区周围有丰富血流信号、甲状腺上动脉峰值流速等方面的变化[22]。不同超声弹性成像分级患者的中医证型分布也存在明显差异，而超声弹性成像分级更高。这确实一种非常有益的尝试，完全基于传统中医的诊断特色，或者深一步的研究，可以将中医对某种疾病的证型分类，应用现代检测技术来界定，可能有利于提高中医辨证的客观性和可重复性。而彭氏的研究也发现甲状腺结节超声特征与中医证型之间存在着一定的相关性：气郁痰阻证组甲状腺结节以结节呈分叶状或形态不规则、纵横比＞1，钙化为多见，ACR TI-RADS 分类评分也较高[23]。

庾氏的临床研究发现，肝硬化中医证型与超声特征存在相关性，主要表现在肝左叶的上下径、门静脉主干内径、门静脉血流量、门静脉的平均血流速度等指标与中医的证型间相关性比较大[24]。

李氏以黑质区强回声异常扩大作为原发性帕金森病黑质多巴胺能神经元病理损伤的替代指标，发现髓减证、肾虚证、痰浊证是原发性 PD 的关键证候，一定程度上反映了原发性 PD 颅内黑质区的神经病理改变，并初步提出原发性 PD 证候标记假说：原发性 PD 核心病位在肾与脑，疾病进展过程与肝、脾功能失调相关。其中肾虚是关键因子[25]。

韦氏对原发性干燥综合征（pSS）涎腺超声改变与中医证型相关性进行回顾性研究，发现瘀血是 pSS 病情进展的关键因素，气阴两虚证是 pSS 患者主要中医证型，pSS 阴虚血瘀证、气阴两虚证、肝肾阴虚证患者涎腺病变更为严重，涎腺超声技术所显示的腺体低回声结节可作为瘀血辨证的客观依据[26]。

万氏通过高频彩色多普勒超声的微观影像特点，探讨膝骨性关节炎（KOA）中医辨证分型与超声声像图改变的关系，结果发现：筋脉瘀滞型的滑膜病变较轻；湿注骨节型的积液量明显增多，滑膜血流丰富；肝肾亏虚型的软骨退变明显，变薄或缺失，软骨下骨面不平整。不同证型间比较：湿注骨节型的髌上囊积液深度和容量均较肝肾亏虚型和筋脉瘀滞型明显增多，滑膜血流显示率均较肝肾亏虚型和筋脉瘀滞型明显升高；且肝肾亏虚型的髌上囊积液深度和容量均较筋脉瘀滞型明显增多，软骨厚度均较筋脉瘀滞型明显变薄。因此研究者认为 KOA 的中医辨证分型与关节软骨退变程度、髌上囊积液量、滑膜厚度及血供有相关性；膝关节超声检查声像图可作为临床辨证治疗 KOA 提供可视的、无创的、动态客观的疗效评价依据[27]。

何氏回顾性研究膝骨关节炎（Knee Osteoarthritis，KOA）患者膝关节肌肉骨骼超声（Musculoskeletal Ultrasonography，MSUS）病变特点与中医证型的相关性。结果 MUSU 所示髌上囊积液、滑膜增生及滑膜血流信号可作为 KOA 病机中湿邪的辨证参考依据，其中滑膜血流信号又可作为辨别寒湿与湿热的依据[28]。

杨氏探讨粉刺性乳痈的超声分型与中医辨证分型的相关性，按超声声像图特征按照导管扩张型、囊肿型、实性肿块型、脓肿型、窦道瘘管型五种超声分型对病灶进行统计分析，结果发现，90 例肝经蕴热证患者中，以脓肿型最为多见。90 例余毒未清证患者中，以窦道瘘管型最为多见。所以粉刺性乳痈的超声分型能够为中医临床辨证分型、分期辨证施治提供影像学的依据[29]。

陈氏探讨颈动脉粥样硬化中医辨证分型，发现不同中医证型中软斑的检出率差异显著，以肾虚血瘀型和气虚痰浊型最多，表明肾虚血瘀型及气虚痰浊型作为 CAS 患者主要的早期病变中医证型。另外，颈动脉硬化斑块形成后患者出现颈动脉狭窄，且轻度及中度狭窄的患者临床症状不明显，轻度及中度狭窄为主的证型是肝肾阴虚型、肾虚血瘀型及肾虚痰浊型，重度为主的证型为气虚痰浊型，说明斑块不稳定为可引起血管狭窄的主要原因，多见于脾肾不足的患者[30]。

5.2.2　超声技术应用于中医疗效的评价

毛氏将超声技术应用于面瘫针灸治疗的评价，结果提示针刺可以通过改善面动脉血液高峰速度、血液低峰速达到治疗目的[31]。四维盆底超声可清晰、直观地显示盆底功能障碍女性患者盆底结构的形态学特点，余氏探讨四维盆底超声对产后女性盆底障碍与针灸治疗产后女性盆底功能障碍的疗效，临床研究发现针灸治疗后患者肛提肌裂孔前后径、左右径、面积均明显缩小，而肛提肌厚度则明显扩大[32]。

6　中医人工智能发展与应用

近几年人工智能技术获得了突飞猛进的发展，并向中医工程领域渗透。中医因其本身的诸多特点与人工智能方法有较多不谋而合之处，通过人工智能等技术在中医诊断装备中的应用研究，研制一批符合中医医理的新型中医诊疗装备，可有效提升我国中医诊断装备的自主创新和原始创新能力。本章概要叙述近几年，中医人工智能在科学研究、专业建设和人才培养等方面新的发展。

6.1　中医与人工智能

对人工智能的理解因人而异。有人认为人工智能是通过非生物系统实现的任何智能形式的同义词；也有人认为人工智能系统必须能够模仿人类智能。也许拉斐尔（Raphael）的说法最贴切："人工智能是一门科学，这门科学让机器做人类需要智能才能完成的事情。"

近年来，人工智能方法和技术在诸多领域问题上获得了井喷式应用。医学辅助诊疗领域中人工智能技术的应用是其中一项具有非凡意义的工作。中医作为祖国传统医疗科学，正在不断与新的信息技术碰撞融合[33]。该领域科技工作者、教育工作者和企业机构人员在望诊图像分析、脉象分析和辅助诊断系统，新型医工学科专业建设，应用型高技能人才培养等方面开展多项工作。

在中医望诊图像识别分析领域，除诸如色彩距离计算、阈值分割等传统的图像处理方法，以及 k 紧邻、支持向量机（SVM）和 BP 神经网络等经典算法仍在得到关注和应用之外，深层卷积神经网络、多任务深度学习等新型人工智能算法已经得到应用，并获得较好结果。颜色分类是望诊图像处理的一项关键内容，研究者结合颜色空间特征、面部纹理统计特征、唇部颜色特征等要素，借助 KNN、SVM 和 BP 神经网络等分类器，使分类正确率最高达到了 91.3%。舌图像分割是舌诊客观化的关键之一，一种基于卷积神经网络 Mask R-CNN 的舌图像分割方法被提出，均像素准确度、平均准确度、均交并比和频权交并比均高于 84.6%。一种优化 K-means 聚类的舌苔舌质分离模型，综合 RGB HSV Lab 3 种颜色空间的特性，与传统 K-means 聚类相比，使得分类效果更稳定，准确率更高[34-39]。

在脉象识别分析领域，新型脉搏波采集传感器和装置持续涌现，脉搏波滤波、分割等预处理方法得以延续和改进。脉象的识别分类仍然是计算机辅助脉诊中的一项关键重点问题。时域特征和频域特征值是识别分类的依据，诸如脉象递归图等新的频域特征提取方法被提出。支持向量机、改进浅层神经网络和新型深层神经网络被单独，或组合为集成学习链路来使用，更佳性能的处理和分类模型被不断提出。研究者采用非线性动力学方法将脉象信号转换为无阈值递归图，避免因阈值选取不当而导致大量细节特征的丢失。提出了基于 Stacking 方法的脉象信号集成分类模型（ResNet and SVM based Stacking Networks RSSN）。采用 SVM 建立时域及时频域特征的分类模型，采用 ResNet 建立无阈值递归图的分类模型，组成集成学习模型，从一定程度上综合了各分类模型的优势[40-44]。

在中医专家系统方面，专家系统是人工智能中的一个领域，总体而言，专家系统因其在计算机科学和现实世界中的贡献而被视为人工智能系统中最成功的领域。国内中医专家系统从 1978 年开始研究，到现在已历经 43 年。其间经历了高潮、低谷，至现在缓慢发展期。现今提出的名老中医经验活态传承，又使中医专家系统得到关注。目前该领域研究集中主要于两个方面：①利用在症状和证型之间增加的辨证层次——证素进行数量化辨证研究，并研发辅助诊断系统；②应用知识图谱（Knowledge Graph）、图深度神经网络等方法进行中医辨证知识和辨证思维过程的表征探索。

6.2　中医智能辅助诊断系统的应用

21 世纪是信息革命的重要时代，信息技术已然成为推动各行业发展的重要驱动力。

突如其来的新冠肺炎疫情加速了社会的数字化转型，中医临床也随之呈现出新的变化。中医辅助诊断系统在临床当中的部署与应用获得进一步的发展。

面向大众的健康服务新成果不断出现，多种以体质辨识功能为基础建立起来的辅助诊断和健康自检系统被推出。这些系统主要以健康镜、舌面镜、智能手机端应用、服务机器人以及医生工作站等形式出现，包含舌面图像采集和分析、问卷问诊、基础语音交互问诊、脉搏采集和分析，以及心率、血压等其他健康指标采集等功能，可输出体质辨识结果报告和养生保健建议等指导性意见。

专业辅助诊断系统不断发展，以数量化证素辨证为基础的辅助诊断系统进一步发展，除舌、脉和问诊信息以外，增加血压和理化指标等信息。随着不断深度研究，以及使用量的增长，这种系统在诊断符合率，以及辅助开方方面表现出更佳的性能。以深度神经网络等新型算法完成望诊图像分析，借助知识图谱等方法进行辨证逻辑推理建立起的辅助诊断系统亦进一步完善。随着知识库的不断累积，辨证推理模型不断优化，信息搜集时间和辅助开方性能亦在进一步提高。

中医网络化诊断进程加速，借助社交软件，医患之间的网络化诊断指导早有出现。随着新冠肺炎疫情的出现，对网络化医疗的需求显得更加迫切。以智能手机端应用程序或依附小程序为主要形式搭建医患交流平台，提供网络化诊断和医药服务的系统已经出现。患者在智能移动终端完成必要的信息采集和检测后，可向医疗机构医生发起诊断服务申请，医生依据前期信息完成必要的在线问诊即可下结论。医药可通过物流配送至患者手上，一定程度上提高诊疗效率、降低医疗成本。

6.3 智能医学工程专业建设

在医工学科专业建设方面，上海中医药大学作为全国中医院校内首个开设"智能医学工程"专业的高校，在 2020 年获得教育部审批，并于当年完成首批本科生招生工作。智能医学工程是一门将人工智能、大数据处理与分析技术和互联网技术等应用于医疗和健康等领域的新兴交叉学科，致力于培养具有中医智能诊疗设备和中医机器人开发、智能医疗健康数据分析及健康物联网应用等能力，并具备开展较高层次科学探索和技术创新能力的中医复合型专业人才。

随着科技部和卫计委等部门相继出台政策，支持"互联网 + 智慧医疗"的快速发展。智能医学工程面向"健康中国"的国家重大需求，着力解决我国目前存在的医疗创新能力不足、医疗资源发展不均衡、全社会健康需求日趋迫切等问题。同时，2017 年我国中医药大健康产业的市场规模已经达到了 17500 亿元，2020 年将突破 3 万亿元[①]。信息化发展不断推动中医药健康产业的客观化、规范化、标准化、综合化方向前进，存在大量人才缺

---

① 数据来源：中投产业研究院发布《未来 5 年中医药产业发展规模分析及预测》

口。2018 年教育部"新医科""新工科"提出要求，智能医学工程专业建设要满足行业对智能医学人才的需求，培养医疗和健康产业多学科复合型人才，特别要培养从事智能医学图像处理、智能诊疗和康复、智能医学病案管理、精准医疗、远程医疗、脑科学、类脑计算等相关学科研究人员。主动对接医工结合服务"健康中国"国家战略目标具有十分重要的意义。

7 穿戴式技术与中医诊疗装备

可穿戴便携式健康检测技术充分体现了智能–生物–技术（IBT）的融合，它通过结合多媒体、无线通信、微传感、柔性屏幕、GPS 定位系统、虚拟现实、生物识别等最前沿的技术，可通过大数据平台、智能云、移动互联网即时采集与人体有关的生理病理信息，并进行汇总、分析、处理、共享、反馈，其设备具有低负荷、可移动操作、支持长时间连续工作和无线数据传输等特点，随时随地可以治疗和预防疾病的特征，为许多职业病、慢性病防治提供了长期治疗的时间和可操作性，并进一步降低了医疗成本。根据 IDC 数据，2018 年全球可穿戴设备出货量达到 17215 万台，同比增长 27.5%；Gartner 预测，2019 年全球可穿戴设备市场规模将达 420 亿美元。2019—2020 年，5G 网络将实现商用并成为物联网超级信息通道，可穿戴设备作为人接触最为紧密的物联网终端，将迅速普及，在医疗健康等领域的应用前景非常广阔。

7.1 可穿戴式医疗设备

美国麻省理工学院于 20 世纪 60 年代初提出了可穿戴设备的思想和雏形，他们最先将多媒体、传感器和无线通信嵌入人们的衣着中，同时支持手势和眼动操作等多种交互方式，能够让人们在感觉不到它特殊存在的情况下更便捷使用的智能化设备[45]。目前，美国和欧盟都已投入巨资在可穿戴技术的基础研究上，美国国家科学基金会持续资助了一批可穿戴医疗健康方面的研究项目；欧盟委员会于 2004 年启动了世界上最大的单项民用可穿戴计算研究项目；普林斯顿大学利用纳米压印技术已成功地将前列腺癌致病因子的检测灵敏度提高到每毫升 18 万个致病因子[46]。加州大学伯克利分校利用几微升的汗液，就可以从分子层面检测葡萄糖、乳酸、钠离子、钾离子、体表温度、重金属、氯离子等检测对象[47]。德国 Lindsey Hines 等人于 2017 年阐述了现有柔性驱动器的驱动方式及新型人工肌肉的突破性发展[48]。

发展可穿戴便携式健康检测技术也是我国战略要求，2015 年 5 月，国务院提出《中国制造 2025》，将发展医疗级可穿戴式医疗设备列为战略高度。科技部 2017 年印发的《"十三五"生物技术创新专项规划》也明确提出要加快发展"家庭医疗监测和健康装备、可穿戴设备"等产品[49]。而可穿戴技术在中医诊断、预防保健等方面的应用与中医整体观念不谋而合，疾病在发生器质性病变之前就已经产生某些功能异常，以天人合一、形神一体的整体观念为指导，以人为中心，从人外在的表象和内在的精气神整体出发，利用可穿戴技术采集与人体身体健康息息相关的整体信息，观察外部异常表现，推测内脏变化，从而了解疾病发生（或即将发生）的部位和器质病变。结合中医藏象学说理论与经络理论，综合判断中医病证，进行整体干预，提升人的整体功能状态，达到预防疾病的发生与发展以及祛除病邪以治愈疾病的目的，这也与"思外揣内"诊断原理相互吻合，由此看来可穿戴技术能更好地发挥中医"治未病"理论的优势。

因此，可穿戴健康设备与移动互联网生态及移动终端设备的普及，将为中医药产业带来一场颠覆性的革命，并加快"互联网＋中医"领域的发展[50]。随着中医药法的实施、健康中国 2030 规划的全面推进，中医药产业势必要寻求新科技与新时代相结合的巨大突破。可穿戴健康设备与中医健康管理平台的融合发展，必将有效推动人们对中医理念的深刻理解，也将为慢性病的防治与诊疗提供切实有效的新型健康管理模式，发挥传统中医的极大价值，全面提升我国健康管理水平，造福国民。

7.2　中医传感器技术

随着科学技术的发展，中医诊断技术手段已不仅仅局限于传统意义上的"望、闻、问、切"，而是与现代通信技术相结合。因此，智能传感器技术和可穿戴技术是传统中医学与现代技术一次结合的联结点，是中医现代化的一种新模式。

中医脉诊传感器。从 20 世纪 70 年代至今，研究人员研制出种类繁多的、能模拟中医手指切脉的传感器用于采集脉搏信号并记录，经过 30 多年的努力，取得了长足进展。从测量原理上讲脉象传感器可分为机械式、压电式、光电容积式等多种，而现在绝大多数采用压电式原理[51]。研究人员[52]设计的中医脉象换能器，是由青铜片和半导体应变片组成的一种中医脉象传感器，其灵敏度高，重复性好，特别适用于中医对脉象图谱的收集；也有研究者利用三头式压力传感器，研发一种可调节测量寸关尺三部脉纵向、径向及垂直方向的脉诊设备，相比单头式传感器采集得脉象信息更加详细和立体；有研究采用光电容积脉搏波描记技术，获取寸关尺三部分脉位脉诊信息，与压力传感器相比，其信号特征主要由心血管状态决定，同时受呼吸、温度、心理状态等影响[53-56]。尽管这些研究对脉象客观化研究做了一些可贵的探索，但与中医学脉象本质和真实脉象的符合度仍有一定区别。

中医闻诊传感器。疾病所散发出的气味与中医证候之间存在密切关系。气体传感器阵列电子鼻检测的气味"指纹"图谱包含了气味的整体信息，与传统中医的整体观念思想相符[57, 58]。研究气味图谱与病证之间的关系，不仅提高了对病证的诊断，同时也能为实现中医嗅诊的客观化、规范化、标准化提供手段和方法。第 3 代薄膜型气体传感器阵列的气味智能探测电子鼻，具有高灵敏度和高稳定性，将其应用于探索外感病寒热两种证型与气味图谱之间的关系，显示在健康状态下，同一个体不同时段的气味图谱特征几乎一致，不同个体间差异显著，同一个体在健康和患外感病状态下的气味图谱存在差异。有研究[59]建立了基于气相色谱–声表面波传感器联用的中医闻诊系统，通过检测呼出气对脾胃异常进行中医证候辨识。有研究提出了中医嗅诊与人工电子鼻技术结合的设想，电子鼻是仿照生物的嗅觉系统而研制开发出的一个检测气体的系统，包含多种气体传感器，这样可以在一个传感系统中感应多种气体成分。

中医传感器与可穿戴技术。可穿戴便携式健康检测和中医智能传感器技术日趋发展和成熟，尤其是在中医四诊信息采集与传输、脏腑辨证及经络辨证方面。可将可穿戴设备获取的舌象、面象、脉象及体表温度等信号通过手机 APP 上传到指定的医疗平台，开发合适的算法进行处理，向医生反馈有助于中医四诊和脏腑辨证及经络辨证的的信息。这样医生可以随时关注与观察患者病情的变化，以便随时给出相应的医疗建议和医疗方案，又可为糖尿病、高血压病等慢性疾病患者就医途径提供多种选择。随着芯片集成化程度、产品设计精巧度以及产品性能的大幅提升，不久可穿戴中医智能传感器健康设备将会成为人们生活中密不可分的一部分，甚至可能通过植入技术成为人体的一部分，到那时它就成为一个无时限、无界限概念的新数据流量入口，为人们的生活带来高度的信息化和便捷化[60]。

7.3 中医健康状态监测

随着人口结构高龄化与慢性病增加，可穿戴技术、5G 与大数据、人工智能、区块链等前沿技术在医疗健康状态监测领域得到了充分整合和应用，对推进深化医药卫生体制改革、加快"健康中国"建设和推动医疗健康产业发展，起到了重要支撑作用。

中医"治未病"理念与现代科技结合而成的中医健康监测平台令新型健康管理方式迅速发展，可穿戴健康设备的研发为中医即时健康监测带来巨大的便捷。通过可穿戴健康设备，用户可以即时监测血糖、血压、睡眠、饮食、心率及脉搏等数据，因此可穿戴健康设备就成为平台与高血糖人群连接的重要枢纽，用户可以通过智能手机进入到中医健康管理平台，平台与可穿戴设备实时连接、数据共享，用户在平台上既可以自己查看健康数据，也可以通过微信、微博等社交平台将数据进行分享和交流。由于可穿戴健康设备的信息储量大，采集方便，还可结合体质特征实现辨证施治，帮助不同疾病人群实时健康管理。通过可穿戴健康设备与中医健康管理平台的使用，逐步建立起"互联网＋中医"的检测诊疗模型，即时监测和积累用户健康数据。未来，无创血糖检测技术成熟之后，甚至可以通过可穿戴设备监测用户每天各种饮食前后的血糖变化并描绘出血糖标准曲线，通过测试结果结合患者体质特征，指导患者饮食，建立以提高用户生活质量、控制疾病走向、即时健康监测为基础的小样本数据库。该数据库可完成个体、平台、机构、医生间的实时数据监控、传输与共享，然后结合高血糖人群的并发症，递进式地推广"互联网＋中医"的检测及预防，实现用户的健康监测、健康管理和"治未病"研究的发展[61]。

在互联网逐步渗透到各行各业的今天，基于可穿戴技术的"互联网＋中医"新型健康状态监测能够推动中医科技化，弥补中医在数据和信息上的不足。用户通过可穿戴健康设备可以充分了解自己的健康状况，实现"未病先防""既病防变""已病早治"，提升健康监测管理服务体验，提高健康管理服务效能，推动中医药的"创造性转化、创新性发展"，为充分发挥健康管理的关键作用提供重要的科技支撑。

7.4　中医健康物联网平台

物联网是新一代信息技术的重要组成部分，是通过各类网络接入，实现物与物、物与人的泛在连接，实现对物品和过程的智能化感知、识别和管理的一种网络。健康物联网平台及服务不仅有助于提高人民健康水平，也是慢性病患者日常检测、治疗的主要手段，社会需求迫切。为此，应将物联网技术与远程医疗相结合，开发基于物联网技术的中医健康平台，以实现中医诊疗的现代化和智能化，有效地提高名老中医门诊量，最大限度地发挥知名老中医的作用，满足人们诊疗需求[62]。

健康物联网产品及服务社会需求巨大，具有巨大的市场容量，当前正处于需求快速释放期，也是我国健康物联网产品及服务产业发展的关键机遇期。近年来，随着家庭医疗保健技术的迅速发展，健康物联网产品及服务市场也不断壮大，据统计，在西方发达国家，健康物联网产品及服务的市场份额已经占据整体市场份额的40%。在美国著名的巴特尔研究中心对今后十年市场的热门预测中，排名第一的是居民能消费得起的健康物联网产品及服务；美国《财富》杂志也将健康物联网产品及服务列为21世纪最具发展潜力的产品[63, 64]。因此，迫切需要研发一批具有国际竞争力的中医健康物联网产品及平台，形成若干重要国家与行业标准，并利用中国庞大的用户群优势，推动中国标准向国际标准过渡，促进我国中医健康物联网产品及服务产业的跨越式发展，具有重要的社会意义。

参考文献

［1］杨华元，胡追成. 艾灸的生物物理特性［J］. 中国针灸，2009，29（11）：897-899.

［2］周鑫，王平. 医用红外热成像技术在中医学研究中的应用［J］. 中国针灸，2009，29（11）：897-899.

［3］杨华元，刘堂义. 艾灸疗法的生物物理机制初探［J］. 中国针灸，1996，16（4）：10-11.

［4］杨华元，肖元春，刘堂义，等. 隔物灸的近红外光谱辐射特性测定［J］. 针灸推拿学，2005，3（6）：55-57.

［5］张红良，陈世途，刘玉萍. 药灸条在施治过程中的可见和红外光谱分析［J］. 光谱学与光谱分析，1999，19（3）：344-346.

［6］洪文学，蔡建红，景军. 艾灸的热辐射光谱特性研究［J］. 应用光学，2004，25（4）：1-3.

［7］ Shen X，Ding G，Wei J，et al.An infrared radiation study of the biophysical characteristics of traditional moxibustion ［J］．Complement Ther Med，2006，14（3）：213-219.

［8］ 庞小峰. 生物能量在生命体中传递的新理论及实验证实［J］. 世界科技研究与发展，2006，28（2）：1-6.

［9］ 杨华元，肖元春. 艾灸疗法的理化特性研究［J］. 亚洲医学，2001，12（10）：25-27.

［10］ 王光辉，王曙辉，崔韶阳，等. 红外热成像技术在腰椎间盘突出症诊断及疗效评价的应用研究［J］. 中国实用医药，2019，14（12）：74-76.

［11］ 袁永明，陈晓. 红外技术在中医学的运用［J］. 中医药学报，2007，35（1）：53-55.

［12］ 张喜，袁霭凤，宋军，等. 红外热成像技术在证候研究中的现状与展望［J］. 中华中医药杂志（原中国医药学报），2019，34（12）：5812-5814.

［13］ 李洪娟. 医用红外成像检测技术在中医诊断中的应用［A］. 全国第十四届红外加热暨红外医学发展研讨会论文及论文摘要集［C］. 北京：中国学术期刊（光盘版）电子杂志社，2013：85-87.

［14］ 蒋依蕾，黄琦. 红外热成像技术应用于中医辨证和疗效评价的研究进展［J］. 浙江临床医学，2020，22（4）：594-595.

［15］ 袁永明，陈晓. 红外技术在中医学的运用［J］. 中医药学报，2007，35（1）：53-55.

［16］ 黄亮亮，陈淑娇. 中医证素辨证原理与红外热成像技术结合应用初探［J］. 中医药学报，2019，47（5）：1-3.

［17］ 易腾达，韩智云，纪泽云，等. 红外热成像技术在中医"治未病"工程中的应用概况［J］. 红外，2018，39（11）：39-43.

［18］ 李洪娟，王乐鹏，莫芳芳. 红外成像检测技术在中医领域研究综述［J］. 红外技术，2015，37（3）：185-189.

［19］ 超声二维相控阵智能针灸系统. 北京市，中国科学院声学研究所，2019-09-01.

［20］ 刘晓晓，王欢，刘春泽，等. 超声针灸相控阵声场及控制模式研究［J］. 声学技术，2020，39（2）：184-189.

［21］ 戚洪飞. 超声针灸振子的设计及其振动特性研究［D］. 江苏大学，2019.

［22］ 林红霞，周微霞. 亚急性甲状腺炎超声特征与中医证型相关性评价［J］. 新中医，2020，52（01）：56-59.

［23］ 彭雄强，晏丹，刘佳，等. 甲状腺结节超声特征与中医证型相关性分析［J］. 新中医，2020，52（15）：62-65.

［24］ 庹菲，孙克伟. 分析肝硬化中医证型与超声特征的相关性［J］. 医学理论与实践，2020，33（18）：3078-3080.

［25］ 李婷，田金洲，秦斌，等. 原发性帕金森病患者经颅黑质超声强回声与中医证候的相关性［J］. 中医杂志，2020，61（11）：971-977.

［26］ 韦尼，徐江喜，陈自佳，等. 原发性干燥综合征涎腺超声改变与中医证型的相关性研究［J］. 环球中医药，2020，13（1）：149-152.

［27］ 万蓉，钟娜. 膝骨性关节炎的中医证型与超声声像图的相关性研究［J］. 广州中医药大学学报，2020，37（04）：622-626.

［28］ 何晓芳，韦尼. 肌肉骨骼超声与膝骨关节炎中医证型的相关性研究［J］. 环球中医药，2020，13（10）：1683-1688.

［29］ 杨倩玫，董桂芳. 粉刺性乳痈超声分型与中医辨证分型的相关性分析［J］. 时珍国医国药，2020，31（5）：1172-1174.

［30］ 陈傅华，孔敏刚，何钦. 超声检查在颈动脉粥样硬化中医辨证分型中的临床应用价值［J］. 新中医，2020，52（5）：53-55.

［31］ 毛翔. 面部针刺对面瘫后面动脉相关指标的超声学观察［J］. 中医临床研究，2019，11（19）：33-35.

［32］余颖莹，陶肖樱，金贝，等. 四维盆底超声评估针灸治疗产后女性盆底功能障碍疗效的价值［J］. 中华全科医学，2020，18（1）：102-104，133.

［33］周常恩，赵文，许鸿本，等. 基于状态辨识原理的名老中医经验智能传承共性技术研究［J］. 天津中医药，2020，37（12）：1321-1326.

［34］董竞方，黄金昶，王建云. 卷积神经网络算法在肿瘤患者舌象识别中的应用［J］. 北京中医药，2020，39（11）：1216-1219，1225.

［35］郭仪，许斌，胡楠. 人工智能在辅助中医临床领域的研究现状与展望［J/OL］. 中华中医药学刊：1-9［2021-01-26］. http://kns.cnki.net/kcms/detail/21.1546.R.20201019.1916.042.html.

［36］李渊彤，罗裕升，朱珍民. 基于深度学习的舌象特征分析［J］. 计算机科学，2020，47（11）：148-158.

［37］周辰，刘凤斌. 基于机器学习的中医诊断客观化和证候量化方法探讨［J］. 中国中医药现代远程教育，2020，18（13）：56-59.

［38］李宗润. 基于深度学习技术的舌体分割模型研究与舌象智能化应用探索［D］. 成都中医药大学，2020.

［39］颜建军，徐姿，郭睿，等. 基于 Mask R-CNN 的舌图像分割研究［J］. 世界科学技术－中医药现代化，2020，22（5）：1532-1538.

［40］陈松晔. 基于深度学习和集成学习的脉象信号分析识别研究［D］. 上海：华东理工大学，2020.

［41］陈瑞，刘璐，王忆勤，等. 人工神经网络在中医舌面诊中的研究进展［J］. 中华中医药杂志，2020，35（4）：1924-1926.

［42］徐佳君，罗志明，赵文，等. 基于人工智能算法的中医状态辨识规则［J］. 中医杂志，2020，61（3）：204-208.

［43］张冬，张俊华，孟昭鹏，等. 基于高光谱图像技术的中医舌诊客观化研究展望［J］. 中国中医基础医学杂志，2019，25（9）：1324-1326.

［44］郑文科，鄢丹，张晓朦，等. 中医药重大科学问题和工程技术难题［J］. 中医杂志，2019，60（12）：991-1000.

［45］王丽冉. 基于多任务深度学习的中医舌诊应用研究［D］. 浙江工业大学，2019.

［46］罗启华. 以用户为中心的老年人可穿戴运动健康监护产品设计研究［D］. 广东工业大学，2015.

［47］于南翔，陈东义，夏侯士戟. 可穿戴计算技术及其应用的新发展［J］. 数字通信，2012，39（4）：13-20，33.

［48］Joung, J, Keith, et al. High-fidelity CRISPR-Cas9 nucleases with no detectable genome-wide off-target effects［J］. Nature，2016.

［49］Rong G，Zhang X，Zhao W，et al. Liquid-Phase Electrochemical Scanning Electron Microscopy for In Situ Investigation of Lithium Dendrite Growth and Dissolution［J］. Advanced Materials，2017，29（13）：1606187.

［50］侯爱娟，于长禾，杨洋，等. 可穿戴技术在中医领域的应用前景分析［J］. 中医杂志，2017，58（08）：657-660.

［51］侯滢. 可穿戴设备与中医健康管理平台的融合创新研究［J］. 现代中医药，2017，37（4）：76-79.

［52］朱庆文，牛欣，杨杰，等. 基于复杂性科学理论的脉诊研究方法学探讨［J］. 中华中医药杂志，2007（5）：265-268.

［53］沙洪，赵舒，王妍，等. 中医脉象多信息采集系统的研制［J］. 中华中医药杂志，2007（1）：21-24.

［54］王睿清，范赵翔，王春颖，等. 中医四诊数字化采集技术的研究现状［J］. 中医杂志，2013，54（1）：77-80.

［55］王贻俊，王劲松，蔡新吉. ZMC-I 型脉象换能器的设计［J］. 现代医学仪器与应用，1999（4）：2-4.

［56］闫述池，胡家宁，刘明岩，等. 仿中医脉象传感器的研究与应用［J］. 中国医学物理学杂志，1996（4）：245-247.

［57］张婧雯，温川飙. 一种中医四诊信息采集新模式的探索［J］. 时珍国医国药，2019，30（3）：738-740.

［58］王光耀，王兴华，盛良，等，Te Kian Keong，Teh Siew Hoon. 运用传感器技术促进中医药研究［J］. 智慧健康，2015，1（1）：27–30.

［59］郑哲洲，林雪娟. 电子鼻在医学诊断中的应用研究［J］. 世界科学技术（中医药现代化），2012，14（6）：2115–2119.

［60］陈星，陈璟，陈超，等. 基于气相色谱–声表面波传感器联用技术的中医脾胃证候辨识［J］. 世界中医药，2020，15（11）：1540–1545.

［61］顾星，王方，刘务勤，等. 试论中医数字化诊断技术的发展前景［A］. 中华中医药学会中医诊断学分会. 中华中医药学会中医诊断学分会成立暨学术研讨会论文集［C］. 中华中医药学会中医诊断学分会：中华中医药学会，2006：8.

［62］宋郁珍，商洪才，郭利平. 中医治未病思想在糖尿病预防中的价值和应用［J］. 中华中医药杂志，2011，26（02）：215–219.

［63］俞磊，黄方亮，沈同平，等. 物联网技术应用于远程中医诊断的研究［J］. 安庆师范学院学报（自然科学版），2014，20（4）：79–83.

［64］俞磊，陆阳，朱晓玲，等. 物联网技术在医疗领域的研究进展［J］. 计算机应用研究，2012，29（1）：1–7.

撰写人：杨华元　刘堂义　徐　刚　姚　勇　李少雄

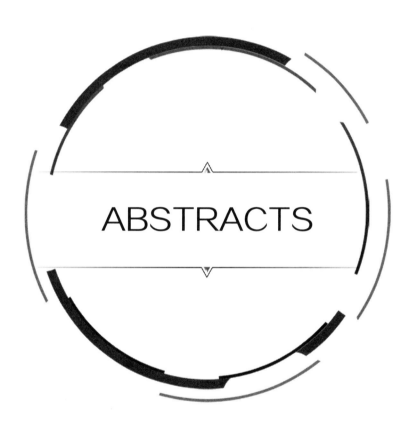

ABSTRACTS

Comprehensive Report

Biomedical Engineering

1. Introduction

Biomedical engineering integrates mathematics, physics, chemistry, materials, information and computer technology in the fields of biology and medicine, using engineering principles and methods to obtain new knowledge and methods for the progress of life science and medical science. As an open, interdisciplinary and integrated field, biomedical engineering runs through human exploration of life science, maintenance of health, diagnosis and treatment of diseases, and even replication of organs and life. The research fields of biomedical engineering mainly include biomaterials, neural engineering, tissue engineering and regenerative medicine, medical information technology, medical imaging technology, biomedical sensors, biomechanics and other branches.

2. Recent Advances in Biomedical Engineering

In recent years, the medical application of artificial intelligence (AI) has increased sharply, mainly applied in medical imaging, drug research and development, disease prediction and health management. In the field of medical imaging, deep learning technology has been integrated into the whole process of clinical diagnosis and treatment from scanning, imaging, screening, diagnosis, treatment and follow-up. AI improves learning ability and provides large-scale decision support system, which is changing the future of health care.

Stem cell therapy provides a great application prospect for tissue regeneration, repair and reconstruction of functional organs. In recent years, a series of progress has been made in stem cell fate regulation, organ formation, damage repair, aging, gene editing, human stem cell disease model and so on.

In 2021, "China Brain Plan" project was officially launched, focusing on five aspects: analysis of brain cognitive principles, pathogenesis and intervention technology of major brain diseases related to cognitive impairment, brain-inspired computing and brain machine intelligence technology and application, brain intelligence development of children and adolescents, and construction of technology platform. Chinese scientists have made significant progress in the mapping of whole brain mesoscopic neural connection map, single cell sequencing, brain cell census, fluorescent protein/virus labeling of specific types of neurons, and the regulation of neuronal activity by photogenetic technology.

The focus in the field of medical information has shifted from the construction of hospital information system in the past to the medical application of new technologies such as Internet, cloud computing, big data, Internet of things, mobile communication and artificial intelligence.

At present, the frontier development of medical imaging presents the following typical characteristics, including: from 2D surface imaging to 3D volume imaging, from static imaging to dynamic imaging, from simple structure imaging to complex function imaging and so on.

In terms of the development of brain computer interface (BCI), the systems based on vision and motor intention respectively are important aspects of optimal selection of natural human-computer interaction and motor rehabilitation. As for new type of BCI, emotional BCI focusing on emotional interaction is becoming more and more popular. Multi-mode fusion and brain network research are the key to its development.

Nerve regulation techniques mainly include deep brain electrical stimulation, transcranial stimulation, optogenetic regulation and ultrasonic regulation. Deep brain stimulation has been proved to be suitable for many diseases such as idiopathic tremor and Parkinson's disease; The investigation of transcranial stimulation in regulating brain function, concerning the regulation of neuronal excitability, visual memory processing, depression, anxiety, are explored.

The main advances in surgical robot include path autonomous planning, state perception and

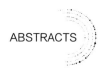

safety monitoring based on multi-mode information for operation area. While in rehabilitation robot, there are bionic flexible exoskeleton technology and wearable intelligent sensors. Micro scale mechanism of micro robot, bionic material and micro-nano actuator, combined with 3D / 4D printing.

Multi-level and multi system coupling has increasingly become an important feature of rehabilitation engineering. Virtual reality, artificial intelligence, advanced sensing, BCI, wearable technology, robot and other cutting-edge technologies have been continuously integrated into the research of rehabilitation engineering, and the field has been extended to the rehabilitation of motor dysfunction, cognitive impairment and mental disorder and the evaluation of treatment effect.

Nano detection aims to achieve high sensitivity and high specificity in detecting bioactive substances; Nano therapy uses the structural and functional properties of nano materials to develop nano drug/gene targeted drug delivery system and realize intelligent controlled release; Nano regenerative medicine uses nano materials and technology to imitate the microstructure of human or animal tissues or organs.

The research hotspots of tissue engineering focus on stem cells, biomaterials (including composition and construction methods), bioprinting and so on. Stem cell therapy is still in the stage of clinical trial. Tissue engineering technology is used to provide a sufficient number of exogenous stem cells to maintain biological activity.

From a global perspective, TCM diagnosis and treatment equipment has attracted more and more international attention, and has become a research and development hotspot in some western countries. At the same time, the key technologies of tongue diagnosis, pulse diagnosis and other health information collection are studied domestic.

3. Comparison of Progress in Biomedical Engineering at home and Abroad

From 2016 to June 2021, more than 340,000 SCI papers were published worldwide in the field of biomedical engineering. China has the fastest growth in the number of SCI papers every year. Since 2019, the number of SCI papers has surpassed that of the United States and become the first in the world. Cluster analysis is carried out by using the high cited papers of ESI top 1% in the same period. It is showed that the main hotspots in the field of biomedical engineering can be divided into five clusters: disease diagnosis based on artificial intelligence, big data and image; classification and recognition based on deep learning; nano materials; drug delivery system and its in vivo test for tumor treatment; tissue engineering and regenerative medicine.

According to the statistics of invention patents authorized in various technology source countries from 2015 to 2020, the number of invention patents authorized in the United States ranks first and China ranks second. Surgical robot, biocompatibility and renal nerve therapy are foreign research hotspots in recent five years, while BCI, ECG signal and rehabilitation exoskeleton robot are domestic research hotspots.

4. Development Trend and Prospect in Biomedical Engineering

Biomedical engineering has made great progress in both depth and breadth, which not only greatly promoted the progress of life science and medicine, but also profoundly changed the structure and appearance of discipline and medical device industry. The development trend of biomedical engineering mainly includes the following aspects.

(1) Intelligent medical equipment

Intelligent medical devices include wearable human signal acquisition devices, intelligent processing and control in large-scale diagnosis and treatment devices, as well as new intelligent devices such as intelligent diagnosis robots and surgical robots. In the area of small equipment, the detection of personal health data, such as motion, blood oxygen, blood pressure, blood sugar and sleep record. And intelligent devices for treatment of heart, mental, diabetes and nephropathy are developed as well.

(2) Health Monitoring Based on Wearable Technology

Wearable intelligent devices fully reflect the integration of intelligent bio technology (IBT). There are two trends for its development. One is wearable sensing related technologies, including relevant sensors on wearable device acquisition, human body sensor network on transmission and basic data processing methods; The other is the medical or health application based on intelligent data processing technology, including the intelligent mining method of medical data and the evaluation mechanism of user health status. Wearable device technology is developing from single physiological and motion parameter monitoring to electronic, chemical, optical and other multi-sensor monitoring.

(3) Medical informatization

With the popularization of hospital informatization and the application of a large number of

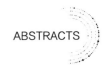

new technologies, the massive health and medical data has become a national strategic resource. Health care big data, especially the in-depth utilization of cross agency and multicenter clinical data, has gradually become a new research hotspot. The introduction of data security law of The People's Republic of China and Personal Information Protection Law has accelerated the medical application of federal learning, privacy computing, homomorphic encryption, blockchain and other technologies. Knowledge mapping, reinforcement learning, swarm intelligence and other technologies bright a new way for early diagnosis and personalized intervention of major diseases.

(4) Biosensor Technology

With the wide application of mobile Internet in recent years, data acquisition combined with wireless transmission has become a powerful partner. The combination of new materials, nanotechnology and biotechnology has spawned a number of innovative sensors. The new medical sensors have the advantages of higher sensitivity, miniaturization, low cost, non-invasive or minimally invasive, interconnection and so on. Human sensor networks was proposed in which each sensor can be regarded as a node of this network. As the entrance of human information and data, sensors need wireless transmission technology to achieve a balance in terms of high speed, high transmission quality, low power consumption, autonomous networking, anti-interference and high confidentiality.

(5) New Multimodal Imaging Technology

The construction of multimode optical microscope is a direction of the research and development of optical microscopic imaging technology. A variety of imaging technologies complement each other, making the results more accurate and reliable. Multimodal imaging provides much more information than single-mode imaging methods. It is an important development direction to combine multiple imaging methods for accurately identifying, extracting and integrating multiple complementary information of tissues.

(6) Neuromodulation

Noninvasive transcranial electrical/magnetic stimulation is a common technique in nerve feedback regulation with the characteristics of low cost, safety and non-invasive. Transcranial electrical/magnetic stimulation can improve the mathematical calculation ability and learning and memory ability of healthy people, and it is also effective for mental diseases. Ultrasonic stimulation has higher spatial resolution and deeper stimulation depth than transcranial magnetic and current stimulation. The mechanical waves used can be compatible with EEG and other brain imaging tools. It is necessary to further explore the mechanism, reliability and safety for its neural regulation.

(7) Exoskeleton Rehabilitation Aids and Dysfunction Rehabilitation Devices for the Elderly

The dysfunctional rehabilitation apparatus represented by exoskeleton will show a trend of rapid development; Combining nerve remodeling theory with light/sound/electric/magnetic nerve regulation technology, motor dynamics technology, behavior and physiological monitoring technology, a real-time close-loop can be formed for intelligent brain regulation and intervention strategy. The frontier problem to be solved for the virtual reality rehabilitation system is how to play an irreplaceable role in the process of nerve remodeling and motor pattern reconstruction through the separation and integration stimulation of various sensory channels. The automatic evolution of virtual scene, and integration with BCI, physiological signal detection and motion analysis are also its development trend.

(8) Tissue Engineering and Regenerative Medicine

At present, the reconstruction of complex tissue structure cannot be realized. The physiological and stress environment plays a vital role in the structural development and functional maturity of tissues and organs. Therefore, based on the anatomical structure and biochemical composition of complex tissues, the development of multiphase composite scaffolds to simulate the specific microenvironment of complex tissues and important organs will be the main development direction of tissue engineering in the future. Bioreactor, 3D / 4D printing and develop key signal molecules will be integrated to regulate multicellular interaction, directional tissue regeneration, orderly assembly and interface integration. Related stem cell research includes 3D stem cell printing, organ culture, stem cell embryo model, single cell omics, single cell imaging, etc.

(9) Cardiovascular and Cerebrovascular Interventional Device

There is emergent need in develop a new generation of biodegradable bioactive small caliber artificial vascular scaffolds that can promote vascular tissue regeneration, and realize the phenotypic regulation of vascular endothelium and middle smooth muscle cells. It is of great potential to develop interventional biological valves for the treatment of senile aortic valve stenosis and insufficiency in the elderly, including preinstalled interventional valves, breakthrough in the design and technology to prevent perivalvular leakage, and development of intravascular imaging system, smart surgical instrument delivery system and corresponding

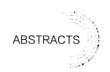
supporting measurement and insertion instruments.

(10) High Value Orthopaedic Materials and Bone Repair Alternative Instruments and Equipment

It is crucial to break through the key technologies such as the preparation technology of the combination of bioactive coating on the surface of artificial joint and its high-strength interface, the preparation technology of wear-resistant surface of new artificial joint friction pair materials, surface antibacterial technology and so on; There is needed to develop new spinal fusion cage and segmental bone defect repair instruments that can induce spinal tissue regeneration, including alternative materials with bone regeneration and treatment functions, degradable polymers and metal materials. At the same time, in order to achieve accurate and minimally invasive surgical implantation and repair, intelligent instruments and surgical robots have great requirement as well.

Report on Special Topics

Medical Artificial Intelligence Technology

In China, the rapid development of medical informatization construction and medical imaging equipment has led to the integration and innovation of AI technology in medical imaging, drug design and health management.

Deep learning technology has been integrated into the clinical pathway including medical scanning, medical imaging, screening, diagnosis, treatment and follow-up procedures. For instance, AI has played an important role in the prevention and control of the covid-19 epidemic from contactless scanning, workflow reshaping, and quantitative assessment. Deep learning algorithms mainly include mapping models, detection models, segmentation models, and classification models.

For medical scanning and imaging, AI mapping models are proposed for high-speed and high-quality imaging and applied into CT, MR, and PET devices.AI mapping models combined with parallel computing technology have achieved high image quality, low radiation dose and high reconstruction speed compared to traditional imaging technology. For fast MR imaging, the AI mapping model learns the image reconstruction process from training data sets while integrating prior knowledge with deep neural network parameters to enable fast and efficient MR imaging reconstruction. For Low-dose PET imaging, AI mapping models have been applied to directly estimate the normal dose of PET images from low-dose PET images based on the automatic con-

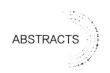

text strategy.

For screening and diagnosis, AI models have been designed and developed for intelligent assisted diagnostics, such as detection models, segmentation models, and classification models. The detection algorithms include the fracture detection in X-Ray image, the breast cancer detection in mammography, the lung nodule detection in CT image, and tumor detection in MR image. Medical image segmentation is a critical step in aided diagnosis, surgical planning, prognostic assessment, and follow-up. And its applications includes X-Ray partial cut of the lung, MR brain segmentation, CT liver tumor segmentation, CTA coronary artery segmentation, etc. The applications of classification models includes the type classification of CT lung nodules, classification of rib fractures, classification of pneumonia, etc.

Big data and artificial intelligence technologies provide a new path for new drug design. Using AI algorithms such as NLP, CV, ML, DL, and knowledge graph, the whole process of drug research and development has been reconstructed including drug discovery, preclinical research, clinical research, and approval for marketing. First, AI extracts the structural characteristics of effective drug targets and small molecule compounds from the literature, patents, clinical trial reports, and learns their interaction mechanism independently. Then, according to the learned characteristics, AI model simulates the drug characteristics of small molecule compounds to implement new drug design and synthetization. Combined with the indicators of pharmacology and pharmacokinetics, high-throughput screening methods are used to select compounds with high efficacy, high activity, safety and low toxicity. Third, the selected compounds are evaluated and optimized iteratively, and the determined drug candidates that can be tested in clinical trials. At last, AI automation technology can be performed to mass-produce clinically proven drugs. AI technology improves efficiency of drug design and reduces the cost and risk of clinical trials.

The applications of AI technology for disease screening and prognosis prediction are mainly based on clinical big data, which including electronic medical record data, follow-up data, biochemical test data and genetic data. Abnormal genes can lead to cancer or genetic diseases. Using AI techniques to identify spliced abnormal genes, which could avoid neglecting non-coding mutations.

Health management aims to prevent and control the occurrence and development of diseases, improves the level of rehabilitation after treatments. The healthcare big data platform integrates the latest AI technologies such as deep learning, big data processing, semantic understanding, and medical interactive dialogue. Based on the platform, we can build "active medical AI" mode to improve the supply of high-quality medical resources in China.

Medical Imaging Technique and Analysis

Medical imaging is the technique and process of imaging the interior of human body for clinical purposes, and is one of the key components of the modern biomedical engineering discipline. To capture the sophisticated medical information, certain physical medium is needed to record and generate the corresponding images. For instance, the ultrasound, the radiofrequency waves, the visible light, the X-ray and Gamma ray, and so on. The recent developments in multiple scientific disciplines such as physics, mathematics, material science, computer science, and artificial intelligence, bring exciting changes in propelling the evolutions of innovative physics, methodologies, components, devices, and modalities for medical imaging. As a consequence, a completely new era of medical imaging is coming aimed for better diagnoses and treatments of diseases.

Specifically, the typical characters of the developments of modern medical imaging include the transition from 2D imaging to 3D imaging, from static imaging to dynamic imaging, from low resolution imaging to high resolution imaging, from structural imaging to functional imaging, from current imprecise imaging to the ultimate precision imaging. The latest studies have demonstrated the following possibilities in medical imaging: In ultrasound imaging, the super high frequency and molecular imaging are becoming attractive research areas for submicron ultrasound imaging of small vessels and neurons. Moreover, the ultrasonic mechanical operation and neuromodulation are also one of the rapidly growing directions all over the world. In magnetic resonance imaging (MRI), the high field MRI imaging modalities (5T, 7T) are gaining special attentions in recent years as they are able to provide images with superior spatial resolution and signal-to-noise (SNR) ratio. Because of the high field MRI imaging, molecular MRI imaging is also becoming feasible to investigate the evolution of diseases. In computed tomography (CT) imaging, quantitative CT imaging and static CT imaging are two major directions. The quantitative CT imaging is made possible since the X-ray measurements

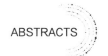

are changed from the energy integration detectors into the energy resolving photon counting detectors. In nuclear medicine, the whole-body positron emission tomography (PET) makes the dynamic PET imaging possible with the advances of investigating the metabolism dynamics of certain medicine inside the body at one single scan. Additionally, the ultimate PET scanner with super high spatial resolution for small animal and human brain helps to unveil the mysteries of the unknown of many neurological diseases. In optics, particularly for the light-based microscopes, rapid super-resolution imaging and deep 3D tissue imaging are the key driven forces for the development of next generation imaging devices. Besides, the introduction of external biomarkers is also becoming one of the important directions in medical imaging, including the nuclear medicine, the fluorescent imaging, the MRI imaging, and the CT imaging to allow us to detect and reveal the diseases in a much earlier stage, and thus significantly saving the diagnostic time. The artificial intelligence shows promising successes in enhancing the data acquisition, image reconstruction, and image analyses with accelerated processing speed and improved working efficiency. It is believed that the combination of medical imaging and artificial intelligence would make huge breakthroughs to human health and life.

Neuroengineering

Neuroengineering utilizes the neuroscience and engineering approaches to explain, repair, replace, strengthen, extend or complement the functions of the neural system. Besides, the new bionic engineering technologies have also been explored based on neuroscience. Currently, the technologies of brain-computer interface (BCI), neurorehabilitation, neuromodulation, neuroimaging, and brain-inspired intelligence are hotspots for neuromedical engineering.

For BCI systems, great progress has been made with the traditional BCI technologies of P300, SSVEP, motor imagery, etc. The information transfer rate (ITR) of traditional BCI systems has doubled in the last decade, however, further research and great improvement are still needed for the extension of the instruction set. For example,vision-based BCI systems have achieved great improvement for the ITR, but more complex instruction coding technologies need to be further explored to get rid of the dependence on the eye-movement. Motion intention-based BCI systems are the optimal choice for natural human-computer interaction and exercise rehabilitation, and the improvement of the system recognition efficiency is a vital part of the motion intention BCI. Benefiting from the superiorities of simplicity, convenience, and safety, the electroencephalogram (EEG) has been widely used in physiological-signal-based BCI systems. However, EEG-based BCI systems have been constrained to some extent because of the properties of nonlinearity and non-stability of EEGs. Therefore, researchers have proposed various models to overcome these challenges, such as the dynamic stopping (DS), etc.

With the development of BCI technologies, affective BCI (aBCI) systems that aim for emotional interactions and intelligent interactions have been proposed and gradually become a research hotspot. For aBCI system, multi-mode fusion and brain network analysis are the keys to its development. Portable and wearable BCI are warmly appreciated with significant advances in safety, accuracy, and speed with brain science, chip technology, and basic theories being key to its breakthrough. In terms of intelligent human-computer interaction, drone flight controlled by the mind have made certain achievement internationally. For domestic, decoding visual information of monkeys, new types of interaction based on music and games, decoding integrated chips, and so on are continuing to be promoted. Moreover, the BCI-based emerging applications in the space station are at the forefront of the world presently and the development of amplification circuits and chips for analog-to-digital converters provides the foundation for the widely BCI applications mentioned above. Regarding clinical and commercial applications, Graz's motion assistance system and "Brain Whisperer" decoder chip bring hope to disabled people. The BCI systems including rehabilitation devices and focus training are gradually benefiting medical, education, military, entertainment, and smart homes.

For neurological mechanisms of motor rehabilitation, current research mainly focuses on stroke, vegetative state, and Parkinson's. Clinical research on stroke rehabilitation mainly focused on task-oriented motor training, mindfulness training, mirror therapy, and electrical/magnetic brain stimulation techniques. Studies have been conducted to demonstrate the effectiveness of the above-mentioned rehabilitation interventions, however, their neuronal rehabilitation mechanisms remain unclear. In addition, the importance of peripheral stimulation of tactile, auditory, and visual for motor rehabilitation is gradually being demonstrated. In the case of vegetative states, the main focus is on disease diagnosis, prognostic indicators, and neuromodulation. Machine learning is considered as an effective approach for disease

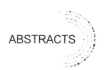

diagnosis, and motor separation is regarded as an important prognostic indicator. Researchers have proved that electrophysiological techniques such as deep brain stimulation and sensory stimulation are believed to contribute to patient recovery, and the protective effect of dopaminergic neurons is considered a possible neurological mechanism of action for Parkinson's recovery. Besides, physiological factors such as brain-derived neurotrophic factor (BDNF) are believed to be key to Parkinson's recovery, and changes in brain plasticity due to motor training will also facilitate the recovery of patients.

Currently, the widely used neuromodulation techniques include deep brain stimulation (DBS), transcranial magnetic stimulation (TMS & tDCS), optogenetic modulation and ultrasound modulation, etc. DBS has evolved from high frequency, low frequency to variable frequency stimulation, and from open loop to closed loop, which has been proven to be suitable for the treatment of idiopathic tremor, Parkinson's, and many other diseases. However, its precise modulation still needs to be studied. TMS modulates brain function mainly with subthreshold therapy, and it is currently being explored in modulation according to physiological indicators like neuronal excitability, visual memory processing, and the treatment of diseases like depression and anxiety disorders. Optogenetic techniques are fast and precisely targeted, and are currently being studied extensively in the regulation of sleep homeostasis, immune response, diseases like fear, addiction, and depression, as well as aversion and reward studies. Ultrasound stimulation has a higher spatial resolution and deeper depth of stimulation than transcranial magnetic or current stimulation; the mechanical waves it utilizes are compatible with brain imaging tools like EEG and they are effective in the treatment of disorders such as depression. However, ultrasound research is still in its infancy, and its neuromodulation mechanisms, reliability, and safety are still unclear.

At present, neurophysiological recording techniques are divided into two categories: non-invasive and invasive. For non-invasive EEG acquisition, the amplifier technology represented by EGI and Neuro Scan internationally has been relatively mature, and several departments with advantageous characteristics have been developed in domestic. In terms of electrode technology, the wet electrode interface tends to be mature. Particularly, the cup electrodes are mainly used in clinics, and the AgCl electrodes with strong anti-interference ability and low noise are widely adopted in scientific research. The dry electrode is designed to achieve convenient and comfortable performance and is a hot research topic in EEG recording technology. Presently, active dry electrodes are widely used, while invasive dry electrodes are less applied because of their higher cost and safety risks. Besides, the semi-dry electrode, which combines the low impedance of wet electrodes with the convenience of dry electrodes, has also been a popular topic of research in recent years. To obtain the semi-dry electrode, the electrolyte should be integrated into the electrode. Apart from the electrodes mentioned above, the novel ionic conductive composite electrode based on polymer material synthesis technology is also worth expecting as a breakthrough point. For invasive signal acquisition, we have made great progress in the research of flexible materials, and highly parallel and low-power systems. Based on the achieved invasive technologies, more complex and effective movement controls have also been achieved in the invasive brain-computer interfaces.

Medical Robotics

Medical robotics is an ever-evolving interdisciplinary R&D field which integrates robot-related technologies with medical needs for diagnosis, surgery, rehabilitation, nursing, medical rescue, hospital services, etc. In the past five years, medical robotics has made significant progresses on prototype innovation, clinical application and industrial standardization.

In the robotics for surgery, clinical range and operation modes were constantly expanded. Novel products were revealed in the fields of dental implanting, joint arthroplasty, single incision laparoscopic surgery, percutaneous insertion surgery and ophthalmic surgery. Based on the 5G communication, robot-assisted remote telesurgery regained focus from both clinical and engineering fields, with a large-scale clinical application in hard tissue operation (orthopedic surgery, neurosurgery) and soft tissue teleoperation (laparoscopic, thoracoscopic, urologic surgeries).

In the robotics for rehabilitation and nursing-care, exoskeleton-related robots were paid more attention. Exoskeleton product for lower-limb rehabilitation was licensed in China. With concept of the Tri-Co robot (Coexisting-Cooperative-Cognitive Robot), the soft exoskeleton-based device was developed to flexibly aid the movement of various human joint. Interaction performance among human, robot and neighboring environment were investigated and improved with the human factor analysis. Technical progresses in new materials, biomechanics, virtual reality and

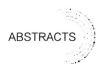

wearable sensors is making the rehabilitation robots more accessible, more comfortable and more immersive.

Robotics for epidemic were rapidly designed and adopted in combating the COVID-19. Disinfection robots were firstly assembled and immediately deployed to the epidemic environments not only in China but also around the world. With the help of communication network and AI technology, robot for telemedicine in identification and prevention of the epidemic were also carried out from the aspects of tele-mentoring, tele-diagnosis, telesurgery and telerehabilitation. These applications facilitated the improvement of therapy efficacy and the safety of medical staff/patients.

For the industrial regulation of medical robotics, standardization research has made several milestones. In 2017, the autonomy of medical robots (five levels of classification) was defined. In 2019, two international standards related to surgical robotics and rehabilitation robotics were first published by ISO/TC 299. In 2020, the first Chinese standard related to medical robotics was issued by the NMPA (National Medical Products Administration). It should be noticed that the RSI (robotic surgical instrument) was highly emphasized besides the RASE/RASS (robotically assisted surgical equipment/system) in these standards. This formulation satisfied the industrial trends.

With progresses of the medical big data and the artificial intelligence, the methodology of data-driven development is stimulating the medical robot innovation, which gradually concluded an industrial focus in medical robotics. The SDS (surgical data science) is transforming the operation modes in robotic surgery. More and more bio-inspired technologies are being integrated into the rehabilitation robot systems such as bionic mechanism, EMG/ECG and wearable sensors. The development of magnetic-driven or physiological driven technologies is pushing the robotic microsystems (including capsule robots) into clinical applications.

Developments in medical robot infrastructure and functional modularization made it easier to design new configurations of medical robot-based applications, not only in medicine but also in healthcare fields. The idea of "(medical robot) +" is becoming an industrial consensus.

Rehabilitation Engineering & Assistive Technology

Rehabilitation Engineering and Assistive Technology (REAT) plays an essential role in meeting China's growing demand for rehabilitation. With the rapid development of science and technology and the rapid transformation of rehabilitation concepts, new theories, cutting-edge technologies, innovative products, and novel applications continuously emerge in the REAT fields. This paper intends to present the general outline of the research and application of REAT in recent years from three aspects: basic concept, development status, and frontier hotspots.

This paper is divided into three parts. In the first part, starting from the dysfunction definition and related factors, the REAT-related concepts are further clarified, and the needs of REAT in China for aging, chronic disease, and disabled people are expounded. In the second part, the discipline foundation, major research institutions, research hotspots, and development trends of relevant research in recent 10 years are analyzed qualitatively and quantitatively with the help of scientometrics analytical tools. Then, the latest progress of biomechanical research and neurophysiological research in REAT are introduced, as well as the overall situation of industrial development, industrial platforms, scientific research funding, enterprise scale, and standard system in REAT. The third part discusses the hotspot and frontier fields of REAT, including additive manufacturing, virtual reality, rehabilitation robot, brain-computer interface, advanced sensors, and intelligent rehabilitation assistive devices.

Nanomedicine and Engineering

Nanomedicine and engineering is a branch of medicine that applies the knowledge and tools of nanotechnology to the prevention and treatment of disease, which involves the use of

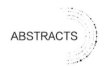

nanomaterials, such as biocompatible nanoparticles and nanorobots, for diagnosis, delivery, sensing or actuation purposes in a living organism. Herein, we provide a brief introduction on the development of nanotechnology and the challenges we are currently facing. Similarly, we discuss the latest developments of nanomaterials in drug delivery system, nanozymes, diagnosis, clinical transformation and so on, with particular emphasis on the importance of nanomaterials in fighting against coronavirus disease. Further, we highlight the attractive and advances of nanomedicine and engineering with nano detection technology, nanotherapy, nanorobots that we have recently experienced and what we are likely to witness in the near future. Finally, we provide our perspective on the future of nanomedicine and engineering.

Tissue engineering technology constructs tissues/organs in vitro or in vivo, and ultimately realizes tissue repair and organ reconstruction in vivo. This process consists of three basic elements: cells, scaffolds and growth factors. At present, tissue engineering technology has been involved in the regeneration of various human tissues, the development of biological artificial organs, neural prostheses and drug delivery. In recent years, the Chinese researchers contributed to about 30% of the publications in tissue engineering, which indicated that China plays a very important role in this field. With the development of tissue engineering, research hotspots have been involved in medicine, genetics and molecular biology, engineering and materials science, etc. Researches focused on stem cells and biomaterials (including composition and construction method). In the field of tissue engineering application, bioprinting has attracted a most attention and a good momentum of development, which is a hot research topic worthy of attention in the field.

Stem cells have been used for the regeneration of different tissues due to their self-renewal and multidirectional differentiation potentials. A large number of studies have proved the effectiveness and safety of stem cell-based therapies. As of December 1, 2020, a total of 4,809 clinical trials using stem cells have been registered and active on clinicaltrials.gov worldwide, among which 330 were conducted in China. Although stem cell therapy is still in the stage of clinical trials, tissue engineering technology can effectively solve the problem of cell transplantation by providing sufficient exogenous stem cells with high biological activity. Over the past few decades, significant advances have been made in the design and functionalization of implantable biomaterials, and the number of implantable biomaterials is increasing yearly. Biomaterials need to be well compatible, promote cell adhesion and tissue formation to promote in situ integration, while their biodegradability facilitates tissue remodeling. Functional biological scaffolds should not only control the release rate of bioactive factors, but also load cells, regulate cell behavior, replace damaged tissues, and promote tissue regeneration and repair. There are a variety of biological active factors in natural organisms that participate in the regulation of physiological processes, promote cell adhesion, migration and differentiation, so as to improve the repair effect of tissue damage. Adding exogenous signaling molecule is another effective way to remodel the microenvironment into the physiological state and promote tissue regeneration in the damaged site. However, the reconstruction of complex tissue structures has not been realized yet, and there is a lack of physiological and stress microenvironment corresponding to human tissues in the complexity of artificial tissue and organ structure and in vitro culture construction process, while physiological and stress environment plays a crucial role in the structural development and functional maturity of tissues and organs. Therefore, based on the complex anatomical structure and biochemical composition, development of multiphase composite scaffold bionic simulation of complex tissue specific microenvironment and vital organs will be the main development direction of tissue engineering in the future, combined with bioreactor, 3D/4D printing and development the key signal molecules, regulating cell interactions, directional tissue regeneration, orderly assembly and interface integration.

This report focuses on the field of tissue engineering and regenerative medicine. Starting from the four representative elements (stem cells, biomaterials, signal molecules and tissue engineering equipment). The innovative discoveries and breakthroughs in this field in recent years and the future development direction are described respectively.

Wearable Active Healthcare

Active healthcare is the ability to maintain healthy based on health-related support technologies at various stages of life. It cannot be realized without the support of health risk factor monitoring, assessment, intervention technology and clinical disease diagnosis and treatment technology. It is the track of the development of health medicine model according to the modern medical model, a medical model to be built and improved, and also the general trend of the development of biomedical engineering in the future. In the branch of biomedical engineering, wearable technology, artificial intelligence technology and big data technology are the basis of active healthcare to realize human functional status recognition and intervention. Intelligent health

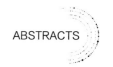

equipment with high accuracy, low power consumption and real-time monitoring is the bridge to realize human active healthcare. This chapter explains the development of active healthcare based on biomedical engineering from the perspectives of wearable devices, wearable artificial intelligence and big data analysis. Firstly, the connotation of active healthcare will be introduced, and its development and extension will be discussed. Active healthcare involves a variety of biomedical engineering technology. The development status of active healthcare is summarized from the perspective of big data analysis. Active healthcare is the direction of the continuous development of biomedical engineering. Wearable devices, medical AI and big data analytics are the solid foundation for the comprehensive application and development of active healthcare.

Application of Modern Technology in Equipment of Traditional Chinese Medicine

Under the guidance of the theory of traditional Chinese medicine, it is of great significance to develop the original field of medical equipment in our country, to enrich the industry of traditional Chinese medicine diagnosis and treatment equipment, to promote the modernization of TCM, and to improve the level of inclusiveness of TCM diagnosis and treatment equipment. At present, there are challenges and opportunities in the development of TCM. It is urgent to solve the contradiction between advanced concepts and backward technologies. It is necessary to further promote the modernization of TCM. The development of traditional Chinese medicine diagnosis and treatment equipment research and development is the most important entry point and the most effective path to realize the modernization of traditional Chinese medicine. Strengthening the innovation of traditional Chinese medicine diagnosis and treatment equipment can provide a strong driving force for the cultivation and expansion of this characteristic industry, and it is also an important way for my country to firmly grasp the industry dominance and market share in the world. It can be seen that the integration of infrared, laser, ultrasound, TCM artificial intelligence, wearable, big data and other new technologies and new methods to improve the technological quality of traditional TCM instruments and equipment, effectively promote the quantitative, standardized and standardized development of TCM diagnosis and treatment equipment, It is of great value to maintain the characteristics and advantages of TCM, enrich the means of clinical diagnosis, treatment and rehabilitation of TCM, improve the level of disease prevention and treatment and clinical efficacy of TCM, and reflect and protect the independent intellectual property rights of TCM. It is a necessary way to promote the modernization of TCM.

索 引